CARDIOLOGIA GERIÁTRICA
DA CLÍNICA À INTERVENÇÃO

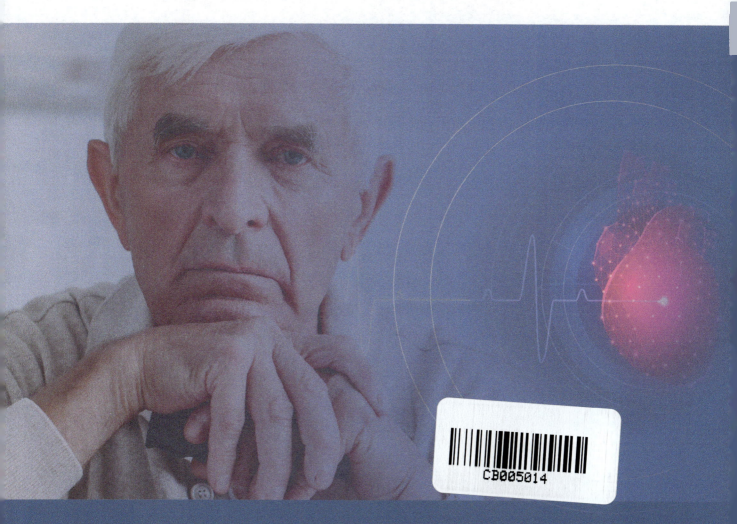

CARDIOLOGIA GERIÁTRICA
DA CLÍNICA À INTERVENÇÃO

Felício Savioli Neto | Ari Timerman | Fausto Feres

2024

CARDIOLOGIA GERIÁTRICA – DA CLÍNICA À INTERVENÇÃO

Felício Savioli Neto • Ari Timerman • Fausto Feres

Produção editorial: 3Pontos Apoio Editorial Ltda.

Copydesk/Revisão: Elke Braga Kropotoff / Tânia Cotrim

Diagramação: 3Pontos Apoio Editorial Ltda

Capa: 3Pontos Apoio Editorial Ltda

© 2024 Editora dos Editores

Todos os direitos reservados. Nenhuma parte deste livro poderá ser reproduzida, sejam quais forem os meios empregados, sem a permissão, por escrito, das editoras. Aos infratores aplicam-se as sanções previstas nos artigos 102, 104, 106 e 107 da Lei nº 9.610, de 19 de fevereiro de 1998.

ISBN: 978-85-85162-87-0

Editora dos Editores

São Paulo: Rua Marquês de Itu, 408 - sala 104 – Centro.
(11) 2538-3117

Rio de Janeiro: Rua Visconde de Pirajá, 547 - sala 1121 – Ipanema.
www.editoradoseditores.com.br

Impresso no Brasil
Printed in Brazil
1ª impressão – 2024

Este livro foi criteriosamente selecionado e aprovado por um Editor científico da área em que se inclui. A Editora dos Editores assume o compromisso de delegar a decisão da publicação de seus livros a professores e formadores de opinião com notório saber em suas respectivas áreas de atuação profissional e acadêmica, sem a interferência de seus controladores e gestores, cujo objetivo é lhe entregar o melhor conteúdo para sua formação e atualização profissional.

Desejamos-lhe uma boa leitura!

Dados Internacionais de Catalogação na Publicação (CIP)
(Câmara Brasileira do Livro, SP, Brasil)

Savioli Neto, Felício
    Cardiologia geriátrica : da clínica à intervenção / Felício Savioli Neto, Ari Timerman, Fausto Feres. -- 1. ed. -- São Paulo : Editora dos Editores, 2023.

    Bibliografia.
    ISBN 978-85-85162-87-0

    1. Cardiologia geriátrica 2. Envelhecimento - Aspectos da saúde 3. Hipertensão arterial I. Timerman, Ari. II. Feres, Fausto. III. Título.

23-168442
CDD-618.9761

Índices para catálogo sistemático:

1. Cardiologia geriátrica : Medicina 618.9761
Aline Graziele Benitez - Bibliotecária - CRB-1/3129

Sobre os editores

Felício Savioli Neto
- Medico-Chefe da Seção de Cardiogeriatria do Instituto Dante Pazzanese de Cardiologia (IDPC).
- Doutor em Ciências pela Faculdade de Medicina da Universidade de São Paulo (FMUSP).

Ari Timerman
- Doutor em Cardiologia pela Faculdade de Medicina da Universidade de São Paulo (FMUSP).
- Ex-Diretor Clínico do Instituto Dante Pazzanese de Cardiologia.
- Ex-Presidente da SOCESP

Fausto Feres
- Diretor do Instituto Dante Pazzanese de Cardiologia (IDPC).
- Doutor em Cardiologia pela Faculdade de Medicina da Universidade de São Paulo (FMUSP).

Sobre os colaboradores

Adriana Bertolami

Médica da Seção de Dislipidemias do Instituto Dante Pazzanese de Cardiologia (IDPC). Médica Responsável pela Polissonografia do IDPC.

Akash K. Prakasan

Médico Preceptor do Setor de Cirurgia Vascular do Instituto Dante Pazzanese de Cardiologia (IDPC). Membro da Sociedade Brasileira de Angiologia e Cirurgia Vascular (SBACV-SP).

Alexandre Pinheiro Santana

Médico Infectologista pelo Instituto de Infectologia Emílio Ribas. Médico da Seção médica de Infectologia do Instituto Dante Pazzanese de Cardiologia (IDPC).

Aline Santos Ibanes

Médica Infectologista e Intensivista pelo Instituto de Infectologia Emílio Ribas. Médica da Seção médica de Infectologia do Instituto Dante Pazzanese de Cardiologia (IDPC). Coordenadora do SCIH do Complexo Hospitalar Márcia e Maria Braido de São Caetano.

Ana Cristina de Souza Murta

Graduação em Medicina pela Universidade de Taubaté (Unitau). Médica Cardiologista responsável pela avaliação e acompanhamento cardiológico de pacientes HIV e Hepatite infectados e pacientes do Ambulatório de Saúde Integral para Travestis e Transexuais do Centro de Referência e Treinamento DST/Aids-SP. Médica Assistente na Seção de Miocardiopatias no Instituto Dante Pazzanese de Cardiologia, IDPC (IDPC).

Ana Gabriela Caldas

Médica cardiologista do Hospital do Coração de São Paulo (HCor). Especialização em Cardiogeriatria pelo Instituto Dante Pazzanese de Cardiologia (IDPC). Voluntária da Seção de Cardiogeriatria do IDPC. Especialista em Cardiologia pela Sociedade Brasileira de Cardiologia (SBC).

Ana Paula França

Professora Associada da Faculdade de Ciências Médicas da Santa Casa de Misericórida de São Paulo (SCMSP).

Andre Arpad Faludi

Doutor em Cardiologia pela Faculdade de Medicina da Universidade de São Paulo (FMUSP. Médico Chefe da Seção de Dislipidemias do Instituto Dante Pazzanese de Cardiologia (IDPC).

Andrea Sousa Abizaid

Médica-Chefe da Seção de Ultrassom Intravascular. Doutora pela Faculdade de Ciências Médicas da Universidade de São Paulo (FCMUSP).

Áurea J. Chaves

Doutora em Ciências pela Faculdade de Medicina da Universidade de São Paulo (FMUSP). Médica da Seção de Angioplastia Coronária do Instituto Dante Pazzanese de Cardioloiga (IDPC).

Auristela Isabel de Oliveira Ramos

Chefe da Seção de Valvopatias do Instituto Dante Pazzanese de Cardiologia (IDPC). Doutora em Ciências pela Faculdade de Medicina da Universidade de São Paulo (FMUSP).

Barbara Porto Valente

Graduação em Medicina pela Universidade de Fortaleza (UF). Residência de Clinica Médica no Hospital do Servidor Público de São Paulo. Cardiologista no Instituto Dante Pazzanese de Cardiologia (IDPC). Cardiologista no IDPC no setor de Coronariopatias

Bruno Caramelli

Professor Associado 3, Disciplina de Cardiologia da Faculdade de Medicina da Universidade de São Paulo (FMUSP). Diretor da Unidade de Medicina Interdisciplinar do Instituto do Coração (InCor).

Carlos A. C. Pedra

Doutor em Ciências pela Faculdade de Medicina da Universidade de São Paulo. Chefe da Seção de Intervenções em Cardiopatia Congênitas do Instituto Dante Pazzanese de Cardiologia (IDPC). Diretor de Intervenções em Cardiopatias Congênitas da Sociedade Brasileira de Hemodinâmica (SBH) e Cardiologia Intervencionista (SBHCI).

Carlos Gun

Diretor de Pesquisa e Ensino do Onstituto Dante Pazzanese de Cardiologia (IDPC). Doutor em Cardiologia pela Faculdade de Medicina da Universidade de São Paulo (FMUSP). Professor Titular de Cardiologia da Faculdade de Medicina da Universidade de Santo Amaro (UNISA).

Carolina Maria Nogueira Pinto

Médica da Seção de Cardiogeriatria do Instituto Dante Pazzanese de Cardiologia (IDPC).

Cecília Monteiro Boya Barcellos

Médica assistente do Serviço Médico de Estimulação Cardíaca do Instituto Dante Pazzanese de Cardiologia (IDPC)

Cely S. Abboud

Médica Infectologista pelo Instituto de Infectologia Emílio Ribas. Mestre e Doutora em Ciências pela Universidade Federal de São Paulo (UNIFESP). Chefe da Seção Médica de Infectologia e Presidente da CCIH do Instituto Dante Pazzanese de Cardiologia (IDPC).

Cláudia F. Gravina

Doutora em Ciências pela Faculdade de Medicina da Universidade de São Paulo (FMUSP). Médica Assistente da Seção de Eletrofisiologia do Instituto Dante Pazzanese de Cardiologia (IDPC).

Clineu de Mello Almada Filho

Especialista em Clínica Médica e Geriatria pela Associação Medicina Brasileira (AMB). Mestre e Doutor pela Universidade Federal de São Paulo (UNIFESP).

Dalmo Antonio Moreira

Doutor em Cardiologia pela Faculdade de Medicina da Universidade de São Paulo (FMUSP). Chefe da Seção de Eletrofisiologia e Arritmias do Instituto Dante Pazzanese de Cardiologia (IDPC).

Daniel Branco de Araujo

Médico da Seção de Dislipidemias do Instituto Dante Pazzanese de Cardiologia (IDPC). Coordenador do Centro de Treinamento do IDPC. Doutor em Cardiologia pelo Instituto do Coração da Faculdade de Medicina da Universidade de São Paulo (InCor-FMUSP).

Danielle Bivanco-Lima

Professora Adjunta do Departamento de Saúde Coletiva da Faculdade de Ciências Médicas da Santa Casa de misericórdia de São Paulo (SCMSP).

Dimytri Alexandre Siqueira

Doutor em Medicina. Especialista em Cardiologia pela Sociedade Brasileira de Cardiologia (SBC) e em Hemodinâmica e Cardiologia Intervencionista pela Sociedade Brasileira de Hemodinâmica e Cardiologia Intervencionista (SBHCI). Chefe da Seção de Intervenção em Valvopatias Adquiridas do Instituto Dante Pazzanese de Cardiologia (IDPC).

Edileide de Barros Correia

Especialista em Cardiologia pela Sociedade Brasileira de Cardiologia (SBC). Chefe da Seção de Miocardiopatias do Instituto Dante Pazzanese de Cardiologia (IDPC).

Eusébio Ramos dos Santos Filho

Médico assistente do Serviço Médico de Estimulação Cardíaca do Instituto Dante Pazzanese de Cardiologia (IDPC)

SOBRE OS COLABORADORES

Fabio H. Rossi

Médico Preceptor do Setor de Cirurgia Vascular do Instituto Dante Pazzanese de Cardiologia (IDPC). Membro da Sociedade Brasileira de Angiologia e Cirurgia Vascular (SBACV-SP).

Guilherme Dagostin de Carvalho

Mestre em Medicina Cardiovascular pelo Instituto Dante Pazzanese de Cardiologia (IDPC). Assistente da Seção Médica de Eletrofisiologia e Estimulação Cardíaca Artificial do IDPC. Proficiência em Arritmia Clínica pela Sociedade Brasileira de Arritmias Cardíacas (SBAC). Especialização em Arritmia Clínica pelo Instituto do Coração do Hospital das Clínicas da Faculdade de Medicina da Universidade de São Paulo (HC/FMUSP). Especialização em Métodos Gráficos pelo Instituto do Coração do HCFMUSP. Título de Especialista em Cardiologia pela Sociedade Brasileira de Cardiologia (SBC). Cardiologista pelo IDPC.

Heloisa Maria Khader

Graduação em Medicina pelo Centro Universitário Serra dos Órgãos. Médica Assistente do ambulatório de Hipertensão Arterial Pulmonar no Instituto Dante Pazzanese de Cardiologia (IDPC). Médica diarista da UTI cardiológica do Hospital Salvalus.

Henry Butler Poletto

Residência médica em Geriatria pela Universidade Federal de São Paulo (UNIFESP). Título de Especialista em Geriatria pela Sociedade Brasileira de Geriatria e Gerontologia (SBGG).

Idelzuita Leandro Liporace

Médica Assistente do Setor de Anticoagulação Oral do Instituto Dante Pazzanese de Cardiologia (IDPC). Especialista em Cardiologia e Ecocardiografia pela Sociedade Brasileira de Cardiologia (SBC).

José Cássio de Moraes

Professor Titular da Faculdade de Ciências Médicas da Santa Casa de Misericórdia de São Paulo (SCMSP).

José Ribamar Costa Jr.

Chefe da Seção de Intervenção Coronária do Instituto Dante Pazzanese de Cardiologia. Doutor em Cardiologia pela Universidade de São Paulo (USP). Cardiologista Intervencionista do Hospital do Coração (HCor).

Larissa Ventura Ribeiro Bruscky

Graduação em Medicina pela Universidade de Pernambuco. Residência Médica em Clínica Médica pelo Instituto de Medicina Integral Professor Fernando Figueira (IMIP). Residência em Cardiologia pelo Instituto Dante Pazzanese de Cardiologia de São Paulo (IDPC). Título de Mestra em Ciências Médicas pela Universidade de São Paulo (USP).

Lívia da Mata Lara

Médica graduada pelo Centro Universitário São Camilo (CUSC). Especialista em Clínica Médica pelo Hospital Municipal Pimentas Bonsucesso (HMPB). Especialista em Cardiologia Clínica pelo Hospital do Coração (HCor). Título de Especialista em Cardiologia pela Sociedade Brasileira de Cardiologia (SBC), Especialista em Cardiogeriatria pelo Instituto Dante Pazzanese de Cardiologia (IDPC). Médica Cardiologista do HCor e da EBuffolo e Associados Cardiovascular.

Luciana Dornfeld Bichuette

Cardiologista pelo Instituto do Coração do Hospital das Clínicas da Faculdade de Medicina da Universidade de São Paulo (Incor/HC-FMUSP).

Luciana Armaganijan

Médica da Seção de Eletrofisiologia do Instituto Dante Pazzanese de Cardiologia (IDPC). Médica Eletrofisiologista do Hospital do Coração (HCor).

Luciola Pontes

Oncologista clínica no Hospital do Coração (HCor). Representante Nacional da Sociedade Internacional de Oncogeriatria (SIO).

Luis Rafael Suarez Urdaneta

Graduação em Medicina pela Universidad del Zulia. Especialidade em Clínica médica (Medicina Interna). Graduado no Hospital Geral do Sul em Venezuela. Residente de Cardiologia no Instituto Dante Pazzanese de Cardiologia (IDPC).

Luiz Fernando Leite Tanajura

Chefe da Seção Clínica de Angioplastia Coronária do Instituto Dante Pazzanese de Cardiologia (IDPC).

Malu Viter da Rosa Barbosa.

Oncologista Clínica no Instituto do Câncer do Estado de São Paulo (ICESP), no Hospital da Mulher e na OncoClínicas São Paulo. Pós-graduação em Oncologia Toracica pela European School of Oncology (ESO)/Universidade de Zurique.

Marcel Pina Ciuffo Almeida

Residência de Clínica Médica pela Universidade Estadual de Campinas (UNICAMP). Residência em Cardiologia pelo Instituto Dante Pazzanese de Cardiologia (IDPC). Especialização em Cardio-Oncologia pela Faculdade de Medicina da Universidade de São Paulo (FMUSP).

Marcelo Chiara Bertolami

Mestre e Doutor em Saúde Pública pela Faculdade de Saúde Pública da Universidade de São Paulo (FSP-USP). Médico da Divisão Científica do Instituto Dante Pazzanese de Cardiologia (IDPC).

Marcelo Valente

Professor da Disciplina de Geriatria da Santa Casa de Misericórdia de São Paulo (SCMSP). Coordenador da disciplina de Geriatria da Faculdade de Medicina do ABC (FMABC). Presidente da Sociedade Brasileira de Geriatria e Gerontologia (SBGG-SP). Diretor da SBGG.

Márcio Gonçalves de Sousa

Chefe da Seção de Hipertensão Arterial e Nefrologia do Instituto Dante Pazzanese de Cardiologia (IDPC). Mestrado em Clínica Médica pela Universidade Estadual de Campinas (Unicamp). Doutorado em Cardiologia pelo Instituto do Coração da Faculdade de Medicina da Universidade de São Paulo (InCor-FMUSP).

Marcos Pita Lottenberg

Cardiologista pelo Instituto do Coração do Hospital das Clínicas da Faculdade de Medicina da Universidade de São Paulo (Incor/HC-FMUSP).

Maria Teresa Cabrera Castillo

Médica Cardiologista e Assistente da Unidade Coronária do Instituto Dante Pazzanese de Cardiologia (IDPC).

Marinella Patrizia Centemero

Médica do Serviço de Cardiologia Invasiva do Instituto Dante Pazzanese de Cardiologia (IDPC). Doutora em Cardiologia pela Universidade de São Paulo (USP). Especialista pela Sociedade Brasileira de Cardiologia (SBC).

Mário Issa

Cirurgião Cardiovascular Responsável pelo Grupo de Doenças da Aorta do Instituto Dante Pazzanese de Cardiologia (IDPC). Doutorado em Cardiologia pela Universidade de São Paulo (USP). Membro Especialista em Cirurgia Cardiovascular pela Sociedade Brasileira de Cirurgia Cardiovascular (SBCCV).

Mauricio Wajngarten

Professor Livre-Docente em Cardiologia pela Faculdade de Medicina da Universidade de São Paulo (FMUSP).

Natasha Soares Simões dos Santos

Graduação em Medicina pela Faculdade de Medicina de Jundiaí (FMJ). Residente de Cardiologia do Instituto Dante Pazzanese de Cardiologia (IDPC).

Neire Niara Ferreira de Araujo

Doutora em Ciências pelo Programa da Universidade de São Paulo Instituto Dante Pazzanese de Cardiologia (USP-IDPC). Médica Cardiologista da Seção de Cardiogeriatria do IDPC. Doutoranda do Programa USP-IDPC

Newton Luiz Callegari

Doutor em Medicina Interna pela Escola Paulista de Medicina da Universidade Federal de São Paulo (EPM/UNIFESP). Especialista em Cardiologia pela Sociedade Brasileira de Cardiologia (SBC). Especialista em Geriatria pela Sociedade Brasileira de Geriatria e Gerontologia (SBGG) e pela Associação Médica Brasileira (AMB). Médico da Seção de Cardiogeriatria do Instituto Dante Pazzanese de Cardiologia (IDPC).

Nilo M. Izukawa

Chefe do Setor de Cirurgia Vascular do Instituto Dante Pazzanese de Cardiologia (IDPC). Membro da Sociedade Brasileira de Angiologia e Cirurgia Vascular (SBACV-SP).

SOBRE OS COLABORADORES

Oswaldo Passarelli Júnior
Médico da Seção de Hipertensão e Nefrologia do Instituto Dante Pazzanese de Cardiologia (IDPC). Médico Responsável pela Seção de MAPA do IDPC.

Paulo de Tarso Jorge Medeiros
Diretor do Serviço Médico de Estimulação Cardíaca do Instituto Dante Pazzanese de Cardiologia (IDPC). Doutorado e Pós-Doutorado pela Faculdade de Medicina da Universidade de São Paulo (FMUSP).

Rafaela Andrade Penalva Freitas
Graduação em Medicina pela Escola Bahiana de Medicina e Saúde Pública (EBMSP). Residência Médica em Clínica Médica pelo Conjunto Hospitalar do Mandaqui (SES-SUS). Cardiologia no Instituto Dante Pazzanese de Cardiologia (IDPC). Especialização em Doenças Coronárias pelo IDPC. Obteve o Título de Especialista em Cardiologia pela Sociedade Brasileira de Cardiologia (SBC). Doutorado em Ciências pelo Programa Medicina/Tecnologia e Intervenção em Cardiologia da Universidade de São Paulo (USP). Médica Assistente do Ambulatório de Angioplastia Clínica do IDPC.

Recielle Chaves G. Rolim
Médica especialista em Geriatria pela Sociedade Brasileira de Geriatria e Gerontologia (SBGG) e Associação Médica Brasileira (AMB).

Remy Nelson Albornoz Vargas
Chefe da Seção Médica de Marcapasso e Eletrofisiologia Não Invasiva do Instituto Dante Pazzanese de Cardiologia (IDPC).

Ricardo Habib
Médico da Seção de Eletrofisiologia e Arritmias do Instituto Dante Pazzanese de Cardiologia (IDPC).

Ricardo Pavanello
Doutor em Ciências pela Universidade de São Paulo. Chefe da Seção de Coronariopatias do Instituto Dante Pazzanese de Cardiologia. Supervisor da Cardiologia Clínica do Hospital do Coração (HCor).

Roberto A Franken
Professor Emérito da Faculdade de Ciências Médicas da Santa Casa de Misericórdia de São Paulo (SCMSP).

Ronaldo F. Rosa
Especialista em Cardiologia pela Sociedade Brasileira de Cardiologia (SBC). Mestre e Professor de Cardiologia da Faculdade de Ciências Médicas da Santa Casa de Misericórdia de São Paulo (SCMSP). Diretor Técnico SCMSP.

Rui Fernando Ramos
Chefe da Seção de Unidade Coronariana do Instituto Dante Pazzanese de Cardiologia (IDPC). Doutor em Cardiologia pela Faculdade de Medicina da Universidade de São Paulo (FMUSP).

Sérgio Luiz Navarro Braga
Chefe da Seção de Hemodinâmica do Instituto Dante Pazzanese de Cardiologia (IDPC). Doutor em Ciências pela Faculdade de Medicina da Universidade de São Paulo (FMUSP).

Vivian Lerner Amato
Doutora em Ciências, Área de Concentração Cardiologia, pela Universidade de São Paulo (USP). Médica Chefe da Enfermaria de Coronariopatias do Instituto Dante Pazzanese de Cardiologia.

Apresentação

Com os avanços e as descobertas da medicina moderna, que permitem que as pessoas vivam mais, o número de idosos continuará a crescer exponencialmente nas próximas décadas. Com as doenças cardiovasculares representando a principal causa de morbimortalidade na população idosa, cardiologistas, geriatras e outros médicos que cuidam de idosos necessitam, no mínimo, de conhecimento básico dos distúrbios cardiovasculares que comumente afetam o paciente idoso.

Essa obra conta com autores especialistas nessa área para fornecer uma visão abrangente da epidemiologia, da fisiopatologia, da avaliação e do tratamento dos principais distúrbios cardiovasculares que afetam a população geriátrica. O livro Cardiologia Geriátrica: da Clínica à Intervenção, abrange temas como alterações cardiovasculares e farmacológicas associadas ao processo de envelhecimento, dislipidemia e diabetes nas idades avançadas, intervenção percutânea na doença arterial coronariana nas formas aguda e crônica, bem como implante percutâneo de próteses valvares cardíacas, manejo da fibrilação atrial, síncope entre outros.

Os colaboradores fornecem recomendações baseadas em evidências com forte ênfase em novas descobertas de pesquisas. Com contribuições de especialistas reconhecidos na área, este livro espera servir como importante fonte de avaliação e tratamento das principais doenças que afetam a população idosa.

Os Editores

Prefácio

O extraordinário e contínuo avanço nos conhecimentos sobre a cardiologia geriátrica, da propedêutica clínica à intervenção cirúrgica, justifica e impõe a atualização periódica sobre o tema. O grande avanço científico e tecnológico ocorrido nas últimas décadas assimilou conhecimentos e transformou a cardiologia, bem como todas as outras especialidades médicas, propiciando diagnósticos mais precisos e consequentemente procedimentos terapêuticos com embasamento científico mais fundamentado.

Conceitos aparentemente bem estabelecidos são revisados ou aprimorados e novas descobertas científicas são continuamente incorporadas. Este livro abrange em seus 33 capítulos praticamente todas as áreas da cardiologia geriátrica, desde aspectos básicos do envelhecimento cardiovascular e sua epidemiologia às consequentes modificações na abordagem médico-cirúrgica e intervencionista no paciente geriátrico. Inclui dados epidemiológicos, fisiopatológicos, clínicos e terapêuticos atualizados e o tratamento diferenciado nessa faixa etária, fornecendo excelente visão do atual estado da arte e dos rumos futuros.

A população mundial está envelhecendo. A alteração populacional do Brasil não é muito diferente da tendência mundial global, mas o processo de envelhecimento em nosso país é mais acelerado do que no cenário geral. Os dados mostram que esse envelhecimento populacional alcançará cifras recordes jamais vistas na história da humanidade. A população brasileira total era de 54 milhões de habitantes em 1950. Passou para 212 milhões em 2020. O número de idosos com 60 anos e mais em nosso país era de 2,6 milhões em 1950, passou para 29,9 milhões em 2020 e deve alcançar 72,4 milhões em 2100.

Na concepção atual todo tratamento, cardiovascular ou não, deve idealmente visar não apenas a melhora dos sintomas e da capacidade funcional do paciente, mas também a melhora da qualidade de vida e o prolongamento da sobrevida. Em outras palavras, melhor custo/efetividade nessa faixa etária. Como membro da cardiologia brasileira durante cerca de 60 anos e tendo ocupado cargos de direção no Instituto Dante Pazzanese de Cardiologia e na Sociedade Brasileira de Cardiologia, pude acompanhar de perto a evolução da cardiogeriatria em seus mais diferentes aspectos. Todos categorizam esta obra como de grande valia para consulta e aprendizado não só do especialista como do clínico geral e do profissional não médico da área de saúde, envolvidos com a cardiogeriatria. Os melhores aplausos e agradecimentos à dedicada equipe editorial – professores Felício Savioli Neto, Ari Timerman e Fausto Feres – pelo trabalho meticuloso na edição do livro, harmônico em sua forma e conteúdo. E aos autores dos capítulos pela descrição cuidadosa e tecnicamente primorosa da melhor evidência disponível sobre cada tema abordado e atingir a finalidade maior deste livro que é a melhora da qualidade de vida e o aumento da longevidade da população cardiopata.

Michel Batlouni

Sumário

Capítulo 1   Envelhecimento Populacional no Brasil 1
- Clineu de Mello Almada Filho
- Henry Butler Poletto

Capítulo 2   Epidemiologia das Doenças Cardiovasculares em Idosos no Brasil 9
- Danielle Bivanco-Lima
- Ana Paula França
- José Cássio de Moraes

Capítulo 3   Alterações Cardiovasculares Associadas ao Envelhecimento 27
- Felício Savioli Neto
- Lívia da Mata Lara

Capítulo 4   Influências do Envelhecimento Sobre a Avaliação e a Conduta do Paciente 35
- Mauricio Wajngarten

Capítulo 5   Hipertensão Arterial no Idoso 43
- Márcio Gonçalves de Sousa
- Oswaldo Passarelli Júnior

Capítulo 6   Insuficiência Cardíaca no Idoso 55
- Neire Niara Ferreira de Araujo
- Carolina Maria Nogueira Pinto
- Felício Savioli Neto

Capítulo 7   COVID-19 63
- Alexandre Pinheiro Santana
- Aline Santos Ibanes
- Cely S. Abboud

Capítulo 8   Angina Crônica em Idosos 75
- Ricardo Pavanello
- Barbara Porto Valente
- Luis Rafael Suarez Urdaneta

Capítulo 9 Efeitos dos Tratamentos Anticancerígenos no Aparelho Circulatório em Idosos 87
- Marcel Pina Ciuffo Almeida
- Luciola Pontes
- Malu Viter da Rosa Barbosa

Capítulo 10 Farmacoterapia no Idoso 99
- Lívia da Mata Lara
- Felício Savioli Neto

Capítulo 11 Doença Cardiovascular e Déficit Cognitivo 115
- Newton Luiz Callegari

Capítulo 12 Iatrogenia no Idoso 127
- Cláudia F. Gravina

Capítulo 13 Importância das Condições Geriátricas nas Intervenções Cardiovasculares em Idosos 135
- Marcelo Valente

Capítulo 14 Avaliação de Risco Cirúrgico em Idosos Submetidos a Cirurgias Não Cardíacas 149
- Marcos Pita Lottenberg
- Luciana Dornfeld Bichuette
- Bruno Caramelli

Capítulo 15 Relevância da Avaliação Geriátrica Ampla nas Decisões do *Heart Team* 159
- Recielle Chaves G. Rolim
- Ana Gabriela Caldas
- Neire Niara Ferreira de Araujo

Capítulo 16 Intervenções Coronárias Percutâneas na Doença Arterial Coronariana Estável 173
- Áurea J. Chaves
- Fausto Feres

Capítulo 17 Intervenções Coronárias Percutâneas em Idosos com Síndromes Coronarianas Agudas 183
- José de Ribamar Costa Jr.
- Sérgio Luiz Navarro Braga

Capítulo 18 Cirurgia de Revascularização Miocárdica em Idosos 189
- Vivian Lerner Amato
- Mário Issa

Capítulo 19 Estenose Aórtica 201
- Auristela Isabel de Oliveira Ramos
- Dimytri Alexandre Siqueira
- Maria Teresa Cabrera Castillo

SUMÁRIO

Capítulo 20 Fibrilação Atrial 213
- Luciana V. Armaganijan
- Carlos A. C. Pedra
- Guilherme Dagostin de Carvalho

Capítulo 21 Marcapasso e Ressincronizador na Insuficiência Cardíaca 225
- Cecília Monteiro Boya Barcellos
- Paulo de Tarso Jorge Medeiros
- Eusébio Ramos dos Santos Filho
- Remy Nelson Albornoz Vargas

Capítulo 22 Estudo Eletrofisiológico na Síncope do Idoso 237
- Ricardo Habib
- Cecília Monteiro Boya Barcellos

Capítulo 23 Doença da Carótida 243
- Akash K. Prakasan
- Fabio H. Rossi
- Nilo M. Izukawa

Capítulo 24 Hipertensão Pulmonar em Idosos 249
- Heloisa Maria Khader

Capítulo 25 Terapia Antiplaquetária em Idosos 257
- Andrea Sousa Abizaid
- Marinella Patrizia Centemero
- Rui Fernando Ramos

Capítulo 26 Terapia Anticoagulante em Idosos 273
- Idelzuita Leandro Liporace
- Carlos Gun
- Ari Timerman

Capítulo 27 Hipercolesterolemia nas Idades Avançadas 281
- Andre Arpad Faludi
- Daniel Branco de Araujo
- Natasha Soares Simões dos Santos

Capítulo 28 Manejo do Diabete no Idoso Cardiopata 289
- Adriana Bertolami
- Marcelo Chiara Bertolami

Capítulo 29 Disfunção Renal no Idoso Cardiopata 299
- Rafaela Andrade Penalva Freitas
- Luiz Fernando Leite Tanajura

Capítulo 30 **A Arte da Desprescrição** 307
> ▸ Roberto A. Franken
> ▸ Ronaldo F. Rosa

Capítulo 31 **Amiloidose Cardíaca no Idoso** 313
> ▸ Edileide de Barros Correia
> ▸ Larissa Ventura Ribeiro Bruscky
> ▸ Ana Cristina de Souza Murta

Capítulo 32 **Fibrilação Atrial no Idoso** 321
> ▸ Dalmo Antonio Moreira

Capítulo 33 **Doença Arterial Obstrutiva Periférica no Idoso** 345
> ▸ Fabio H. Rossi
> ▸ Nilo M. Izukawa

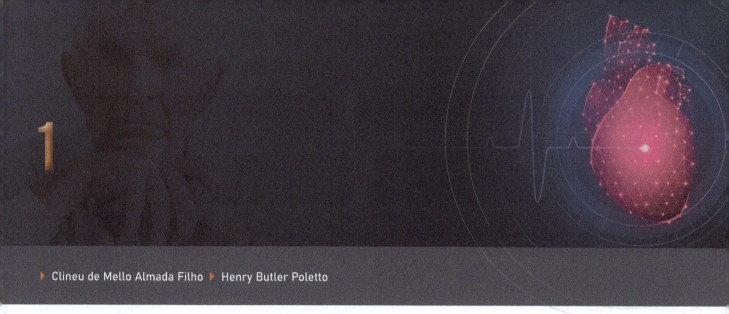

Clineu de Mello Almada Filho ▸ Henry Butler Poletto

Envelhecimento Populacional no Brasil

INTRODUÇÃO

O primeiro censo demográfico brasileiro, registrado ainda em nosso período imperial e publicado em 1872, sugeriu que nossa população estimada seria de 10 milhões de habitantes. Faz-se pertinente a lembrança da precariedade de nossas condições sanitárias à época, considerando-se que a primeira rede de tratamento de esgotos implantada em nosso país ocorreu somente em 1864, na cidade do Rio de Janeiro; apenas após algumas décadas, lograram início as campanhas de vacinação da população como aquelas conduzidas pelo Dr. Oswaldo Cruz. Nesse período, nossa economia era predominantemente agrária e dependente da exportação de café, plantado por mão-de-obra escrava, contrapondo-se à economia industrial já em desenvolvimento nos países europeus. Nosso rudimentar parque industrial restringia-se ao atendimento das necessidades para o desenvolvimento agrícola, com investimentos nas indústrias naval e ferroviária e se expandiu de forma discreta somente após a implantação de políticas econômicas protecionistas, ainda que de forma pouco sustentável.[1]

Em consequência desse baixo desenvolvimento industrial e, também, do precário acesso aos serviços de saneamento, além dos modestos conhecimentos vigentes em saúde, a expectativa de vida ao nascer alcançava os 33 anos; a taxa de fecundidade era alta, estimulada pela possibilidade de incremento da mão-de-obra familiar para o trabalho no campo. Assim, o retrato da sociedade brasileira era representado predominantemente por indivíduos jovens com muitos filhos e que faleciam ainda jovens.[1]

Atualmente, o Instituto Brasileiro de Geografia e Estatística (IBGE) estima que nossa população seja de 213 milhões de habitantes, residentes predominantemente em áreas urbanas e sob um custo de vida mais elevado que outrora; contudo, um ambiente industrializado que permite um acesso mais fácil da população aos serviços de imunização, prevenção e tratamento de doenças. O retrato demográfico atual é representado por uma população com aumento expressivo no número de idosos, cuja expectativa de vida ao nascer é de 76,6 anos, com diminuição na proporção de indivíduos jovens devido à menor tendência em gerar filhos.[1]

Os processos que desencadearam essa mudança no panorama demográfico brasileiro, denominados transição demográfica, o contexto demográfico atual e as consequências do envelhecimento populacional, assuntos deste capítulo, serão relatados nos tópicos seguintes.

TRANSIÇÃO DEMOGRÁFICA: CONCEITO

O processo de transição demográfica etário é resultante de diminuições nas taxas de natalidade e de mortalidade, assim como do crescimento vegetativo que ocorreu em todos os países do mundo a partir do século XIX, com o advento de melhorias na assistência à saúde e na urbanização das sociedades. Entende-se por taxa de natalidade, o número de crianças nascidas vivas em 1 ano a cada 1.000 habitantes e por taxa de mortalidade, o número de óbitos em 1 ano a cada 1.000 habitantes.[2]

O crescimento vegetativo é a diferença entre as taxas de natalidade e de mortalidade, refletindo o crescimento populacional intrínseco (omitindo as variações populacionais migratórias).[2]

A **Figura 1.1** resume a variação desses índices, durante as diferentes fases da transição demográfica, segundo o modelo clássico de Warren Thompson.

Segundo este modelo, a primeira fase de transição demográfica (Fase 1) teve como características a predominância rural e o baixo desenvolvimento médico-sanitário, com altas taxas de natalidade e de mortalidade, implicando em uma sociedade com um número reduzido de indivíduos, predominantemente jovens e com pequeno crescimento vegetativo, ou seja, uma menor expectativa de expressivo crescimento populacional.[2]

A segunda fase de transição demográfica (Fase 2) transcorreu durante o desenvolvimento médico-sanitário, quando houve diminuição no número de óbitos precoces por causa de doenças infecciosas devido a vacinação em massa e a instalação de redes de esgoto, reduzindo a taxa de mortalidade. A taxa de natalidade manteve-se elevada em decorrência da necessidade de mão de obra no ambiente rural e um número mais expressivo de filhos era necessário para o incremento da força de trabalho, uma vez que as mulheres se dedicavam ao cuidado domiciliar; métodos contraceptivos ainda não haviam sido desenvolvidos, bem como era restrito o conceito de planejamento familiar. Assim, a diferença entre as taxas de natalidade e de mortalidade gerou elevado crescimento vegetativo e uma explosão demográfica, com aumento exponencial da população mundial. Nesse período exaltaram-se as teorias malthusianas, assombrando o mundo diante da perspectiva de escassez de alimentos para o futuro e de grandes dificuldades para o atendimento da demanda de uma população em crescimento exponencial.[2]

A teoria de Malthus felizmente fracassou com o fenômeno da urbanização, pois houve migração das famílias para as cidades em busca de melhores condi-

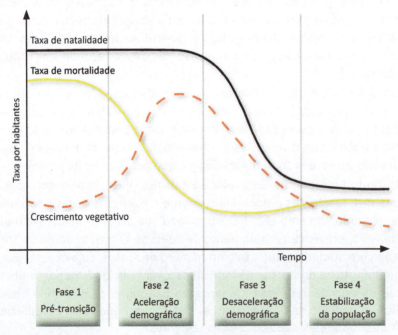

Figura 1.1 Gráfico de transição demográfica baseado no modelo de Warren Thompson.

ções de vida, de emprego e de acesso a serviços, distanciando-se da insalubridade vivenciada no campo à época. Essa melhora nas condições de vida foi acompanhada de maior ônus financeiro, obrigando as mulheres ao trabalho, além do ambiente domiciliar para o auxílio nas despesas familiares, tornando economicamente menos atraente a concepção de filhos. Naturalmente, o planejamento familiar proporcionado pelo advento de estratégias anticoncepcionais desenvolvidas no século XX, possibilitou reduções na taxa de fecundidade, diminuindo o número de filhos por mulher em idade fértil. Assim, o processo de urbanização permitiu o desenvolvimento da terceira fase de transição demográfica (Fase 3), em que a diferença entre as taxas de natalidade e de mortalidade diminuiu novamente, gerando um crescimento vegetativo populacional positivo, mas em descenso, ou seja, um menor aumento anual no número de habitantes.[3]

Com a estabilização do crescimento vegetativo (Fase 4), apresentou-se um novo cenário demográfico: populações compostas cada vez mais por indivíduos idosos, com idades cada vez mais avançadas em detrimento ao segmento mais jovem, com baixo crescimento populacional e, mesmo eventualmente, negativo em algumas populações (redução anual no número de habitantes.[3]

▍TRANSIÇÃO DEMOGRÁFICA NO BRASIL

Na década de 1930, iniciou-se o processo de transição demográfica, particularmente na região Centro-Sul do país e se expandiu, progressivamente, às outras regiões brasileiras. Assim, os Estados que se industrializaram mais precocemente foram os primeiros a demonstrarem as variações populacionais citadas e o restante dos centros brasileiros seguiram os mesmos passos de uma forma heterogênea, conforme cada desenvolvimento regional.[4]

A diminuição na taxa de mortalidade no país estimulou a aceleração demográfica brasileira, coincidindo com o início da industrialização nacional na era Vargas. A criação de empresas estatais para o aproveitamento de nossas grandes reservas naturais de matéria bruta (siderúrgicas, petroquímicas e de mineração) possibilitou o surgimento das primeiras indústrias nacionais voltadas à produção de bens de consumo, até então produzidos em regime de subsistência e com baixa qualidade para a população mais pobre, sendo adquiridos por importação para o consumo das classes economicamente mais favorecidas. O acesso a produtos de melhor qualidade a menor custo, permitiu melhorias na qualidade de vida da população brasileira. Inicialmente, o processo de industrialização limitou-se ao eixo Centro-Sul do país e posteriormente se expandiu para outras regiões, particularmente após 1970.[5]

A crescente urbanização do eixo Centro-Sul reforçou a demanda por implantação de saneamento básico, evidenciando a responsabilidade do Estado nesse processo, com a criação de repartições e inspetorias para o tratamento de água e instalação de redes de esgoto sob um planejamento governamental.[6]

Portanto, o acesso aos bens de consumo no ambiente urbano e as melhorias no saneamento básico foram os principais fatores contribuintes para a redução da taxa de mortalidade no país. Nas décadas subsequentes, conhecimentos científicos como a descoberta dos antimicrobianos e a importância de uma boa assistência no período pré-natal, além da facilitação à população para o acesso aos serviços de saúde, possibilitaram ulteriores reduções nas taxas de mortalidade infantil, materna e da população em geral.[4]

O período transcorrido até a conquista de uma diminuição progressiva na taxa de mortalidade proporcionou um expressivo crescimento populacional vegetativo entre as décadas de 1930 e 1970. De aproximadamente 30 milhões de habitantes em 1930, o Brasil passou a ser constituído por 90 milhões de pessoas em 1970, com uma triplicação da população em menos de meio século, configurando a segunda fase de transição demográfica do eixo Sul-Sudeste.[7]

A partir da década de 1970, a sociedade brasileira já demonstrava sinais de que adentrava na terceira fase de transição demográfica, aquela decorrente da diminuição nas taxas de natalidade. O "êxodo nordestino" de brasileiros advindos de uma região estagnada economicamente com a perspectiva de um futuro melhor nos estados industrializados foi acompanhado de um maior custo de vida, assim como do ingresso da mulher no mercado de trabalho (com a opção por menor número de filhos para a contenção de custos); progressivamente houve um descenso no número de nascimentos que se acentuou após 1990. Como consequência dessas alterações, de uma sociedade predominantemente muito jovem (na faixa de 0 a 4 anos de idade), a predominância passou a ser de indivíduos entre 15 e 19 anos.[7]

Assim, considera-se que atualmente o Brasil se encontra na terceira fase do processo de transição demográfica e que na próxima década atinja sua quarta fase. Mantendo-se a tendência de redução na fecundidade (diminuição de filhos por família), a partir de 2050 a população brasileira será predominantemente envelhecida e o crescimento vegetativo tenderá a ser negativo.[7]

A **Figura 1.2** sugere o ponto em que as curvas das taxas de natalidade e mortalidade estarão equiparadas, momento a partir do qual o crescimento vegetativo será deficitário, pela projeção do IBGE.

De modo geral, esse processo vem produzindo uma transformação no perfil sociodemográfico brasileiro. A pirâmide populacional, antes composta de uma base larga (expressivo número de jovens) e topo reduzido (representando o número de idosos) vem se modificando com um estreitamento de sua base e alargamento de seu topo, refletindo o progressivo envelhecimento populacional.[8]

A **Figura 1.3** demonstra a evolução da pirâmide etária brasileira ao longo do tempo e sua projeção para 2050, com o estreitamento da base (jovens) e alargamento do topo (idosos).

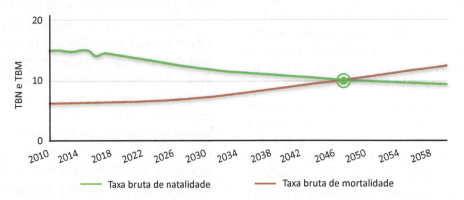

Figura 1.2 Taxa Bruta de Natalidade (TBN) e de Mortalidade (TBM) entre 2010 e 2060 no Brasil.
Fonte: IBGE (Instituto Brasileiro de Geografia e Estatística).

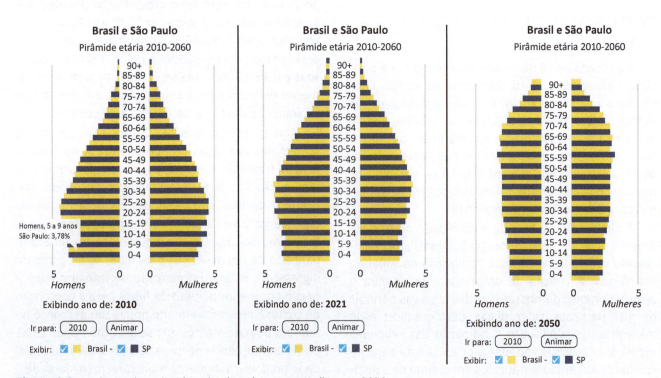

Figura 1.3 Evolução da pirâmide etária brasileira e projeção para 2050.
Fonte: IBGE (Instituto Brasileiro de Geografia e Estatística).

CONSEQUÊNCIAS SISTÊMICAS DO PROCESSO DE ENVELHECIMENTO POPULACIONAL

Em todo o mundo, a perspectiva do aumento proporcional de idosos na construção demográfica é uma realidade e as consequências sociais decorrentes desse envelhecimento populacional repercutirão na macroeconomia, no sistema previdenciário e nos serviços de saúde das sociedades, possivelmente a partir da quarta fase de transição demográfica.[8]

Denomina-se "janela de oportunidade demográfica" a um período de aproximadamente 50 anos, iniciado durante a segunda fase de transição demográfica, em que o número de indivíduos ativos economicamente era substancialmente maior que o de indivíduos dependentes economicamente (crianças, adolescentes e idosos); tal situação, resultava em alta taxa de "produtores" de serviços e bens para uma baixa taxa de "dependentes" desses serviços e bens. O adequado aproveitamento desse superávit na produção poderia ter possibilitado o desenvolvimento de infraestrutura público-privada de qualidade para o atendimento da população idosa crescente nas próximas décadas, pois estima-se que o Brasil alcance após 2030 a quarta fase do processo de transição demográfica, apresentando progressivamente uma composição de sociedade majoritariamente idosa.[8]

Infelizmente, não houve um adequado aproveitamento desse "fôlego demográfico" para um desenvolvimento econômico e de assistência em saúde, devido à crise inflacionária dos anos 80 e 90, além da ausência de crescimento econômico relevante entre os anos de 2000 e 2010.[8]

O mau aproveitamento desse "trampolim econômico" gerado nessa "janela demográfica" resultou para o momento atual e para as próximas décadas, um déficit previdenciário crescente e um sistema de saúde público-privado insuficiente às demandas da população idosa. A perspectiva de um aumento nos custos em saúde para o tratamento das condições crônico-degenerativas associadas ao envelhecimento e para a reabilitação daqueles que se tornarão funcionalmente dependentes será um grande desafio para as próximas equipes dos ministérios federais, pela complexidade e pelo custo econômico que envolvem a prevenção quaternária. Uma das soluções possíveis para a adequação do orçamento público nesta nova realidade será a aplicação do conceito de "compressão de morbidades", ou seja, através de estratégias diagnósticas clínicas e funcionais que permitam intervenções previamente à instalação de comprometimentos funcionais. Essas estratégias poderão ser desenvolvidas se houver a priorização da medicina de prevenção em doenças cardiovasculares, oncológicas, neuropsíquicas, infecciosas e osteoarticulares, além da criação de redes de apoio para os indivíduos dependentes funcionalmente.[9]

CONSEQUÊNCIAS DO ENVELHECIMENTO POPULACIONAL NO CUIDADO À SAÚDE DO IDOSO

Estimativas das Nações Unidas alertam que a população idosa no Brasil estará entre as seis maiores do mundo em números absolutos, precedida por China, Índia, Rússia, Estados Unidos e Japão. Essa realidade configura um dos maiores desafios contemporâneos no campo da saúde pública.[10]

Cabe ressaltar que paralelamente ao envelhecimento da população brasileira, ocorreu uma redução da mortalidade por doenças infecto-parasitárias e um aumento da morbidade por doenças crônicas não transmissíveis, com consequente aumento na demanda por serviços de atenção à saúde e uma elevação no uso de medicamentos pela população idosa.[10,11]

No Brasil, entre as doenças crônicas não transmissíveis mais comuns que acometem os idosos destacam-se as doenças cardiovasculares, o diabetes mellitus, as doenças da coluna vertebral, a artrite e o reumatismo e os transtornos psiquiátricos.[11]

O aumento no número de consultas ambulatoriais e hospitalares envolvendo indivíduos idosos condicionará aos médicos uma demanda que transcenderá o universo da medicina interna e das especialidades clínicas, considerando-se que o atendimento à saúde de um indivíduo idoso apresenta particularidades ainda não contempladas em mais da metade das grades do ensino de graduação médica no país.[12]

Para encorajar uma melhor avaliação da heterogeneidade dessa população, torna-se importante que o modelo de atenção ao idoso tenha foco na identificação de riscos potenciais de desfechos negativos à saúde, desenvolvendo um atendimento mais integral que possa contribuir para a manutenção da autonomia e da independência funcional, ou seja, na prevenção de incapacidades resultantes das condições crônicas de saúde apresentadas por esses indivíduos.[13,14]

Assim, o modelo empregado para uma adequada avaliação clínica de um indivíduo idoso deverá ser multidimensional, tendo por objetivo desenvolver estratégias preventivas e terapêuticas para a manutenção de sua independência funcional e de sua autonomia, bem como estabelecer prognósticos e estimar sua sobrevida. A identificação de suas condições de saúde, clínicas e funcionais será mais precisa ao se realizar uma avaliação sistemática de múltiplos domínios, incluindo domínio físico, cognitivo e afetivo, funcional e de suporte social.[15]

Com esse objetivo, a Organização Mundial da Saúde introduziu o conceito de capacidade intrínseca, uma composição de todas as capacidades físicas e mentais do indivíduo, com a finalidade de desenvolver um modelo multidimensional que apresente as reservas do indivíduo; esse modelo apresentou um melhor valor preditivo para estimar desfechos adversos no idoso.[15]

A compreensão de que o atendimento à saúde do idoso deverá transcender a história clínica clássica e debruçar-se sobre as outras dimensões da saúde desse indivíduo, com o objetivo de se construir um diagnóstico amplo e mais próximo de sua vida cotidiana, é de fundamental importância para que os profissionais de saúde possam hierarquizar intervenções e definir qual plano individualizado de cuidado será mais apropriado.[16]

Essa mudança de paradigma será necessária para que o sistema de saúde consiga atender a demanda dessa nova proporção de condições limitantes à uma razoável qualidade de vida, advindas do envelhecimento da população.

CONCLUSÕES

O envelhecimento populacional no Brasil está se desenvolvendo em velocidade acelerada. Atualmente, o país se encontra na terceira fase de transição demográfica (Warren Thompson) e se estima que alcance a quarta fase nos próximos anos. As principais consequências desse processo serão o aumento da razão de dependência populacional, o déficit previdenciário e uma inadequação dos serviços de assistência social público-privada para a população idosa. Políticas de saúde que priorizem medidas preventivas para a "compressão de morbidade" e o aumento de tempo livre de dependência funcional deverão ser implementadas. Para a prática médica rotineira, a instrumentalização de formas de avaliação geriátrica que contemplem as condições clínicas e funcionais do indivíduo idoso, possibilitarão melhores planejamentos terapêuticos e resultados no cuidado à saúde dessas pessoas.

REFERÊNCIAS BIBLIOGRÁFICAS

1. Souza e Silva JN. Investigações sobre os recenseamentos da população geral do império e de cada província de per si tentados desde os tempos coloniais até hoje. Relatório do Ministério dos Negócios do Império, Anexo D. Rio de Janeiro: Typ. Nacional; 1870. f. 167. Reimpresso em edição fac-similada. São Paulo: IPE/USP; 1986.
2. Thompson WS. Population. American Journal of Sociology. 1929; 34(6):959-975.
3. Alves JED. A polêmica Malthus versus Condorcet reavaliada à luz da transição demográfica. Rio de Janeiro: IBGE, Escola Nacional de Ciências Estatísticas; 2002. Textos para Discussão nº 4, p. 1-56.
4. Alves JED. A transição demográfica e a janela de oportunidade. São Paulo: Instituto Fernand Braudel de Economia Mundial; 2008.
5. Bertolli S, Medeiros NH. Evolução da competitividade da indústria brasileira: uma análise a partir do movimento de reestruturação setorial nos anos 90. dez. 2002.
6. Justo MCD de M. Financiamento do saneamento básico no Brasil: uma análise comparativa da gestão pública e privada. Dissertação [Mestrado em Desenvolvimento Econômico, Espaço e Meio Ambiente] — Instituto de Economia, Universidade Estadual de Campinas, Campinas; 2004.
7. IBGE – Instituto Brasileiro de Geografia e Estatística. Censo demográfico. São Paulo; 2010.
8. Wong LLR, Carvalho JA M. O rápido processo de envelhecimento populacional do Brasil: sérios desafios para as políticas públicas. Rev Bras Estud Pop. 2006; 23(1):5-26.
9. Castiglioni AH. Inter-relações entre os processos de transição demográfica, de envelhecimento populacional e de transição epidemiológica no Brasil. In: Anais do 5º Congreso de la Asociación Latinoamericana de Población; 2012; Montevideo, Uruguay. Montevideo: ALAP; 2012.
10. Schramm JM, Oliveira AF, Leite IC. Transição epidemiológica e o estúdio de carga de doenças no Brasil. CiencSaude Colet. 2004; 9(4):897-908.
11. Ramos LR. Fatores determinantes do envelhecimento saudável em idosos residentes em centro urubano: Projeto Epidoso, São Paulo. CadSaude Publica. 2003;19(3):793-798.
12. Pereira AMVB, Feliz MC, Schwanke CHA. Ensino de Geriatria nas faculdades de medicina brasileiras. Geriatria & Gerontologia. 2010; 4(4):179-185.

13. Veras R. A urgente e imperiosa modificação no cuidado à saúde da pessoa idosa. Geriatria & Gerontologia. 2015; 18(1):5-6.
14. Brasil. Ministério da Saúde. Orientações técnicas para a implementação da linha de cuidado para atenção integral à saúde da pessoa idosa. Brasília (DF): Ministério da Saúde; 2018.
15. Cesari M, Carvalho IA, Thiagarajan JA, Cooper C, Martin FC, Register JY, Vellas B, Beard JR. Evidence for the domains supporting the constructo of intrinsic capacity. J Gerontol Biol Sci Med Sci. 2018; 73(12):1653-1660.
16. Almada Filho CM, Cruz EC. Avaliação clínica e funcional. In: Almada Filho CM, Iucif Jr N. Nutrogeriatria. Rio de Janeiro: Atheneu, 2019. p. 59-70.

2

Danielle Bivanco-Lima ▸ Ana Paula França ▸ José Cássio de Moraes

Epidemiologia das Doenças Cardiovasculares em Idosos no Brasil

INTRODUÇÃO

As doenças crônicas não transmissíveis (DCNT) eram a principal causa de morbimortalidade no Brasil e no mundo, no período anterior à pandemia de Coronavírus-19 em 2020.[1] As DCNT englobam como principais causas de morte: doenças cardiovasculares (DCV), neoplasias, diabetes e doenças respiratórias crônicas. Globalmente, sete das 10 primeiras causas de morte são por DCNT.[1] Em 2016 foram responsáveis por 80% das mortes no continente americano, com 5,5 milhões de mortes, sendo 2,2 milhões de óbitos em indivíduos com menos de 70 anos de idade, segundo a Organização Pan-Americana de Saúde (OPAS/OMS). Dentre as mortes por DCNT, as DCV são a principal causa, com 1,9 milhões de mortes no continente americano.[2]

Segundo a Organização Mundial de Saúde (OMS), em 2019, a principal causa de morte no mundo foram as DCV, sendo a primeira causa a doença isquêmica cardíaca com 8,9 milhões de óbitos, seguida por acidentes vasculares encefálicos responsáveis por mais de 6 milhões de óbitos.[1] As DCV são uma das principais causas de morte devido a diversos fatores: o processo de desenvolvimento econômico e industrialização que parte dos países viveram e resultaram em redução da taxa de natalidade e fecundidade (média de filhos por mulher), a modificação do padrão de mortalidade com aumento da expectativa de vida e o envelhecimento populacional. Além disso, houve mudanças no estilo de vida, com altas prevalências de fatores de risco associados a ocorrência das DCV, como sedentarismo, excesso de peso, alimentação inadequada, tabagismo e consumo de álcool. Essa mudança no perfil de mortalidade é denominada de transição epidemiológica.[3]

No Brasil, o processo de transição epidemiológica ocorreu de forma acelerada nas últimas décadas, tornando a resposta dos sistemas e das políticas de saúde desarticulada às necessidades da população em rápida evolução. Desta maneira, o envelhecimento populacional é um fenômeno de extrema importância na compreensão atual da situação de saúde.[4]

Nossa análise se baseia em dados de mortalidade em razão da dificuldade de encontrar dados de morbidade representativos da nossa população.

MORTALIDADE POR DOENÇAS CARDIOVASCULARES (DCV) NA POPULAÇÃO IDOSA NO BRASIL

Em 2019 a população brasileira foi estimada pelo Instituto Brasileiro de Geografia e Estatística (IBGE) em 210.659.013 residentes, sendo que 28.143.225 (13,4% da população) eram indivíduos idosos, ou seja, com idade de 60 anos ou mais. Nesse ano foram atestados 1.349.801 óbitos por todas as causas, que corresponderam a 0,64% da população (coeficiente geral de mortalidade de 6,4 óbitos por 1.000 habitantes). Na população idosa, nesse mesmo ano, foram registrados 929.000 óbitos, que correspondiam a 3,3% da população idosa (coeficiente geral de mortalidade de 33 óbitos por 1.000 habitantes com idade maior ou igual a 60 anos). Pode-se observar que, como esperado, o risco de morrer entre idosos é cinco vezes maior do que na população geral.[5]

No ano de 2019, segundo dados do Sistema de Informações sobre Mortalidade (SIM), a primeira causa de morte na população geral foram as DCV (27% do total de óbitos), seguida por neoplasias (17,4%), doenças do aparelho respiratório (12%), causas externas (10,6%) e doenças do sistema nervoso (6,2%). Na população idosa, as DCV também figuram como primeira causa de morte (31,6% dos óbitos), as neoplasias também ocupam o segundo lugar (18%) e as doenças respiratórias o terceiro (14,8%), sendo seguidas pelas doenças do sistema nervoso (7,2%) e por sinais e sintomas sem causa determinada, também denominadas causas mal definidas (5,5%).[5]

A proporção de óbitos por DCV (mortalidade proporcional) vem se mantendo estável na população total ao longo das últimas duas décadas, tanto no sexo masculino, quanto no sexo feminino. No entanto, a proporção vem reduzindo progressivamente na população idosa, pois na década de 90, em mulheres idosas, os óbitos por DCV somavam 39% e dentre os homens representavam 37% dos óbitos. Em 2019 as mortes por DCV representavam 31,6% do total em ambos os sexos **(Tabela 2.1)**.

Tabela 2.1 Mortalidade proporcional (óbitos por doenças cardiovasculares/total de óbitos) por doenças cardiovasculares no Brasil de acordo com faixa etária, sexo e ano de óbito.

Ano do óbito	População geral Total	Homens	Mulheres	População de 60 anos ou mais Total	Homens	Mulheres
1996	27,5	24,7	31,4	38,1	36,6	39,6
1997	27,6	24,8	31,6	38,1	36,5	39,8
1998	27,5	24,9	31,2	37,3	36,0	38,9
1999	27,4	24,7	31,2	36,9	35,4	38,4
2000	27,5	24,9	31,3	36,9	35,6	38,3
2001	27,4	24,8	31,0	36,3	35,0	37,6
2002	27,2	24,5	31,0	36,0	34,7	37,3
2003	27,3	24,8	30,9	35,7	34,7	36,8
2004	27,9	25,3	31,5	36,0	34,9	37,1
2005	28,2	25,6	31,8	36,5	35,4	37,7
2006	29,4	26,7	33,0	37,8	36,7	38,9
2007	29,4	26,9	32,9	37,7	36,8	38,5
2008	29,5	26,9	33,0	37,6	36,7	38,5
2009	29,0	26,6	32,3	36,9	36,2	37,7
2010	28,7	26,4	31,8	36,0	35,4	36,7
2011	28,6	26,3	31,7	35,6	35,0	36,3
2012	28,2	26,0	31,2	35,2	34,6	35,7
2013	28,1	25,9	30,9	34,7	34,2	35,2
2014	27,7	25,7	30,4	34,1	33,7	34,5
2015	27,7	25,7	30,1	33,5	33,1	33,9
2016	27,6	25,8	30,0	33,3	33,0	33,6
2017	27,3	25,6	29,6	32,8	32,6	33,1
2018	27,2	25,7	29,1	32,3	32,2	32,4
2019	27,0	25,7	28,6	31,6	31,6	31,6

Fonte: Sistema de Informação de Mortalidade (SIM), acesso em outubro de 2021.

Outro indicador a ser analisado é o coeficiente de mortalidade por DCV, que é calculado a partir dos óbitos por DCV em relação a população exposta ao risco de morrer, ou seja, os habitantes da região estudada, no período determinado. É comum que o resultado desta divisão seja multiplicado por 100 mil, para que o resultado possa ser analisado na forma de óbitos por DCV por 100.000 habitantes.

A taxa de mortalidade bruta por DCV aumentou nas décadas passadas quando analisada a população como um todo: 150 óbitos por 100.000 habitantes em 2000, 167 óbitos por 100.000 habitantes em 2010 e 173 óbitos por 100.000 habitantes em 2019. No entanto, o crescimento e o envelhecimento populacional provocam mudanças na pirâmide etária, sendo necessário padronizar as taxas, tornando-as homogêneas em termos de estrutura etária. Por isso, realizamos a padronização com a estrutura etária da população no Censo de 2010, por meio do método direto, e observamos diminuição nas taxas padronizadas de morte por DCV: 199 óbitos por 100.000 habitantes em 2000, 180 óbitos por 100.000 habitantes em 2010 e 145 óbitos por 100.000 habitantes em 2019 (Tabela 2.2).

Embora seja positiva a redução progressiva da mortalidade no Brasil, a comparação entre países nos aponta necessidades de melhorias em saúde pública. Em publicação da Organização Pan-Americana de Saúde, as taxas padronizadas de morte por DCV no Brasil em 2016 eram 170 óbitos por 100.000 habitantes na população total, 212 em homens e 137 em mulheres. Eram mais elevadas do que na Argentina (143 óbitos por 100.000 habitantes), Chile (117 óbitos por 100.000 habitantes) e Uruguai (132 óbitos por 100.000 habitantes). Nos países andinos, o Equador (132 óbitos por 100.000 habitantes) e o Peru (124 óbitos por 100.000 habitantes) também apresentavam taxas menores do que as brasileiras. As menores taxas em toda América são do Canadá (76 óbitos por 100.000 habitantes sendo 95 óbitos por 100.000 habitantes em homens).[2]

A população idosa brasileira também vem apresentando uma queda do risco de morrer por DCV, pois as taxas vêm se reduzindo progressivamente (Tabela 2.3). Em 1996, a taxa de mortalidade em indivíduos de 60 anos ou mais foi de 1.466 a cada 100.000 habitantes, enquanto em 2019, foi de 1.042 óbitos a cada 100.000 habitantes. Dentre as causas cardiovasculares, o risco foi maior por doenças cerebrovasculares (acidentes vasculares encefálicos), seguido das doenças isquêmicas cardíacas (DIC) até o ano de 2014, quando o padrão mudou e as doenças isquêmicas passaram a ser a primeira causa. Em 2019, as doenças isquêmicas apresentam risco de 324 óbitos por 100.000 habitantes, as doenças cerebrovasculares apresentam risco de 297 óbitos a cada 100.000 habitantes, seguido por outras doenças cardíacas e, em seguida, as doenças hipertensivas (Tabela 2.3).

As séries históricas das Tabelas 2.3, 2.4 e 2.5 demonstram que a mortalidade por doenças cardiovasculares apresenta padrão de queda em ambos os sexos. Houve queda nas taxas de DIC, de doenças

Tabela 2.2 Coeficientes brutos e padronizados de óbito por causas cardiovasculares no Brasil e Regiões, em 2000, 2010 e 2019.

Região	2000 CM* Bruto	2000 CM* Padronizado	2010 CM* Bruto	2010 CM* Padronizado	2019 CM* Bruto	2019 CM* Padronizado
Norte	65	131	88	159	107	150
Nordeste	99	132	150	176	166	158
Sudeste	187	230	190	182	194	143
Sul	197	251	189	181	180	130
Centro-Oeste	126	210	142	189	142	142
Brasil	150	199	167	180	173	145

*CM: coeficiente de mortalidade por 100.000 habitantes.
Fonte: Sistema de Informação de Mortalidade (SIM), acesso em outubro de 2021.

cerebrovasculares e de outras causas cardíacas nas últimas duas décadas. A taxa de morte por doenças reumáticas do coração apresentou taxas mais estáveis com discreta tendência à queda. E as doenças hipertensivas apresentaram padrão de crescimento das taxas até os anos 2008 a 2011, quando as taxas iniciaram uma queda gradual, em ambos os sexos **(Tabelas 2.4 e 2.5)**. A queda do coeficiente de mortalidade por DCV foi maior no sexo feminino.[5]

O padrão de queda do risco entre as DCV já vem sendo observado na literatura científica, embora seja mais estudada em população geral do que em idosos. Mansur e colaboradores[6] avaliaram as taxas de mortalidade padronizada por doenças circulatórias na população geral brasileira entre 1979 e 1996 e observaram queda de 4,5% na mortalidade por todas as causas no período estudado, sendo a redução de 2,2% em homens e 6,6% nas mulheres. A queda foi mais significativa em óbitos por causas cardiovasculares (19,6%), com taxa de 549 mortes por 100.000 habitantes em 1979 e taxa de 442 em 1996. Houve queda de 18,3% em homens e 20,7% em mulheres, com taxas menores no sexo feminino (383/100.000 habitantes) do que no masculino (506/100.000 habitantes) no ano de 1996, em relação a 1979. As DIC também apresentaram queda de 12,7%, com 15,3%

Tabela 2.3 Coeficientes de mortalidade (óbitos a cada 100.000 habitantes) em indivíduos com 60 anos ou mais por doença cardiovascular e seus componentes, de 1996 a 2019, no Brasil.

Ano do óbito	DCV*	Febre reumática aguda e doenças reumáticas crônicas	Doenças hipertensivas	DIC**	Outras doenças cardíacas	Doenças cerebrovasculares
1996	1466,2	4,8	112,8	429,2	373,7	474,5
1997	1453,0	5,0	111,8	423,7	358,0	481,5
1998	1475,2	4,9	119,9	427,4	367,6	483,8
1999	1469,1	5,4	126,2	430,7	353,1	480,1
2000	1352,4	5,7	125,0	399,8	310,9	443,8
2001	1337,1	5,1	126,1	396,1	299,5	444,7
2002	1337,3	4,8	129,2	397,2	295,8	444,0
2003	1335,6	5,1	139,6	396,8	290,0	438,9
2004	1357,2	5,1	151,2	402,3	293,8	438,7
2005	1315,7	5,0	160,3	382,7	277,8	426,7
2006	1368,5	5,5	173,5	394,8	285,1	448,2
2007	1351,2	5,4	180,1	390,7	278,2	436,4
2008	1344,0	6,0	190,8	388,3	268,1	430,8
2009	1312,7	5,7	190,4	379,0	258,1	420,1
2010	1293,0	5,3	187,2	378,4	254,6	408,2
2011	1280,1	5,2	187,8	378,6	252,1	396,5
2012	1228,5	5,1	176,2	369,2	238,4	381,9
2013	1206,7	4,6	176,5	363,3	236,6	367,9
2014	1165,8	4,4	167,1	355,6	231,4	351,2
2015	1155,4	4,3	166,8	354,6	230,2	343,6
2016	1152,6	4,2	167,8	354,8	229,9	338,8
2017	1107,3	4,3	171,8	341,0	214,7	320,7
2018	1062,0	4,3	167,7	329,7	200,9	304,8
2019	1042,9	4,0	163,8	324,2	199,4	297,2

*DCV: doenças cardiovasculares.
**DIC: doenças isquêmicas do coração.
Fonte: Sistema de Informação de Mortalidade (SIM), acesso em outubro de 2021.

de queda em homens e 11,6% nas mulheres, sendo que as taxas eram de 164 óbitos por 100.000 habitantes em homens e 104 por 100.000 habitantes nas mulheres. As doenças cerebrovasculares apresentaram o mesmo padrão de queda (20,7% no total, 18,6% em homens e 22,6% nas mulheres), com taxas em 1996 de 163 a cada 100.000 em homens e 129 óbitos a cada 100.000 em mulheres.[6]

Na população idosa, os coeficientes de morte por DCV são diferentes entre homens e mulheres. Enquanto nos homens o risco é mais elevado (1.183 óbitos por 100.000 habitantes em 2019) quando comparado às mulheres (931 óbitos por 100.000 habitantes em 2019), os padrões de causas diferem entre os sexos (Tabela 2.4 e 2.5). Entre as mulheres idosas, a maior causa de morte são as doenças cerebrovasculares (267 óbitos por 100.000 habitantes), seguido por DIC (259 óbitos por 100.000 habitantes). Nos homens idosos, o maior risco é devido às DIC (405 óbitos por 100.000 habitantes), seguido pelas doenças cerebrovasculares (335 óbitos por 100.000 habitantes) (Tabelas 2.4 e 2.5). Embora o padrão de distribuição das principais causas de óbitos seja discretamente diferente entre os sexos, as taxas são menores nas mulheres do que nos homens.[5]

Tabela 2.4 Coeficientes de mortalidade (óbitos a cada 100.000 mil habitantes) em indivíduos com 60 anos ou mais do sexo masculino por doença cardiovascular e seus componentes, de 1996 a 2019, no Brasil.

Ano do óbito	DCV*	Febre reumática aguda e doenças reumáticas crônicas	Doenças hipertensivas	DIC**	Outras doenças cardíacas	Doenças cerebrovasculares
1996	1599,1	3,8	107,4	503,5	386,4	518,1
1997	1584,7	4,0	106,0	493,4	372,6	528,4
1998	1617,2	3,7	115,8	500,2	381,4	535,2
1999	1610,0	4,4	120,5	502,8	368,3	529,8
2000	1511,6	4,9	124,0	479,3	330,2	495,4
2001	1503,6	4,0	125,9	476,5	318,3	501,2
2002	1494,4	3,8	128,3	478,3	308,7	497,6
2003	1511,6	3,7	140,4	483,9	310,2	496,1
2004	1533,5	4,0	153,3	488,3	314,7	495,3
2005	1481,4	4,2	163,5	466,7	297,2	473,9
2006	1539,1	4,4	175,0	483,0	305,5	499,7
2007	1529,0	4,5	182,4	480,3	300,5	489,6
2008	1524,5	5,2	194,5	479,8	289,5	483,7
2009	1484,2	4,7	197,6	469,0	274,6	468,7
2010	1463,4	4,4	190,4	468,0	271,3	460,4
2011	1443,0	4,4	188,6	468,3	266,9	445,6
2012	1384,1	4,3	177,5	456,2	251,8	427,6
2013	1363,2	3,9	180,6	449,2	251,9	411,4
2014	1311,9	3,7	169,0	439,2	244,7	390,5
2015	1297,0	3,3	167,2	439,0	242,2	381,1
2016	1307,2	3,7	172,9	443,7	243,3	378,0
2017	1249,4	3,5	174,9	423,4	226,4	358,5
2018	1204,8	3,7	170,8	410,9	214,8	342,7
2019	1183,2	3,5	166,0	405,9	210,1	335,1

*DCV: doenças cardiovasculares.
**DIC: doenças isquêmicas do coração.
Fonte: Sistema de Informação de Mortalidade (SIM), acesso em outubro de 2021.

Tabela 2.5 Coeficientes de mortalidade (óbitos a cada 100.000 habitantes) em indivíduos com 60 anos ou mais do sexo feminino por doença cardiovascular e seus componentes, de 1996 a 2019, no Brasil.

Ano do óbito	DCV*	Febre reumática aguda e doenças reumáticas crônicas	Doenças hipertensivas	DIC**	Outras doenças cardíacas	Doenças cerebrovasculares
1996	1349,3	5,5	116,9	365,6	361,2	436,2
1997	1340,7	5,8	116,5	364,7	345,2	441,6
1998	1353,6	5,9	123,1	365,7	355,3	439,8
1999	1349,5	6,3	130,8	370,1	340,0	438,0
2000	1222,8	6,3	125,6	335,2	295,1	401,8
2001	1202,3	6,0	126,1	331,1	284,3	398,9
2002	1211,0	5,7	129,8	332,1	285,4	400,9
2003	1194,8	6,3	139,0	327,2	273,8	393,2
2004	1216,5	5,9	149,5	333,8	277,1	393,5
2005	1184,1	5,6	157,6	316,0	262,4	389,0
2006	1233,3	6,3	172,3	324,9	268,9	407,5
2007	1210,4	6,1	178,3	319,9	260,6	394,3
2008	1201,3	6,7	187,8	315,9	251,1	389,0
2009	1177,0	6,5	184,7	307,9	245,1	381,6
2010	1158,2	5,9	184,7	307,6	241,3	367,0
2011	1151,1	5,8	187,2	307,6	240,3	357,7
2012	1105,2	5,6	175,1	300,4	227,8	345,6
2013	1082,6	5,2	173,2	295,2	224,4	333,5
2014	1049,6	5,0	165,6	289,2	220,7	320,0
2015	1042,8	5,1	166,5	287,7	220,6	313,8
2016	1029,6	4,5	163,7	284,2	219,2	307,6
2017	994,3	4,9	169,2	275,5	205,4	290,6
2018	948,1	4,7	165,3	265,0	189,8	274,5
2019	931,0	4,4	162,0	259,1	190,9	267,0

* DCV: doenças cardiovasculares.
**DIC: doenças isquêmicas do coração.
Fonte: Sistema de Informação de Mortalidade (SIM), acessado em outubro de 2021.

A avaliação detalhada por estratos dentre a população idosa se faz necessária; afinal, os riscos são crescentes com o envelhecimento. Avaliamos a mortalidade por DCV nas faixas etárias de 60 a 69 anos, 70 a 79 anos e 80 anos ou mais **(Tabela 2.6)**. Pode-se observar que houve queda nas taxas de mortalidade por doenças cardiovasculares em todas as faixas etárias estudadas de 1996 a 2019, em ambos os sexos.

O risco de morrer por DCV aumenta consideravelmente com o progredir da idade, mesmo entre idosos. Em 2019, a taxa de homens entre 60 e 69 anos foi de 589 óbitos a cada 100.000 habitantes, porém entre 70 e 79 a taxa se elevou para 1.391 óbitos a cada 100.000 habitantes e a partir dos 80 anos, a taxa foi de 3.642 óbitos a cada 100.000 habitantes. Entre as mulheres idosas, as taxas foram menores, mas a diferença entre os sexos diminuiu em termos percentuais. Em 2019, a taxa de mortalidade de mulheres entre 60 e 69 anos foi de 331 óbitos a cada 100.000 habitantes, enquanto entre 70 e 79 anos é de 889 óbitos a cada 100.000 habitantes e a partir dos 80 anos é de 3.075 óbitos a cada 100.000 habitantes **(Tabela 2.6)**.

Analisando as causas detalhadas da mortalidade por DCV, na faixa etária de 60 a 69 anos, as DIC são a primeira causa de morte, seguido pelas doenças cerebrovasculares, tendo ambas um declínio progressivo nas últimas duas décadas **(Gráfico 2.1)**. Na faixa etária de 70 a 79 anos, as doenças cerebrovasculares eram

EPIDEMIOLOGIA DAS DOENÇAS CARDIOVASCULARES EM IDOSOS NO BRASIL

Tabela 2.6 Coeficientes de mortalidade (óbitos a cada 100.000 habitantes) por doenças cardiovasculares estratificados por faixas etárias entre idosos (60 a 69 anos, 70 a 79 anos e 80 anos ou mais), de 1996 a 2019, Brasil.

Ano	População 60 a 69 anos Total	Sexo masculino	Sexo feminino	População 70 a 79 anos Total	Sexo masculino	Sexo feminino	População 80 anos ou mais Total	Sexo masculino	Sexo feminino
1996	758,4	941,8	594,9	1748,4	2004,0	1529,9	4261,1	4196,9	4287,8
1997	740,8	922,7	580,4	1742,9	2004,2	1523,7	4253,7	4173,2	4303,6
1998	736,7	918,9	575,4	1782,9	2064,1	1546,0	4364,9	4339,9	4376,3
1999	727,4	908,4	567,7	1778,4	2062,0	1541,4	4374,0	4341,4	4392,7
2000	686,5	867,3	529,8	1564,0	1875,0	1318,1	3828,4	3913,9	3772,0
2001	663,5	843,1	508,4	1539,8	1855,7	1291,8	3864,4	4028,8	3757,7
2002	646,2	819,4	497,4	1540,3	1850,1	1299,0	3922,8	4076,2	3824,4
2003	642,0	822,6	487,2	1530,2	1858,2	1276,3	3925,3	4173,2	3768,0
2004	645,0	825,4	490,7	1550,7	1879,8	1297,4	3998,9	4272,4	3825,4
2005	615,0	784,0	470,4	1479,3	1810,0	1225,9	3948,7	4190,4	3796,9
2006	615,9	787,7	469,1	1544,0	1872,8	1293,0	4161,4	4488,8	3956,9
2007	605,1	779,3	456,1	1502,4	1832,5	1251,2	4134,3	4519,8	3894,3
2008	600,3	773,6	451,9	1483,0	1816,3	1229,8	4110,7	4526,5	3853,1
2009	575,7	742,3	432,9	1447,2	1790,5	1186,7	4040,0	4394,6	3821,0
2010	560,3	724,5	419,4	1422,9	1769,7	1160,1	4005,3	4365,5	3783,9
2011	552,0	710,8	415,4	1387,8	1719,6	1136,4	4025,6	4405,1	3793,1
2012	530,4	684,9	397,2	1335,2	1650,9	1096,1	3862,3	4230,5	3637,4
2013	513,5	665,0	382,7	1315,7	1637,8	1071,5	3827,4	4212,1	3592,9
2014	496,6	646,0	367,3	1272,9	1578,4	1040,9	3698,9	4037,1	3492,3
2015	491,7	636,7	366,2	1258,0	1555,2	1032,2	3674,9	4023,3	3463,2
2016	499,5	653,2	366,2	1247,7	1554,7	1014,0	3637,1	4026,5	3401,7
2017	476,9	619,4	353,3	1188,6	1473,8	970,9	3512,8	3890,0	3285,4
2018	461,9	601,7	340,3	1142,1	1428,4	922,9	3328,0	3694,3	3107,4
2019	451,7	589,9	331,5	1107,8	1391,9	889,5	3288,0	3642,0	3075,3

Fonte: Sistema de Informação de Mortalidade (SIM), acesso em outubro de 2021.

as mais comuns no início dos anos 2000; no entanto, foram superadas pelas doenças isquêmicas a partir de 2012 **(Gráfico 2.2)**. Na faixa etária de 80 anos e mais, as doenças cerebrovasculares são a primeira causa de morte em todo o período, seguido pelas DIC. Embora atualmente o grupo de "outras doenças cardíacas" estejam em terceiro lugar, estas eram a segunda causa de morte no início dos anos 2000 **(Gráfico 2.3)**. Pode-se observar ainda que a febre reumática como causa de morte vem declinando progressivamente, sendo bastante incomum na atualidade em todas as faixas etárias da população idosa.

O perfil de mortalidade proporcional por causas específicas dentre as DCV difere de acordo com o nível de escolaridade. Entre idosos de escolaridade entre um e três anos, as doenças cerebrovasculares foram a maior causa de morte nos anos de 2000 (32% *versus* 30% das DIC). Porém, no ano 2019, as DIC superam as causas cerebrovasculares (31% *versus* 29% das doenças cerebrovasculares). Nesta população, as doenças hipertensivas vêm aumentando nos anos analisados. Entre os idosos de escolaridade entre quatro e sete anos ou mais, as DIC são a primeira causa de morte em todo período estudado e as diferenças entre DIC e doenças cerebrovasculares aumentam com a maior escolaridade. As doenças cerebrovasculares apresentam maior chance de prevenção através de seus fatores de risco, e em especial o controle pressórico **(Tabela 2.7)**.

CARDIOLOGIA GERIÁTRICA ▶ DA CLÍNICA À INTERVENÇÃO

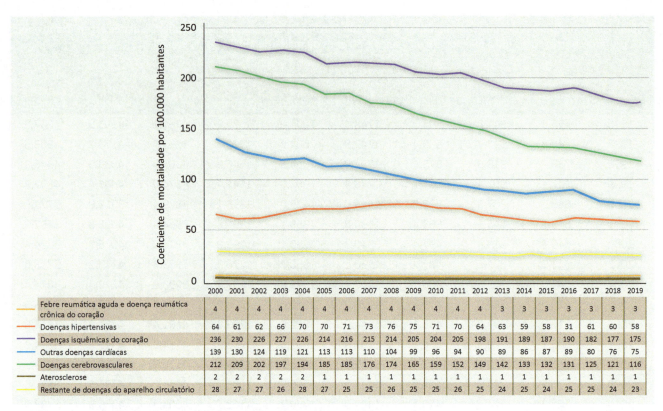

Gráfico 2.1 Mortalidade por doenças cardiovasculares em 60-69 anos segundo doença e ano. Brasil, 2000-2019.
Fonte: Sistema de informação de mortalidade Ministério da Saúde acessado em Outubro de 2021.

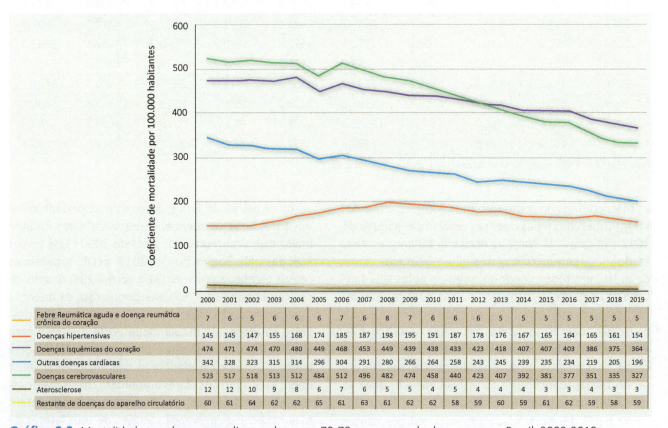

Gráfico 2.2 Mortalidade por doenças cardiovasculares em 70-79 anos segundo doença e ano. Brasil, 2000-2019.
Fonte: Sistema de informação de mortalidade Ministério da Saúde acessado em Outubro de 2021.

EPIDEMIOLOGIA DAS DOENÇAS CARDIOVASCULARES EM IDOSOS NO BRASIL

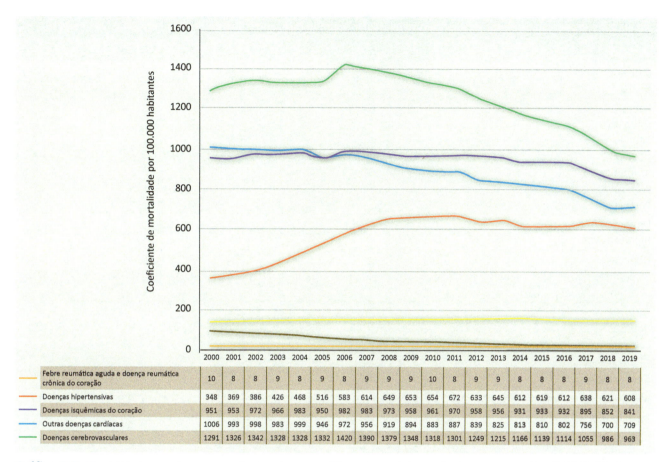

Gráfico 2.3 Mortalidade por doenças cardiovasculares em 80 anos e mais segundo doença e ano. Brasil, 2000-2019.
Fonte: Sistema de informação de mortalidade Ministério da Saúde acessado em Outubro de 2021.

Tabela 2.7 Proporção de doenças cardiovasculares na população de 60 anos ou mais segundo doença, anos de escolaridade e ano, no Brasil em 2000, 2010 e 2019.

	2000			2010			2019		
Causa- CID-BR-10	1-3a	4-11	>= 12 a	1-3a	4-11	>= 12 a	1-3a	4-11	>= 12 a
Febre reumática aguda e doença reumática crônica do coração	0	0	1	0	0	1	0	0	1
Doenças hipertensivas	9	9	8	15	13	10	16	15	12
Doenças isquêmicas do coração	30	35	40	29	32	36	31	32	37
Outras doenças cardíacas	23	20	19	20	19	19	19	20	19
Doenças cerebrovasculares	32	30	28	32	30	27	29	27	25
Aterosclerose	1	1	1	0	0	0	0	0	0
Restante de doenças do aparelho circulatório	3	4	5	4	5	6	5	5	6

Fonte: Sistema de informação de mortalidade Ministério da Saúde acessado em Outubro de 2021.

Quanto à raça/cor, observa-se que em pretos, pardos e indígenas, a mortalidade proporcional por doenças cerebrovasculares é maior do que por DIC, enquanto em brancos e amarelos, a mortalidade proporcional é maior por DIC. Tanto a diferença de taxas nos diferentes estratos de escolaridade, como em grupos de diferente raça/cor demonstram como a determinação social do processo saúde-doença está presente em nossa sociedade, nos dias de hoje **(Tabela 2.8)**.

Capítulo 2

Tabela 2.8 Proporção de óbitos de doença cardiovascular segundo raça, ano e doença no Brasil em 2000, 2010 e 2019.

Causa- CID-BR-10	2000 branca	2000 preta	2000 parda	2000 amarela	2010 branca	2010 preta	2010 parda	2010 amarela	2019 branca	2019 preta	2019 parda	2019 amarela
Febre reumática aguda e doença reumática crônica do coração	0,5	0,2	0,3	0,7	0,5	0,3	0,3	0,4	0,5	0,2	0,3	0,4
Doenças hipertensivas	8,0	13,1	12,0	7,1	12,5	18,5	17,6	11,2	14,3	19,5	17,0	13,6
Doenças isquêmicas do coração	32,8	21,3	23,9	34,0	31,3	24,2	27,1	31,7	32,2	26,5	30,7	31,5
Outras doenças cardíacas	22,6	23,6	23,6	20,4	20,8	18,6	17,8	18,7	20,6	18,4	17,0	19,1
Doenças cerebrovasculares	30,7	37,6	36,1	31,0	29,8	34,6	33,7	31,9	26,8	30,7	30,3	27,7
Aterosclerose	1,3	1,1	0,9	1,8	0,6	0,4	0,3	0,8	0,4	0,2	0,3	0,7
Restante de doenças do aparelho circulatório	4,0	3,0	3,2	4,9	4,6	3,5	3,2	5,4	5,3	4,4	4,4	6,9

Fonte: Sistema de informação de mortalidade Ministério da Saúde acessado em Outubro de 2021.

MORTALIDADE POR DOENÇAS CARDIOVASCULARES NA POPULAÇÃO IDOSA NAS REGIÕES DO BRASIL

As Regiões do Brasil apresentam realidades discrepantes, devido às diferenças econômicas, sociais, culturais e de organização do sistema de saúde local. Esta heterogeneidade se reflete em perfil epidemiológico e de morbimortalidade diverso, afetando inclusive a população idosa de forma diferente. Vale lembrar que os grupos etários se distribuem de maneira diferente nas Regiões do Brasil; portanto, é necessária a análise dos coeficientes padronizados de mortalidade para identificar as diferenças, o que ajusta os dados para as diferentes estruturas etárias.

Em 2019, as Regiões Norte e Nordeste apresentam as maiores taxas padronizadas de mortalidade por DCV em relação as Regiões Sudeste, Sul e Centro-Oeste. As taxas vêm decrescendo na Região Sudeste, Sul e Centro-Oeste nos últimos anos. No entanto, as taxas se elevaram na Região Norte e Nordeste de 2000 para 2010 e voltaram a cair em 2019, porém ainda não retornaram ao padrão anterior (Tabela 2.2).

Na Região Norte as doenças cerebrovasculares são a principal causa de morte (dentre as DCV), com uma curva de estabilidade nas últimas duas décadas, com discreta redução nos últimos cinco anos. As DIC apresentam um crescimento progressivo, assim como as doenças hipertensivas, nas últimas duas décadas (Gráfico 2.4). Na Região Nordeste, as doenças cerebrovasculares também são a primeira causa de morte, seguidas pelas DIC. As curvas apresentam um crescimento das taxas no início dos anos 2000, com estabilização a partir de 2010 e redução progressiva a partir de 2016 (Gráfico 2.5).

Na Região Centro-Oeste, as taxas vêm apresentando declínio, exceto pelo crescimento gradual das doenças hipertensivas. As DIC são a primeira causa de morte na região, seguidas pelas doenças cerebrovasculares e outras doenças cardíacas (Gráfico 2.6). Na Região Sudeste e Sul apresentam o mesmo padrão das taxas de

EPIDEMIOLOGIA DAS DOENÇAS CARDIOVASCULARES EM IDOSOS NO BRASIL

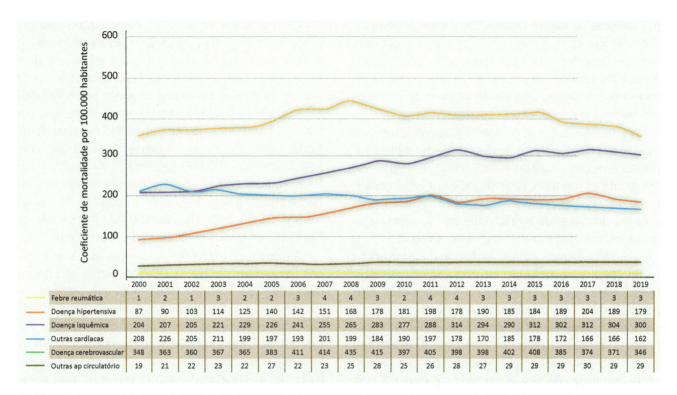

Gráfico 2.4 Mortalidade por doença cardiovascular 60 anos e mais segundo ano. Brasil, 2000-2019. Região norte.
Fonte: Sistema de informação de mortalidade Ministério da Saúde acessado em Outubro de 2021.

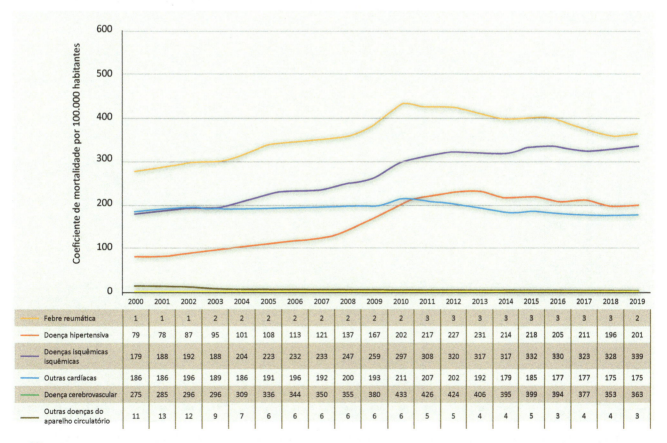

Gráfico 2.5 Mortalidade por doença cardiovascular 60 anos e mais segundo ano. Brasil, 2000-2019. Região nordeste.
Fonte: Sistema de informação de mortalidade Ministério da Saúde acessado em Outubro de 2021.

Capítulo 2

mortalidade da Região Centro-Oeste, com declínio de todas as principais causas de DCV, com exceção das doenças hipertensivas, que apresentam discreto aumento. Na Região Sudeste, as DIC são a principal causa de morte em idosos, seguidas pelas doenças cerebrovasculares e outras doenças cardíacas **(Gráfico 2.7)**.

Na Região Sul, as DIC são a primeira causa de morte, seguidas pelas doenças cerebrovasculares e outras doenças cardíacas **(Gráfico 2.8)**. A Região Sul apresenta as menores taxas de DCV em 2019 dentre todas as regiões, tendo apresentado redução progressiva das taxas de mortalidade por doenças cerebrovasculares, DIC e outras doenças cardíacas.

Em 2014, Santos e Paes[7] avaliaram dados do Censo de 2000, considerando microrregiões do Nordeste brasileiro (n = 187), analisaram a associação entre condições de vida e vulnerabilidade com a mortalidade padronizada por DCV em homens idosos (idade 60 anos ou mais). Utilizaram o modelo de equações estruturais para avaliar uma hipótese de causalidade entre condições de vida e mortalidade por DCV nos nove estados do Nordeste, agregando quatro causas básicas: DIC, doenças hipertensivas, doenças cerebrovasculares e outras DCV.[7]

Os resultados observados demonstram que em todos os Estados da Federação, com exceção do Rio Grande do Norte, a principal causa de morte dentre as DCV foram as doenças cerebrovasculares, no ano de 2000, com taxas padronizadas entre 797 óbitos por 100.000 habitantes no Alagoas até 532 por 100.000 habitantes no Maranhão. No Rio Grande do Norte a principal causa de morte foram as DIC, com 548 óbitos por 100.000 habitantes. Na maioria dos Estados, com exceção do Rio Grande do Norte e de Pernambuco, a segunda causa foi o grupo de causas "outras DCV" (taxas de 386/100.000 habitantes no Piauí até 494/100.000 habitantes em Alagoas).

As doenças hipertensivas foram as causas menos frequentes dentre as DCV em todos os Estados (taxa de 232/100.000 habitantes em Pernambuco até 124/100.000 habitantes no Maranhão). No Rio Grande do Norte o padrão foi diferente dos outros Estados, sendo as DIC a primeira causa (taxa de 548/100.000 habitantes), doenças cerebrovasculares (taxa de 473/100.000 habitantes), outras doenças cardíacas (taxa de 356/100.000 habitantes) e por último doenças hipertensivas (taxa de 179/100.000 habitantes). As variáveis significativas para condições

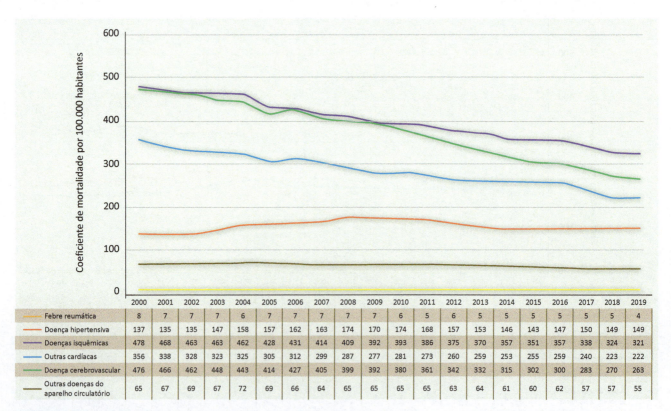

Gráfico 2.6 Mortalidade por doença cardiovascular 60 anos e mais segundo ano. Brasil, 2000-2019. Região sudeste.
Fonte: Sistema de informação de mortalidade Ministério da Saúde acessado em Outubro de 2021.

EPIDEMIOLOGIA DAS DOENÇAS CARDIOVASCULARES EM IDOSOS NO BRASIL

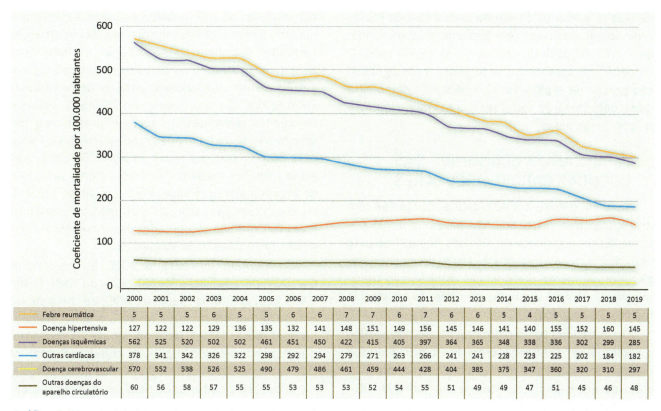

Gráfico 2.7 Mortalidade por doença cardiovascular de 60 anos e mais segundo ano. Brasil, 2000-2019. Região sul.
Fonte: Sistema de informação de mortalidade Ministério da Saúde acessado em Outubro de 2021.

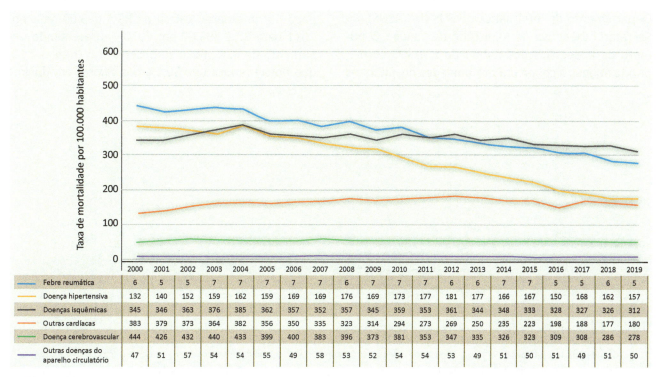

Gráfico 2.8 Mortalidade por doenças cardiovasculares em idosos de 60 anos ou mais segundo causas e ano. Região Centro-oeste do Brasil, 2000 a 2019.
Fonte: Sistema de Informação de Mortalidade (SIM)[6], acessado em outubro de 2021.

Capítulo 2

de vida foram: anos de estudo, percentual de idosos vivendo em domicílios com banheiro e água encanada e probabilidade de sobrevivência até 60 anos. O modelo final apresentou forte efeito, com significativa porção de explicação: r2 = 66%. Isto demonstra que a determinação social apresenta grande impacto na população idosa.[7]

IMPORTÂNCIA ECONÔMICA DAS DOENÇAS CARDIOVASCULARES

Segundo o Professor Adib Jatene, saúde não têm preço, mas tem custo. Sua luta para que o SUS pudesse ter uma garantia de recursos financeiros para enfrentar os novos desafios da transição epidemiológica, com aumento das doenças crônicas não transmissíveis, além do aumento do custo da assistência médica é inesquecível.[8]

O conhecimento do custo real para o diagnóstico e o tratamento de doenças crônicas é difícil, dado sua magnitude, em termos de morbidade e mortalidade, além da necessidade de acompanhamento longitudinal dos pacientes, o que pode durar décadas. Para termos uma ideia do custo das DCV, utilizamos o Sistema de Informações Hospitalares do SUS (SIH/SUS), gerido pelo Ministério da Saúde, processados pelo Departamento de Informática do SUS (DATASUS), da Secretaria Executiva do Ministério da Saúde.[9] O número de hospitalizações obtido do SIH/SUS corresponde apenas à cobertura das unidades hospitalares participantes do SUS (públicas ou particulares conveniadas), que enviam as informações das internações efetuadas por meio da Autorização de Internação Hospitalar (AIH) para os gestores municipais (se em gestão plena) ou estaduais (para os demais). Essas informações são processadas no DATASUS, gerando os créditos referentes aos serviços prestados e formando a base de dados de grande parte das internações hospitalares realizadas no Brasil. Portanto, não estão incluídos os dados sobre o sistema privado e de procedimentos médicos com reembolso específico, como cirurgias cardíacas e outros procedimentos invasivos, que são computados desvinculados dos registros individuais de hospitalização.[9]

No período de 2011 a 2020 as internações por DCV na população de 60 anos ou mais foram 6.589.280, com uma média de 658.928. No período estudado, no ano de 2019 ocorreu o maior número de internações (710.104), e no ano de 2020 ocorreu o menor número (613.835). Na população geral, as DCV representaram cerca de 10% das internações e, na população de 60 anos ou mais, as DCV são responsáveis por 24% das internações **(Gráfico 2.9)**.

No período de 2011 a 2020 foram pagos R$ 14.680.002.683,00 reais (ou US$ 4.637.856.251,00 dólares) para internações por DCV em idosos. O valor pago por internação variou de R$ 1.685,00 reais em 2011 para R$ 2.393,00 em 2020, representando um aumento de 42%. Pode se observar no **Gráfico 2.10**, que houve redução de 30,1% nos valores em dólares

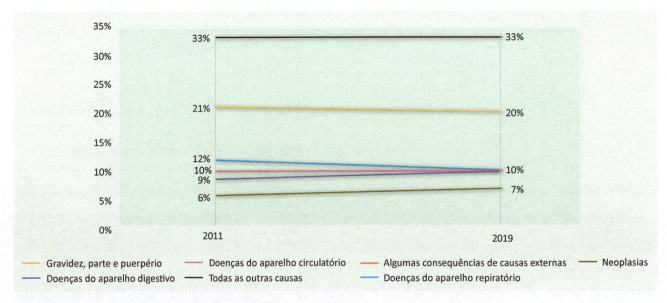

Gráfico 2.9 Principais causas de internação no SUS por capítulos CID-10, Brasil, 2011 e 2019.
Fonte: Observatório de política e gestão hospitalar (OPGH/FIOCRUZ)

EPIDEMIOLOGIA DAS DOENÇAS CARDIOVASCULARES EM IDOSOS NO BRASIL

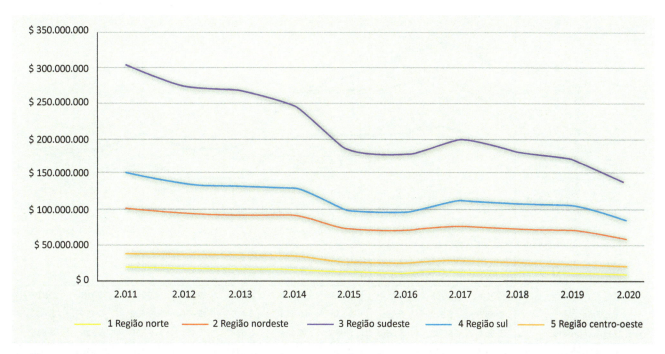

Gráfico 2.10 Valores dos serviços hospitalares com doenças do aparelho circulatório (capítulo IX – CID-10) em idosos, segundo ano e região. Brasil, 2011-2020. Em dolar americano.

dos serviços hospitalares no SUS com as doenças do aparelho circulatório em idosos de 60 anos ou mais, no período de 2010 a 2019 no Brasil, sendo mais evidente a partir de 2014.

Considerando as diferentes regiões, a queda em todo o período 2011 a 2020, foi de 47% na região Norte, 48% na região Nordeste, 55% na região Sudeste 43%, na região Sul e 47% na região Centro-Oeste. Cabe ressaltar que esses valores se referem às autorizações de internação hospitalar aprovadas em cada período, o que não corresponde obrigatoriamente ao valor repassado ao estabelecimento de saúde, pois não estão contabilizados o recebimento de recursos orçamentários ou retenções de pagamentos de incentivos. Portanto, os valores aqui apresentados devem ser considerados como valores aprovados da produção, ou seja, o impacto financeiro para o sistema de saúde é maior do que o quantificado pelos dados disponíveis no DATASUS.

Já em relação aos custos estimados por mortes prematuras, internações, consultas e medicamentos, e custos pela perda da produtividade relacionados à doença (custos diretos e indiretos), Siqueira e colaboradores (2017),[10] relataram aumento de 17% nos custos relativos as DCV no Brasil no período de 2010 a 2015, considerando a população de 18 a 65 anos. Os autores também estimaram o percentual do custo em relação ao PIB: 0,8% em 2010, 0,7% nos anos de 2011 a 2014 e de 0,6% no ano de 2015, com média de 0,7% do PIB no período.[10]

A partir dos dados disponíveis no SIH/SUS, também constatamos redução nos valores pagos por internação com DCV em idosos, no período de 2010 a 2019, como se pode observar no **Gráfico 2.11**.

No Brasil, a redução nos valores gastos por internação, considerando todo o intervalo, foi de 32,1%, sendo mais expressiva na região Sudeste (40,2%) e menor na região Nordeste (19,2%). Também é possível observar que a queda nos valores por internação acentuou-se após o ano de 2014. Os valores pagos por internação eram menores do que US$ 700 nas regiões Norte e Nordeste em 2010 e, em 2019, foram inferiores a US$ 600. Na região Sudeste, que em 2010 gastou, em média, mais de US$ 1,000,00 por internação, teve esse valor reduzido para aproximadamente US$ 600,00 em 2019.

Durante toda a série, mais de 80% do gasto hospitalar do SUS com as doenças do aparelho circulatório foi com DIC, insuficiência cardíaca, infarto agudo do miocárdio e acidente vascular cerebral, como se pode observar no **Gráfico 2.12**.

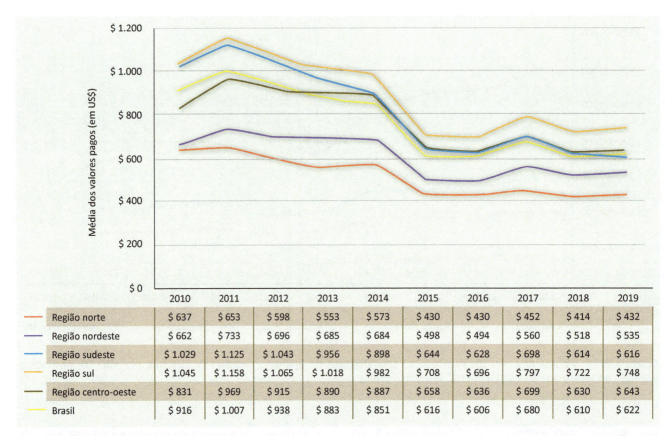

Gráfico 2.11 Valores médios dos serviços hospitalares com internações por doenças do aparelho circulatório (capítulo IX – CID-10), em idosos, segundo ano e região no Brasil em 2010-2019.
Fonte: Sistema de informação de mortalidade Ministério da Saúde acessado em Outubro de 2021.

CONSIDERAÇÕES FINAIS

A mortalidade por DCV é a primeira causa de morte na população geral. O envelhecimento populacional decorrente do aumento da expectativa de vida, da redução da natalidade e da fecundidade é um dos resultados do fenômeno da transição epidemiológica. Entre idosos, as DCV ainda são a primeira causa de morte até 2019. No entanto, nas últimas décadas, a taxa de mortalidade por DCV vem decrescendo progressivamente, resultado de diversas ações de saúde: expansão da Atenção Primária à Saúde e controle de fatores de risco, assistência à saúde de melhor qualidade, avanços tecnológicos, entre outros fatores.

A determinação social das DCV na população idosa ainda se faz presente em nossa sociedade, se expressando com desigualdade e com um acometimento maior em indivíduos de menor escolaridade e de raça/cor preta e parda. As DCV acometem de forma diferente os idosos nas diferentes regiões do país, sendo que, dentre as DCV, as DIC e as doenças cerebrovasculares são as principais causas de morte nessa população. Embora o custo com as internações também apresente uma redução em todas as regiões do país, as DCV ainda representam 10% das internações do SUS, com grande impacto econômico na sociedade.

EPIDEMIOLOGIA DAS DOENÇAS CARDIOVASCULARES EM IDOSOS NO BRASIL

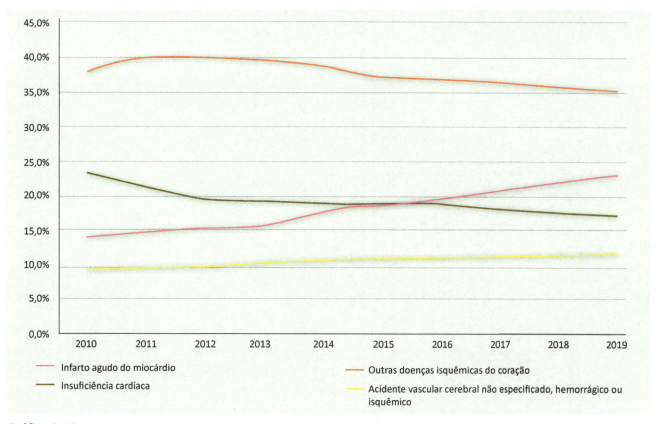

Gráfico 2.12 Proporção do custo hospitalar com as doenças do aparelho circulatório (Capítulo IX da CID-10) com idosos (60 anos ou mais) no Brasil de 2010 a 2019.

Fonte: Sistema de informação de mortalidade Ministério da Saúde acessado em Outubro de 2021.

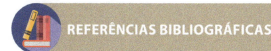

REFERÊNCIAS BIBLIOGRÁFICAS

1. World Health Organization. Fact Sheets. The Top 10 Causes of Death. December, 09, 2020. Disponível em <https://www.who.int/news-room/fact-sheets/detail/the-top-10-causes-of-death>. November, 09, 2021.
2. [PAHO] Pan American Health Organization. NCDs at Glance. Noncommunicable Disease Mortality and Risk Factor Prevalence in the Americas. PAHO, WHO, 2019. Disponível em <www.paho.org>. November, 09, 2021.
3. Feinleib M. The epidemiologic transition model: accomplishments and challenges. Ann Epidemiol. 2008; 18(11):865-867.
4. Kalache A, Veras RP, Ramos LR. O envelhecimento da população mundial. Um desafio novo [The aging of the world population. A new challenge]. Rev Saude Publica. 1987; 21(3):200-210.
5. Brasil. Ministério da Saúde. Banco de dados do Sistema Único de Saúde – DATASUS. Disponível em <http://www.datasus.gov.br>. Acesso em 10 de outubro de 2021.
6. Mansur AP, Favarato D, Souza MF, Avakian SD, Aldrighi JM, César LA et al. Trends in death from circulatory diseases in Brazil between 1979 and 1996. Arq Bras Cardiol. 2001; 76(6):497-510. English, Portuguese.
7. Santos JP, Paes NA. Associação entre condições de vida e vulnerabilidade com a mortalidade por doenças cardiovasculares de homens idosos do nordeste. Rev Bras Epidemiol 2014;407-420. DOI: 10.1590/1809-4503201400020010.
8. Jatene A. Entrevista cedida a Consensus Entrevista. Edição 1. Julho, agosto e setembro de 2011. Disponível em <http://www.conass.org.br>.
9. BRASIL. Ministério da Saúde. Procedimentos hospitalares do SUS por gestor – notas técnicas. Disponível em <http://tabnet.datasus.gov.br/cgi/sih/qgdescr.htm>. Acesso em 24 de novembro de 2021.
10. Siqueira ASE, Siqueira-Filho AG, Land MGP. Analysis of the Economic Impact of Cardiovascular Diseases in the Last Five Years in Brazil. Arq Bras Cardiol. 2017; 109(1):39-46.

3

Felício Savioli Neto ▸ Lívia da Mata Lara

Alterações Cardiovasculares Associadas ao Envelhecimento

INTRODUÇÃO

O envelhecimento populacional e, consequentemente, o aumento da longevidade são tendências atuais e representam um marco de desenvolvimento. No Brasil, a expectativa de vida ao nascer aumentou cerca de seis anos nas últimas duas décadas, de 70,5 anos em 2000 para 76,7 anos em 2020, e as projeções sugerem alcançar 81 anos em 2060. Atualmente, mais de 20 milhões de brasileiros têm idade igual ou superior a 65 anos, representando 9,83% da população. Destes, cerca de quatro milhões têm 80 anos ou mais. Em 2060, projeta-se alcançar o marco de um quarto da população brasileira (25,49%) com 65 anos ou mais.[1]

A prevalência das doenças cardiovasculares (DCV), incluindo doença arterial coronariana, hipertensão arterial, acidente vascular cerebral, fibrilação atrial, insuficiência cardíaca e doença valvar aórtica, aumenta progressivamente com a idade, de modo que os idosos representam mais da metade de todas as internações e procedimentos cardiovasculares, bem como aproximadamente 80% de todas as mortes por DCV. Atualmente, um em cada dois pacientes na sala de espera do cardiologista tem 65 anos ou mais e, da mesma forma, um em cada dois idosos na sala de espera do geriatra tem alguma DCV.[2]

Ademais, a multimorbidade – concomitância de duas ou mais doenças – está presente na grande maioria dos idosos, responsável por elevada ocorrência de resultados adversos, incluindo readmissão hospitalar, incapacidade funcional e morte.[3]

ALTERAÇÕES CARDIOVASCULARES ASSOCIADAS AO ENVELHECIMENTO

O envelhecimento está associado a importantes alterações estruturais e funcionais no sistema cardiovascular. O entendimento de tais modificações é fundamental na orientação do raciocínio clínico, na interpretação diagnóstica, na formulação da estratégia e no monitoramento da terapêutica instituída em idosos com DCV.

As principais alterações cardiovasculares associadas ao processo do envelhecimento são mostradas na **Figura 3.1**.

CARDIOLOGIA GERIÁTRICA ▶ DA CLÍNICA À INTERVENÇÃO

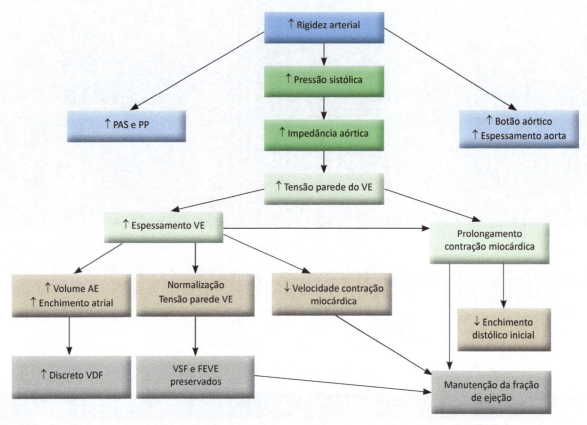

Figura 3.1 Principais alterações cardiovasculares associadas ao processo natural de envelhecimento.
PAS: pressão arterial sistólica, PP: pressão de pulso, VE: ventrículo esquerdo, AE: átrio esquerdo, VDF: volume diastólico final, VSF: volume sistólico final, FEVE: fração de ejeção do ventrículo esquerdo.[4]
Fonte: Adaptada de Strait JB, Lakatta EG. 2012.[4]

ALTERAÇÕES VASCULARES

Com o avançar da idade, a progressiva perda de tecido elástico, o acúmulo de tecido conjuntivo, o depósito de cálcio, e a diminuição da elastina nas camadas íntima e média das paredes das grandes artérias, tornam-nas mais rígidas, mais espessas, mais alongadas e dilatadas. Consequentemente, as artérias, em especial a aorta, perdem sua habitual elasticidade parietal, tornam-se menos complacentes, proporcionando aumento na velocidade de propagação da onda de pulso, elevando-se os níveis sistólicos da pressão arterial, a impedância aórtica e a pós-carga **(Figura 3.2)**.

Macroscopicamente, a aorta ascendente torna-se alongada e seu diâmetro aumenta na ordem de 9% por década, com volume quatro vezes maior entre as idades de 30 e 80 anos. Em alguns casos, a angulação aguda do botão aórtico pode alterar a forma do septo interventricular, observado no ecocardiograma sob a forma sinuosa (septo sigmoide).[5]

Na prática clínica, o aumento da rigidez e a diminuição da distensibilidade arterial resultam no aumento da pressão arterial sistólica, diminuição da diastólica e alargamento da pressão de pulso, condições que dificultam o tratamento da hipertensão sistólica isolada. Entre 20 e 80 anos de idade, se acresce anualmente cerca de 1 mmHg aos níveis sistólicos da pressão arterial, com níveis 30% maiores na oitava década de vida. Por outro lado, os níveis diastólicos não são modificados ou, ainda, diminuem com o envelhecimento **(Figura 3.3)**.[6]

A ampliação da pressão de pulso é prejudicial aos órgãos-alvo, aumentando o risco de doença renal, demência, infarto do miocárdio, acidente vascular cerebral, insuficiência cardíaca, fibrilação atrial e mortalidade.

Ademais, com a diminuição da complacência das artérias centrais, pequenas alterações no volume intravascular proporcionam grandes alterações na pressão arterial. Assim, a menor capacidade das artérias em amortecer as pulsações cardíacas é determinante

ALTERAÇÕES CARDIOVASCULARES ASSOCIADAS AO ENVELHECIMENTO

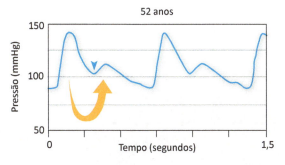 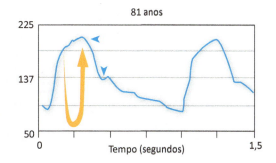

Figura 3.2 Características do pulso da onda nas idades de 52 e 82 anos.[5]

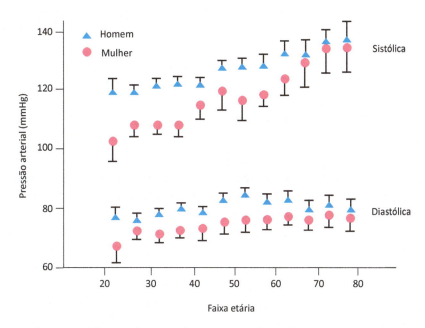

Figura 3.3 Níveis de pressão arterial de acordo com a faixa etária e gênero.[6]

para aumentar a pós-carga, desenvolver hipertrofia ventricular esquerda, reduzir a perfusão coronariana e aumentar a pressão de pulso.

O endotélio vascular desempenha papel fundamental na manutenção do tônus vascular com a secreção de substâncias vasodilatadoras (como óxido nítrico e prostaciclinas) e vasoconstritoras (como endotelina 1, tromboxane A2 e angiotensina II). Além disso, o endotélio tem importante papel na regulação do crescimento celular, dos processos reológicos, inflamatórios e oxidativos.

Em parte, o enrijecimento da parede arterial pode ser atribuído ao declínio da produção endotelial de óxido nítrico, responsável por efeitos na camada muscular desses vasos com subsequente vasodilatação. Nas idades avançadas, a quantidade de óxido nítrico produzida pelo endotélio vascular é 85% menor do que a produzida nos mais jovens (**Figura 3.4**).[7,8] Assim, as respostas vasodilatadoras mediadas pelo óxido nítrico são atenuadas em todos os níveis da rede arterial, da microcirculação coronariana às artérias coronárias epicárdicas e circulação periférica, implicando em menor capacidade reguladora do fluxo sanguíneo e maior suscetibilidade para aterosclerose e trombose.

ALTERAÇÕES CARDÍACAS
Miocárdio

A partir da quarta década de vida nota-se progressiva perda de miócitos ventriculares com contingente 30% menor aos 80 anos de idade em comparação aos 20 anos. Esse fenômeno é atribuído a processos de

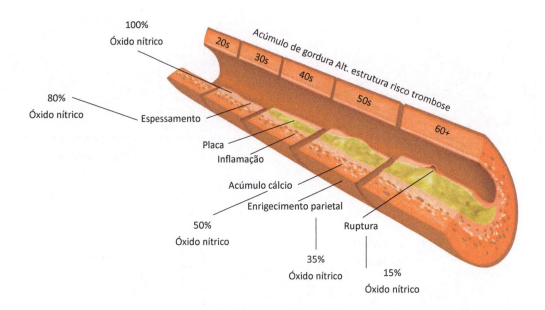

Figura 3.4 Declínio da produção endotelial de óxido nítrico e alterações na parede arterial nas diferentes décadas da vida.[7]

apoptose, de necrose, e/ou de autofagia, associados a limitada capacidade regenerativa das células miocárdicas. Além disso, observa-se acentuada proliferação de fibroblastos cardíacos, células que produzem matriz extracelular, colágeno e depósitos amiloides.

Estruturalmente, o envelhecimento se associa a aumento significativo da espessura miocárdica decorrente do aumento no tamanho da fibra miocárdica. Essa hipertrofia ocorre de forma assimétrica, com maior espessura no septo interventricular em relação à parede ventricular, modificando a silhueta cardíaca do formato elíptico para esférico. Tais alterações, tanto na espessura como na forma, são associadas a importantes alterações funcionais no estresse da parede cardíaca e na eficiência contrátil.[9]

Função sistólica e diastólica

Não obstante, o envelhecimento não compromete a função sistólica do ventrículo esquerdo, preservando o desempenho do coração como bomba graças a mecanismos adaptativos que incluem:

- Hipertrofia ventricular esquerda;
- Prolongamento da sístole;
- Prolongamento do relaxamento isovolumétrico;
- Importância do mecanismo de Frank-Starling;
- Aumento e hipertrofia do átrio esquerdo;
- Eficiência da contração atrial.

Por outro lado, com o envelhecimento observam-se substanciais alterações na fase diastólica do ciclo cardíaco (lusitrópicas).

O tempo de relaxamento isovolumétrico no idoso é prolongado em cerca de 40%, tornando a fase inicial mais lenta do que nos mais jovens.

A partir da sexta década de vida, a velocidade do enchimento ventricular esquerdo na fase inicial da diástole declina acentuadamente (cerca de 50% entre os 20 e 80 anos) devido ao acúmulo de material fibrótico no ventrículo esquerdo e ao atraso na ativação do cálcio na fase precedente à sístole.[8]

Em contrapartida, ocorre aumento compensatório do enchimento diastólico final graças à maior contribuição da contração atrial esquerda, preservando o enchimento ventricular. Devido a esta maior participação da contração atrial, o átrio esquerdo se hipertrofia e tem seu volume aumentado.

O estudo da função diastólica é realizado de forma indireta, geralmente pelo ecocardiograma com análise da velocidade do fluxo transmitral. A relação tempo-velocidade do enchimento ventricular inicial (E) e final (A) é significativamente menor nos idosos quando comparada com os mais jovens.[10]

Sistema de condução e alterações eletrocardiográficas

No sistema condutor, ocorre redução do número de células automáticas do nó sinusal e depósito de tecido conjuntivo no sistema His-Purkinje, responsáveis pela elevada prevalência de bradicardia, de bloqueios cardíacos e de arritmias cardíacas nessa população. O intervalo P-R, representação eletrocardiográfica da condução atrioventricular, aumenta de 159 ms entre 20 e 35 anos de idade para 172 ms após os 60 anos.[11,12] Além disso, o eixo elétrico do coração (QRS) desloca-se para a esquerda, possivelmente devido ao aumento da espessura do ventrículo esquerdo, as amplitudes das ondas R e S declinam, e as alterações inespecíficas no segmento ST-T tornam-se mais frequentes.

Valvas

Com o avançar da idade nota-se aumento nos diâmetros dos anéis das quatro valvas cardíacas, em especial no anel valvar aórtico. As valvas apresentam-se com folhetos mais espessados e rígidos devido a degradação das fibras de colágeno, calcificação e depósito lipídico. Nas idades superiores a 75 anos, a prevalência de espessamento dos folhetos da valva aórtica é superior a 40%, e na grande maioria dos casos, por não se associarem a obstrução do fluxo sanguíneo, não são considerados processos patológicos.[13]

ALTERAÇÕES AUTONÔMICAS

As principais modificações autonômicas associadas ao envelhecimento estão na **Tabela 3.1**.

Tabela 3.1 Modificações autonômicas associadas ao envelhecimento.

Modificações autonômicas
↑ Níveis plasmáticos de catecolaminas
↓ Resposta β-adrenérgica
↓ Número de β-receptores
↓ Afinidade $β_1$-receptor
Atividade α-adrenérgica inalterada

Fonte: Acervo do autor

Os efeitos do envelhecimento no sistema cardiovascular são evidenciados durante o exercício máximo. Nessa condição, a modulação simpática do sistema cardiovascular é essencial para aumentar a frequência cardíaca, a contratilidade e o relaxamento miocárdico, diminuir a pós-carga, e redistribuir o sangue para o trabalho muscular e dissipar calor pela pele. Os níveis plasmáticos de adrenalina e noradrenalina aumentam com a idade. A hiperatividade simpática promove progressiva dessensibilização dos receptores β-adrenérgicos, cardíacos e vasculares, comprometendo os mecanismos contrarregulatórios.

Assim, a estimulação simpática do receptor β1-adrenérgico determina aumentos tanto na frequência cardíaca quanto na fração de ejeção, porém, com menor intensidade nos idosos do que nos jovens. Do mesmo modo, a menor resposta do receptor β2 adrenérgico limita a subsequente vasodilatação que, associada à maior rigidez vascular, eleva a pós-carga.

O aumento da frequência cardíaca pela administração em bolo de agonistas beta-adrenérgicos, como isoproterenol, diminui com a idade. De outra parte, a administração de dose igual de propranolol a adultos jovens e idosos, embora resulte em níveis plasmáticos maiores nestes, provoca menor redução da frequência cardíaca durante exercício físico, no idoso.[14]

Tanto a dilatação arterial como a venosa declinam também com o envelhecimento, em resposta à estimulação beta-adrenérgica do sistema cardiovascular durante o exercício. O declínio da dilatação arterial durante o exercício, associado a alterações estruturais dos grandes vasos relacionados à idade, pode contribuir para o aumento da impedância vascular. Ademais, a diminuição da eficiência da modulação beta-adrenérgica dos mecanismos de acoplamento excitação-contração pode explicar, em parte, a redução da reserva miocárdica com a idade avançada.

IMPLICAÇÕES CLÍNICAS

As alterações cardiovasculares associadas ao envelhecimento não afetam a função cardíaca na condição de repouso, mesmo nas idades mais avançadas. Entretanto, quando associadas a processos patológicos (por exemplo, isquemia, hipertensão arterial, taquicardia e infecções) ou a estresse fisiológico (atividade física), condições comumente bem toleradas por indivíduos jovens, podem comprometer a função cardíaca no paciente idoso. Enfim, o processo de envelhecimento está associado a importantes modificações cardiovasculares que, quando combinadas com processos patológicos e com o estilo de vida sedentário, alteram as apresentações clínicas, dificultam o diagnóstico, complicam o tratamento e pioram o prognóstico das doenças cardiovasculares. Nas **Tabelas 3.2** e **3.3** estão relacionadas as principais implicações clínicas associadas ao processo natural de envelhecimento.[15]

CARDIOLOGIA GERIÁTRICA ▸ DA CLÍNICA À INTERVENÇÃO

Tabela 3.2 Implicações clínicas do envelhecimento cardiovascular.

Implicações clínicas do envelhecimento cardiovascular
↑ Pressão sistólica
↑ Prevalência de fibrilação atrial
↑ Prevalência de insuficiência cardíaca (principalmente, ICFEP)
↑ Prevalência de arritmias
↑ Prevalência de hipotensão postural
↑ Risco de síncopes e quedas
↑ Prevalência de doença aterosclerótica
↓ Resposta cardiovascular no estresse
Piora do prognóstico das doenças cardiovasculares

ICFEP: insuficiência cardíaca de fração de ejeção preservada.
Fonte: Acervo do autor

Tabela 3.3 Principais alterações cardiovasculares associadas ao envelhecimento e suas consequências na prática clínica.

Estrutura	Alterações funcionais	Consequências fisiológicas	Consequências clínicas
Artérias elásticas	Espessamento e enrijecimento parietal	Hipertensão ↑ Pressão pulso	AVC Isquemia coronariana Declínio cognitivo
Artérias musculares e arteríolas	↓ Função endotelial ↑ Resistência periférica	↑ Pós-carga ↓ Perfusão coronária	HVE IC Fragilidade
Circulação cerebrovascular	Alongamento, tortuosidades Espessamento Estreitamento luz	↑ Suscetibilidade para isquemia cerebral	AVC Disfunção cognitiva
Miocárdio	↓ Miócitos Hipertrofia Deposição de colágeno ↓ Células nó sinusal Fibrose sistema condução ↓ Sensibilidade β-adrenérgica	HVE Disfunção diastólica ↓ FC máxima no exercício	↓ Capacidade aeróbia ↑ Risco arritmias atriais ↑ Risco bloqueios de condução IC Fragilidade

AVC: acidente vascular cerebral, HVE: hipertrofia ventricular esquerda, IC: insuficiência cardíaca, FC: frequência cardíaca.
Fonte: Acervo do autor

CONCLUSÃO

O envelhecimento associa-se a importantes alterações cardiovasculares: enrijecimento arterial, disfunção endotelial, elevação da pressão arterial sistólica, pressão de pulso ampliada, espessamento parietal do ventrículo esquerdo, dilatação e hipertrofia do átrio esquerdo, redução do enchimento diastólico inicial, prolongamento do relaxamento isovolumétrico e menor sensibilidade ao estímulo beta-adrenérgico. O entendimento de tais modificações, bem como de suas implicações clínicas, é fundamental na orientação do raciocínio clínico, na hipótese diagnóstica e no plano terapêutico dos pacientes idosos.

REFERÊNCIAS BIBLIOGRÁFICAS

1. Brasil, Ministério da Saúde. Banco de dados do Sistema Único de Saúde – DATASUS. Disponível em http://tabnet.datasus.gov.br/cgi/tabcgi.exe? popsvs/cnv/popbr.def.
2. Gerstenblith G. Cardiovascular Disease in the Elderly. Totawa, NJ: Humana Press, 2005.
3. Salive ME. Epidemiol Rev 2013;35:75-83.
4. Strait JB, Lakatta EG. Aging progressively impairs endothelium-depen-dent vasodilation in forearm resistance vessels of humans. Heart Fail Clin. 2012; 8(1):143-164.
5. Lakatta EG, Levy D. Arterial and cardiac aging: major shareh olders in cardiovascular disease enterprises:part II: the aging heart in health: links to heart disease. Circulation 2003; 107(2):346-354.
6. Pearson JD, Morrell CH, Brant LJ, Landis PK, Fleg JL. Age-associated changes in blood pressure in a longitudinal study of healthy men and women. J Gerontol a Biol Sci Med Sci. 1997; 52(3):M177-M183.
7. Gerhard M, Roddy MA, Creager SJ, Creager MA. Aging progressively impairs endothelium-dependent vasodilation in forearm resistance vessels of humans. Hypertension. 1996; 27(4):849-853.
8. Celermajer DS, Sorensen KE, Spiegelhalter DJ, et al. Aging is associated with endotelial dysfunction in healthy men Years before the age-related decline in women. J Am Coll Cardiol 1994; 24(2):471-476.
9. Kitzman D, Taffet G. Effects of aging on cardiovascular structure and function. In: Halter JB, Ouslander JG, Tinetti ME, et al. Hazzard`s Geriatric Medicine and Gerontology. 6th ed. New York: McGraw-Hill Medical, 2009. p. 883-896.
10. Cheitlin MD. Cardiovascular physiology changes with aging. Am J Cardiol. 2003; 12(1):9-13.
11. Soliman EZ, Rautaharju PM. Heart rate adjustment of PR interval in middle-aged and older adults. J Electrocardiol. 2012, 45(1):66-69.
12. Furberg CD, Manolio TA, Psaty BM, Bild DE, Borhani NO, Newman A, et al. Major electrocardiographic abnormalities in persons aged 65 years and older (the Cardiovascular Health Study). Cardiovascular Health Study Collaborative Research Group. Am J Cardiol. 1992; 69(16):1329-1335.
13. Dai X, Hummel SL, Salazar JB, Taffet GE, Zieman S, Schwartz JB. Cardiovascular physiology in the older adults. Journal of Geriatric Cardiology 2015, 12:196-201.
14. Correia LCL, Lakatta EG, O'Connor FC, et al. Attenuated cardiovascular reserve during prolonged submaximal cycle exercise in healthy older subjects. J Am Coll Cardiol 2002; 40:1290-1297.
15. Savioli Neto F, Magalhaes HM, Delgado R. In: Timerman A, Santos ES, Sousa AGMR. Cardiologia: condutas terapêuticas. São Paulo: Atheneu, 2018. p. 881-887.

4

Mauricio Wajngarten

Influências do Envelhecimento Sobre a Avaliação e a Conduta do Paciente

INTRODUÇÃO

Uma enquete do American College of Cardiology revelou que muitos desconhecem a influência do envelhecimento "normal" sobre exames e biomarcadores empregados em cardiologia.[1]

A mensagem maior dessa enquete é a necessidade de difundir conhecimento sobre a influência do envelhecimento na avaliação e na conduta do paciente. É fácil imaginar a repercussão na qualidade do atendimento aos idosos. A população geriátrica aumenta rapidamente e sofre um impacto enorme das doenças cardiovasculares (DCV). Assim, torna-se fundamental "geriatrizar" o cardiologista por meio da divulgação da cardiologia geriátrica. Nos primórdios da cardiologia geriátrica, questionava-se se era "cardiologia bem-feita". Hoje, cerca de 40 anos depois, parece claro que isso é verdadeiro. Alguns princípios da cardiologia geriátrica vão além da cardiologia e podem ser aplicados na boa prática clínica em geral, por exemplo, priorizar o paciente ao invés da doença, avaliar múltiplos domínios clínicos e psicossociais, considerar a individualização da conduta e compartilhar as decisões.[2]

Tomar decisões adequadas para o idoso exige sabedoria, experiência e bom senso. Faltam evidências robustas para quase tudo e, portanto, as recomendações das diretrizes são relativamente frágeis, muitas vezes. Devem ser evitadas condutas agressivas e exageradas, assim como a omissão, privando o paciente de exames ou intervenções.

Conhecer mudanças e peculiaridades promovidas pelo envelhecimento "normal" é essencial para tomar decisões equilibradas e praticar a "cardiologia bem-feita". Esse será o objetivo deste capítulo.

CONCEITOS

O envelhecimento "normal" visto como uma doença

A hematopoiese clonal de potencial indeterminado, ou CHIP, sugere que o envelhecimento seria uma doença, ainda que não tenha promovido manifestações clínicas e justifica porque a idade é o principal fator de risco para as DCV. A CHIP é caracterizada pela aquisição de mutações somáticas em células estaminais hematopoiéticas. Como consequência, em vez da geração policlonal normal de células sanguíneas, os clones contendo mutações podem se expandir, compondo uma porcentagem crescente de células-tronco. Esse fenômeno é raramente encontrado em jovens, mas tem incidência de 10% na população maior de 70 anos. A CHIP acelera a inflamação, está associada à maior calcificação coronária, duplicação do risco de doença cardíaca coronária e, entre os menores de 50 anos, quadruplica o risco de infarto do miocárdio.[3]

O envelhecimento não é cronológico nem homogêneo, mas é modulável

O envelhecimento não é cronológico nem homogêneo. A idade cronológica facilita análises demográficas e epidemiológicas. As idades biológica, funcional, social e psicológica são outras idades que expressam as várias dimensões do envelhecimento.

A velocidade e a intensidade das alterações relacionadas ao envelhecimento dependem de muitos fatores, além do tempo: doenças, sequelas, estilo de vida, genética e ambiente interagem de modo variável ao longo do tempo. Essa interação promove uma grande heterogeneidade; é fácil perceber como idosos com a mesma idade podem ser muito diferentes.

Apesar dessa complexidade, podemos admitir que a "medicina bem-feita" pode modular os múltiplos fatores implicados na patogênese e progressão de doenças arteriais tão prevalentes nos idosos. O controle da hipertensão arterial é um bom exemplo, pois quebra um ciclo vicioso de envelhecimento das artérias — hipertensão — aceleração das alterações arteriais.

Envelhecimento e vulnerabilidade biopsicossocial

O envelhecimento é inevitável e aumenta a vulnerabilidade. Quando não apresenta repercussões sobre as funções física, cognitiva, social e emocional pode ser chamado de "bem-sucedido" ou senescência; se acompanhado de doenças manifestas e suas consequências é o envelhecimento "mal-sucedido" ou senilidade, incluída no CID 10 com o código R54.

Os fatores psicossociais são relevantes na vulnerabilidade. Muitos idosos sofrem dificuldades econômicas, isolamento social, com perda de redes de apoio. Assim, são mais facilmente acometidos por depressão, ansiedade, perfis psicológicos negativos, pessimismo e falta de objetivos de vida.

Ao admitirmos que "não há saúde física sem saúde mental" torna-se importante analisar a conexão mente-coração-corpo. Uma das conexões mais estudadas e com dados mais convincentes foi entre depressão e doença arterial coronária. Mecanismos biológicos e principalmente comportamentais estão envolvidos nessa relação. Os biológicos incluem principalmente elevação dos níveis de cortisol, hiperatividade adrenérgica, inflamação e hiperatividade plaquetária. Os mecanismos comportamentais são aqueles que promovem ou dificultam o controle dos fatores de risco modificáveis para as DCV, como consumo de álcool, obesidade, sedentarismo, tabagismo e falta de adesão às orientações médicas.

Vale ressaltar que há uma relação bidirecional entre as DCV e as doenças mentais. De fato, pacientes com doença coronária ou com insuficiência cardíaca apresentam depressão com frequência bem maior do que a população geral.[4] Além disso, há evidências de que os fatores de risco cardiovasculares podem favorecer o desenvolvimento de declínio cognitivo e demência.[5]

■ AVALIAÇÃO

A avaliação clínica do idoso deve ser cuidadosa e envolver múltiplos domínios biopsicossociais. Apresenta peculiaridades que merecem atenção, causadas principalmente por alterações próprias do envelhecimento, manifestações atípicas das doenças, concomitância de várias doenças (comorbidades) e doença subclínica.

Anamnese

Na anamnese frequentemente, surgem dificuldades de comunicação que prejudicam a troca de informações. As informações sobre doenças anteriores, medicações usadas e alergias são muito importantes, mas frequentemente imprecisas.

A interpretação de sintomas e sinais é mais difícil no idoso. As comorbidades contribuem para isso, inclusive as mentais, alterações próprias do envelhecimento e apresentações atípicas das doenças, por exemplo, fadiga, cansaço, dispneia e baixa tolerância aos esforços são manifestações frequentes e inespecíficas. No infarto do miocárdio a dor torácica típica ocorre em menos da metade dos pacientes. A dor pode ser atípica e ser confundida com dor de causa musculoesquelética, digestiva e até mesmo emocional.

Exame físico

Nos pacientes que referem dor torácica, a palpação do local referido da dor, tem grande valor diagnostico.

A pressão arterial deve ser aferida nos quatro membros e em posição ortostática quando possível. Cerca de 20% dos idosos apresentam hipotensão ortostática que pode provocar sintomas e eventos indesejados quando utilizados medicamentos que reduzem a pressão arterial.

A interpretação dos sopros é mais difícil, pois eles podem ser causados por alterações valvares sem repercussão, enquanto sopros causados por reais doenças valvares podem ter características menos típicas nos idosos do que nos mais jovens. A ausculta de estertores pulmonares pode ter causa cardíaca, pulmonar ou ambas. Fígado palpável pode ser causa de alterações da morfologia tóraco-abdominal e não por real hepatomegalia. Edema de membros inferiores é comum e pode ter múltiplas etiologias que podem estar associadas.

Exames complementares

Diante das dificuldades apresentadas anteriormente, bem como pela presença de doença subclínica em cerca de 40% dos maiores de 65 anos, os exames complementares ganham importância para o diagnóstico e para a análise do prognóstico. Porém, a realização dos exames frequentemente é mais difícil e a especificidade é menor. Embora os critérios de interpretação de exames sejam os mesmos, a definição de padrões de normalidade para os mais velhos é relativamente diferente.

O conhecimento das peculiaridades dos exames de imagem e de alguns importantes biomarcadores de DCV associadas ao envelhecimento têm enorme relevância na prática clínica. Tanto que American College of Cardiology, National Institute on Aging e American Geriatrics Society promoveram um workshop sobre o tema intitulado *Cardiovascular Biomarkers and Imaging in Older Adults*. Um documento detalhado dessa reunião foi publicado no *JACC*.[6]

Dez pontos relevantes foram destacados por coautores desse documento no site do American College of Cardiology:[7]

1. Mudanças fisiológicas associadas à idade, comorbidades e síndromes geriátricas podem afetar sensibilidade, especificidade e valor preditivo de testes diagnósticos e podem ser diferentes dos mais jovens.
2. As faixas de normalidade para biomarcadores, como peptídeos natriuréticos e dímero D, assim como para parâmetros de imagem como por exemplo, espessura de parede relativa, razão E / A no ecodopplercardiograma são frequentemente mais amplos e podem se sobrepor à faixa anormal dos mais jovens, reduzindo a especificidade.
3. Vários fatores influenciam os resultados nos idosos, como declínio da função renal, alterações na composição corporal (especialmente declínio na massa corporal magra), alterações hormonais, hipertrofia ventricular esquerda e grau de fibrose miocárdica.
4. Os níveis de troponina cardíaca (cTn) aumentam com a idade e assim, a especificidade e o valor preditivo positivo diminuem e requerem critérios específicos para idade e gênero para o diagnóstico de infarto do miocárdio.
5. O peptídeo natriurético tipo B (BNP) e o NT-proBNP são úteis para avaliar a insuficiência cardíaca em idosos quando os níveis são baixos (NT-proBNP < 300 pg/mL) ou muito altos (NT-proBNP ≥1.800 pg/mL). Contudo, níveis intermediários reduzem o valor preditivo positivo e requerem outros elementos para confirmar o diagnóstico.
6. O envelhecimento influi em parâmetros ecocardiográficos de tal maneira que a massa do ventrículo esquerdo aumenta enquanto o volume dessa câmara diminui, resultando em remodelação concêntrica. Além disso, observa-se disfunção diastólica grau I (relaxamento prejudicado), caracterizada por uma diminuição da relação E / A do influxo da válvula mitral e da velocidade e' do Doppler tecidual.
7. A interpretação do teste de estresse pode ser difícil, pois a probabilidade pré-teste pode variar no contexto de sintomas atípicos, função física limitada, anormalidades do eletrocardiograma basal, anormalidades do movimento da parede em repouso e qualidade de imagem reduzida. Embora o teste de estresse farmacológico tenha forte validação diagnóstica e prognóstica para doença isquêmica do coração, o teste de esforço, quando viável, fornece uma visão clínica mais ampla sobre o nível de condicionamento físico e a resposta fisiológica ao exercício.
8. O valor dos testes e ferramentas de triagem, incluindo biomarcadores, imagens e aplicativos de telefone celular, para detectar doenças cardiovasculares em idosos sem doença diagnosticada é atualmente desconhecido.

9. Incorporar as preferências do paciente e as metas de atendimento em um processo de decisão compartilhada é vital nos idosos, incluindo uma conversa sobre consequências futuras, benefícios e danos potenciais do teste.
10. São necessárias novas pesquisas para definir com mais precisão os valores normais dos testes diagnósticos comuns em idosos.

Outros aspectos valiosos são discutidos pelo documento, como por exemplo:

- Falta de recomendações de Classe I nas diretrizes indicando exames de imagens de rotina para detecção de DCV em indivíduos assintomáticos, com exceção da ultrassonografia abdominal para avaliar para aneurisma de aorta em idosos que fumam;
- Testes sob stress farmacológico, opção para os pacientes incapazes de realizar exercício físico, oferecem riscos de arritmias, alterações hemodinâmicas e até mesmo alterações neurológicas que não podem ser negligenciadas;
- O uso do escore de cálcio das coronárias endossado para ajudar na decisão sobre o uso de estatinas em adultos de 75 a 80 anos com grau de recomendação Classe IIb e nível de evidência B, porém, a utilidade desse exame em maiores de 80 anos não foi comprovada, dada a alta prevalência de calcificação arterial nessa faixa etária;
- A angiotomografia das coronárias pode ter uso limitado por condições clínicas (insuficiência renal, fibrilação atrial ou taquiarritmias), pela falta de informação sobre capacidade funcional e limiar isquêmico, além da dificuldade de análise devido a calcificação acentuada das coronárias.

O documento sugere prioridades para pesquisas futuras sobre os exames diagnósticos para idosos, como:

- Incluir amostras representativas adequadas;
- Integrar e colher dados com ferramentas padronizadas de avaliação geriátrica;
- Definir valores de normalidade e variabilidade dos parâmetros para faixas etárias mais elevadas;
- Incorporar de forma eficaz as preferências do paciente e objetivos de atendimento em um processo de tomada de decisão compartilhada;
- Desenvolver modelos de probabilidade pré-teste;
- Realizar ensaios observacionais ou randomizados para avaliar o valor dos exames quanto a desfechos clínicos, inclusive na avaliação de risco em cirurgias não cardíacas;
- Incluir e avaliar benefícios de novas tecnologias como telemonitorização e inteligência artificial;
- Aprimorar métodos de comunicação para esclarecimento de benefícios e danos potenciais dos testes considerando preferências e objetivos do paciente.

Diante do exposto, fica evidente que a aplicação dos exames é muito mais complexa nos idosos e deve levar em conta o valor do exame sob cenários de multimorbidades, fragilidade, polifarmácia, declínio cognitivo e redução da expectativa de vida. Enfim, depende da avaliação multidimensional e do compartilhamento das decisões.

Avaliação multidimensional

A avaliação multidimensional é um verdadeiro mantra em geriatria e gerontologia. É absolutamente justificável. Porém, é necessário tornar essa avaliação viável na prática; entender quais são os domínios essenciais, a fim de escolher a maneira e as ferramentas para realizá-la.

Na maioria das vezes, as ferramentas não são empregadas e a avaliação é puramente subjetiva, em especial no atendimento ambulatorial. Muitas vezes o julgamento subjetivo pode levar a condutas equivocadas. Mas, como apresentado anteriormente, faltam dados consistentes sobre o valor dessas ferramentas.

Como tentar racionalizar a avaliação multidimensional?

O primeiro passo é considerar as prioridades das avaliações, que são diferentes a curto, médio e longo prazos (Tabela 4.1). A seguir é importante levar em conta as escolhas dos pacientes e dos seus responsáveis, como será discutido mais à frente em *Compartilhamento de decisões*.

Finalmente, a racionalização da avaliação psicológica e funcional deve buscar selecionar os domínios, já que muitos deles podem ser dispensáveis, enquanto outros, como perda auditiva e quedas, são sempre recomendados (Tabela 4.2).

O Índice de Vulnerabilidade Clínico Funcional-20 (IVCF-20), validado por Moraes e colaboradores, é um instrumento de triagem rápida de vulnerabilidade (e fragilidade) para utilização na atenção primária (ambulatorial) que identifica o idoso em risco de fragilização ou frágil. É uma boa opção diante da pletora de instrumentos extensos e de difícil aplicação prática.[8]

Compartilhamento de decisões

Em 2012, Reuben e Tinetti, apresentaram uma abordagem para melhorar a qualidade do atendimento de pacientes com comorbidades, incapacidade grave ou expectativa de vida curta que buscava avaliar se as metas de saúde de cada paciente são devidamente atendidas. Mostrava que o desfecho orientado pelas metas definidas pelos pacientes, praticamente ignorava o controle de biomarcadores.[9]

Em 2021, Tinetti e colaboradores descreveram um processo estruturado pelo qual podemos identificar os objetivos de vida de idosos com múltiplas condições crônicas, bem como suas preferências de cuidados de saúde. Para isso os autores entrevistaram idosos com múltiplas comorbidades. Os objetivos mais frequentemente relatados foram atividades com a família e amigos, compras, exercícios e vida independente. Quase 20% dos participantes consideraram que estavam tomando muitos medicamentos, 35% relataram desconforto com medicamentos, 9% disseram estarem fartos de ir a muitos médicos e procedimentos foram recusados por 14%.[10]

No estudo, facilitadores capacitados seguiram um guia de orientação e levaram os participantes a identificar seus valores essenciais.

Uma opção interessante é a possibilidade dos próprios pacientes realizarem uma autoavaliação das prioridades em saúde seguindo a orientação descrita no site myhealthpriorities.org para apresentar aos médicos.

IMPLICAÇÕES TERAPÊUTICAS

As múltiplas facetas de cada paciente idoso e a falta de evidências sobre indicações e resultados de tratamentos e intervenções reforçam a necessidade de tomar decisões com base na "cardiologia bem-feita". Vivemos a "era do fazer", em que tratar e intervir são escolhas preferenciais, porém nem sempre são o melhor caminho.

O idoso é mais suscetível a efeitos indesejados dos tratamentos. A otimização das prescrições de medicamentos deve levar em conta mudanças farmacológicas, polifarmácia, medicamentos de alto risco e adesão. Recomenda-se uso de doses menores, prescrições simples, considerando interações e os possíveis efeitos adversos. Atingir os resultados esperados requer individualização terapêutica, orientação e

---

Tabela 4.1 Prioridades na avaliação do idoso.

Curto prazo: para manter ou restaurar o estado de saúde
• Controle de sintomas
• Coordenação de cuidados
• Segurança pessoal
• Avaliação da condição de vida
Médio prazo: necessidades nos próximos um a cinco anos
• Cuidado preventivo
• Gestão de doenças e problemas psicológicos
• Orientação de estratégias de enfrentamento
Longo prazo: para idosos saudáveis com boa funcionalidade
• Planos a serem implementados no momento de eventual declínio

Fonte: Acervo do autor.

Tabela 4.2 Avaliação funcional e psicossocial.

Funcional e geriátrica
Avaliação Geriátrica Ampla (AGA) pode ser impraticável e demorada em ambulatório
Cognitiva
Não há evidências para recomendação de triagem generalizada
Depressão
Triagem em todos, se acompanhamento adequado estiver disponível
Incontinência urinária
Determinar início, tipo e precipitantes; exame urodinâmico se houver indicação precisa
Nutrição
Não há exames laboratoriais validados; avaliar se peso cair mais que 10% em menos de 1 ano
Vitamina D e multivitaminas
Faltam dados prospectivos randomizados que justifiquem a dosagem
Visão
Evidências inconclusivas para triagem generalizada
Perda auditiva
Frequente; empregar teste de voz sussurrada ou pergunta sobre perda auditiva percebida
Quedas e mobilidade
Perguntar regularmente sobre quedas recentes e riscos de queda

Fonte: Acervo do autor.

educação de pacientes e cuidadores, bem como monitoração minuciosa durante a evolução.

A vulnerabilidade a efeitos indesejados dos medicamentos é evidenciada por alguns dados. De fato, 30% dos atendimentos emergenciais relacionados a efeitos adversos de medicamentos ocorrem em pacientes idosos e 40% deles implicam em hospitalização. Desses atendimentos, 60% são causados por anticoagulantes, antidiabéticos e opioides, o que coloca esses grupos de medicamentos como de alto risco e merecedores de atenção especial.[11]

Opioides e outros medicamentos de ação no sistema nervoso central são muito prescritos para idosos apesar de serem associados a maior risco de quedas, sedação e morte. Nos Estados Unidos estima-se que o uso desses fármacos chegue a 70% dos idosos internados em instituições de longa permanência.[12]

Orientações valiosas no uso de medicamentos são fornecidas pelos Critérios de Beers.[13] Esses critérios são periodicamente atualizados pela American Geriatric Society e classificam os medicamentos conforme os possíveis riscos em cinco categorias:

1. Potencialmente inapropriados e devem ser evitados como primeira opção, como amiodarona, digoxina, nifedipina de ação rápida;
2. Podem exacerbar a doença por interação farmacológica ou com a doença, como anticolinérgicos em doenças do sistema nervoso central, bloqueadores alfa-1 periféricos em síncopes, cilostazol em pacientes com insuficiência cardíaca;
3. Devem ser usados com cuidado, como ácido acetilsalicílico (AAS) na prevenção primária para maiores de 80 anos;
4. Apresentam interação farmacológica intensa que deve ser evitada, como varfarina e amiodarona, bloqueadores dos canais do cálcio e sinvastatina ou atorvastatina;
5. Devem ser evitados ou ter as doses reduzidas conforme a função renal, como os Anticoagulantes orais de ação direta (DOACs) e poupadores de potássio.

Metas ou alvos terapêuticos

Em geral, as metas devem ser maleáveis e menos estritas, pois os idosos têm menor capacidade de adaptação. A definição dos alvos terapêuticos requer individualização conforme os fatores que podem facilitar a ocorrência de efeitos adversos relacionados a metas adotadas. Entre tais fatores facilitadores merecem destaque declínios cognitivos e fragilidade.

Na prevenção primária das DCV a definição de metas terapêuticas é dificultada pela limitação na estratificação de risco para maiores de 75 anos. Além disso, a doença subclínica, fator de risco por si mesma, de certo modo, sobrepõe a prevenção primária à secundária.[2]

Para ilustrar a discussão sobre os alvos, tomemos a hipertensão arterial e o diabetes *mellitus* como modelos. Em certos pacientes metas de pressão arterial sistólica superiores a 140 mmHg e de hemoglobina glicada de até 8 podem ser toleradas.[14]

Frequentemente, a redução de anti-hipertensivos em maiores de 80 anos com pressão sistólica menor do que 150 mmHg não prejudica o controle de pressão arterial.[15]

A situação do paciente também deve ser levada em conta, por exemplo, em pacientes hospitalizados por doenças não cardíacas, a prescrição de anti-hipertensivos intensificados na alta não foi associada a redução de eventos cardíacos nem a melhor controle da PA em 1 ano.[16]

CONCLUSÕES

A atenção ao idoso transcende os limites impostos por especialidades ou subespecialidades. É necessário produzir e divulgar conhecimentos para "geriatrizar" todo profissional da saúde, bem como a sociedade em geral.

Assistir corretamente a um idoso é um desafio, um processo artesanal que representa bem a prática da arte da medicina ou da "medicina bem-feita".

REFERÊNCIAS BIBLIOGRÁFICAS

1. Lyubarova R, Rich MW. Poll Results Cardiovascular Biomarkers and Imaging in Older Adults. 2021. <https://www.acc.org/Latest-in-Cardiology/Articles/2021/06/01/13/23/Poll-Results-Cardiovascular-Biomarkers-and-Imaging-in-Older-Adults>.
2. Feitosa-Filho GS, Peixoto JM, Pinheiro JES, Afiune Neto A, Albuquerque ALT, Cattani ÁC, et al. Updated Geriatric Cardiology Guidelines of the Brazilian Society of Cardiology - 2019. Arq Bras Cardiol. 2019; 112(5):649-705.
3. Jaiswal S, Natarajan P, Silver AJ, Gibson CJ, Bick AG, Shvartz E, et al. Clonal Hematopoiesis and Risk of Atherosclerotic Cardiovascular Disease. N Engl J Med. 2017; 377(2):111-121.
4. Wajngarten M, Andrei AM, Almeida D, das Virgens CMB, Rizzi Coelho Filho O. Associação de saúde mental e saúde cardiovascular: do conceito à identificação de preditores independentes. Rev Soc Cardiol. 2020; 30(3):358-364.
5. Santos PP, Silveira PS, Souza-Duran FL, Tamashiro-Duran JH, Scazufca M, Menezes PR, et al. Prefrontal-Parietal White Matter Volumes in Healthy Elderlies Are Decreased in Proportion to the Degree of Cardiovascular Risk and Related to Inhibitory Control Deficits. Front Psychol. 2017; 26;8:57.
6. Forman DE, de Lemos JA, Shaw LJ, Reuben DB, Lyubarova R, Peterson ED, et al. Cardiovascular Biomarkers and Imaging in Older Adults: JACC Council Perspectives. J Am Coll Cardiol. 2020; 76(13):1577-1594.
7. Lyubarova R, Rich MW. Cardiovascular Biomarkers and Imaging in Older Adults: Ten Points to Remember. American College of Cardiology. 2021. <https://www.acc.org/latest-in-cardiology/articles/2021/03/15/13/39/cardiovascular-biomarkers-and-imaging-in-older-adults>.
8. Moraes EN, Carmo JA, Moraes FL, Azevedo RS, Machado CJ, Montilla DER. Índice de Vulnerabilidade Clínico Funcional-20 (IVCF-20): reconhecimento rápido do idoso frágil. [Clinical-Functional Vulnerability Index-20 (IVCF-20): rapid recognition of frail older adults.] Rev Saúde Pública 2016; 50:81.
9. Reuben DB, Tinetti ME. Goal-Oriented Patient Care — An Alternative Health Outcomes Paradigm. N Engl J Med 2012; 366(9):777-779.
10. Tinetti ME, Costello DM, Naik AD, Davenport C, Hernandez-Bigos K, Van Liew JR, et al. Outcome Goals and Health Care Preferences of Older Adults With Multiple Chronic Conditions. JAMA Netw Open. 2021; 4(3):e211271.
11. Shehab N, Lovegrove MC, Geller AI, Rose KO, Weidle NJ, Budnitz DS. US Emergency Department Visits for Outpatient Adverse Drug Events, 2013-2014. JAMA. 2016; 316(20):2115-2125.
12. Gerlach LB, Kales HC, Kim HM, Zhang L, Strominger J, Covinsky K, et al. Prevalence of psychotropic and opioid prescribing among hospice beneficiaries in the United States, 2014-2016. J Am Geriatr Soc. 2021; 69(6):1479-1489.
13. Bythe 2019 American Geriatrics Society Beers Criteria® Update Expert Panel. American Geriatrics Society 2019 Updated AGS Beers Criteria® for Potentially Inappropriate Medication Use in Older Adults. J Am Geriatr Soc. 2019; 67(4):674-694.
14. American Diabetes Association. 6. Glycemic Targets: Standards of Medical Care in Diabetes-2020. Diabetes Care. 2020; 43(Suppl 1):S66-S76.
15. Sheppard JP, Burt J, Lown M, Temple E, Lowe R, Fraser R, OPTIMISE Investigators, et al. Effect of Antihypertensive Medication Reduction vs Usual Care on Short-term Blood Pressure Control in Patients With Hypertension Aged 80 Years and Older: The OPTIMISE Randomized Clinical Trial. JAMA. 2020; 323(20):2039-2051.
16. Anderson TS, Jing B, Auerbach A, Wray CM, Lee S, Boscardin WJ, et al. Clinical Outcomes After Intensifying Antihypertensive Medication Regimens Among Older Adults at Hospital Discharge. JAMA Intern Med. 2019; 179(11):1528-1536.

5

Márcio Gonçalves de Sousa ▸ Oswaldo Passarelli Júnior

Hipertensão Arterial no Idoso

INTRODUÇÃO

As alterações próprias do envelhecimento tornam o indivíduo mais propenso ao desenvolvimento de hipertensão arterial (HA), sendo esta a principal doença crônica nessa população. A pressão arterial aumenta com a idade e o envelhecimento biológico devido à rigidez arterial, à remodelação vascular e às alterações nos mecanismos renais e hormonais.[1]

A HA é o principal fator de risco cardiovascular modificável associando-se de forma mais intensa a condições mais prevalentes nos idosos, como doença arterial coronariana (DAC), doença cerebrovascular, doença renal terminal, doença vascular periférica, insuficiência cardíaca e hipertrofia ventricular esquerda. A prevalência de hipertensão é de 60% acima dos 60 anos e 75% acima dos 75 anos.[2]

O Estudo de Framingham identificou que indivíduos com mais de 65 anos de idade com a pressão arterial sistólica (PAS) acima de 180 mmHg tinha um risco quatro a cinco vezes maior de DAC em relação àqueles cuja PAS estava abaixo de 120 mmHg. Indivíduos cuja diastólica era superior a 105 mmHg apresentavam risco de mortalidade três a quatro vezes maior em relação aos indivíduos com valores inferiores a 75 mmHg. O estudo também mostrou que o risco de DAC era o dobro em adultos idosos hipertensos em relação a adultos jovens, tanto para homens quanto para mulheres.

FISIOPATOLOGIA

O envelhecimento gera uma série de mudanças funcionais e estruturais da vasculatura arterial. Existem mecanismos específicos da hipertensão em pessoas idosas, incluindo alterações hemodinâmicas mecânicas, rigidez arterial, desregulação neuro-hormonal e autonômica e envelhecimento do rim. Tanto a PAS quanto a pressão arterial diastólica (PAD) aumentam com a idade, porém, após os 50 anos, a rigidez arterial central predomina e, como consequência, a PAS continua a subir, enquanto o a PAD fica estável ou diminui depois disso.

A pulsatilidade da pressão arterial é exagerada em idosos pelo fenômeno da reflexão das ondas. As grandes artérias enrijecem e a pressão de pulso (PP = sistólica menos diastólica) aumenta na região central. Assim, com a rigidez da aorta perde-se a capacidade de amortecer a pulsatilidade da ejeção ventricular gerando dano nas pequenas artérias dos órgãos-alvo porque as artérias musculares distais não enrijecem com a idade.

43

Pode-se entender por que a PAS e a PP são elevadas em idosos hipertensos pelo "fenômeno de amplificação». A «amplificação central para periferia» significa que a PAS aumenta da aorta para as artérias periféricas. De fato, em condições de repouso em humanos saudáveis, a PAS braquial é em média 10% maior que PAS aórtica, às vezes até 30%. Esse fenômeno ocorre pelo envelhecimento devido ao enrijecimento arterial que aumenta o pico das pressões sistólicas finais na aorta ascendente e na velocidade da onda de pulso.[3]

Com o envelhecimento, ocorre disfunção endotelial prejudicando a dilatação arterial. Outros mecanismos neuro-hormonais incluem um declínio no sistema renina-angiotensina-aldosterona; os níveis de renina plasmática aos 60 anos diminuem de 40% a 60% em relação aos indivíduos mais jovens. Alguns autores demonstraram aumento da norepinefrina plasmática periférica relacionado à idade, que pode explicar a menor responsividade aos beta-adrenérgicos nos idosos.

HIPOTENSÃO ORTOSTÁTICA

A hipotensão ortostática é definida por queda da PAS > 20 mmHg ou da PAD > 10 mmHg dentro dos primeiros 3 minutos após adoção de posição ortostática ou por meio de avaliação via *tilt test*. A prevalência de hipotensão ortostática aumenta com a idade, girando em torno de 16,2% em pacientes acima de 65 anos ainda funcionalmente ativos. Em pacientes institucionalizados ou em hospitais geriátricos, ocorre aumento dramático na prevalência, afetando 54% e 68% dos pacientes respectivamente. Isso se deve ao maior uso de medicações (alfa-bloqueadores, diuréticos, antidepressivos tricíclicos), presença de doenças sistêmicas envolvendo nervos autonômicos periféricos (diabetes *mellitus*, amiloidose), além da maior prevalência de doenças neurodegenerativas (doença de Parkinson, falência autonômica).

A ocorrência de hipotensão ortostática está associada a sintomas de pré-síncope e síncopes propriamente ditas, sendo que estas interferem diretamente na qualidade de vida dos pacientes. Inclusive, em pacientes que não referem sintomas, a hipotensão ortostática é um fator de risco independente para quedas, eventos cardiovasculares, mortalidade por qualquer causa, morbidade e mortalidade por acidente vascular cerebral, DAC e doença renal crônica. Esses dados apontam a necessidade de se identificar e tratar a hipotensão ortostática, principalmente em se tratando da população idosa.[4]

Os idosos são particularmente suscetíveis à hipotensão ortostática devido a alterações inerentes à idade, que envolvem diminuição na sensibilidade de barorreceptores, aumento no tônus parassimpático, alteração na vasoconstrição alfa-adrenérgica e reduções na complacência venosa e no relaxamento cardíaco. A presença por vezes associada desses fatores impede o idoso de ter uma resposta compensatória adequada para a alteração volêmica ocorrida durante adoção da posição ortostática. Além disso, os idosos têm redução na percepção da sede e diminuição na capacidade de reter sal e água em períodos de restrição, os quais geram aumento no risco de desidratação e decréscimo no volume sanguíneo, predispondo-os novamente à hipotensão ortostática.

A hipotensão ortostática também coexiste com um padrão patológico da pressão arterial no sono avaliado na monitorização ambulatorial da pressão arterial (MAPA), o *dipping* reverso, representado não só pela ausência do descenso fisiológico da pressão arterial, mas também com a elevação paradoxal durante o sono. Na vigência deste padrão, há uma prevalência duas a três vezes maior de hipotensão arterial. Ambos os fenômenos são marcadores de doença cardiovascular e podem ser parte da mesma síndrome disautonômica e cardiovascular, quando uma menor pressão arterial em posição ortostática ao longo do dia pode contribuir para uma menor média das pressões arteriais diurnas em relação às do sono no MAPA. Entretanto, Fagard e colaboradores demonstraram que a hipotensão ortostática sistólica é um melhor marcador de eventos cardiovasculares do que o descenso reverso, após um seguimento de 11 anos de 374 pacientes com mais de 60 anos de idade, avaliados através de MAPA de 24 horas (RR = 2,69; 95% CI 1,50- 4,83; p < 0,001 *vs* RR = 0,82; 95% CI 0,4-1,65).[4]

Os sintomas de hipotensão ortostática são tontura, escurecimento visual, fadiga, cefaleia, alteração cognitiva e dor em ombros e nuca que aliviam ao deitar. Frequentemente ocorrem mais pela manhã, sugerindo que existe variação conforme o período do dia. A hipotensão ortostática é mais pronunciada imediatamente após adoção de posição ortostática; entretanto, existem pacientes que apresentam hipotensão ortostática atrasada. Esta ocorre após 3 minutos de adoção de posição ortostática, possivelmente representando falência simpática leve ou inicial. São nesses dois últimos contextos em que a MAPA tem seu valor, sendo arma diagnóstica principalmente quando ocorre registro adequado de sintomatologia, postura adotada no momento des tas e associação com a medida da pressão arterial.

Outro evento importante que ocorre em pacientes que possuem disfunção autonômica é a hipotensão pós-prandial, definida como queda da PAS > 20 mmHg dentro de 2 horas após uma refeição. O decréscimo pressórico habitualmente se inicia 15 minutos após a ingesta alimentar, com pico entre 30 e 60 minutos e durando até por 2 horas. A hipotensão pós-prandial é acompanhada de numerosos sintomas, os quais acontecem inclusive em posição sentada, que são normalmente tontura, sonolência e pré-síncope. Pode ocorrer em associação com a hipotensão ortostática, aumentando o risco de quedas e síncopes. A causa da hipotensão pós-prandial é multifatorial, porém habitualmente envolve uma ingesta de glicose ou carboidratos, gerando aumento exagerado dos peptídeos pancreáticos vasodilatadores (polipeptídeo pancreático, neurotensina e enteroglucagon).

Recentemente foi feita uma análise dos pacientes do estudo HYVET que apresentavam hipotensão ortostática quanto à associação com declínio cognitivo e demência. Dos 3.121 pacientes da amostra, 538 pacientes apresentavam hipotensão ortostática, os quais apresentaram um aumento no declínio cognitivo em 36% e no aumento no risco de demência em 34% (mesmo após ajustes para outros fatores de risco cardiovasculares).[5]

A incidência de hipotensão ortostática é maior em pacientes idosos com níveis pressóricos descontrolados do que em pacientes com pressão arterial controlada. Em um estudo unicêntrico denominado PARTAGE (*Orthostatic hypotension in very old individuals living in nursing homes*), foi avaliada a prevalência de hipotensão ortostática em 994 pacientes institucionalizados, acima de 80 anos e sua associação com níveis pressóricos, enrijecimento arterial e desordens cardiovasculares e metabólicas. A prevalência de hipotensão ortostática foi de 18%. Pacientes com hipertensão controlada, definida como PAS < 140 mmHg apresentaram menor prevalência de hipotensão ortostática do que pacientes com PAS >140 mmHg (13% vs 23%; p < 0,001). Indivíduos com hipotensão ortostática eram tratados mais frequentemente com betabloqueadores e menos frequentemente com bloqueadores do receptor de angiotensina do que pacientes sem hipotensão ortostática (p < 0,05).

Em relação à abordagem, é importante avaliar a classe farmacológica utilizada. Os diuréticos e fármacos que bloqueiam o sistema nervoso simpático, como alfabloqueadores e betabloqueadores, podem piorar e precipitar o aparecimento de hipotensão ortostática. Em contrapartida, fármacos que inibem o sistema renina-angiotensina-aldosterona (inibidores da enzima conversora de angiotensina e bloqueadores do receptor de angiotensina II) aparentam ser as mais apropriadas em pacientes idosos, pois não pioram e nem predispõe o surgimento de hipotensão ortostática.

RIGIDEZ ARTERIAL NOS IDOSOS

As principais razões para medir a rigidez arterial na prática clínica em hipertensos idosos são que a rigidez arterial e o índice de incrementação são preditivos para eventos cardiovasculares . A maior quantidade de evidências foi dada para rigidez aórtica, medida através da velocidade de onda de pulso carótido-femoral (VOPcf). A rigidez aórtica tem valor preditivo independente para todas as causas, mortalidade cardiovascular, eventos coronários fatais e não fatais e acidentes vasculares cerebrais fatais não apenas em pacientes com hipertensão essencial não complicada, mas também em pacientes com diabetes tipo 2, em idosos e na população geral.[6]

Duas metanálises mostraram consistentemente o valor preditivo independente da rigidez aórtica, medido pelo VOPcf, para eventos cardiovasculares fatais e não fatais em várias populações, sendo recomendada nas Diretrizes de 2018 da Sociedade Europeia de Cardiologia para o manejo da hipertensão.[6,7]

A rigidez aórtica demonstrou um valor preditivo independente para eventos cardiovasculares após ajuste aos fatores de risco cardiovasculares clássicos, incluindo PP braquial. Prediz eventos cardiovasculares em extensão maior do que cada um dos fatores de risco clássicos e mantém seu valor preditivo para eventos coronarianos após o ajuste da pontuação de risco de Framingham, demonstrando um valor agregado a uma combinação de fatores de risco cardiovasculares.[7]

Uma questão importante é se a rigidez arterial mantém seu valor preditivo independente em hipertensos idosos. Através de uma revisão sistemática se obteve dados de participantes individuais de 16 estudos reunindo 17.635 participantes. A VOPcf demonstrou valor preditivo para doença coronariana, acidente vascular cerebral e DCV. Associações estratificadas de acordo com sexo, diabetes e hipertensão eram semelhantes, mas diminuíram em intensidade com a idade: 1,89; 1,77; 1,36 e 1,23 para idade < 50, 51-60, 61-70 e > 70 anos respectivamente, para um desvio padrão, com uma interação significativa. Assim, embora o valor preditivo de rigidez arterial para eventos cardiovasculares seja maior em adultos com menos de 50 anos, ainda é significativo em idosos. Sendo assim, utilizar essa ferramenta para melhor estratificação de risco nos idosos tem sua fundamentação embasada.[7]

HIPERTENSÃO SISTÓLICA ISOLADA E HIPERTENSÃO SISTÓLICA RESISTENTE

A HA sistólica isolada e dentro dela a HA isolada resistente são formas comuns de apresentação da hipertensão no idoso e sua abordagem é um desafio clínico atual. A PAS tende a aumentar durante toda a vida e nos idosos, em virtude das alterações hemodinâmicas que ocorrem com o envelhecimento vascular, isso se torna mais evidente. Por outro lado, pelo fato da PAD se estabilizar entre os 50 a 60 anos, frequentemente se depara com PAS elevada e PAD abaixo da meta recomendada pelas diferentes diretrizes internacionais na área da HA. Segundo dados do US Health Nutrition, três quartos da população americana com mais de 70 anos têm HA sistólica isolada, sendo 35% com PAD menor que 70 mmHg.[8]

O debate da existência de uma curva J surgiu há 40 anos e desde então inúmeros estudos clínicos tentaram abordar esta questão com resultados conflitantes. O *Hypertension Optimal Treatment (HOT) Study*[9] com 18.790 pacientes, demonstrou que a redução da PAD abaixo de 70 mmHg era segura, porém não trouxe benefícios adicionais. O *Atherosclerosis Risk in Communities (ARIC) Study*,[10] um estudo observacional com 11.565 adultos, examinou a relação entre eventos cardiovasculares e a pressão arterial após observação de 21 anos. Os indivíduos que tinham a PAD menor que 60 mmHg tiveram uma mortalidade maior, porém com menor incidência de doença cerebrovascular. O *Systolic Blood Pressure Intervention Trial (SPRINT)*,[11] um estudo randomizado que comparou a estratégia de redução da PAS menor que 120 mmHg com redução da PAS para menor que 140 mmHg, envolvendo 9.361 pacientes idosos com risco cardiovascular elevado, com tempo médio de observação de 3,3 anos, demonstrou que os pacientes que estavam antes do tratamento no quintil da PAD mais baixa, tiveram maior incidência de eventos cardiovasculares nos dois grupos de tratamento. Desta maneira, a curva J para a PAD foi encontrada em ambos os grupos, o benefício do tratamento com a redução da PAS não foi abolido em nenhum dos dois grupos, inclusive para os que tiveram PAD menor que 70 mmHg, com alguns pacientes até com PAD menor que 60 mmHg. Utilizando dados do estudo SPRINT, Khan e colaboradores[12] demonstraram a existência de uma curva J, comparando pacientes com PAD menor que 55 mmHg em relação aos que tiveram uma PAD entre 55 e 90 mmHg, com risco maior de 68% (p = 0,006) no primeiro grupo, independentemente de ter ou não doença cardiovascular prévia. Sobieraj e colaboradores[7] estudando os mesmos dados do estudo SPRINT, também verificaram no menor quintil da PAD de ambos os grupos (38 a 61 mmHg no grupo PAS menor que 120 mmHg e 44 a 67 mmHg no grupo PAS menor que 140 mmHg), maior risco nos pacientes que tinham idade avançada, doença cardiovascular prévia, doença renal crônica e tabagismo. Após uma análise de 40 anos de diversos estudos clínicos relacionados a publicações sobre a existência e relevância da curva J e seu prognóstico, verificou-se a existência de diferenças nestes estudos sobre análises estatísticas utilizadas, riscos cardiovasculares diferentes, períodos diferentes de acompanhamento, comorbidades presentes, esquemas posológicos diferentes e graus de fragilidade em idosos, que dificultam uma interpretação conclusiva.

O dilema em tratar ou não a hipertensão sistólica isolada associada a PAD inferior a 70 mmHg é uma situação clínica comum e não abordada pelas diretrizes. Estima-se que ao menos 50% dos pacientes idosos encontram-se nessa situação clínica, o que pode resultar em uma inércia terapêutica diante desse cenário.[8] Esse quadro é desafiador, pois de um lado se tem a evidência científica do benefício da redução de eventos cardiovasculares associados a redução de uma PAS elevada, e do outro lado o risco se gerar uma hipoperfusão tissular, especialmente em pacientes portadores de insuficiência coronária.

Com o envelhecimento da população este problema tem se tornado cada vez mais frequente. Entretanto, não se tem nas diretrizes as recomendações formais de como abordar essa questão, pelo fato de não haver estudos clínicos que tenham sido desenhados para responder essa pergunta. O benefício do tratamento da PAS é evidente, mas por outro lado existem hoje evidências de que a PAD baixa se associa a pior prognóstico. Dessa maneira, o bom senso e a individualização da abordagem são fundamentais, com uma estimativa prognóstica pela identificação de comorbidades existentes, especialmente insuficiência coronária, história pregressa de crises de hipotensão sintomática, além de diferentes graus de fragilidade.

Atualmente, as diferentes diretrizes[2,13] não recomendam reduzir a PAD para valores menores que 70 mmHg, mas diante de uma PAS muito elevada e pelo fato de não se ter uma posição conclusiva, pode-se individualizar o tratamento, entendendo que as diretrizes são recomendações e muitas vezes não se encontram as respostas com evidências para todas as situações clínicas e, portanto, neste caso a conduta terá nível de evidência C (opinião de especialista).

AVALIAÇÃO CLÍNICO-LABORATORIAL E METAS PRESSÓRICAS

A avaliação clínica dos idosos tem alguns aspectos peculiares que devem ser observados em virtude da faixa etária e de comorbidades presentes. A pressão arterial apresenta grande variabilidade e existe a possibilidade de a hipotensão ortostática estar presente, bem como a disautonomia, e, portanto, deve-se ter cuidado especial na sua medição. É importante a medição da pressão arterial em diferentes períodos, em pé e sentado, especialmente após refeições e no período da manhã. A MAPA de 24 horas em idosos é particularmente útil na detecção da hipertensão do avental branco ou efeito do avental branco, confirmação da hipertensão resistente, estabelecimento dos valores pressóricos reais, hipotensão ortostática, hipotensão pós-prandial ou medicamentosa, disautonomias e síncopes.[14] A medida residencial da pressão arterial é cada vez mais valorizada no diagnóstico e no seguimento do tratamento no idoso, especialmente para detectar a variabilidade pressórica em dias, semanas e meses e também benéfica para aumentar a adesão ao tratamento.[15] A história hipertensiva é fundamental para identificar como a hipertensão começou e evoluiu, seus sintomas para avaliar o potencial comprometimento de órgãos-alvo, bem como de doenças concomitantes, medicamentos em uso (anti-hipertensivos ou não) que possam interferir com o tratamento ou que tenham apresentado efeitos adversos. Nos idosos é mais importante a condição funcional que a idade cronológica; eles podem ser idosos hígidos ou fragilizados, com graus diferentes de senilidade, aspectos relevantes na investigação diagnóstica e no tratamento. A função renal declina com o envelhecimento, sendo um importante fator de risco cardiovascular. Nos chamados muito idosos (≥ 80 anos) em particular, torna-se ainda mais relevante detectar a presença de doença renal crônica (insuficiência renal e/ou proteinúria), que pode influenciar na abordagem farmacológica. É importante frisar que idosos com doença renal crônica são normalmente excluídos de estudos clínicos, que poderiam fornecer evidências robustas sobre a melhor abordagem clínica dessa população.

Sete passos da investigação clínico-laboratorial

1. Afastar uma emergência hipertensiva.
2. Confirmação da hipertensão (com classificação) e história hipertensiva.
3. Fatores de risco associados.
4. Lesões em órgãos-alvo presentes.
5. Doenças cardiovasculares existentes.
6. Estratificação do risco cardiovascular.
7. Indícios de hipertensão secundária.

Existem três grupos de exames complementares que se realizam na população hipertensa:

- **Exames de rotina** (para todos);
- **Exames recomendados** (investigação de lesão em órgãos-alvo e doenças cardiovasculares);
- **Exames para investigação de hipertensão secundária.**

Exames recomendados devem ser solicitados conforme dados da história clínica, exame físico e exames de rotina. A detecção de lesões em órgãos-alvo subclínicas faz parte da avaliação do hipertenso idoso, especialmente a hipertrofia ventricular esquerda e a função renal. A investigação da hipertensão secundária depende da existência de indícios, cuja etiologia é idade-dependente. Nos idosos, a doença renal parenquimatosa e doença aterosclerótica renal são mais prevalentes, embora possa existir qualquer causa secundária. A indicação e o tipo de exame a ser solicitado (**rotina, recomendado** e **pesquisa de causa secundária**) devem seguir as recomendações das diretrizes brasileiras.[16] Em idosos fragilizados a investigação diagnóstica, bem como a meta pressórica deve ser individualizada conforme sua situação clínica: condição funcional, cognição, comorbidades, grau de fragilidade e tolerabilidade ao tratamento.[13]

ESTRATIFICAÇÃO DO RISCO CARDIOVASCULAR

A estratificação do risco cardiovascular se apoia em quatro pilares: classificação da pressão arterial, números de fatores de risco, presença de lesão em órgãos-alvo e doenças cardiovasculares. Pelo fato da idade representar um dos fatores não modificáveis de risco cardiovascular, não existe a população idosa de baixo risco cardiovascular adicional **(Quadro 5.1)**.[13]

O objetivo da estratificação de risco é quantificar o prognóstico para estabelecermos estratégias com o objetivo de diminuir eventos cardiovasculares. A idade apresenta correlação linear com HA e risco de complicações cardiovasculares, como infarto do miocárdio e acidente vascular cerebral, sendo tal linearidade mais evidente com o acidente vascular cerebral.[13] A quantidade de comorbidades tende a aumentar com a idade, de forma que mais de dois terços dos muito idosos tem duas ou mais doenças crônicas.

A medida da pressão arterial em idosos para estabelecer seu estágio, apresenta grande variabilidade, pela maior prevalência de hipotensão ortostática, hiato auscultatório, hipertensão do avental branco, hipertensão mascarada, HA sistólica isolada e pseudo-hipertensão. Tal fato pode dificultar sua classificação, especialmente se o paciente estiver em uso de medicação anti-hipertensiva.[15,16] O efeito pró-aterogênico será tanto maior quanto maior for o número e a intensidade desses fatores envolvidos na estratificação do risco cardiovascular. Quanto maior for o risco absoluto individual e o risco global estimado maior é o benefício do tratamento do hipertenso. O tempo de exposição ao fator de risco, bem como a intensidade da anormalidade e o risco residual (magnitude do risco que permanece após os fatores de risco tradicionais serem controlados), são difíceis de serem mensurados e de difícil aplicabilidade clínica, mas relevantes no estabelecimento de estratégias preventivas e de tratamento.

Os pacientes idosos têm maior risco absoluto quando comparados com os jovens, mesmo com perfil de risco desfavorável; a influência da duração do tratamento anti-hipertensivo também pode interferir na estimativa de risco. Desse modo, as limitações apontadas devem ser levadas em consideração na individualização da estimativa de risco cardiovascular do paciente hipertenso idoso na prática clínica. As metas pressóricas preconizadas associadas ao menor risco cardiovascular são controversas e divergem entre as diferentes diretrizes, provavelmente por interpretações diversas dos diferentes estudos clínicos realizados **(Quadro 5.2)**.

Quadro 5.1   Classificação dos estágios de hipertensão arterial de acordo com o nível de pressão arterial, presença de fatores de risco cardiovasculares, lesão de órgão-alvo ou comorbidades em idosos.

Estratificação do Risco Cardiovascular de Hipertensão Arterial de acordo com o nível de PA, presença de FRCV, LOA ou comorbidades				
FR	Pré-hipertensão	Estágio 1	Estágio 2	Estágio 3
LOA	PAS 130-139	PAS 140-159	PAS 160-179	PAS >180
Doença cardiovascular	PAD 85-89	PAD 90-99	PAD 100-109	PAD > 110
1 FR	Risco baixo	Risco moderado	Risco alto	Risco alto
≥ 2 FR	Risco moderado	Risco alto	Risco alto	Risco alto
LOA, DRC Estágio 3, DM, DCV	Risco alto	Risco alto	Risco alto	Risco alto

PA: pressão arterial; FR: fator de risco; PAS: pressão arterial sistólica; PAD: pressão arterial diastólica; LOA: lesão em órgão-alvo; DRC: doença renal crônica; DM: diabetes mellitus; DCV: doença cardiovascular.
Fonte: Acervo do autor.

HIPERTENSÃO ARTERIAL NO IDOSO

Quadro 5.2 Metas de tratamento para idosos considerando a condição global e a medida da pressão arterial no consultório.[13]

Condição global	PAS de consultório Limiar	PAS de consultório Meta	PAD de consultório Limiar	PAD de consultório Limiar
Hígidos	≥ 140 (I, A)	130-139 (I, A)	≥ 90	70-79
Idosos frágeis	≥ 160 (I, C)	140-149 (I, C)	≥ 90	70-79

PAS: pressão arterial sistólica; PAD: pressão arterial diastólica.
Fonte: Acervo do autor.

■ TRATAMENTO NÃO MEDICAMENTOSO E MEDICAMENTOSO

O objetivo do tratamento é a redução da morbidade e mortalidade causadas pela HA e prolongar com qualidade a expectativa de vida. Esta estratégia se obtém através de dois pilares: mudança do estilo de vida e tratamento farmacológico. A meta pressórica preconizada pelas diferentes diretrizes internacionais deve ser obtida de maneira gradual. A escolha do fármaco e sua posologia devem ser individualizadas conforme a situação clínica do paciente, a tolerância, as comorbidades presentes e o grau de fragilidade. Importante considerar que a idade isolada não é um fator que deva promover a retirada da intervenção terapêutica. O tratamento da HA no idoso é desafiador pelo alto grau de heterogeneidade em relação às comorbidades presentes, polifarmácia e variabilidade de expectativa de vida.

As recomendações referentes ao tratamento não medicamentoso para o hipertenso não idoso se aplicam ao hipertenso idoso (GR I, NE B). A mudança do estilo de vida deve ser encorajada em todos os pacientes idosos como estratégia para prevenir o desenvolvimento da hipertensão (nos não hipertensos), bem como terapia coadjuvante nos idosos hipertensos. Sua não implementação é causa frequente do insucesso do tratamento medicamentoso em atingir a meta preconizada. Pelo fato dos idosos serem mais sal-sensíveis, a restrição salina é mais eficaz na redução da pressão arterial nessa faixa etária, porém existe uma propensão maior para se induzir hiponatremia e perda de apetite, que podem levar a desnutrição. A atividade física aeróbica e resistida são fundamentais desde que orientadas. A redução de peso especialmente em idosos fragilizados pode reduzir a massa muscular e piorar a funcionalidade. O tabagismo e o consumo inadequado de álcool devem ser abordados para que sejam eliminados, bem como medicamentos em uso pelo paciente que possam elevar a pressão arterial. Pacientes com sobrepeso ou obesos devem ser orientados e submetidos a uma dieta saudável com restrição calórica. O envolvimento de um grupo multiprofissional, quando disponível, é muito eficaz no envolvimento do paciente em relação à abordagem e à orientação de uma mudança do estilo de vida.

A maioria dos pacientes hipertensos idosos vai necessitar do tratamento medicamentoso. A escolha do fármaco anti-hipertensivo deve levar em conta a elevada prevalência de comorbidades nesta população que podem indicar ou contraindicar uma determinada classe de fármaco anti-hipertensivo. A experiência clínica do médico, a história hipertensiva do paciente, a experiência pregressa com esquemas farmacológicos, as potenciais interações medicamentosas, os custos, a disponibilidade do fármaco e a preferência do paciente são fatores relevantes que devem ser considerados. A estratégia farmacológica inicial pode ser uma monoterapia ou uma combinação medicamentosa preferencialmente fixa em baixas doses, dependendo da situação clínica do paciente. A otimização terapêutica deve ser gradual com intervalos mínimos de duas semanas (GR I, NE C). Em idosos fragilizados ou nos muito idosos (> 80 anos) é prudente que o tratamento medicamentoso tenha a monoterapia como estratégia inicial.

As classes de fármacos anti-hipertensivos recomendadas como tratamento inicial em monoterapia são: diuréticos tiazídicos (ou similares), bloqueadores dos canais de cálcio (BCC), inibidores da enzima conversora da angiotensina (IECA) e bloqueador do receptor AT1 da angiotensina II (BRA).[13] Todas essas classes têm estudos clínicos realizados que demonstraram sua eficácia nesta população. Os hipertensos idosos fragilizados, bem como os hipertensos estágio III, não são incluídos em estudos clínicos; desta maneira, não existe nesta população evidências robustas da melhor abordagem medicamentosa. Os betabloqueadores não são recomendados em monoterapia inicial em idosos, exceto na presença de comorbidades que o indiquem, como insuficiência cardíaca, insuficiência coronária aguda e determinadas arritmias.[13] Pelo fato dos idosos terem diminuição da renina, os diuréticos tiazídicos e os BCC são fármacos preferenciais diante de pacientes sem comorbidades quando a monoterapia é a estratégia inicial. É fundamental que o esquema farmacológico utilizado promova uma redução da pressão arterial de maneira eficaz nas 24 horas, e que comprovadamente seja eficaz na redução de eventos cardiovasculares. A combinação medicamentosa fixa inicial pode ser utilizada quando indicada e tem a vantagem de melhorar a adesão e de reduzir o tempo para que a meta pressórica seja atingida.[2]

As combinações medicamentosas duplas preferencialmente fixas recomendadas são:

IECA ou BRA + Diurético tiazídico
IECA ou BRA + BCC

Em termos de potência anti-hipertensiva, estas duas combinações duplas são equivalentes, porém nos pacientes que tenham intolerância à glicose ou alterações metabólicas lipídicas, a utilização do BCC tem melhor perfil que o diurético pela menor interferência metabólica. Dentro dos diuréticos tiazídicos, os de ação prolongada (indapamida, clortalidona) são os recomendados nos hipertensos portadores de HA resistente ou refratária. Nos pacientes que tenham função renal reduzida (estágio IV), as diretrizes[2,13,15,16] recomendam a utilização de um diurético de alça no lugar do diurético tiazídico. Em termos de potência anti-hipertensiva ou proteção cardiovascular não existe diferença entre escolher um IECA ou BRA. Caso a combinação dupla não atinja a meta recomendada após ser otimizada para a posologia máxima tolerável, se recomenda uma combinação tripla:

IECA ou BRA + Diurético tiazídico + BCC

Um efeito adverso comum com a utilização dos BCC é o edema maleolar. Embora frequente na maioria dos casos é tolerável não sendo motivo para sua retirada, a não ser em casos muito relevantes. A estratégia mais eficaz para a redução do edema maleolar é a utilização de BCC que sejam lipossolúveis e não hidrossolúveis; porém, são mais caros e não disponíveis no serviço público gratuitamente.[17]

É fundamental a verificação da medida da pressão arterial fora do consultório, pois o idoso é mais susceptível a alterações e variações. O fator idade se associa a um maior risco tanto de hipertensão como de hipotensão, sendo ambas relacionadas com uma maior incidência de eventos cardiovasculares.[11] A hipotensão ortostática tem importância prognóstica e correlação direta com eventos cardiovasculares e aumenta a morbidade e a mortalidade.[13,14] A medida da pressão arterial fora do consultório fornece informações importantes no manejo do paciente hipertenso idoso, como: avaliar eficácia anti-hipertensiva, detecção do efeito do avental branco, detecção de hipotensão e confirmação diagnóstica da HÁ resistente (especialmente a sistólica resistente).[13,14]

Em relação ao quarto fármaco, as diferentes diretrizes recomendam a utilização da espironolactona na posologia de 25 a 50 mg, embora o estudo PATHWAY 2,[18] não tenha sido realizado com o objetivo de estudar em idosos. Sempre é relevante verificar em idosos, o valor plasmático do potássio e a função renal que podem ser fatores limitantes à utilização desse fármaco.

Quarto fármaco: espironolactona 25 a 50 mg

A partir da quinta classe de fármacos anti-hipertensivos não se tem evidências de estudos clínicos de qual seria o melhor esquema sequencial, mesmo na população de não idosos. A frequência cardíaca é um parâmetro utilizado para a escolha do quinto fármaco, se maior que 70 bpm os betabloqueadores são recomendados, se menor que 70 bpm se recomenda um agonista alfa-2 central (clonidina). As classes sequenciais seriam um bloqueador alfa-1 adrenérgico como sétima classe e um vasodilatador direto como oitava classe.[13,19] Desta maneira da monoterapia ao octeto existe uma sequência racional medicamentosa recomendada associada às mudanças no estilo de vida **(Figura 5.1)**.

Existem algumas comorbidades que podem indicar alguma classe de fármaco anti-hipertensivo preferencial, por exemplo, a presença de insuficiência cardíaca, insuficiência coronária sintomática, infarto do miocárdio recente (até 3 anos), arritmia cardíaca. Nesses casos o betabloqueador faz parte do esquema triplo preferencial e o BCC passa a ser o quarto fármaco. No caso da insuficiência cardíaca com fração de ejeção reduzida os BCC passam a ser a quinta classe a ser introduzida **(Figuras 5.2 e 5.3)**.

HIPERTENSÃO ARTERIAL NO IDOSO

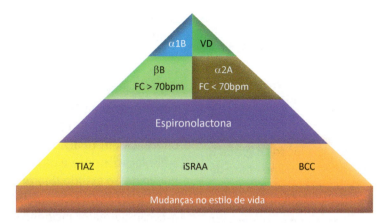

Figura 5.1 Tratamento medicamentoso do trio de ouro ao octeto.[19]
α1B: bloqueador alfa-1 adrenérgico; VD: vasodilatador direto; βB: betabloqueador; α2A: agonista alfa-2 central; TIAZ: tiazídico; ISRAA: inibidor do sitema renina-angiotnsina-aldosterona; BCC: bloqueador dos canais de cálcio.
Fonte: Acervo do autor.

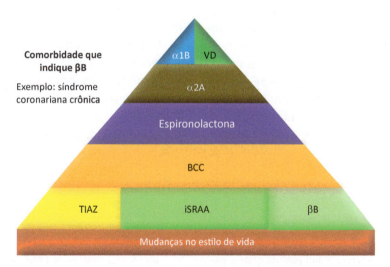

Figura 5.2 Esquema posológico com comorbidades que indiquem betabloqueador.
α1B: bloqueador alfa-1 adrenérgico; VD: vasodilatador direto; βB: betabloqueador; α2A: agonista alfa-2 central; TIAZ: tiazídico; ISRAA: inibidor do sitema renina-angiotnsina-aldosterona; BCC: bloqueador dos canais de cálcio.
Fonte: Acervo do autor.

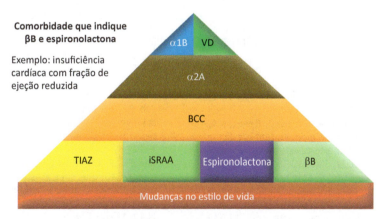

Figura 5.3 Esquema posológico com comorbidades que indiquem betabloqueador e espironolactona.
α1B: bloqueador alfa-1 adrenérgico; VD: vasodilatador direto; βB: betabloqueador; α2A: agonista alfa-2 central; TIAZ: tiazídico; ISRAA: inibidor do sitema renina-angiotnsina-aldosterona; BCC: bloqueador dos canais de cálcio.
Fonte: Acervo do autor.

CONCLUSÕES

A população idosa é heterogênea em relação à presença de comorbidades e de fragilidade, por isto, se deve valorizar mais a sua idade biológica em relação à cronológica. O papel da fragilidade no idoso como fator relacionado a eventos cardiovasculares é controverso.[19] O desafio que se enfrenta na prática clínica para tomada de decisões em idosos é grande, pois se trata de uma população heterogênea com diferentes interpretações das evidências científicas dos estudos clínicos pelas diretrizes. A população com HA sistólica isolada associada a pressão arterial < que 70 mmHg é um desafio a ser enfrentado sem que haja consenso da melhor abordagem.[8] Estudos recentemente publicados procuram trazer novas evidências em idosos. O *ActiFE Study*[20] demonstrou a presença de uma curva J em idosos não frágeis, com uma razão de risco de 4,01 (95% IC 1,13-14,28) diante de PAS < 110 mmHg, em relação à mortalidade. No mesmo estudo, nos idosos frágeis houve tendência de menor risco de mortalidade para os pacientes com PAS > 130 mmHg. Outro estudo multicêntrico randomizado em chineses hipertensos idosos, o *STEP Study Group*,[21] comparou a meta pressórica sistólica entre 110 a 130 mmHg com 130 a 150 mmHg, demonstrando resultados que favorecem uma meta mais rigorosa, com razão de risco para insuficiência coronária aguda 0,67 (IC 95% 0,47-0,94), insuficiência cardíaca aguda descompensada 0,27 (IC 95% 0,08-0,98) e acidente vascular cerebral 0,67 (IC 95% 0,47-0,97); não houve diferença em relação à revascularização miocárdica, à fibrilação atrial e à mortalidade cardiovascular. Não houve nesse estudo diferença nos dois grupos em relação a efeitos adversos, inclusive função renal, com exceção de maior incidência de hipotensão no grupo randomizado para uma meta pressórica mais rígida.

Na prática clínica a decisão do tratamento medicamentoso em idosos fragilizados deve ser individualizada ficando a critério médico a análise dos riscos e dos benefícios. Em idosos o tratamento não deve ser postergado pelo fator idade, deve ser iniciado com a menor dose eficaz, otimizado de maneira gradual de maneira mais lenta do que no não idoso, porém sempre com o objetivo de se atingir a meta pressórica associada ao menor risco cardiovascular, associado a um estilo de vida saudável.

REFERÊNCIAS BIBLIOGRÁFICAS

1. Nilsson P. Blood pressure strategies and goals in elderly patients with hypertension. Exp Gerontol 2017; 87(Pt B):151-152.
2. Willians B, Mancia G, Spiering W, Agabiti Rosei L, Azizi M, ESC Scientific Document Group, et al. 2018 ESC/ESH Guidelines for the management of arterial hypertension. Eur Heart J 2018;39(33):3021-3104.
3. Arnold AC, Shibao C. Current Concepts in Orthostatic Hypotension Management. Curr Hypertens Rep 2013; 15(4):304-312.
4. Vlachopoulos C, Aznaouridis K, Stefanadis C. Prediction of cardiovascular events and all-cause mortality with arterial stiffness: a systematic review and meta-analysis. J Am Coll Cardiol 2010; 55(13):1318-1327.
5. Boutouyrie P, Tropeano AI, Asmar R, Gautier I, Benetos A, Lacolley P, et al. Aortic stiffness is an independent predictor of primary coronary events in hypertensive patients: a longitudinal study. Hypertension 2002; 39(1):10-15.
6. Ben-Shlomo Y, Spears M, Boustred C, May M, Anderson SG, Benjamin EJ et al. Aortic pulse wave velocity improves cardiovascular event prediction: an individual participant meta-analysis of prospective observational data from 17,635 subjects. J Am Coll Cardiol 2014; 63(7):636-646.
7. Sobieraj P, Lewandowski J, Sinski M, Gaciong Z. Low on-treatment diastolic blood pressure and cardiovascular outcome: A post-hoc analysis using NHLBI SPRINT Research Materials. Sci Rep 2019; 9(1):13070.
8. Koracevic G, Stojanovic M, Kostic T, Lovic D, Tomasevic M, Jankovic-Tomasevic R. Unsolved Problem: (Isolated) Systolic Hypertension with Diastolic Blood Pressure below the Safety Margin. Med Princ Pract 2020; 29(4):301-309.
9. Hansson L, Zanchetti A, Carruthers SG, Dahlöf B, Elmfeldt D, Julius S, et al. Effects of intensive blood-pressure lowering and low-dose aspirin in patients with hypertension: principal results of the Hypertension Optimal Treatment (HOT) randomised trial. HOT Study Group. Lancet. 1998; 351(9118):1755-62.
10. McEvoy JW, Chen Y, Rawlings A, Hoogeveen RC, Ballantyne CM, Blumenthal RS, et al. Diastolic blood pressure, subclinical myocardial damage, and cardiac events: implications for blood pressure control. J Am Coll Cardiol 2016; 68(16):1713-1722.
11. Beddhu S, Chertow GM, Cheung AK, Cushman WC, Rahman M, Greene T, et al. SPRINT Research Group. Influence on Baseline Diastolic Blood Pressure on Effects of Intensive Compared with Standard Blood Pressure Control. Circulation 2018; 137(2):134-143.
12. Khan NA, Rabkin SW, Zhao Y, McAlister FA, Park JE, Guan M, et al. Effect of Lowering Diastolic Pressure in Patients with and without Cardiovascular Disease: Analysis of the SPRINT

(Systolic Blood Pressure Intervention Trial). Hypertension 2018; 71(5):840-847.

13. Barroso WKS, Rodrigues CIS, Bortolotto LA, Mota-Gomes MA, Brandão AA, Feitosa ADM, et al. Diretrizes Brasileiras de Hipertensão Arterial. [Brazilian Guidelines of Hypertension – 2020]. Arq Bras Cardiol. 2021; 116(3):516-658.
14. El Andere T, Passarelli Júnior O, Sousa MG. Hipertensão e Hipotensão em Idosos: O uso da MAPA na individualização do Tratamento. Rev Bras Hypertens. 2019; 26(1):25-32.
15. Hua Q, Fan L, Li J, Joint Committee for Guideline Revision. 2019 Chinese guidelines for the management of hypertension in the elderly. J Geriatr Cardiol 2019; 16(2):67-99.
16. Feitosa-Filho GS, Peixoto JM, Pinheiro JES, Afiune Neto A, Albuquerque ALT, Cattani AC, et al. Atualização das Diretrizes em Cardiogeriatria da Sociedade Brasileira de Cardiologia. [Updated Geriatric Cardiology Guidelines of the Brazilian Society of Cardiology – 2019]. Arq Bras Cardiol 2019; 112(5):649-705.
17. Makani H, Bangalores S, Romero J, Htyle N, Berios RS, Makwana H, et al. Peripheral edema associated with calcium channel blockers: incidence and withdrawal rate-a meta-analysis of randomized trials. J Hypertens 2011; 29(7):1270-1280.
18. Willians B, MacDonald TM, Morant S, Webb DJ, Sever P, McInes G, et al. British Hypertension Society's PATHWAY Studies Group. Spironolactone versus placebo, bisoprolol, and doxazosin to determine the optimal treatment for drug-resistant hypertension (PATHWAY-2): a randomized, double-blind, crossover trial. Lancet. 2015; 386(10008):2059-2068.
19. Feitosa ADM, Mota-Gomes M, Passarelli Júnior O, Barroso WKS, Miranda RD, Barbosa ECD, et al. Tratamento Medicamentoso da Hipertensão: do Trio de Ouro ao Octeto. Arq Bras Cardiol. 2020;115(2):270-272.
20. Kremer KM, Braisch U, Rothenbacher D, Denkinger M, Dallmeier D, ActiFE Study Group. Systolic Blood Pressure and Mortality in Community-Dwelling Older Adults: Frailty as an Effect Modifier. Hypertension. 2022; 79(1):24-32.
21. Zhang W, Zhang S, Deng Y, Wu S, Ren J, Sun G, et al. Trial of Intensive Blood-Pressure Control in Older Patients with Hypertension. N Engl J Med. 2021; 30;385(14):1268-1279.

6

Neire Niara Ferreira de Araujo ▸ Carolina Maria Nogueira Pinto ▸ Felício Savioli Neto

Insuficiência Cardíaca no Idoso

INTRODUÇÃO

Estima-se que mais de 64 milhões de pessoas no mundo estão convivendo com insuficiência cardíaca (IC),[1] sendo seis milhões atualmente entre os americanos, podendo chegar a oito milhões em 2030, um aumento expressivo de 46%.[2] Embora o tratamento da IC tenha avançado nas últimas décadas, a mortalidade permanece em torno de 50% em cinco anos.[3] No Brasil, em 2018 e 2019, a mortalidade por IC chegou a números relevantes a partir dos 60 anos e triplicou nos idosos com 80 anos ou mais, chegando a 12 mil mortes ao ano.[4] A população octogenária é a que tem apresentado crescimento mais acelerado no mundo, devendo triplicar entre 2017 e 2050, passando de 125 milhões para 425 milhões.[5] Portanto, a IC é um problema de saúde pública, especialmente, nessa população em crescimento, pouco representada nos grandes estudos, e com elevada taxa de morbidade, mortalidade, hospitalizações e impacto na qualidade de vida dos pacientes.[6]

ALTERAÇÕES CARDIOVASCULARES DO ENVELHECIMENTO

O processo de envelhecimento associa-se a importantes alterações estruturais e funcionais cardiovasculares que tornam o idoso mais suscetível ao desenvolvimento de IC com: progressiva perda de cardiomiócitos e hipertrofia dos remanescentes; diminuição da resposta β1-adrenérgica que, em associação com as alterações degenerativas do nó sinusal, limitam as respostas cronotrópica e inotrópica durante o estresse e reduzem o consumo máximo de oxigênio; declínio da capacidade produtiva de Adenosina trifosfato (ATP) pelas mitocôndrias, que contribuem para a redução da reserva contrátil do coração. As artérias tendem a tornar-se mais rígidas com a idade, diminuindo a elasticidade e a complacência da aorta e das grandes artérias, bem como a capacidade vasodilatadora, com o aumento da pós-carga. A pressão arterial sistólica aumenta e a diastólica tende a diminuir, com o consequente aumento da pressão de pulso, uma vez que as artérias rígidas perdem a elasticidade necessária para manter a pressão intravascular durante a diástole. A maior impedância à ejeção ventricular esquerda induz à hipertrofia miocárdica compensatória. Ocorre ainda fibrose miocárdica intersticial com depósito de colágeno, cálcio, fibronectina, fucsina e substância amiloide. O déficit de relaxamento ventricular e o aumento da rigidez parietal esquerda diminuem a complacência e são mecanismos subjacentes que dificultam seu enchimento e reduzem a pré-carga, levando à disfunção diastólica e subsequente IC com fração de ejeção (FE) preservada (ICFEp). A contratilidade miocárdica não se altera significativamente em função da idade, mas por doenças associadas.[7]

O sistema excitocondutor sofre perda celular de 50% a 70% das células marca-passo do nódulo sinusal, induzindo a queda da frequência sinusal intrínseca e máxima. O comprometimento das células do nódulo atrioventricular (AV) pode ocasionar atraso na condução AV e graus variáveis de bloqueio. O débito cardíaco tende a manter-se normal em repouso. Durante o exercício, porém, a frequência cardíaca máxima e o consumo máximo de oxigênio são mais reduzidos em idosos saudáveis em comparação com indivíduos mais jovens. Além disso, o descondicionamento da musculatura esquelética diminui a resposta vasodilatadora durante o esforço físico.[7]

As alterações cardiovasculares farmacodinâmicas mais significativas do envelhecimento se relacionam com o sistema nervoso autônomo. Os níveis plasmáticos basais de noradrenalina são mais elevados e o aumento da frequência cardíaca pelos agonistas beta-adrenérgicos diminui no idoso. A atividade do sistema arginina-vasopressina aumenta e a do sistema renina-angiotensina-aldosterona diminui.[7]

DIAGNÓSTICO

A IC é uma síndrome clínica progressiva e caracterizada pela presença de dispneia, ortopneia, edema de extremidades, fadiga e, ao exame físico, apresenta sinais de elevação da pressão venosa jugular, estertores pulmonares e terceira bulha cardíaca. A avaliação da classe funcional baseia-se na capacidade do paciente para realizar atividades físicas, elaborada pela New York Heart Association (NYHA), estratificando de grau I, quando assintomático até o grau IV, quando apresenta dispneia em repouso. A avaliação clínica pela NYHA pode ser comprometida nos idosos por apresentarem comorbidades, que podem cursar com quadro de cansaço aos esforços. Outra classificação amplamente utilizada para avaliar progressão da doença, estratifica o paciente em diferentes estágios **(Quadro 6.1)**.[8]

Essas alterações são causadas por anormalidades na estrutura e/ou na função cardíaca levando à redução no débito e/ou elevação das pressões intracavitárias, seja em repouso ou durante estresse.[3] Existem evidências de que o controle dos fatores de risco para IC e o tratamento da disfunção ventricular em assintomáticos, podem retardar o início das manifestações ou até prevenir o seu aparecimento, especialmente nos idosos.[9]

A classificação de IC mais empregada se baseia na FE do ventrículo esquerdo (FEVE). Considera-se IC com FE preservada (ICFEp), quando a FEVE ≥ 50% e IC com FEVE reduzida (ICFEr), quado FEVE < 40%; quando a FEVE encontra-se entre 41% e 49%, fica definida como IC de FE levemente reduzida (ICFElr).[10] A última atualização da Diretriz Brasileira de Insuficiência Cardíaca, recomenda o termo IC com FE melhorada (ICFEm) para pacientes com FEVE prévia < 40% que tiveram um aumento de 10 pontos percentuais atingindo taxas acima de 40%.[11] Essas definições seguem o último relatório (2021) da definição universal de IC.[12] Acredita-se haver mecanismos fisiopatológicos distintos envolvendo os diferentes fenótipos conhecidos da IC.

A história clínica é de grande importância na investigação etiológica da IC. As causas podem variar de acordo com a região, como por exemplo, a doença de Chagas, ou de acordo com as comorbidades, tais como doenças isquêmicas do coração, hipertensão arterial, doenças valvares, cardiomiopatias, cardiotoxicidade, alcoolismo, taquicardiomiopatia, doenças extra-cardíacas, doença cardíaca congênita, miocardiopatia periparto e miocardites. Ultimamente, em vigência da pandemia por Covid-19, estudos têm mostrado os danos causados ao miocárdio pelo coronavírus, levando

Quadro 6.1	Abordagem da IC nos diferentes estágios de apresentação.	
Estágio	Conduta	Objetivo
A e B	Medidas preventivas	Controlar fatores de risco e comorbidades para retardar ou impedir o aparecimento da doença
C	Medidas terapêuticas	Aplicar tratamento clínico otimizado para reduzir desfechos (mortes cardiovasculares, mortes por todas as causas e hospitalizações)
D	Intervenções especializadas e cuidados paliativos	Conscientizar paciente e familiares sobre a gravidade da doença, garantir medidas de conforto e controle de sintomas ao paciente

Fonte: Adaptado de Bocchi et al. 2009.[8]

a casos frequentes de IC, com alta taxa de mortalidade, principalmente, entre os idosos, com comorbidades crônicas associadas à fragilidade.[13]

Na ICFEp, os pacientes são mais idosos, principalmente mulheres, com hipertensão arterial sistêmica (HAS), obesidade, diabetes, fibrilação atrial (FA)[14] e outras comorbidades, tais como, doenças valvares, anemia, doença renal crônica (DRC), doença pulmonar crônica, hipotireoidismo e câncer.[2] Nos últimos anos, a amiloidose cardíaca, doença infiltrativa ocasionada por depósito de proteínas no espaço extracelular, tem sido mais reconhecida, estando presente em 13% dos pacientes diagnosticados com ICFEp, principalmente pela transtirretina na forma selvagem, antes conhecida como amiloidose senil.[15]

O diagnóstico de ICFEp requer três critérios, segundo estudo europeu:

1. Presença de sinais e sintomas de falência cardíaca congestiva;
2. Presença de função VE normal ou moderadamente anormal;
3. Evidência de alterações no relaxamento, enchimento, distensibilidade ou rigidez diastólica do VE.[16]

As diretrizes europeias recomendam biomarcadores e medidas objetivas da disfunção cardíaca (testes de esforços ou exames invasivos) para confirmação diagnóstica).[3] Recentemente, dois escores têm sido utilizados para auxiliar no diagnóstico de ICFEp, o H2FPEF[17] e o HFAPEFF.[18] **(Figuras 6.1 e 6.2)**

	Variável clínica	Características	Pontos
H₂	Obesidade (**H**eavy)	IMC > 30 kg/m²	2
	Hipertensão	2 ou mais anti-hipertensivos	1
F	**F**ibrilação atrial	Paroxística ou persistente	3
P	Hipertensão **P**ulmonar	PSAP > 35 mmHg (ecocardiograma)	1
E	Idade avançada (**E**lderly)	Idade > 60 anos	1
F	Pressões de enchimento (**F**illing pressures)	E/e' > 9	1

Figura 6.1 Escore H2FPEF para o diagnóstico da insuficiência cardíaca com fração de ejeção preservada (ICFEp).
IMC: índice de massa corpórea; PSAP: pressão sistólica da artéria pulmonar; E/e': dados do ecocardiograma.
Fonte: Adaptada da Atualização de Tópicos Emergentes da Diretriz Brasileira de Insuficiência Cardíaca 2021.[11]

Critérios	Maior (2 pontos)	Menos (1 ponto)
Funcional	e' septal < 7 ou e' lateral < 10 ou E/e' > 15 ou Velocidade RT > 2,8 m/s (PSAP > 35 mmHg)	E/e' 9-14 ou GLS < 16%
Morfológico	VAEi > 34 mL/m² ou Massa VE × 149/122 g/m² (H/M) e ERP > 0,42	VAEi 29-34 mL/m² ou Massa VE > 115/95 g/m² (H/M) ou ERP > 0,42 ou Septo ou PP ≥ 12 mm
Biomarcador (Ritmo sinusal)	NT-proBNP > 220 pg/mL ou BNP > 80 pg/mL	NT-proBNP > 125-220 pg/mL ou BNP > 35-80 pg/mL
Biomarcador (Fibrilação atrial)	NT-proBNP > 660 pg/mL ou BNP > 240 pg/mL	NT-proBNP > 365-660 pg/mL ou BNP > 105-240 pg/mL

Figura 6.2 Escore HFAPEFF para diagnóstico de insuficiência cardíaca com fração de ejeção preservada (ICFEp).
Velocidade RT: velocidade do fluxo de regurgitação da valva tricúspide; GLS: *strain* global longitudinal; VAEi: índice de volume atrial esquerdo; BNP: peptídeo natriurético do tipo B; NT-proBNP: peptídeo natriurético N-terminal pró-tipo B; VE: ventricular esquerda; H: homens; M: mulheres; ERP: espessura relativa da parede; PP: parede posterior; e': dados do ecocardiograma.
Fonte: Adaptada de Atualização de Tópicos Emergentes da Diretriz Brasileira de Insuficiência Cardíaca 2021.[11]

EXAMES COMPLEMENTARES

Os exames complementares são ferramentas importantes no diagnóstico, na pesquisa da etiologia, na evolução do tratamento e no prognóstico da IC **(Figura 6.3)**.[19]

Os biomarcadores que podem auxiliar no diagnóstico da IC são a troponina-T (Tn-T) e o N-terminal do peptídeo natriurético do tipo B (NT-pro-BNP), este último mais empregado na prática, indicam injúria do miócito e estresse na parede miocárdica, respectivamente.[20] Na ICFEp, os peptídeos natriuréticos podem sofrer influência do envelhecimento e de comorbidades tais como, DRC e anemia, sendo seu papel mais importante na determinação do prognóstico, uma vez que a elevação pode indicar maior risco de hospitalizações e mortes nessa categoria de IC.[21] Na ICFEr, os peptídeos natriuréticos têm papel preponderante para excluir a IC frente a outras doenças com sintomas semelhantes, para confirmar o diagnóstico, acompanhar a evolução e o prognóstico dos pacientes.[22]

O eletrocardiograma (ECG) apresenta alterações referentes às comorbidades tais como hipertensão arterial sistêmica (HAS), fibrilação atrial (FA), alterações da repolarização ventricular, distúrbios de condução, com baixa especificidade para o diagnóstico de IC. Quando o ECG e os níveis do BNP (35 pg/mL) e/ou NT-proBNP (125 pg/mL) encontram-se normais é pouco provável tratar-se de IC.[3]

O ecocardiograma transtorácico bidimensional com doppler (ECO-2D-doppler) é um método seguro e de fácil aquisição na maioria dos serviços de saúde, recomendado na avaliação inicial de todos os pacientes com suspeita de IC. Este método tanto pode avaliar a estrutura como a função cardíaca, além de guiar o tratamento e prognóstico da IC.[19] O ECO 2D-dopller fornece informações sobre a FEVE (método de Simpson, preferencialmente), sobre as dimensões das câmaras cardíacas, espessura e forma das cavidades, movimentação segmentar das paredes ventriculares, alterações anatômicas valvares, avaliação do pericárdio e ainda pode estimar a pressão em artéria pulmonar e a pressão de enchimento do VE.[23] Atualmente, a técnica de *speckle tracking* constitui um marcador precoce de disfunção ventricular, antes do aparecimento da alteração na FEVE, embora ainda não esteja indicada na avaliação de rotina dos pacientes com IC.[19]

A ressonância magnética (RM) e, principalmente, a cintilografia cardíaca com radiotraçadores ósseos, como Tc99m-pirofosfato, podem auxiliar no diagnóstico diferencial entre amiloidose por cadeias leves (AL) e trastirretina (ATTR) com especificidade de 100% para ATTR,[21] fator determinante na decisão terapêutica.

TRATAMENTO
Medidas não farmacológicas

Medidas não farmacológicas envolvendo equipe multiprofissional e educação, tanto do paciente, reforçando o autocuidado (alimentação, controle do peso,

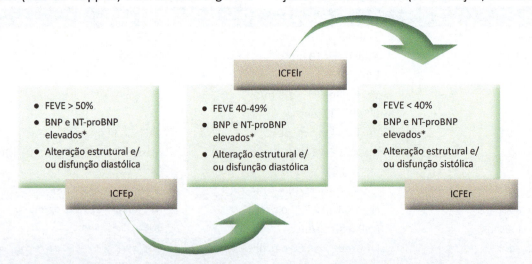

Figura 6.3 Definição de insuficiência cardíaca de acordo com a fração de ejeção do ventrículo esquerdo.
*BNP > 35-50 pg/mL ou NT-proBNP > 125 pg/mL.

BNP: peptídeo natriurético do tipo B; FEVE: fração de ejeção do ventrículo esquerdo; ICFEr: insuficiência cardíaca de fração de ejeção reduzida; ICFElr: insuficiência cardíaca de fração de ejeção levemente reduzida; ICFEp: insuficiência cardíaca de fração de ejeção preservada; NT-proBNP: fração N-terminal do peptídeo natriurético do tipo B.
Fonte: Adaptada de Rohde *et al*. 2018.[19]

atividade física, adesão medicamentosa, atenção aos sinais de descompensação cardíaca), como dos familiares ou cuidadores, apresentou impacto positivo na redução de internações e na mortalidade.[24] A vacinação para influenza e pneumococo deve ser incentivada, uma vez que já existem evidências de redução na taxa de internações por causas cardiovasculares entre os pacientes vacinados.[25] No recente cenário da pandemia por Covid-19, os idosos foram priorizados nessa campanha de vacinação, por serem considerados de maior risco para as formas graves da doença.[26]

Tratamento medicamentoso

O tratamento medicamentoso modificador da doença no idoso é o mesmo recomendado nas principais diretrizes para o adulto mais jovem, com a devida titulação dos fármacos de acordo com o estado de cada idoso, especialmente aqueles com 80 anos ou mais, com fragilidade e/ou sarcopenia, que são excluídos dos grandes estudos. Na ICFEp, o controle dos fatores de risco e das comorbidades constituem as medidas principais. Para controle da dispneia por congestão pulmonar, os diuréticos têm papel relevante no alívio dos sintomas. A espironolactona é recomendada como opção no tratamento da ICFEp, apesar dos resultados neutros no estudo TOPCAT para os objetivos primários.[27] O estudo PARAGHON comparou a associação de inibidor do receptor da angiotensina, valsartana, com inibidor da neprisilina, sacubitril, *versus* valsartana isolada em pacientes com ICFEp e não houve significativa redução de mortes cardiovasculares e hospitalizações como foi esperado; entretanto, foi observada melhora da classe funcional, redução nos diâmetros do átrio esquerdo e dos níveis de NT-proBNP no grupo que usou sacubitril associado a valsartana.[28] No estudo EMPEROR Preserved, a empaglifozina reduziu o risco combinado de morte cardiovascular ou hospitalização por insuficiência cardíaca em pacientes com IC e **Fe** preservada, independentemente da presença ou ausência de diabetes, sendo os inibidores de co-transportador de sódio-glicose SGLT2 (ISGLT2) uma nova classe de medicamento que poderá ser incorporada no tratamento da ICFEp.[29]

Os dados atualmente disponíveis indicam que a resposta de pacientes com ICFEIr ao tratamento da IC é semelhante à de pacientes com ICFEr.[11]

A principal causa de IC no mundo e no Brasil é a miocardiopatia isquêmica por doença aterosclerótica das artérias coronárias (DAC),[30] contribuindo para a fisiopatologia tanto da disfunção sistólica como diastólica. Estudos comprovam que o tratamento otimizado da DAC, incluindo a revascularização completa em algumas situações, deve aumentar a sobrevida dos pacientes com IC.[31,32]

Ao contrário do tratamento da ICFEp, grandes estudos para tratamento da ICFEr foram realizados nos últimos 25 anos começando pela introdução dos inibidores da enzima conversora da angiotensina (IECA)[33] e inibidores da angiotensina 2,[34] com forte evidência na redução da mortalidade e hospitalizações por piora da IC, seguido pelos betabloqueadores[35] e antagonistas da aldosterona.[36]

Recentemente, um terceiro sistema neuro-hormonal envolvendo os peptídieos natriuréticos foi objeto do estudo PARADIGM-HF, que comparou, prospectivamente, sacubitril/valsartana com IECA. Os resultados foram superiores aos já conhecidos com o IECA, mostrando que a inibição do receptor da angiotensina e da neprisilina com LCZ696 reduziu, significativamente, o risco de mortes e hospitalizações por descompensação da ICFEr.[33] Atualmente, a associação valsartana/sacubitril está indicada na ICFEr quando os sintomas persistem a despeito do tratamento convencional otimizado.[16] Esse estudo também mostrou segurança e eficácia em idosos com 65 anos ou mais, embora a média de idade no estudo tenha sido de 63,8 (± 11,5) anos. Algumas recomendações são necessárias para o emprego de sacubitril/valsartana nos idosos:

1. Monitoramento dos níveis séricos do potássio;
2. Controle da função renal;
3. Cuidado com interação medicamentosa (especialmente, anti-inflamatórios e lítio),[37] uma vez que a polifarmácia é frequente nessa população.

A fragilidade e IC, geralmente, coexistem levando a alterações fisiopatológicas, além do próprio envelhecimento, aumentando a carga de comorbidades e, consequentemente, de hospitalizações que resultam no declínio funcional e sarcopenia.[38] Na população do estudo TOPCAT foi identificada alta taxa de fragilidade, na qual houve maior frequência de desfechos fatais, como morte cardiovascular (CV) e por todas as causas, além de mais hospitalizações por IC.[39]

Outra condição frequente nos pacientes com IC é a diabete, onde a prevalência das doenças ateroscleróticas é elevada, corroborando para evolução desfavorável nos idosos hospitalizados com descompensação cardíaca e hiperglicemia.[40] O tratamento da diabete evoluiu consideravelmente nos últimos anos, não se limitando, apenas, à redução da glicemia, mas abrangendo benefícios cardiovasculares. Os inibidores da SGLT2 promovem, tanto a redução da hemoglobina glicada por glicosúria, como aumentam a natriurese, melhorando a função endotelial. O estudo que empregou a empaglifozina mostrou redução significativa de morte cardiovascular e hospitalizações por IC ou insuficiência renal, com benefícios comprovados nos idosos.[37]

A FA, presente em cerca de dois terços dos idosos com ICFEp,[41] pode contribuir para um pior prognóstico, razão por que o tratamento visando o retorno ao ritmo sinusal deve ser tentado sempre que possível.

Concluindo, o controle dos fatores de risco e das comorbidades comuns entre os idosos com IC e outras, como a anemia por deficiência de ferro, a depressão, doenças neoplásicas, distúrbios no sistema de condução, que podem levar a necessidade de dispositivos cardíacos, devem ser tratadas individualmente, o que pode mudar o prognóstico e melhorar a qualidade de vida. É de grande importância descobrir o momento ideal para tratar com a família e com o próprio paciente a respeito dos cuidados paliativos.

Os cuidados paliativos são uma abordagem interdisciplinar que se concentra na melhoria da qualidade de vida dos pacientes e suas famílias por meio da comunicação, esclarecimento dos objetivos do cuidado, tomada de decisão compartilhada, coordenação do cuidado e planejamento antecipado do cuidado. O papel dos cuidados paliativos na IC é mais intenso para pacientes com doença avançada e inclui cuidados por especialistas em cuidados paliativos. Em um sentido mais amplo têm um papel em todos os estágios da IC com os cuidados paliativos para os pacientes com os estágios iniciais da IC, geralmente fornecidos por médicos não paliativos.

REFERÊNCIAS BIBLIOGRÁFICAS

1. GBD 2017 Disease and Injury Incidence and Prevalence Collaborators. Global, regional, and national incidence, prevalence, and years lived with disability for 354 diseases and injuries for 195 countries and territories, 1990-2017: a systematic analysis for the Global Burden of Disease Study 2017. Lancet. 2018; 392(10159):1789-1858. Erratum in: Lancet. 2019; 393(10190):e44.
2. Savarese G, Lund LH. Global Public Health Burden of Heart Failure. Card Fail Rev. 2017 ;3(1):7-11.
3. Ponikowski P, Voors A. 2016 Esc guidelines for the diagnosis and treatment of acute and chronic heart failure: The Task Force for the diagnosis and treatment of acute and chronic heart failure of the European society of cardiology (ESC): Developed with the special contribution. Russ J Cardiol. 2017;141(1):7-81.
4. DATASUS-MS/SIM Sistema de Informações sobre Mortalidade. (Acesso em 02/05/2021).
5. United Nations. Department of Economic and Social Affairs, Population Division (2017). World population ageing 2017 - Highlights. 2017. 46 p.
6. Kraai IH, Vermeulen KM, Hillege HL, Jaarsma T. Perception of impairments by patients with heart failure. Eur J Cardiovasc Nurs. 2016; 15(2):178-185.
7. Freitas EV, Py L. Tratado de Geriatria e Gerontologia, 4a ed. Rio de Janeiro: Guanabara Koogan, 2017.
8. Montera MW, Almeida DR, Tinoco EM, Rocha RM, Moura LA, Réa-Neto Á et al. II Diretriz Brasileira de Insuficiência Cardíaca Aguda [II Brazilian Guidelines on Acute Cardiac Insufficiency]. Arq Bras Cardiol. 2009;93(3 Suppl 3):2-65. Portuguese.
9. Beckett NS, Peters R, Fletcher AE, Staessen JA, Liu L, HYVET Study Group, et al. Treatment of hypertension in patients 80 years of age or older. N Engl J Med. 2008; 358(18):1887-1898.
10. McDonagh TA, Metra M, Adamo M, Gardner RS, Baumbach A, ESC Scientific Document Group, et al. 2021 ESC Guidelines for the diagnosis and treatment of acute and chronic heart failure. Eur Heart J. 2021; 42(36):3599-3726.
11. Marcondes-Braga FG, Moura LAZ, Issa VS, Vieira JL, Rohde LE, Simões MV et al. Emerging Topics Update of the Brazilian Heart Failure Guideline - 2021. Arq Bras Cardiol. 2021; 116(6):1174-1212. English, Portuguese.
12. Bozkurt B, Coats AJS, Tsutsui H, Abdelhamid CM, Adamopoulos S, Albert N et al. Universal definition and classification of heart failure: a report of the Heart Failure Society of America, Heart Failure Association of the European Society of Cardiology, Japanese Heart Failure Society and Writing Committee of the Universal Definition of Heart Failure: Endorsed by the Canadian Heart Failure Society, Heart Failure Association of India, Cardiac Society of Australia and New Zealand, and Chinese Heart Failure Association. Eur J Heart Fail. 2021; 23(3):352-380.
13. Suri P, Arora V. COVID 19 and cardiovascular disease. JK Sci. 2020; 22(4):153-154.
14. Lenzen MJ, Scholte op Reimer WJ, Boersma E, Vantrimpont PJ, Follath F, Swedberg K, Cleland J et al. Differences between patients with a preserved and a depressed left ventricular function: a report from the EuroHeart Failure Survey. Eur Heart J. 2004; 25(14):1214-1220.
15. González-López E, Gallego-Delgado M, Guzzo-Merello G, de Haro-Del Moral FJ, Cobo-Marcos M, Robles C et al. Wild-type transthyretin amyloidosis as a cause of heart failure with preserved ejection fraction. Eur Heart J. 2015; 36(38):2585-2594.

16. How to diagnose diastolic heart failure. European Study Group on Diastolic Heart Failure. Eur Heart J. 1998; 19(7):990-1003.
17. Reddy YNV, Carter RE, Obokata M, Redfield MM, Borlaug BA. A Simple, Evidence-Based Approach to Help Guide Diagnosis of Heart Failure With Preserved Ejection Fraction. Circulation. 2018; 138(9):861-870.
18. Pieske B, Tschöpe C, de Boer RA, Fraser AG, Anker SD, Donal E et al. How to diagnose heart failure with preserved ejection fraction: the HFA-PEFF diagnostic algorithm: a consensus recommendation from the Heart Failure Association (HFA) of the European Society of Cardiology (ESC). Eur J Heart Fail. 2020; 22(3):391-412.
19. Comitê Coordenador da Diretriz de Insuficiência Cardíaca; Rohde LEP, Montera MW, Bocchi EA, Clausell NO, Albuquerque DC et al. Diretriz Brasileira de Insuficiência Cardíaca Crônica e Aguda. Arq Bras Cardiol. 2018; 111(3):436-539. Portuguese.
20. Van Veldhuisen DJ, Linssen GCM, Jaarsma T, Van Gilst WH, Hoes AW, Tijssen JGP et al. B-type natriuretic peptide and prognosis in heart failure patients with preserved and reduced ejection fraction. J Am Coll Cardiol. 2013; 61(14):1498–1506.
21. Cleland JG, Taylor J, Freemantle N, Goode KM, Rigby AS, Tendera M. Relationship between plasma concentrations of N-terminal pro brain natriuretic peptide and the characteristics and outcome of patients with a clinical diagnosis of diastolic heart failure: a report from the PEP-CHF study. Eur J Heart Fail. 2012; 14(5):487-494.
22. Nagueh SF. Non-invasive assessment of left ventricular filling pressure. Eur J Heart Fail. 2018; 20(1):38-48.
23. Nagueh SF. Non-invasive assessment of left ventricular filling pressure. Eur J Heart Fail. 2018; 20(1):38-48.
24. Cruz Fd, Issa VS, Ayub-Ferreira SM, Chizzola PR, Souza GE, Moreira LF et al. Effect of a sequential education and monitoring programme on quality-of-life components in heart failure. Eur J Heart Fail. 2010; 12(9):1009-1015.
25. Mohseni H, Kiran A, Khorshidi R, Rahimi K. Influenza vaccination and risk of hospitalization in patients with heart failure: a self-controlled case series study. Eur Heart J. 2017; 38(5):326-333.
26. Russell FM, Greenwood B. Who should be prioritised for COVID-19 vaccination? Hum Vaccin Immunother. 2021; 17(5):1317-1321.
27. Pitt B, Pfeffer MA, Assmann SF, Boineau R, Anand IS, TOPCAT Investigators et al. Spironolactone for heart failure with preserved ejection fraction. N Engl J Med. 2014; 370(15):1383-1392.
28. Solomon SD, McMurray JJV, Anand IS, Ge J, Lam CSP, Maggioni AP et al. Angiotensin–Neprilysin Inhibition in Heart Failure with Preserved Ejection Fraction. N Engl J Med. 2019; 381(17):1609-1620.
29. Anker SD, Butler J, Filippatos G, Ferreira JP, Bocchi E, Böhm M, EMPEROR-Preserved Trial Investigators et al. Empagliflozin in Heart Failure with a Preserved Ejection Fraction. N Engl J Med. 2021; 385(16):1451-1461.
30. Albuquerque DC, Neto JD, Bacal F, Rohde LE, Bernardez-Pereira S, Investigadores Estudo BREATHE. I Brazilian Registry of Heart Failure - Clinical Aspects, Care Quality and Hospitalization Outcomes. Arq Bras Cardiol. 2015; 104(6):433-442. Portuguese.
31. Trevisan L, Cautela J, Resseguier N, Laine M, Arques S, Pinto J et al. Prevalence and characteristics of coronary artery disease in heart failure with preserved and mid-range ejection fractions: A systematic angiography approach. Arch Cardiovasc Dis. 2018; 111(2):109-118.
32. Velazquez EJ, Lee KL, Jones RH, Al-Khalidi HR, Hill JA, STICHES Investigators et al. Coronary-Artery Bypass Surgery in Patients with Ischemic Cardiomyopathy. N Engl J Med. 2016; 374(16):1511-1520.
33. Velazquez EJ, Lee KL, Jones RH, Al-Khalidi HR, Hill JA, STICHES Investigators et al. Coronary-Artery Bypass Surgery in Patients with Ischemic Cardiomyopathy. N Engl J Med. 2016; 374(16):1511-1520.
34. Young JB, Dunlap ME, Pfeffer MA, Probstfield JL, Cohen-Solal A, Candesartan in Heart failure Assessment of Reduction in Mortality and morbidity (CHARM) Investigators and Committees et al. Mortality and morbidity reduction with Candesartan in patients with chronic heart failure and left ventricular systolic dysfunction: results of the CHARM low-left ventricular ejection fraction trials. Circulation. 2004; 110(17):2618-2626.
35. Packer M, Coats AJ, Fowler MB, Katus HA, Krum H, Carvedilol Prospective Randomized Cumulative Survival Study Group et al. Effect of carvedilol on survival in severe chronic heart failure. N Engl J Med. 2001; 344(22):1651-1658.
36. Pitt B, Zannad F, Remme WJ, Cody R, Castaigne A, Perez A. The effect of spironolactone on morbidity and mortality in patients with severe heart failure. Randomized Aldactone Evaluation Study Investigators. N Engl J Med. 1999; 341(10):709-717.
37. Monteiro P, Bergenstal RM, Toural E, Inzucchi SE, Zinman B, Hantel S et al. Efficacy and safety of empagliflozin in older patients in the EMPA-REG OUTCOME® trial. Age Ageing. 2019; 48(6):859-866.
38. Pandey A, Kitzman D, Reeves G. Frailty Is Intertwined With Heart Failure: Mechanisms, Prevalence, Prognosis, Assessment, and Management. JACC Heart Fail. 2019; 7(12):1001-1011.
39. Sanders NA, Supiano MA, Lewis EF, Liu J, Claggett B, Pfeffer MA et al. The frailty syndrome and outcomes in the TOPCAT trial. Eur J Heart Fail. 2018; 20(11):1570-1577.
40. Kattel S, Kasai T, Matsumoto H, Yatsu S, Murata A, Kato T et al. Association between elevated blood glucose level on admission and long-term mortality in patients with acute decompensated heart failure. J Cardiol. 2017; 69(4):619-624.
41. Zakeri R, Borlaug BA, Mcnulty S, Selma F, Lewis GD, Semigran MJ et al. Advancing Research on the Complex Interrelations Between Atrial Fibrillation and Heart Failure, NIH Public Access. 2015;7(1):123–130.

7

Alexandre Pinheiro Santana ▸ Aline Santos Ibanes ▸ Cely S. Abboud

COVID-19
Repercussão Epidemiológica e Consequências Cardiovasculares em Idosos

INTRODUÇÃO

Em 31 de dezembro de 2019, a Organização Mundial de Saúde (OMS) foi alertada sobre vários casos de pneumonia ocorridos na cidade Wuhan na República Popular da China. Tratava-se de uma nova cepa de coronavírus que não havia sido identificada em seres humanos.[1]

São reconhecidos até o momento, sete coronavírus humanos (HCoVs): HCoV-229E, HCoV-OC43, HCoV-NL63, HCoV-HKU1, SARS-COV (que causa síndrome respiratória aguda grave), MERS-COV (que causa síndrome respiratória do Oriente Médio) e o mais recente, novo coronavírus (que no início foi temporariamente nomeado 2019-nCoV e em 11 de fevereiro de 2020, recebeu o nome de SARS-CoV-2). Esse novo coronavírus é responsável por causar a doença COVID-19.[1,2]

Em 30 de janeiro de 2020, apenas um mês após o alerta de Wuhan, a OMS declarou que o surto do novo coronavírus constitui uma Emergência de Saúde Pública de Importância Internacional (ESPII) – o mais alto nível de alerta da Organização, conforme previsto no Regulamento Sanitário Internacional.[1]

Em 11 de março de 2020, a COVID-19 foi caracterizada pela OMS como uma pandemia. O termo "pandemia" se refere à distribuição geográfica de uma doença e não à sua gravidade.[1]

No Brasil, o primeiro caso foi notificado em São Paulo, em 26 de fevereiro de 2020.[3]

Existem vários estudos publicados e outros tantos em andamento considerando as diversas facetas da COVID-19. Esta pandemia é de grande relevância clínica e epidemiológica em andamento, no início do século XXI. A mobilização de toda a população mundial aconteceu de forma nunca antes vista, levando a grandes repercussões no âmbito socioeconômico, instituição de bloqueios totais com isolamento social, alta mortalidade com perdas de entes queridos em várias famílias, a evolução da ciência com produção de vacinas em larga escala em tempo recorde, e por outro lado, a disseminação de *fake news*, tratamentos ineficazes e falsos curandeiros.

Epidemiologia

Até 29 de novembro de 2021 já foram descritos 260.867.011 casos confirmados de COVID-19 incluindo 5.200.267 óbitos.[4] No Brasil, já foram registrados 22.080.906 casos com 614.278 óbitos.[5]

O principal mecanismo de transmissão do SARS-CoV-2 é o respiratório, através do contágio direto entre pessoas, principalmente as que tenham proximidade menor que dois metros de distância, através de partículas respiratórias, secreções respiratórias de tosse, espirros, fala, o contato direto com mucosas ou o contato de mãos infectadas com superfícies ou objetos ou olhos, boca e nariz. Outra forma de transmissão é por via de aerossóis por inalação de partículas que estejam em suspensão aérea, principalmente em ambientes fechados ou mal ventilados.[6]

A transmissão por aerossol se dá principalmente em ambiente hospitalar, onde procedimentos geradores de aerossol ocorrem (ex.: broncoscopia, ressuscitação cardiorrespiratória, nebulização, terapia respiratória etc.).[7]

O vírus já foi isolado em outros fluidos corpóreos como fezes, sangue, secreção ocular e sêmen, mas sua importância na transmissão parece baixa.[8]

O período de transmissibilidade da doença ocorre geralmente anteriormente ao aparecimento dos sintomas, sendo maior no início da doença, permanecendo até o sétimo ao décimo dia em pacientes não imunodeprimidos e com sintomatologia leve a moderada. O maior período de transmissão é o inicial justamente devido a maior replicação de RNA viral na mucosa nasal. Em indivíduos com infecção mais grave ou idosos, pode haver maior tempo de permanência viral em secreção respiratória.[9]

Em alguns pacientes pode haver persistência da detecção viral por um período prolongado, semanas ou meses, mas isso não significa persistência da infecção, mas presença de baixo número de cópias ou mesmo partículas virais.[10]

FISIOPATOLOGIA

O SARS-CoV-2 é um vírus envelopado de RNA pertencente à família dos *Orthocoronavirinae*, grupo também composto por outros coronavírus capazes de infectar mamíferos e aves. A disseminação ocorre pessoa a pessoa através da inalação de gotículas e aerossóis gerados durante tosse, espirros ou procedimentos médicos que envolvem as vias aéreas (intubação orotraqueal, reanimação cardiopulmonar etc.).[11]

A interação com as células do hospedeiro ocorre através da ligação da proteína S (espícula da superfície viral) com a enzima conversora de angiotensina 2 (ACE2), ocorrendo a fusão e a liberação do material genético viral no meio intracelular. A língua, a mucosa nasal e oral, além das células caliciformes das vias aéreas expressam grande quantidade de ACE2, sendo o sítio inicial de replicação viral. Nos casos em que evoluem com maior gravidade, observa-se o acometimento do epitélio das vias aéreas inferiores, também caracterizado pela alta expressão da ACE2.[11,12]

Os ciclos de replicação viral induzem a apoptose das células hospedeiras, levando à primeira onda de resposta inflamatória local, caracterizada pelo extravasamento capilar e recrutamento leucocitário. Após o desenvolvimento de uma resposta imune adaptativa, o paciente pode evoluir para um estado hiperinflamatório, caracterizado pela liberação excessiva de citocinas pró-inflamatórias (tempestade de citocinas). A consequência do desequilíbrio imunológico é observada nas lesões dos pneumócitos e destruição, edema e hemorragia alveolar difusa.[11]

Mesmo com o grave acometimento das vias aéreas, a COVID-19 não se limita ao trato respiratório. Células dos rins, cérebro, coração, olhos e intestino também expressam o mesmo receptor, com tropismo do SARS-CoV-2 confirmado tanto em ensaios *in vitro* como *in vivo*. A infecção destas demais células demonstra o caráter sistêmico da COVID-19, clinicamente manifestada como conjuntivite, dor abdominal, diarreia e lesão cardíaca e renal.[11,12]

As manifestações cardiovasculares estão fortemente relacionadas à lesão do endotélio vascular por inflamação epitelial (endotelite) causada por ação viral direta. Após se ligar ao ACE2, o complexo vírus-receptor é internalizado, reduzindo a quantidade de enzimas da superfície celular. Consequentemente, ocorre redução na conversão de angiotensina II (Ang II) em angiotensina 1-7, com acúmulo local de Ang II e redução na ação da Ang 1-7 nos receptores MAS, culminando um fenótipo pró-inflamatório e pró-trombótico das células epiteliais. Além disso, a redução de receptores ACE2 pode aumentar a atividade do sistema calicreína-cinina (KKS), resultando em aumento da permeabilidade vascular.[12]

Apesar das ações virais diretas no endotélio, não são observados períodos prolongados de viremia (detecção de vírus no sangue do hospedeiro), sendo assim possível que outros mecanismos estejam associados a lesão endotelial. A tempestade de citocinas aumenta drasticamente a liberação de citocinas inflamatórias como Interleucina 6 (IL-6). Esta, por sua vez, tem capacidade de aumentar a permeabilidade endotelial e induzir o epitélio a também produzir mais substâncias inflamatórias, ampliando assim a resposta imune. Como consequência mais tardia, a hipoxemia associada à Síndrome Respiratória Aguda Grave (SRAG) induz a liberação de fatores de crescimento endotelial (VEGF), intensificando a disfunção endotelial sistêmica.[11]

Existem outros fatores possivelmente associados ao estado pró-trombótico relacionado à COVID, como a ativação excessiva do sistema complemento e ação do TNF-alfa. Como resultado desses mecanismos, é observado um aumento da expressão de fator tecidual (TF), P-selectina, fator de von Willebrand e fibrinogênio, além da redução da produção da proteína C, levando a maior agregação plaquetária e trombogênese. A etapa final desses eventos é a formação de coágulos na microvasculatura e, em alguns casos, eventos tromboembólicos **(Figura 7.1)**.[11]

A COVID-19 pode levar tanto a lesões cardíacas agudas como crônicas. Não há um mecanismo claro para explicar todo o espectro da lesão miocárdica, sendo provavelmente multifatorial. O estado inflamatório sistêmico associado à hipóxia, à desestabilização de placas coronarianas, à isquemia e à fibrose miocárdica intersticial podem culminar na disfunção cardíaca aguda. O aumento da demanda metabólica pode acarretar a descompensação de cardiopatias prévias, assim como distúrbios hidroeletrolíticos associados à lesão renal aguda e ao uso de medicações podem favorecer a ocorrência de arritmias.[12]

IMUNOSSENESCÊNCIA E O COVID-19

Desde o início da pandemia, já era observado que o paciente idoso era o mais suscetível à doença e a sua forma mais agressiva, principalmente considerando as comorbidades associadas.

O sistema imune é o pilar entre as interações do hospedeiro e do agente agressor em qualquer doença infecciosa, e envolve três aspectos interligados: a vulnerabilidade, a resposta imune e a imunopatologia. Na maioria dos casos, após uma exposição natural (ou vacinação) a um patógeno infectante há uma resposta imune, ocasionando uma proteção do indivíduo exposto, mesmo que parcial, via memória imunológica. De forma geral, os adultos têm maior proteção em relação aos mais jovens contra os patógenos a que eles foram expostos quando eram jovens, devido à memória imunológica.[13]

A remodelação da resposta imune que é observada nos idosos é um fenômeno denominado imunossenescência; este fenômeno aumenta a suscetibilidade do indivíduo tanto às infecções, às doenças autoimunes ou à malignidade, por várias alterações fisiológicas associadas como as alterações das células NK, neutrófilos, monócitos e macrófagos, involução do timo e redução da disfunção das células T e B.

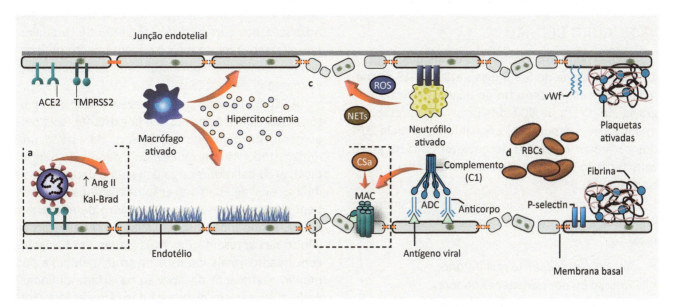

Figura 7.1 Fisiopatologia na COVID 19.
Fonte: Perico L, Benigni A, Casiraghi F, *et al*. 2020.[14]

A resposta imune inata é o primeiro nível de resposta na infecção viral. Na infecção por SARS-CoV-2, a proteína S media a ligação, a fusão e a introdução do vírus na célula humana. Os macrófagos detectam essa entrada na célula e orquestram a produção de elementos pró-inflamatórios que inibem a replicação viral e recrutam outras células do sistema imunológico para o sítio da infecção. Os macrófagos pulmonares de pacientes idosos, têm uma produção mais pronunciada de IL-6 e outras citocinas pró-inflamatórias. A IL-6 inibe a produção de interferon-γ que é necessário para ativação das células CD8, e interfere também a nível tecidual pulmonar, alterando sua integridade. Pacientes com COVID-19 grave têm uma relação maior de IL-6 / interferon-γ que aqueles que apresentam uma doença mais leve, o que pode ser relacionado à tempestade de citocinas que leva à injúria pulmonar. A invasão do epitélio das vias aéreas pelo SARS-CoV-2 quebrando a integridade da barreira leva a um ciclo vicioso de inflamação e injúria tecidual que ocorre mais frequentemente em idosos; esse fenômeno auxilia a explicar o motivo pelo qual os idosos com COVID-19 são mais suscetíveis à lesão pulmonar que implica em perda da função pulmonar e falência respiratória.[15]

Em resumo, a imunossenescência pode explicar a maior letalidade da COVID-19 em idosos, pois ocorre a deficiência da resposta das células T, a falha de produção de anticorpos, e o processo pró-inflamatório aumentado levando à maior injúria tecidual.[15]

QUADRO CLÍNICO

Após o período de incubação estimado entre 1 e 14 dias (mediana de 5 a 6 dias), a COVID-19 se manifesta com amplo espectro de quadros clínicos e de gravidade. Cerca de 80% dos pacientes apresentam quadro leve a moderado, enquanto os demais 20% dos pacientes infectados desenvolvem quadro grave caracterizado por pneumonia intersticial atípica associada à SRAG.[16,17]

SRAG é definida como indivíduo com síndrome gripal que apresente pelo menos um dos achados clínicos:

- Dispneia/desconforto respiratório;
- Pressão ou dor persistente no tórax;
- Saturação de O_2 menor que 95% em ar ambiente;
- Cianose dos lábios ou rosto.

Os principais fatores de risco identificados associados à evolução para gravidade são idade, sexo masculino, obesidade, tabagismo e comorbidades (especialmente hipertensão arterial sistêmica e diabetes melito tipo 2). Destes, a idade ≥ 60 anos configura como fator de risco independente para maior necessidade de hospitalização, admissão em UTI e mortalidade.[11,12,16]

CLASSIFICAÇÃO POR GRAVIDADE

- **Caso assintomático**: teste laboratorial + ausência de sintomas;
- **Caso leve**: presença de sintomas inespecíficos como tosse, odinofagia, coriza, anosmia, ageusia, diarreia, dor abdominal, febre, calafrios, mialgia, fadiga e/ou cefaléia;
- **Caso moderado**: intensificação dos sintomas inespecíficos ou presença de tosse persistente e febre persistente diária + presença de pneumonia sem sinais/sintomas de gravidade;
- **Caso grave**: pacientes com quadro de SRAG;
- **Caso crítico**: paciente com sepse, insuficiência respiratória grave, disfunção orgânica, pneumonia grave, necessidade de suporte respiratório e necessidade de internação em UTI.

MANIFESTAÇÕES CARDIOVASCULARES

Aproximadamente 12% dos pacientes diagnosticados com COVID-19 apresentaram lesão cardíaca aguda, com relatos de que até 25% dos pacientes hospitalizados apresentaram elevação de troponina; tais alterações foram mais frequentemente observadas em idosos e em pacientes com cardiopatias previamente diagnosticadas.[12,18]

A COVID-19 pode servir de evento descompensatório da insuficiência cardíaca já existente, seja pelo aumento da demanda metabólica, do estado pró-inflamatório sistêmico (levando a depressão miocárdica), e/ou pela sobrecarga de volume decorrente da injúria renal aguda. A infecção pelo coronavírus também pode se apresentar com quadro de miocardite aguda, sendo uma possível causa de choque cardiogênico nas apresentações mais graves. Em pacientes com quadros mais intensos de tromboembolia pulmonar, o aumento da pressão na artéria pulmonar pode culminar em disfunção das câmaras cardíacas direitas **(Figura 7.2)**.[18]

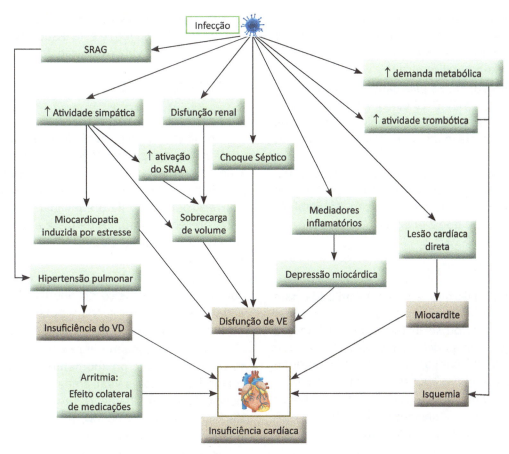

Figura 7.2 Fisiopatologia as alterações cardiovasculares na COVID-19.
SRAG: síndrome respiratória aguda grave, SRAA: sistema renina-angiotensina-aldosterona, VE: ventrículo esquerdo, VD: ventrículo direito.
Fonte: Bader F, Manla Y, Atallah B; et al. 2020.[19]

Como consequência da coagulopatia induzida pela COVID-19, a ocorrência de eventos cerebrovasculares aumentou em até sete vezes em relação ao período pré-pandêmico.

COMPLICAÇÕES

Delirium

- *Delirium* é complicação frequente nos pacientes acima de 60 anos, ocorrendo em cerca de 40% dos casos. Quando analisado apenas casos mais graves, essa incidência pode chegar a 83% dos idosos internados em UTI.[20]

Alterações na espirometria

- 85% dos pacientes com acometimento pulmonar grave apresentavam fibrose pulmonar residual após 60 dias do início dos sintomas.[21]
- No geral, aproximadamente 17% dos pacientes com COVID-19 sintomático permaneceram com alterações espirométricas mesmo após a regressão total do evento infeccioso. Destes, o grupo de pacientes que apresenta quadros mais graves (maior acometimento pulmonar), apresentaram maior prevalência de distúrbios obstrutivos na espirometria.[21]
- No grupo de idosos e obesos, as alterações nos testes de caminhada por 6 minutos foram mais significativas do que nas demais populações acometidas pela COVID-19.[21]

Hiperglicemia

- Em uma análise, 20,6% de pacientes sem diagnóstico prévio de diabetes melito, com níveis de HbA1c dentro da normalidade, apresentaram episódios de hiperglicemia ao longo da internação.[22]
- Nos pacientes críticos, a elevação das catecolaminas séricas inibe a secreção de insulina. A hiperglicemia decorrente leva à glicosilação dos anticorpos antiespícula e promove a formação

- de imunocomplexos, disfunção endotelial e estímulo à secreção de citocinas inflamatórias nos macrófagos, levando a um ciclo de piora inflamatória-hiperglicêmica.[22]
- O aumento dos níveis plasmáticos de glicose nos pacientes com COVID-19 estão associados a pior prognóstico, evoluindo com maior gravidade de doença e mortalidade em relação aos grupos euglicêmicos.[22]
- Ação viral direta nas ilhotas pancreáticas e adipócitos, além do quadro inflamatório prolongado pode acarretar o desenvolvimento de diabetes melito tipo 1 ou tipo 2 em pacientes com antecedente de COVID-19.[23]

Síndrome pós-COVID

- A definição mais frequentemente utilizada para descrever tal síndrome é a presença de sintomas que continuam ou se instalam após a infecção aguda, que não podem ser explicados por um diagnóstico alternativo, permanecendo sintomático após 4 semanas após o início da infecção.[24]
- Devido à utilização de critérios heterogêneos para determinar a presença da síndrome pós-COVID, a incidência relatada varia de 32,6% a 96% dos casos.[22]
- Fadiga crônica é o sintoma mais relatado, sendo definida como estado profundo de exaustão física e/ou mental com impacto negativo nas atividades cotidianas. O acometimento não está diretamente ligado à gravidade, apresentando-se frequentemente em pacientes que não necessitam de hospitalização. Não apresenta biomarcadores alterados, não tendo associação com os níveis das provas inflamatórias.[24]
- A ocorrência de dispneia após 5 semanas da infecção acomete cerca de 4,6% dos pacientes, mesmo aqueles sem acometimento pulmonar evidente durante a fase inflamatória.[21,24]
- Dentre as manifestações cardíacas, dor torácica (associada à miocardite) e elevação persistente dos níveis séricos de troponina podem ser encontradas em cerca de 20% dos pacientes. Além disso, a Síndrome da Taquicardia Postural Ortostática (POTS) demonstra associação com a síndrome pós-COVID devido à disfunção autonômica.[12,18,24]
- Déficits cognitivos, alterações psiquiátricas, distúrbios do sono e cefaleia são manifestações neuropsiquiátricas frequentes. A dificuldade de acessar memórias, manter foco ou estado de pouca clareza mental é chamado de "névoa mental" (brain fog) e está associado à redução na qualidade de vida e redução de funcionalidade.[24]

DIAGNÓSTICO

Diagnóstico clínico

Os sintomas sugestivos da infecção pelo SARS-CoV-2 são compatíveis com síndrome gripal e incluem sintomas como febre, astenia, mialgia, cefaleia, dor de garganta, congestão nasal, náusea e vômitos, diarreia, perda de olfato e paladar. Também podem estar presentes sintomas de tosse e dispneia. Os sintomas podem iniciar após 2 a 14 dias depois da exposição ao vírus.[25]

O padrão-ouro diagnóstico é o teste de amplificação de ácido nucleico do tipo RT-PCR (reação em cadeia polimerase via transcriptase reversa), pois apresenta alta sensibilidade e especificidade.[25]

O teste de antígeno apresenta sensibilidade variável a depender do momento da infecção e da quantidade de carga viral, ainda assim, apresenta especificidade semelhante aos testes de amplificação de ácido nucleico. A vantagem desse teste é o custo inferior e o rápido resultado.[25]

Há diferença na taxa de liberação de vírus entre as porções de vias aéreas, sendo que as vias aéreas inferiores apresentam taxas maiores de carga viral do que vias aéreas superiores. A restrição para a coleta de espécimes via lavado broncoalveolar ou aspirado de secreções é o risco versus benefício da exposição da equipe aos aerossóis gerados no processo. As amostras podem ser coletadas via swab de nasofaringe, orofaringe e saliva. É recomendado que se realize a coleta de espécime de nasofaringe e orofaringe em combinação para aumentar a sensibilidade e a especificidade do exame respectivamente para 95% e 100%.[26]

É ideal a realização do teste entre 3 e 7 dias do início dos sintomas, pela maior eliminação viral nesse período. Para pacientes com alta suspeição clínica, os testes de detecção viral podem ser repetidos após 24 horas da última coleta.[26] Não é recomendada a coleta de espécimes de pacientes assintomáticos entre 90 dias da infecção prévia por SARS-CoV-2, uma vez que é possível recuperar fragmentos de material genético, ainda que sem a capacidade de desenvolver a infecção.[26]

Testes sorológicos identificam infecções prévias e podem demorar até 21 dias após o início dos sintomas para apresentar soro-conversão. Dessa forma, esse tipo de teste não é o ideal para o diagnóstico da doença aguda. Não é recomendado o uso desses testes para a mensuração da imunidade pelo COVID-19 considerando que não está claro quanto tempo os anticorpos permanecem em circulação após a infecção e se os anticorpos são a principal forma de proteção contra doenças futuras, é sabido que a imunidade celular tem papel importante na imunidade nestes casos.[25]

TRATAMENTO

O tratamento fundamental para os pacientes com diagnóstico ou suspeita de infecção por SARS-Cov-2 é de suporte. Ainda que haja medicações que podem apresentar benefício para certos grupos e situações, não há tratamento efetivo para o vírus até o momento.

As recomendações a seguir são baseadas nas melhores evidências científicas analisadas até o momento.

Tratamento não medicamentoso

- **Oxigenioterapia:** a oferta de oxigênio deve ser realizada objetivando saturação de 88% a 92% mínima, e deve ser ajustada conforme conforto ventilatório do paciente.
- **Suporte ventilatório adequado:** está recomendada a utilização de modos ventilatórios não invasivos como CPAP, BIPAP e cateter de alto fluxo, assim como a ventilação invasiva. Atentar para o uso adequado de equipamentos de proteção individual da equipe assistente durante a instalação dos modos ventilatórios (invasivos e não invasivos).
- Monitorização hemodinâmica.
- **Tratamento de alterações metabólicas e hematológicas secundárias:** diabetes melito, risco de trombose venosa etc.

Tratamento medicamentoso

Medicações não recomendadas em qualquer fase da doença: cloroquina, hidroxicloroquina, lopinavir/ritonavir, plasma de convalescentes de COVID-19, ivermectina e famotidina.[27]

Medicações recomendadas

- **Corticoterapia:** recomendada para pacientes com necessidade de oxigenioterapia com saturação ≤ 94% na oximetria de pulso ou na gasometria arterial em ar ambiente. A dexametasona 6 mg endovenosa ou via oral por 10 dias pode ser substituída por outros corticoesteroides em dose equivalente pelo mesmo período.[27]

- **Inibidores de Interleucina6 (tocilizumab/sarilumab):** recomendada como associação à corticoterapia em pacientes com doença de gravidade progressiva com aumento de marcadores inflamatórios. Por serem medicações que tendem a reduzir a resposta inflamatória, deve-se atentar para sinais de infecção bacteriana na avaliação do risco-benefício do uso.[27]
- **Inibidor da replicação viral (remdesivir):** recomendado para pacientes com sinais de gravidade e necessidade de oxigenioterapia suplementar que não estejam em ventilação mecânica ou ECMO.[27]
- **Anticorpos monoclonais neutralizantes (casirivimab/imdevimab, bamlanivimab/etesevimab, sotrovimab):** esses anticorpos neutralizam o domínio receptor da proteína *spike*, recomendados tanto como profilaxia pós-exposição quanto para uso em pacientes com alto risco de desenvolvimento de infecção grave. Os pacientes considerados de maior risco são maiores de 65 anos, obesos, gestantes, pacientes com diabetes, doença imunossupressora, insuficiência renal crônica e com múltiplas comorbidades.[27]
- **Inibidores da Janus quinase (tofacitinib/baricitinib):** a enzima Janus quinase é mediadora da sinalização de citocinas inflamatórias e dessa forma esses medicamentos tem ação anti-inflamatória por redução da liberação desses mediadores. No caso do baricitinib, esse medicamento também tem ação antiviral por ação na inibição da proteína de membrana AP2, associada à proteína-quinase1 (AAK1) e por inibição da ciclina G quinase; ambas as enzimas têm ação na mediação da endocitose viral.[27]

É importante ressaltar que todas as medicações recomendadas para uso em pacientes com infecção por SARS-CoV-2 ainda requerem estudos clínicos complementares a fim de definir a real efetividade em pacientes com COVID-19.

Em relação às medicações não recomendadas, os estudos realizados até o momento com metodologia adequada não observaram benefício no uso desses medicamentos ou foi considerado que o risco-benefício não favoreceu o uso dessas substâncias.

PREVENÇÃO

A prevenção da transmissão de infecções por vírus e bactérias inclui medidas comportamentais e de uso de equipamentos de proteção individual, todas têm igual papel ao evitar a transmissão cruzada de vírus tanto em locais públicos quanto no ambiente hospitalar.

Medidas comportamentais

- **Higienizar as mãos com frequência:** para esse fim. É igualmente eficaz tanto a utilização de soluções alcoólicas quanto a utilização de água e sabão. O mais importante é a técnica utilizada corretamente.
- **Não tocar nos olhos, boca ou nariz:** áreas de mucosa são os locais de entrada dos vírus e bactérias no organismo. Evitar tocar esses locais sem que as mãos estejam higienizadas.
- **Etiqueta da tosse:** evitar levar as mãos à boca quando tossir ou espirrar, para evitar a contaminação das mãos e consequente contaminação do ambiente. O ideal é tossir ou espirrar em um lenço de papel descartável e imediatamente higienizar as mãos.
- **Evitar aglomerações:** as gotículas produzidas pela fala, tosse ou espirro têm a capacidade de atingir em torno de 70 cm de trajetória antes de cair ao chão. É ideal manter uma distância de no mínimo 1 metro das outras pessoas.[28]

Medidas de barreira

- **Utilização de máscaras:** a utilização de máscaras de tecido duplo, cirúrgicas ou do tipo N95/PFF2 é eficaz na diminuição do risco de aspiração de vírus em situações específicas.[29]
    - **Máscaras de pano:** uso recomendado para locais fora do ambiente hospitalar. Têm a capacidade de retenção de gotículas em torno de 80% quando manufaturadas com tecidos adequados e camada dupla. A máscara deve ser fabricada de tecido duplo de trama fechada do tipo algodão ou equivalente, não sendo recomendada a utilização de tecidos com trama aberta sem a utilização de filtro. Não utilizar máscaras com válvula expiratória ou camada única.[29]
    - **Máscara cirúrgica:** utilizar preferencialmente no ambiente hospitalar. A máscara deve ser produzida com três camadas necessariamente, sendo duas camadas de tecido tipo Tecido-Não-Tecido e uma camada interna filtrante que deve possuir eficiência de filtragem de partículas > $0,5\mu$ (EFP) > 98% e eficiência de filtragem bacteriológica (BFE) > 95%.[29]
- **Máscara tipo N95/PFF2:** utilizar preferencialmente em ambiente hospitalar quando o profissional da saúde atua em procedimentos potencialmente geradores de aerossóis (intubação ou aspiração traqueal, ventilação não invasiva, ressuscitação cardiopulmonar, ventilação manual antes da intubação, coletas de secreções nasotraqueais, broncoscopias etc.) em pacientes suspeitos de infecção por SARS-CoV-2. As máscaras N95/PFF2 ou equivalente (tipo N95, N99, N100, PFF2 ou PFF3) têm eficácia mínima na filtração de 95% de partículas de até $0,3\mu$.[30] A máscara deve ser bem ajustada ao rosto sem escape de ar. O armazenamento para a reutilização deve ser seguido conforme orientações de cada serviço pelo tempo pré-determinado.[29]
- Observações importantes:
    - Não tocar na parte externa da máscara;
    - Não lavar ou reutilizar máscaras cirúrgicas, descartáveis ou do tipo N95/PFF2;
    - Não utilizar máscaras úmidas, com sujidade. Trocar as máscaras cirúrgicas e de tecido a cada 2 horas;
    - No caso de máscaras N95, não utilizar máscaras úmidas, sujas, rasgadas, amassadas ou com vincos;
    - Lavar máscaras de tecido com água e sabão regularmente;
    - Para remover a máscara, retire-a pelos elásticos, tomando bastante cuidado para nunca tocar na sua superfície interna e guarde-a de forma a mantê-la íntegra, limpa e seca utilizando-se preferencialmente de saco ou envelope de papel, mantendo o elástico para fora. Se for observada a contaminação da parte interna, descartar a máscara.

Vacinas

O objetivo das vacinas contra SARS-CoV-2 tem por objetivo estimular o sistema imune com a geração de células de memória. Essas vacinas têm sido desenvolvidas na forma de proteínas ou subunidades de proteínas da SARSCoV2, ácidos nucleicos codificando gene de antígeno viral, vírus inativado ou atenuado, vetores virais replicantes e não replicantes, partículas *vírus-like* e células baseadas em células.[31]

As vacinas mais utilizadas no momento estão demonstradas na **Tabela 7.1**:[29]

Tabela 7.1 Principais vacinas utilizadas na prevenção de COVID-19.

Modelo de vacina	Modelo de antígeno	Produção	Imunogenicidade	Desenvolvedor
Vírus inativado	Vírus inteiro	Inativação por calor, produtos químicos ou radiação	Grande indução de AcN e resposta de células T CD4+ e CD8+ robusta	PiCoVacc/Sinovac BBIBP-CorV/ Sinopharm e colaboradores
Vírus vivo atenuado	Vírus inteiro	Atenuação da virulência, mantendo viabilidade	Sem informação final	Institute Pasteur e colaboradores
RNA	Proteína S	RNA produzido por engenharia genética para produção direta de antígeno	Altos títulos de AcN com altos títulos e resposta de células T CD4+ e CD8+	mRNA1273 Moderna/NIAID BNT-162 BioNTech e colaboradores
DNA	Proteína S	DNA produzido por engenharia genética para produção direta de antígeno	Produção de AcN e resposta de células T CD4+ e CD8+	Ino-4800 Inovio Pharmaceuticals COVID-19 Vaccine/TakaraBio e colaboradores
Proteína recombinante	Proteína S	Produção de componentes antigênicos como unidades inteiras ou subunidades	Sem informação final	Novavax Anhui Zhifei Longocom e colaboradores Sanofi Pasteur GSK SC-2019/Clover Biopharmaceuticals e colaboradores University of Queensland Medigen Vaccine Corporation e colaboradores Instituto Finlay de Vacunas FBRI SRC VB VECTOR/Rospotre dna zoretcol West China Hospital/Sichuan University University Hospital Tuebingen
Vacina de vetor viral	Proteína S	Produzido geneticamente com um gene alvo codificado	Produção de AcN com altos títulos e resposta de células T CD4+ e CD8+ com dose única	ChAdOx1nCoV-19/Oxford/AstraZeneca Ad5-n Cov/Can Sin oBiological Inc Ad26 Cov S1/Janssen Pharmaceutical Gam-COVID-VacLyo/Gamaleya Research Institute GRAd-SReiThera e colaboradores

AcN: anticorpos neutralizantes.

Fonte: Adaptada Chung JY et al.[29]

MENSAGENS FINAIS

- O SARS-CoV-2 é um vírus de transmissão respiratória através de gotículas e aerossóis ou por contato direto com mucosas, capaz de ocasionar uma intensa resposta inflamatória e disfunção endotelial.
- A COVID-19 pode estar associada a extenso espectro de manifestações cardiovasculares, estando associada a quadros de miocardite, arritmias, insuficiência cardíaca, disfunções autonômicas e manifestações trombóticas.
- As complicações podem ocorrer tanto durante o período inicial da infecção, como *delirium*, hiperglicemia e eventos tromboembólicos, como após o término da proliferação viral, denominada como Síndrome pós-COVID.
- O diagnóstico clínico é sustentado na presença de sintomas gripais, diarreia, tosse persistente e dispneia. O diagnóstico definitivo é estabelecido pela detecção de material genético viral (RT-PCR) ou por detecção de estruturas virais específicas (teste de antígeno).
- Os testes sorológicos podem demorar até 21 dias para se tornarem positivos, sendo um método não indicado para estabelecimento do diagnóstico da infecção aguda.
- O tratamento baseado nas evidências atuais consiste em medidas de suporte ventilatório e hemodinâmicos e controle das alterações metabólicas decorrente do processo inflamatório. Em paciente hipoxêmicos ou com demais sinais de gravidade, medidas adicionais como corticoide, inibidores do receptor de interleucina-6 ou inibidores virais podem sem utilizados.
- As medidas de prevenção de transmissão consistem em uso correto de máscaras, higienização das mãos e distanciamento social.
- As vacinas apresentam diferentes tecnologias e são capazes de induzir resposta imunológica humoral e celular, com amplo impacto na dinâmica de controle da pandemia.

REFERÊNCIAS BIBLIOGRÁFICAS

1. World Health Organization. WHO Director-General's remarks at the media briefing on 2019-nCoV on 11 February 2020. [Internet]. www.who.int. Disponível em http://www.who.int/dg/speeches/detail/who-director-general-s-remarks-at-the-media-briefing-on-2019-ncov-on-11-february-2020
2. Zhu N, Zhang D, Wang W, Li X, Yang B, China Novel Coronavirus Investigating and Research Team. A Novel Coronavirus from Patients with Pneumonia in China, 2019. N Engl J Med. 2020; 382(8):727-733.
3. Brazil Confirms First Case of COVID-19 in LatinAmerica [Internet]. Medscape. Disponível em https://www.medscape.com/viewarticle/925806
4. World Health Organization. WHO Coronavírus (COVID-19) Dashboard. Disponível em https://covid19.who.int/ (Acesso em 29/11/2021).
5. Ministério da Saúde. COVID / Brasil. Disponível em https://covid.saude.gov.br/ (Acesso em 29/11/2021).
6. Meyerowitz EA, Richterman A, Gandhi RT, Sax PE. Transmission of SARS-CoV-2. Ann Intern Med. 2021; 174(7):1037.
7. Chagla Z, Hota S, Khan S, Mertz D, International Hospital and Community Epidemiology Group. Re: It Is Time to Address Airborne Transmission of COVID-19. Clin Infect Dis. 2021; 73(11):e3981-e3982.
8. Wang W, Xu Y, Gao R, Lu R, Han K, Wu G, et al. Detection of SARS-CoV-2 in Different Types of Clinical Specimens. JAMA. 2020; 323(18):1843-1844.
9. To KK, Tsang OT, Leung WS, Tam AR, Wu TC, Lung DC, et al. Temporal profiles of viral load in posterior oropharyngeal saliva samples and serum antibody responses during infection by SARS-CoV-2: an observational cohort study. Lancet Infect Dis. 2020; 20(5):565-574.
10. Fontana LM, Villamagna AH, Sikka MK, McGregor JC. Understanding viral shedding of severe acute respiratory coronavirus virus 2 (SARS-CoV-2): Review of current literature. Infect Control Hosp Epidemiol. 2021; 42(6):659-668.
11. Perico L, Benigni A, Casiraghi F, Ng LFP, Renia L, Remuzzi G. Immunity, endothelial injury and complement-induced coagulopathy in COVID-19. Nat Rev Nephrol. 2021; 17(1):46-64.
12. Tajbakhsh A, Gheibi Hayat SM, Taghizadeh H, Akbari A, Inabadi M, et al. COVID-19 and cardiac injury: clinical manifestations, biomarkers, mechanisms, diagnosis, treatment, and follow up. Expert Rev Anti Infect Ther. 2021; 19(3):345-357.
13. Chen Y, Klein SL, Garibaldi BT, Li H, Wu C, Osevala NM, et al. Aging in COVID-19: Vulnerability, immunity and intervention. Ageing Res Rev. 2021; 65:101205.
14. Perico L, Benigni A, Casiraghi F, Ng LFP, Renia L, Remuzzi G. Immunity, endothelial injury and complement-induced coagulopathy in COVID-19. Nature Reviews Nephrology. 2020 Oct 19;
15. Cunha LL, Perazzio SF, Azzi J, Cravedi P, Riella LV. Remodeling of the Immune Response With Aging: Immunosenescence and Its Potential Impact on COVID-19 Immune Response. Front Immunol. 2020;11:1748.
16. Brasil. Ministério da Saúde. Secretaria de Vigilância em Saúde. Departamento de Análise em Saúde e Doenças não Transmissíveis. Guia de Vigilância Epidemiológica Emergência de Saúde Pública de Importância Nacional pela Doença pelo coronavírus 2019 – Covid-19. Brasília: Ministério da Saúde, 2021.

17. Chen Y, Klein SL, Garibaldi BT, Li H, Wu C, Osevala NM, et al. Aging in COVID-19: Vulnerability, immunity and intervention. Ageing Res Rev. 2021; 65:101205.
18. Bader F, Manla Y, Atallah B, Starling RC. Heart failure and COVID-19. Heart Fail Rev. 2021; 26(1):1-10.
19. Bader F, Manla Y, Atallah B, Starling RC. Heart failure and COVID-19. Heart Failure Reviews. 2020Jul 29.
20. Mattace-Raso F, Polinder-Bos H, Oosterwijk B, van Bruchem-Visser R, Goudzwaard J, Oudshoorn C, et al. Delirium: A Frequent Manifestation in COVID-19 Older Patients. Clin Interv Aging. 2020; 15:2245-2247.
21. Eksombatchai D, Wongsinin T, Phongnarudech T, Thammavaranucupt K, Amornputtisathaporn N, Sungkanuparph S. Pulmonary function and six-minute-walk test in patients after recovery from COVID-19: A prospective cohort study. PLoS One. 2021; 16(9):e0257040.
22. Mamtani M, Athavale AM, Abraham M, Vernik J, Amarah AR, Ruiz JP, et al. Association of hyperglycaemia with hospital mortality in nondiabetic COVID-19 patients: A cohort study. Diabetes Metab. 2021; 47(3):101254.
23. Rubino F, Amiel SA, Zimmet P, Alberti G, Bornstein S, Eckel RH, et al. New-Onset Diabetes in Covid-19. N Engl J Med. 2020; 383(8):789-790.
24. Crook H, Raza S, Nowell J, Young M, Edison P. Long covid-mechanisms, risk factors, and management. BMJ. 2021; 374:n1648.
25. Hanson KE, Caliendo AM, Arias CA, Hayden MK, Englund JA, Lee MJ, et al. The Infectious Diseases Society of America Guidelines on the Diagnosis of COVID-19: Molecular Diagnostic Testing. 2020. Disponível em https://www.idsociety.org/globalassets/idsa/practice-guidelines/covid-19/diagnostics/idsa-covid-19-gl-dx-v2.0.0.pdf
26. CDC. HealthcareWorkers [Internet]. Centers for Disease Control and Prevention. 2020 [cited 2021 Nov 29]. Disponível em https://www.cdc.gov/coronavirus/2019-ncov/hcp/testing-overview.html#print
27. Infectious Diseases Society of America Guidelines on the Treatment and Management of Patients with COVID-19 [Internet]. www.idsociety.org. Disponível em https://www.idsociety.org/practice-guideline/covid-19-guideline-treatment-and-management/
28. Chu DK, Akl EA, Duda S, Solo K, Yaacoub S, Schünemann HJ; COVID-19 Systematic Urgent Review Group Effort (SURGE) study authors. Physical distancing, face masks, and eye protection to prevent person-to-person transmission of SARS-CoV-2 and COVID-19: a systematic review and meta-analysis. Lancet. 2020; 395(10242):1973-1987.
29. Agência Nacional de Vigilância Sanitária – ANVISA. Nota Técnica GVIMS/GGTES/ANVISA Nº 04/2020 – 25/02/2021 Orientações para serviços de saúde: medidas de prevenção e controle que devem ser adotadas durante a assistência aos casos suspeitos ou confirmados de infecção pelo novo coronavírus (sars-cov-2). Disponível em https://www.gov.br/anvisa/pt-br/centraisdeconteudo/publicacoes/servicosdesaude/notas-tecnicas/nota-tecnica-gvims_ggtes_anvisa-04_2020-25-02-para-o-site.pdf
30. Asadi S, Cappa CD, Barreda S, Wexler AS, Bouvier NM, Ristenpart WD. Efficacy of masks and face coverings in controlling outward aerosol particle emission from expiratory activities. Sci Rep. 2020; 10(1):15665.
31. Chung JY, Thone MN, Kwon YJ. COVID-19 vaccines: The status and perspectives in delivery points of view. Adv Drug Deliv Rev. 2021; 170:1-25.

8

Ricardo Pavanello ▸ Barbara Porto Valente ▸ Luis Rafael Suarez Urdaneta

Angina Crônica em Idosos
Abordagem da Doença Arterial Coronariana Estável em Idosos

INTRODUÇÃO

A doença isquêmica do coração é ocasionada por um processo patológico caracterizado pelo acúmulo de placa aterosclerótica nas artérias epicárdicas, manifestando-se desde angina sintomática até pacientes assintomáticos. A doença arterial coronariana estável se refere a pacientes com doença arterial coronária (DAC) crônica suspeita ou sabida que não apresentam mudanças recentes ou agudas em seus sintomas, sugerindo uma ausência de um processo trombótico ativo.[1]

A idade elevada é um fator de risco importante para o desenvolvimento de doença arterial aterosclerótica e eventos cardiovasculares,[1-3] sendo uma das principais causas de morbidade e mortalidade em idosos. Atualmente tem havido um grande incremento de DAC crônica na população idosa, visto o envelhecimento da população mundial.[1]

Entre os idosos brasileiros, em 2013, apenas 22,3% declararam não apresentar nenhuma doença crônica. O restante (77,7%) tinham alguma doença crônica, sendo as doenças cardiovasculares (DCV) as mais prevalentes.[4]

O registro NHANES (*National Health and Nutrition Examination Survey*) mostrou alta prevalência de DAC em homens (30,6%) comparado com mulheres (21,7%) de ≥ 80 anos em 2011 até 2014. Achados similares foram encontrados no *Framingham Heart Study* (FHS) e no *Cardiovascular Health Study* (CHS).[3,5] O estudo MESA (*Multi-Ethnic Study of Atherosclerosis*) com 6.110 participantes, teve como idade média de sua população 62 anos e demonstrou que a quantidade e a prevalência de cálcio foram progressivamente maiores com o aumento da idade.[6-8]

Existem muitas lacunas de conhecimento no diagnóstico e no manejo da DAC crônica em idosos, visto que muitos estudos excluíram os idosos ou incluíram apenas aqueles de menor risco. À medida que a população mundial envelhece, o desenvolvimento de melhores estratégias para diagnosticar, tratar e cuidar de pacientes de idade avançada com DAC torna-se essencial.[9,10]

FATORES DE RISCO E FISIOPATOLOGIA

Muitos dos fatores de riscos para DCV na população com idade inferior a 65 anos são comuns a população idosa.[2] Hipertensão, dislipidemia, diabetes, doença renal crônica e histórico de tabagismo são fatores de risco estabelecidos para DAC e são também frequentemente encontrados nos pacientes idosos.[11] A presença de outras doenças relacionadas com a idade avançada, como por exemplo, demência e síndrome de fragilidade, podem influenciar no prognóstico e no tratamento da DCV,[12] além de aumentar a mortalidade e o risco de hospitalização.[13] Em recente metanálise[14] foi evidenciado que quase um quinto dos adultos frágeis eram portadores de DAC estável e que a mesma proporção de adultos, também apresentava a síndrome de fragilidade.

A DAC nessa população costuma ser mais difusa e grave do ponto de vista anatômico. Estudos de necropsia demonstraram uma alta prevalência (60%) de DAC obstrutiva em pacientes com mais de 80 anos de idade e, muitas vezes, com evidência de doença multiarterial (40%), extensa tortuosidade e calcificação (80% a 90%).[15,16] Além disso, há maior prevalência nessa população de disfunção ventricular esquerda associada e evidência de doença de tronco de coronária esquerda comparado aos pacientes jovens.[1]

APRESENTAÇÃO CLÍNICA

Existem algumas particularidades importantes que envolvem o diagnóstico, como por exemplo, a forma de apresentação atípica nesses pacientes ou muitas vezes a dificuldade em obter uma informação fidedigna devido a comorbidades, como demência. Sintomas atípicos, equivalentes isquêmicos, alterações na audição, na cognição e na locomoção interferem na boa anamnese e no exame físico no paciente idoso com suspeita de DAC estável.[1,4]

Dados do registro NHANES sugerem que a prevalência de angina reportada pelo próprio paciente entre 60 e 79 anos é de 8,7% em homens e 6,2% na mulher; e se inverte a partir dos 80 anos de idade, sendo ligeiramente maior na mulher (11,8%) comparado ao homem (10,9%). Apenas uma minoria de idosos se queixa de dor precordial típica. A apresentação dos sintomas de isquemia acontece frequentemente sob forma de equivalentes anginosos como falta de energia, dispneia, desconforto epigástrico ou desconforto na região dorsal.[1,4] Determinar com certeza a origem desses sintomas é difícil já que se encontram presentes em outras comorbidades altamente prevalentes no adulto idoso como anemia crônica, artrite, dispepsia, doenças pulmonares crônicas e o próprio sedentarismo.[1]

Atenção especial deve ser dada para uma abordagem multissistêmica em relação ao estado geral de saúde, capacidade funcional, habilidade cognitiva e fragilidade, para um tratamento individualizado onde as preferências do paciente idoso também sejam consideradas na abordagem diagnóstica e terapêutica.[17]

ESTRATIFICAÇÃO DO RISCO E AVALIAÇÃO DE ISQUEMIA

A abordagem geral para o manejo diagnóstico inicial de pacientes com angina e suspeita de DAC obstrutiva da diretriz europeia de 2019[18] considera seis passos importantes, ilustrados na **Figura 8.1**. O primeiro passo é avaliar os sinais e sintomas para identificar pacientes com possível angina instável ou outras formas de Síndrome Coronariana Aguda (SCA) que devem seguir o algoritmo de tratamento das SCA. Em pacientes sem angina instável ou outra SCA, o próximo passo é avaliar o estado geral do paciente e a qualidade de vida. Comorbidades que podem influenciar decisões terapêuticas são avaliadas e outras potenciais causas para os sintomas são consideradas. Os pacientes em que a revascularização pode ser considerada fútil, através de avaliação minuciosa e individualizada, considerando também as diretivas do paciente, podem ser mantidos em tratamento clínico otimizado sem investigação adicional.

Todos os pacientes com suspeita de DAC devem realizar avaliação do perfil lipídico, da glicemia de jejum, da hemoglobina glicada e da função renal, além de eletrocardiograma (ECG) de repouso e avaliação da função através do ecocardiograma transtorácico.[18] A partir daí, a probabilidade pré-teste de DAC obstrutiva deve ser obtida e pode ser estimada através da Classificação de Diamond-Forrester ou pelo escore *CAD Consortium* já validado e com acurácia comprovadamente superior. Classificando o paciente como alta, intermediária ou baixa probabilidade pré-teste de DAC é que testes diagnósticos adicionais são oferecidos quando necessários. Os modelos atuais existentes foram desenvolvidos em populações com idade ≤ 70 anos, portanto a especificidade e a sensibilidade na população idosa são desconhecidas.

ANGINA CRÔNICA EM IDOSOS

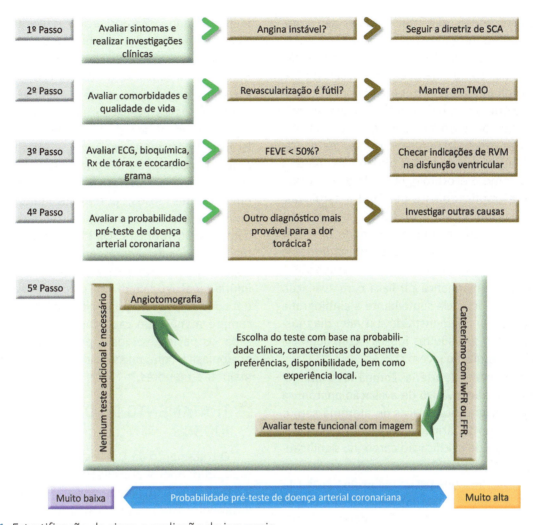

Figura 8.1 Estratificação de risco e avaliação de isquemia.

SCA: síndrome coronária aguda, TMO: tratamento médico otimizado, RVM: revascularização miocárdica, ECG: eletrocardiograma, FEVE: fração de ejeção do ventrículo esquerdo, FFR: reserva de fluxo fracionada, iwFR: reserva de fluxo instantânea.

Fonte: Neumann FJ, Sechtem U, Banning AP, et al. 2020.[18]

Anormalidades no ECG de repouso ocorrem em aproximadamente 50% na população idosa assintomática, aumentando sua prevalência nos pacientes muito idosos.[2] Estas alterações eletrocardiográficas estão relacionadas a aumento importante no risco de desenvolver eventos cardiovasculares. As alterações preexistentes no idoso assintomático mais descritas correspondem à presença de ondas Q, desvio do eixo para esquerda, inversão de onda T, hipertrofia ventricular esquerda, bloqueios e *flutter*/fibrilação atrial, limitando dessa forma o uso do ECG como estratificador de risco.[2,19]

Muitos pacientes idosos têm baixa tolerância ao exercício físico e comorbidades que somados à baixa capacidade funcional, associada à massa muscular reduzida, frequência cardíaca reduzida no pico do esforço e sedentarismo, impedem a ampla utilização do teste ergométrico como método diagnóstico nessa população.[1] O Escore de DUKE não é acurado em predizer morte cardiovascular ou infarto agudo do miocárdio (IAM) em pacientes idosos.[20,21] Todavia o teste ergométrico pode ser útil oferecendo informações sobre sintomas, resposta cronotrópica, arritmias e capacidade funcional. O teste ergométrico isolado é considerado um método alternativo de avaliação de isquemia quando os métodos de imagens não estão disponíveis.[18]

Existem diversas formas de realizar uma estratificação de DAC, dentre elas métodos anatômicos e métodos funcionais que muitas vezes são complementares durante a investigação (Tabela 8.1). As modalidades de imagens (cintilografia do miocárdio, ecocardiograma) complementadas com estresse farmacológico (dipiridamol ou dobutamina) são consideradas uma ótima opção para avaliação de isquemia e estratificação de risco em pacientes idosos que não podem se exercitar. Apresentam elevada acurácia para o diagnóstico de lesões obstrutivas. Tanto a cintilografia como o ecocardiograma de estresse são eficazes em estratificar o risco de eventos cardiovasculares em pacientes com idades ≥ 65 anos.[22] É importante lembrar que a dobutamina pode provocar arritmias, por esse motivo, é menos utilizada nessa população com múltiplas comorbidades associadas.

A ressonância magnética cardíaca para avaliação de isquemia tem acurácia semelhante a cintilografia e vários estudos têm demonstrado seu valor diagnóstico e prognóstico em adultos idosos[23] com acurácia semelhante à população jovem.[24]

A angiotomografia de artérias coronárias é um método de imagem não invasivo de avaliação anatômica que consegue diagnosticar placas de ateroma sem o uso de exercício ou de fármacos para induzir estresse. A alta prevalência de calcificação coronária significativa, maior prevalência de fibrilação atrial e de doença renal crônica do que nos pacientes jovens acaba limitando sua utilização nessa população.[3] Em estudo retrospectivo unicêntrico com 1.011 pacientes com idade > 75 anos, 68% dos pacientes tiveram apenas um exame com resultados interpretáveis e diagnósticos.[25]

O cateterismo cardíaco é considerado o "padrão ouro" para a avaliação de DAC[1] e tem como objetivo estratificar o risco de morte e eventos cardiovasculares através da avaliação anatômica da árvore coronariana, identificando lesões de pior prognóstico (tronco de coronária esquerda, artéria descendente anterior proximal ou nos triarteriais) e possibilidade terapêutica.[12] O cateterismo é geralmente seguro em pacientes idosos,[1] porém nos muito idosos (> 80 anos) ainda há pouca evidência científica para sua recomendação rotineira. Os idosos apresentam riscos mais elevados de sangramento, complicações neurológicas como o acidente vascular cerebral (AVC) e a injúria renal aguda induzida pelo contraste,[26] levando em consideração os potenciais riscos e benefícios, e sempre manejando cada caso de forma individualizada, os pacientes idosos podem ser submetidos a angioplastia com taxas aceitáveis de complicações maiores e menores.[26]

TRATAMENTO DA DAC ESTÁVEL EM IDOSOS

O tratamento da DAC estável tem por objetivo a redução da morbimortalidade, o alívio dos sintomas e a melhora da qualidade de vida. O tratamento medicamentoso otimizado (TMO) e a revascularização miocárdica são os grandes responsáveis pela redução da morbimortalidade. A abordagem ideal de tratamento para pacientes idosos deve ser sempre individualizada. Uma avaliação minuciosa das comorbidades prévias, o estado funcional, assim como o grau de fragilidade desses pacientes através da Avaliação Geriátrica Ampla (AGA) é fundamental para que se possa avaliar o risco-benefício dessas estratégias de tratamento sempre aliada às preferências do paciente. A angiografia coronária, por exemplo, é geralmente segura em idosos; no entanto, há nesse grupo de pacientes, um aumento de complicações hemorrágicas, incidência de AVC e de lesão renal induzida por contraste.[1] Portanto, uma avaliação individualizada sobre os objetivos dos tratamentos, dos riscos e dos benefícios das abordagens terapêuticas, especialmente da revascularização miocárdica seja por intervenção percutânea ou cirurgia de revascularização do miocárdio, é de fundamental importância.

Pacientes idosos são mais propensos a apresentar alteração da função renal ou hepática, variação na gor-

Tabela 8.1	Estratificação de risco de DAC.
Método	Exame
Funcional	Teste ergométrico
Funcional	Cintilografia de perfusão miocárdica: • Estresse físico (teste ergométrico) • Estresse farmacológico (adenosina, dipiridamol, dobutamina)
Funcional	Ecocardiograma de estresse • Estresse farmacológico (dobutamina)
Funcional	Ressonância magnética cardíaca • Estresse farmacológico (adenosina, dipiridamol, dobutamina)
Anatômico	Angiotomografia de artérias coronárias
Anatômico	Cateterismo cardíaco

Fonte: Neumann FJ, Sechtem U, Banning AP, et al. 2020.[18]

dura corporal, composição da massa muscular e água corporal o que pode resultar em alteração no metabolismo e eliminação das medicações, além de modificar sua biodisponibilidade.[27] Outro grande desafio no tratamento desses pacientes é o elevado risco de efeitos colaterais e a interação medicamentosa, devido à polifarmácia comum a muitos indivíduos nessa idade.

TRATAMENTO NÃO FARMACOLÓGICO

Controle de fatores de risco e mudanças do estilo de vida

Hipertensão

A diretriz americana de 2017 da American College of Cardiology (ACC) American Heart Association (AHA) Hipertensão recomenda uma meta pressórica, em pacientes adultos com fatores de risco cardiovascular, incluindo indivíduos mais velhos, de < 130/80 mmHg.[28] A Diretriz Brasileira de Hipertensão de 2020 afirma que mais importante que a idade, sempre considerar: a presença de comorbidades, a autonomia, o estado funcional e o grau de fragilidade para planejar o tratamento (GR: I; NE: C). Nenhuma intervenção terapêutica deve ser negada ou retirada apenas com base na idade (GR: I; NE: C).[29]

Cessação do tabagismo

A cessação do tabagismo melhora o prognóstico em pacientes com DAC estável, promovendo redução de 36% no risco de mortalidade para aqueles que pararam de fumar.[30] As medidas para promover a cessação do tabagismo incluem aconselhamento, intervenções comportamentais e terapia farmacológica, incluindo medicamentos e terapia de reposição de nicotina.

Diabetes

Em pacientes diabéticos deve-se objetivar uma hemoglobina glicada inferior a 7%. Porém, pelo risco aumentado de hipoglicemia em pacientes idosos, o controle glicêmico menos rígido nessa população deve ser preconizado.[31] A diretriz americana de Prevenção Secundária da Doença Cardiovascular Aterosclerótica em idosos recomenda uma meta menos rígida de hemoglobina glicada, de 7% a 7,9%, especialmente naqueles com diabetes de longa data e comorbidades crônicas. Alvos mais elevados podem ser permitidos para pacientes mais velhos considerados frágeis, pelo elevado risco de hipoglicemia e curta expectativa de vida.[32] Em um estudo, publicado em 2015 com 7.020 pacientes com diabetes mellitus, o tratamento com 10 ou 25 mg de empagliflozina (Inibidor de SGLT-2) resultou em redução do desfecho composto (morte por causas cardiovasculares, IAM não fatal ou AVC não fatal) em comparação com placebo (10,5% versus 12,1%, razão de risco [HR] 0,86, IC 95% 0,74-0,99), bem como uma taxa mais baixa de morte cardiovascular (3,7% versus 5,9%, HR 0,62, IC 95% 0,49-0,77). Na análise de subgrupo, o benefício também se estendeu à população com mais de 65 anos.[33]

Atividade física e reabilitação

É sabido que a população idosa é menos propensa a receber intervenções no estilo de vida (dieta, exercício, perda de peso e cessação de tabagismo) em comparação com a população jovem, embora se conheça bem os benefícios cardiovasculares dessas intervenções.[3]

A reabilitação cardíaca baseada em exercícios, apesar de ainda pouco indicada para pacientes mais idosos, tem demonstrado consistentemente sua eficácia na redução da mortalidade cardiovascular e hospitalizações em pacientes com DAC.[34] A reabilitação cardíaca é recomendada pela diretriz europeia como um meio eficaz de alcançar um estilo de vida saudável e gerenciar fatores de risco. (C: I, N:A).[12] O exercício físico melhora a angina por aumentar o aporte de oxigênio ao miocárdio, além de aumentar a capacidade de exercício que é fator prognóstico independente de aumento de sobrevida entre homens e mulheres com doença isquêmica do miocárdio, sendo esse benefício também evidenciado entre os pacientes mais idosos.[35] Entre os idosos, o treinamento físico está associado com a prevenção de quedas, mantendo a deambulação, a cognição e melhorando a força e a função muscular.[32]

TRATAMENTO FARMACOLÓGICO

O objetivo principal do tratamento medicamentoso é prevenir eventos cardiovasculares no longo prazo e reduzir os sintomas de angina. As medicações que reduzem mortalidade na DAC crônica são: aspirina, estatina, betabloqueador e inibidor da enzima conversora de angiotensina (IECA), sendo as medicações antianginosas utilizadas apenas para alívio dos sintomas e melhora da qualidade de vida, o que muitas vezes nessa população, devido a fragilidade, comorbidades e curta expectativa de vida, culmina no foco principal do tratamento.

Os idosos, muitas vezes, são excluídos dos grandes estudos clínicos cardiovasculares.[5-9] Considerando os estudos randomizados na DAC crônica realizados entre janeiro 2006 até janeiro de 2016: dos 839 estudos incluídos, 53% excluíram pacientes idosos, sendo a proporção de indivíduos ≥ 65 anos apenas de 42%, sendo aqueles ≥ 75 anos ainda menos representados com apenas 12,3%.[10] Dessa forma, existe uma urgente necessidade de mais investigações e estudos clínicos que avaliem o uso dessas medicações no cuidado do paciente idoso.

ANTITROMBÓTICOS

Antiplaquetários

Ácido Acetilsalicílico (AAS)

O mecanismo de ação é através da inibição irreversível da ciclo-oxigenase-1, com consequente bloqueio da síntese do tromboxano A2. Em uma metanálise publicada em 2002, com mais de 350 mil indivíduos de alto risco cardiovascular, randomizados em mais de 280 estudos comparando aspirina *versus* placebo ou outro antiagregante, aproximadamente 3.000 pacientes eram portadores de angina estável e nestes, a aspirina reduziu em 33% o risco de eventos cardiovasculares (morte, infarto e AVC).[36,37] A diretriz europeia de 2019 recomenda para prevenção secundária a dose de AAS de 75 a 100 mg/dia ou clopidogrel 75 mg/dia como uma alternativa aos pacientes intolerantes ao AAS. O uso concomitante de um inibidor de bomba de prótons é recomendado em pacientes com alto risco de sangramento gastrointestinal.[18]

Em prevenção primária, os estudos na população idosa foram negativos para redução de desfechos cardiovasculares maiores e em sua maioria aumentaram o risco de eventos hemorrágicos. Em resumo, aspirina para prevenção primária em pacientes com mais de 80 anos de idade pode resultar em mais riscos do que benefícios em decorrência do aumento de sangramentos extracranianos, particularmente sangramentos do trato gastrointestinal.[3]

Inibidores de P2Y12

O estudo CHARISMA, publicado em 2006, avaliou o uso em longo prazo de clopidogrel associado à aspirina em comparação com aspirina sozinha na prevenção secundária em 15.630 pacientes com alto risco cardiovascular. O estudo não conseguiu demonstrar qualquer benefício da dupla antiagregação plaquetária prolongada na redução da taxa de IAM, AVC ou morte por doenças cardiovasculares em uma duração média de 28 meses e sugeriu aumento no risco de sangramento.[38]

No estudo THEMIS, 19.220 pacientes com idade igual ou superior a 50 anos com diabetes tipo 2 e DAC estável e sem história de IAM prévio ou AVC foram aleatoriamente designados para receber ticagrelor mais aspirina ou placebo mais aspirina, com acompanhamento médio de 39,9 meses. O desfecho primário, composto de morte cardiovascular, IAM ou AVC, foi menor no grupo ticagrelor do que no grupo placebo (7,7 *versus* 8,5%; HR 0,90; IC 95% 0,81-0,99; p = 0,04) às custas de aumento de sangramento maior no grupo do ticagrelor comparado ao placebo (2,2 *versus* 1,0 %; HR 2,32; IC de 95% 1,82-2,94; p = 0,001). O estudo concluiu que em pacientes com DAC estável e diabetes, o uso do ticagrelor associado à aspirina reduziu a incidência de eventos cardiovasculares isquêmicos, às custas de maior incidência de sangramento.[39]

ANTICOAGULANTES

O estudo COMPASS, publicado em 2017 demonstrou que a combinação de baixas doses de rivaroxabana e aspirina, em pacientes com doença aterosclerótica estável, são mais eficazes do que aspirina isolada na redução do desfecho composto de morte cardiovascular, IAM ou AVC em pacientes com doença coronariana e/ou vascular periférica em todas as faixas etárias. No entanto, houve aumento significativo em eventos hemorrágicos maiores com adição da rivaroxabana em pacientes com mais de 75 anos de idade (HR: 2,12; IC 95%: 1,50 a 3,00), enfatizando mais uma vez, a necessidade de considerar cuidadosamente o risco-benefício nessa população.[40]

A diretriz europeia considera adicionar um segundo medicamento antitrombótico à aspirina para prevenção secundária de longo prazo em pacientes com um alto risco de eventos isquêmicos e sem alto risco de sangramento (Tabela 8.2).[18]

Inibidores da enzima conversora de angiotensina (ECA) e bloqueadores dos receptores da angiotensina (BRA)

Recomenda-se que os inibidores da ECA (ou os BRA em casos de intolerância) sejam considerados

Tabela 8.2 Diretriz Europeia de DAC estável (2019).

Medicamento	Dose	Indicação	Cuidado Adicional
Clopidogrel	75 mg/dia	Pacientes pós-infarto que toleraram DAPT por 1 ano	—
Prasugrel	10 mg/dia ou 5 mg/dia em pacientes: > 75 anos ou peso < 60 kg	Pós-angioplastia por infarto em pacientes que toleraram DAPT por 1 ano.	75 anos
Ticagrelor	90 mg 2x ao dia	Pacientes pós-infarto que toleraram DAPT por 1 ano	—
Rivaroxabana	2,5 mg 2x ao dia	Pós-infarto > 1 ano ou doença multiarterial	*Clereance* de creatinina 15-29 mL/min

DAPT: dupla antiagregação plaquetária.
Fonte: Neumann FJ, Sechtem U, Banning AP, *et al*. 2020.[18]

para o tratamento de pacientes com DAC estável com hipertensão coexistente, fração de ejeção do ventrículo esquerdo (FEVE) < 40%, diabetes ou disfunção renal e, com nível de evidência menor, também nos pacientes com alto risco cardiovascular.[18]

No Estudo HOPE (*Heart Outcomes Prevention Evaluation*), pacientes com > 70 anos de idade com doença cardiovascular tratados com ramipril em comparação com placebo tiveram taxas reduzidas de IAM, AVC e morte em cinco anos.[41]

Estatinas

A terapia com estatinas demonstrou reduzir o risco de eventos vasculares em indivíduos mais jovens com doença aterosclerótica manifesta ou com alto risco de eventos vasculares. Há incerteza sobre sua eficácia e segurança entre os idosos sempre tão pouco representados nos estudos clínicos.

Uma metanálise de 28 estudos com 186.854 pacientes, dos quais 14.483 (8%) eram idosos com > 75 anos, apontou que a terapia com estatinas produz reduções significativas nos principais eventos vasculares, independentemente da idade, mas a evidência é menos robusta entre pacientes com mais de 75 anos.[42] Em outra metanálise de oito estudos com 24.674 pacientes sem história de DAC (média de idade de 73 anos), o início da terapia com estatinas (em comparação com o placebo) reduziu significativamente o risco de IAM em 39,4% e de AVC em 23,8% em 3,5 anos de acompanhamento, sem redução significativa de mortalidade.[43]

O estudo australiano STAREE, atualmente ainda em recrutamento, avaliará a eficácia da atorvastatina 40 mg/dia *versus* placebo para prevenção primária em 18.000 pacientes com mais de 70 anos, saudáveis.[44]

Para prevenção secundária de eventos cardiovasculares, a indicação do uso das estatinas está bem estabelecida.[45] O estudo PROSPER (*The Prospective Study of Pravastatin in the Elderly at Risk*) envolveu 5.804 pacientes com média de idade de 75 anos com histórico de DCV ou que tinham alto risco de desenvolver DCV. O estudo demonstrou redução significativa de morte cardiovascular, IAM fatal e não fatal em comparação com o placebo no seguimento de três anos.[46] Outro estudo[47] avaliou a terapia com atorvastatina 80 mg em comparação com pravastatina 40 mg em pacientes entre 65 e 85 anos. Os pacientes tratados com atorvastatina tiveram menos taxas de mortes por todas as causas, mas uma redução não significativa de eventos cardiovasculares maiores.

As diretrizes europeia e americana recomendam o uso de estatinas em pacientes idosos com doença cardiovascular aterosclerótica (DAC) European Society of Cardiology (Sociedade Européa de Cardiologia ESC) European Atherosclerosis Society (Sociedade Européia de Ateroesclerose EAS) (IA, grau de recomendação dessas Sociedades), American Society of Cardiologgy (AHA) American College of Cardiology (ACC) (IIA, grau de recomendação dessas Sociedades), com os mesmos alvos estabelecidos para os pacientes mais jovens, pelo benefício na redução de eventos com controle lipídico mais rigoroso.

Pacientes com DAC estabelecida são considerados de alto risco para eventos cardiovasculares e o tratamento com estatinas, além de mudanças no estilo de vida, devem ser considerados, independentemente dos níveis de LDL, objetivando-se reduzir o LDL-C em pelo menos 50% nos pacientes que ainda não fazem uso de estatina e para abaixo de 50 nos pacientes que já fazem uso. Para esse objetivo utilizam-se as estatinas de alta potência: atorvastatina 40-80 mg ou rosuvastatina 20-40 mg. Caso o paciente persista com níveis elevados de LDL a despeito da dose máxima tolerada de estatina deve-se associar ezetimibe 10 mg. Para pacientes com risco muito alto que não atingem sua meta com uma dose máxima tolerada de estatina e ezetimiba uma combinação com um inibidor de PCSK9 é recomendada.[18]

ANTIANGINOSOS

A diretriz europeia sugere uma estratégia escalonada de introdução dos antianginosos de acordo com algumas características e comorbidades do paciente.[18] Esta estratégia deve ser adaptada a cada paciente, considerando os efeitos adversos de cada medicamento, mais pronunciados nos pacientes idosos. A combinação de dois os mais antianginosos com efeito aditivo ou sinérgico usualmente é necessário para o controle dos sintomas de forma eficaz **(Tabela 8.3)**.

TRATAMENTO ANTIANGINOSO

Os betabloqueadores diminuem a estimulação simpática do coração, reduzindo a frequência cardíaca e a contratilidade levando a uma diminuição da demanda de oxigênio e, dessa forma, os sintomas de DAC;[48] podem ser utilizados em associação com outros medicamentos antianginosos,[49] têm efeito protetor no remodelamento cardíaco, na diminuição da mortalidade em pacientes pós-IAM e na disfunção ventricular.[50] Uma grande análise retrospectiva sugeriu que o benefício de mortalidade com o uso de betabloqueadores após IAM pode estender-se a pacientes de 75 a 84 anos (HR: 0,88; 95% CI: 0,81-0,98) e os com > 85 anos (HR: 0,88; 95% CI: 0,78-0,99).[44] Deve-se ter cuidado com o uso dos betabloqueadores em pacientes idosos com hipotensão, com doença degenerativa do sistema de condução, além de comorbidades como doença pulmonar obstrutiva crônica e doença arterial periférica grave devido ao risco de piora dos sintomas.[4] Ainda não existem dados sobre o uso de betabloqueadores em pacientes idosos frágeis. Comparado com indivíduos jovens, os idosos frágeis, muitas vezes, são privados dos benefícios de longo prazo de algumas medicações em detrimento dos efeitos adversos, priorizando a manutenção de sua funcionalidade.[51]

Tabela 8.3	Antianginosos em pacientes idosos. Diretriz Europeia de DAC estável 2019.				
	Terapia-padrão	Frequência cardíaca > 80 bpm	Frequência cardíaca < 50 bpm	Insuficiência cardíaca	Pressão sistólica baixa
1° Passo	BB ou BCC	BB ou BCC (nDHP)	BCC (DHP)	BB	Baixa dose BB ou BCC (nDHP)
2° Passo	BB + BCC (DHP)	BB ou BCC	Trocar por nitrato	BB + Nitrato ou BB + ivabradina	Trocar por ivabradina, ranolazina ou trimetazidina
3° Passo	Adicionar droga de 2ª linha	BB + ivabradina	BCC (DHP) + nitrato	Adicionar medicamento de 2ª linha	Combinar medicamento de 2ª linha
4° Passo			Adicionar nicorandil, ranolazina ou trimetazidina		

BB: beta-bloqueador, bpm: batimentos por minuto, BCC: bloqueador dos canais de cálcio, DHP: dihidropiridínico, nDHP: não-dihidropiridínico.

A combinação de um BB com um BCC - DHP deve ser considerada como primeiro passo; a combinação de um BB ou BCC com um medicamento de segunda linha pode ser considerada como uma primeira etapa.

Uma combinação de um BB e BCC nDHP deve inicialmente usar baixas doses de cada medicamento sob monitoramento de tolerância, particularmente frequência cardíaca e pressão arterial.

A Ivabradina não deve ser combinada com BCC nDHP.

Fonte: Neumann FJ, Sechtem U, Banning AP, *et al*. 2020.[18]

Os bloqueadores dos canais de cálcio (BCC) são classificados como di-hidropiridínicos (anlodipino, nifedipino, flodipino) e não di-hidriporidínicos (diltiazem e verapamil). Esses medicamentos atuam relaxando a musculatura lisa, sendo este efeito maior entre os di-hidropiridínicos; e diminuindo a frequência cardíaca e condução atrioventricular, além da contratilidade, sendo este efeito quase exclusivamente dos não di-hidropiridínicos. Os BCC di-hidropiridínicos têm seu efeito antianginoso, aumentando a oferta de oxigênio mediante vasodilatação e os não di-hidropiridínicos, reduzindo a demanda de oxigênio mediada pela redução da frequência cardíaca e da contratilidade.[49] Os BBC podem ser usados em pacientes que não toleram os betabloqueadores para tratar a angina ou em combinação (di-hidropiridínicos) com estes para um efeito sinérgico. A combinação dos betabloqueadores com os BCC não di-hidropiridínicos, especialmente com verapamil, deve ser evitada pelo alto risco de bradiarritmias, bloqueio atrioventricular e hipotensão.[49] Os BCC não mostraram melhorar a sobrevida em pacientes com angina crônica e nos pacientes com disfunção ventricular, Nesses últimos pacientes os BCC não di-hidropiridínicos não devem ser utilizados por seus efeitos deletérios.[3,49] Deve-se evitar o uso dos BCC di-hidropiridínicos em casos de estenose aórtica importante, comorbidade frequente no idoso, já que pode levar a piora dos sintomas decorrentes do aumento do gradiente transvalvar.[18] Com o avanças da idade o fluxo sanguíneo hepático e a capacidade metabólica são reduzidos e podem influenciar os níveis séricos dos BCC, necessitando de titulação cuidadosa da dose em pacientes idosos. Os efeitos colaterais potenciais incluem hipotensão, arritmias, edema de membros inferiores, constipação e interação com outros medicamentos.[3]

Os nitratos atuam induzindo vasodilatação coronariana, melhorando o fluxo sanguíneo subendocárdico nas áreas isquêmicas, realizando venodilatação periférica, reduzindo a pré-carga, promovendo redução da congestão pulmonar e, dessa forma, melhorando os sintomas de angina. O uso do nitrato não está associado à diminuição de desfechos cardiovasculares em pacientes com DAC crônica,[52,53] porém, um estudo randomizado envolvendo 2.649 pacientes, usando nitrato associado a lisinopril reduziu o composto de morte, insuficiência cardíaca seis meses pós-IAM em pacientes > 70 anos.[54] Os efeitos adversos mais importantes são cefaleia, rubor, palpitações e hipotensão. Em pacientes idosos efeitos adversos pouco comuns em jovens, como síncope e risco de quedas, são mais frequentes,[55] visto que os efeitos são dose-dependentes, o ajuste da dose deve ser feito com parcimônia, visando atingir o controle dos sintomas com a menor dose possível. As mesmas precauções devem ser consideradas com pacientes com estenose aórtica importante.[49] Embora existam formulações de nitratos de ação rápida para um alívio sintomático breve ou para profilaxia de atividades físicas que precipitam angina, estes devem ser usados com cautela no paciente idoso, já que estes são mais suscetíveis aos efeitos adversos imediatos desses tipos de formulações, como hipotensão sintomática exacerbada pela baixa volemia que acompanha a idade avançada.[56]

A ivabradina age no nó sinusal inibindo as correntes I_f, reduzindo a frequência cardíaca, dessa forma reduzindo a demanda miocárdica com melhora dos sintomas de angina, porém sem efeito na contratilidade cardíaca nem na pressão arterial.[43] A ivabradina melhora os sintomas de DAC, mas não tem efeito significativo na redução do desfecho composto de morte cardiovascular e IAM não fatal em pacientes com DAC estável em tratamento médico sem evidência de insuficiência cardíaca.[57] Em pacientes com DAC e disfunção ventricular, a ivabradina também não demonstrou melhorar o desfecho composto de morte cardíaca e hospitalização por novo IAM ou piora da insuficiência cardíaca.[58] Em análise retrospectiva do estudo REDUCTION (*Reduction of Ischemic Events by Reduction of Heart Rate in the Treatment of Stable Angina With Ivabradine*), em 382 octogenários, demostrou melhora significativa na redução da frequência cardíaca, necessidade de nitratos e sintomas de angina com o uso de ivabradina, com uma baixa taxa de efeitos adversos.[59] Em outra análise que incluiu 1.644 pacientes ≥ 75 anos, também houve melhora significativa na qualidade de vida associada a um bom perfil de segurança com taxa semelhante de efeitos adversos quando comparado a pacientes jovens.[60] Esses achados foram encontrados também em análise de subgrupos do estudo SHIFT com 6.506 pacientes com insuficiência cardíaca (1.712 pacientes ≥ 69 anos) onde a ivabradina mostrou ter eficácia e segurança nos distintos grupos etários.[61]

A ranolazina promove a oxidação da glicose, melhorando o metabolismo em condições de isquemia, além de inibir a corrente tardia de sódio nas células cardíacas.[62] De forma geral, a ranolazina não promove efeitos hemodinâmicos na frequência cardíaca, na pressão arterial e na perfusão miocárdica, levando a menos bradicardia e hipotensão, tendo então bom perfil para o paciente idoso. Seu efeito na angina de esforço tem demonstrado resultados conflitantes com formulações de liberação imediata,[63] mas na apresentação de liberação prolongada tem demonstrado melhorar os sintomas anginosos de forma semelhante a outros antianginosos.[62] Análise conjunta de alguns estudos prospectivos randomizados mostrou similar eficácia na melhora dos sintomas anginosos tanto em pacientes ≥ 70 anos como nos pacientes jovens, porém, os efeitos adversos como constipação e náusea com altas doses de ranolazina foram pronunciadas nos pacientes idosos sem diferença na incidência de efeitos adversos graves.[63] A ranolazina pode aumentar o intervalo QT sem apresentar efeito proarrítmico em doses terapêuticas.[64,65] No estudo RIVER (*Ranolazine in Patients With Incomplete Revascularization after percutaneous Coronary Intervention*)[66] não houve redução do desfecho primário de revascularização ou hospitalização em pacientes com angina crônica e revascularização incompleta por intervenção coronária percutânea, independentemente da idade, porém reduziu sintomas de angina quando comparado ao placebo. Dessa forma, pode ser útil acrescentar ranolazina para idosos que não sejam candidatos à revascularização,[3] visto seu bom perfil de segurança e efeito neutro hemodinâmico.

A trimetazidina eleva a tolerância celular à isquemia mediante aumento do metabolismo da glicose e diminuição da oxidação dos ácidos graxos, melhorando a eficiência metabólica do miocárdio isquêmico.[49] Alguns estudos antigos demonstraram a eficácia antianginosa da trimetazidina isolada ou em combinação (com betabloqueadores ou BCC) em pacientes com DAC crônica.[67-69] Em uma análise do estudo TRIMPOL-1 em pacientes idosos, com média de idade de 67 anos, a trimetazidina foi capaz de aumentar o tempo até o aparecimento de depressão do segmento ST e angina durante o esforço, além de aumentar o tempo de exercício sem alterações na hemodinâmica, explicando sua aceitável tolerância.[70]

Em outro estudo, TRIMER (*Trimetazidine in Elderly People*), em pacientes com angina crônica CCS II-III, com idade entre 65 e 80 anos, a trimetazidina reduziu a frequência de angina, a depressão do segmento ST e contribuiu de forma positiva na qualidade de vida.[71]

REFERÊNCIAS BIBLIOGRÁFICAS

1. Dai X, Busby-Whitehead J, Forman DE, Alexander KP. Stable ischemic heart disease in the older adults. J Geriatr Cardiol. 2016; 13(2):109-114.
2. Duprez DA. Angina in the elderly. Eur Heart J. 1996; 17(SUPPL. G):8-13.
3. Madhavan MV, Gersh BJ, Alexander KP, Granger CB, Stone GW. Coronary Artery Disease in Patients ≥ 80 Years of Age. J Am Coll Cardiol. 2018; 71(18):2015-2040.
4. Feitosa-Filho GS, Peixoto JM, Pinheiro JES, Neto AA, de Albuquerque ALT, Cattani ÁC, et al. Atualização das Diretrizes em Cardiogeriatria da Sociedade Brasileira de Cardiologia – 2019. Arq Bras Cardiol. 2019; 112(5):649-705.
5. Benjamin EJ, Blaha MJ, Chiuve SE, Cushman M, Das SR, American Heart Association Statistics Committee and Stroke Statistics Subcommittee. Heart Disease and Stroke Statistics – 2017 Update: A Report From the American Heart Association. Circulation. 2017; 135(10):e146-e603. Erratum in: Circulation. 2017; 135(10):e646. Erratum in: Circulation. 2017; 136(10):e196.
6. Kuller LH, Arnold AM, Psaty BM, Robbins JA, O'Leary DH, Tracy RP, et al. 10-Year follow-up of subclinical cardiovascular disease and risk of coronary heart disease in the cardiovascular health study. Arch Intern Med. 2006; 166(1):71-78.
7. Kuller LH, Lopez OL, MacKey RH, Rosano C, Edmundowicz D, Becker JT, et al. Subclinical cardiovascular disease and death, dementia, and coronary heart disease in patients 80+ years. J Am Coll Cardiol. 2016; 67(9):1013-1022.
8. McClelland RL, Chung H, Detrano R, Post W, Kronmal RA. Distribution of coronary artery calcium by race, gender, and age: Results from the Multi-Ethnic Study of Atherosclerosis (MESA). Circulation. 2006; 113(1):30-37.
9. Dodson JA, Chaudhry SI, Krumholz HM. Time for a New Approach to Studying Older People with Ischemic Heart Disease. J Am Geriatr Soc. 2017; 65(11):2349-2351.
10. Bourgeois F, Orenstein L, Ballakur S, et al. Exclusion of Elderly People from Randomized Clinical Trials of Drugs for Ischemic Heart Disease. 2017; 65(11):2354-2361.
11. Kannel WB. Coronary heart disease risk factors in the elderly. Am J Geriatr Cardiol. 2002; 11(2):101-107.
12. Fowkes R, Byrne M, Sinclair H, Tang E, Kunadian V. Coronary artery disease in patients with dementia. Coron Artery Dis. 2016; 27(6):511-520.
13. Von Haehling S, Anker SD, Doehner W, Morley JE, Vellas B. Frailty and heart disease. Int J Cardiol. 2013; 168(3):1745-1747.
14. Liperoti R, Vetrano DL, Palmer K, Targowski T, Cipriani MC, Lo Monaco MR, et al. Association between frailty and ischemic heart disease: a systematic review and meta-analysis. BMC Geriatr. 2021; 21(1):1-9

15. Seki A, Fishbein MC. Chapter 2–age-related cardiovascular changes and diseases. In: Butany J, Buja ML, (eds.). Cardiovascular Pathology. 4th ed. San Diego: Academic Press, 2016. p. 57-83.
16. Roberts WC, Shirani J. Comparison of cardiac findings at necropsy in octogenarians, nonagenarians, and centenarians. Am J Cardiol 1998; 82: 627-631.
17. Rich MW, Chyun DA, Skolnick AH, Alexander KP, Forman DE, Kitzman DW, et al. Knowledge gaps in cardiovascular care of the older adult population. Circulation. 2016; 133(21):2103-2122.
18. Neumann FJ, Sechtem U, Banning AP, Bonaros N, Bueno H, Bugiardini R, et al. 2019 ESC Guidelines for the diagnosis and management of chronic coronary syndromes. Eur Heart J. 2020; 41(3):407-477.
19. Molander U, Dey DK, Sundh V, Steen B. ECG abnormalities in the elderly: Prevalence, time and generation trends and association with mortality. Aging ClinExp Res. 2003; 15(6):488-493.
20. Katsikis A, Theodorakos A, Kouzoumi A, Papaioannou S, Drosatos A, Koutelou M. Prognostic value of the Duke treadmill score in octogenarians undergoing myocardial perfusion imaging. Atherosclerosis. 2014; 236(2):373-380.
21. Kwok JMF, Miller TD, Hodge DO, Gibbons RJ. Prognostic value of the Duke treadmill score in the elderly. J Am Coll Cardiol. 2002; 39(9):1475-1481.
22. Rai M, Baker WL, Parker MW, Heller GV. Meta-analysis of optimal risk stratification in patients > 65 years of age. Am J Cardiol. 2012; 110(8):1092-1099.
23. Esteban-Fernández A, Bastarrika G, Castanon E, Coma-Canella I, Barba-Cosials J, Jiménez-Martín M, et al. Prognostic role of stress cardiac magnetic resonance in the elderly. Rev Esp Cardiol. 2020; 73(3):241-247.
24. Karolyi M, Gotschy A, Plein S, Paetsch I, Jahnke C, Frick M, et al. 3D cardiac magnetic resonance stress-perfusion in elderly patients. Eur Hear J - Cardiovasc Imaging. 2021; 22(Supplement_2):2021.
25. Laggoune J, Nerlekar N, Munnur K, Ko BSH, Cameron JD, Seneviratne S, et al. The utility of coronary computed tomography angiography in elderly patients. J Geriatr Cardiol. 2019; 16(7):507-513.
26. Niebauer J, Sixt S, Zhang F, Yu J, Sick P, Thiele H, et al. Contemporary outcome of cardiac catheterizations in 1085 consecutive octogenarians. Int J Cardiol. 2004; 93(2-3):225-230.
27. Cusack BJ. Pharmacokinetics in older persons. Am J Geriatr Pharmacother. 2004; 2(4):274-302.
28. Whelton PK, Carey RM, Aronow WS, Casey DE Jr, Collins KJ, Dennison Himmelfarb C, et al. 2017 ACC/AHA/AAPA/ABC/ACPM/AGS/APhA/ASH/ASPC/NMA/PCNA Guideline for the Prevention, Detection, Evaluation, and Management of High Blood Pressure in Adults: Executive Summary: A Report of the American College of Cardiology/American Heart Association Task Force on Clinical Practice Guidelines. Hypertension. 2018; 71(6):1269-1324. Erratum in: Hypertension. 2018; 71(6):e136-e139. Erratum in: Hypertension. 2018; 72(3):e33.
29. Sebba WK, Rodrigues CIS, Bortolotto LA, Mota-Gomes MA, Brandão AA, Feitosa AD de M. Diretrizes Brasileiras de Hipertensão Arterial – 2020. Arq Bras Cardiol. 2021; 116(3):516-658.
30. Critchley JA, Capewell S. Mortality Risk Reduction Associated With Smoking Cessation in Patients With Coronary Heart Disease. JAMA. 2015; 290(1):86-97.
31. Draznin B, Aroda VR, Bakris G, Benson G, Brown FM, Freeman R, et al. Standards of medical care in diabetes – 2021. Diabetes Care. 2021; 44(January):S73-84.
32. Fleg JL, Forman DE, Berra K, Bittner V, Blumenthal JA, Chen MA, et al. Secondary prevention of atherosclerotic cardiovascular disease in older adults: A scientific statement from the American heart association. Circulation. 2013; 128(22):2422-2446.
33. Steiner S. Empagliflozin, cardiovascular outcomes, and mortality in type 2 diabetes. Zeitschrift fur Gefassmedizin. 2016; 13(1):17-18.
34. Anderson L, Oldridge N, Ad Z, Rees K, Martin N, Rs T. Exercise-based cardiac rehabilitation for coronary heart disease (Review). Cochrane Database Syst Rev. 2016; (1):1-211.
35. Gaye B, Canonico M, Perier MC, Samieri C, Berr C, Dartigues JF, et al. Ideal Cardiovascular Health, Mortality, and Vascular Events in Elderly Subjects: The Three-City Study. J Am Coll Cardiol. 2017; 69(25):3015-3026.
36. Anderson L, Oldridge N, Ad Z, Rees K, Martin N, Rs T. Exercise-based cardiac rehabilitation for coronary heart disease (Review). Cochrane Database Syst Rev. 2016; (1):1-211.
37. Gaye B, Canonico M, Perier MC, Samieri C, Berr C, Dartigues JF, et al. Ideal Cardiovascular Health, Mortality, and Vascular Events in Elderly Subjects: The Three-City Study. J Am Coll Cardiol. 2017; 69(25):3015-3026.
38. Bhatt DL, Fox KAA, Hacke W, Berger PB, Black HR, Boden WE, et al. Clopidogrel and Aspirin versus Aspirin Alone for the Prevention of Atherothrombotic Events. N Engl J Med. 2006; 354(16):1706-1717.
39. Steg PG, Bhatt DL, Simon T, Fox K, Mehta SR, Harrington RA, et al. Ticagrelor in Patients with Stable Coronary Disease and Diabetes. N Engl J Med. 2019; 381(14):1309-1320.
40. Eikelboom JW, Connolly SJ, Bosch J, Dagenais GR, Hart RG, Shestakovska O, et al. Rivaroxaban with or without Aspirin in Stable Cardiovascular Disease. N Engl J Med. 2017; 377(14):1319-1330.
41. Gianni M, Bosch J, Pogue J, Probstfield J, Dagenais G, Yusuf S, et al. Effect of long-term ACE-inhibitor therapy in elderly vascular disease patients. Eur Heart J. 2007; 28(11):1382-1388.
42. Armitage J, Baigent C, Barnes E, Betteridge DJ, Blackwell L, Blazing M, et al. Efficacy and safety of statin therapy in older people: a meta-analysis of individual participant data from 28 randomised controlled trials. Lancet. 2019; 393(10170):407-415.
43. Savarese G, Gotto AM, Paolillo S, D'Amore C, Losco T, Musella F, et al. Benefits of statins in elderly subjects without established cardiovascular disease: A meta-analysis. J Am Coll Cardiol. 2013; 62(22):2090-2099.
44. ClinicalTrials.gov. A Clinical Trial of STAtin Therapy for Reducing Events in the Elderly (STAREE). Available at: https://clinicaltrials.gov/ ct2/show/NCT02099123. Accessed November 21, 2021.
45. Horodinschi RN, Stanescu AMA, Bratu OG, Stoian AP, Radavoi DG, Diaconu CC. Treatment with statins in elderly patients. Med. 2019; 55(11):1-11.
46. Shepherd J, Blauw GJ, Murphy MB, Cobbe SM, Bollen ELEM, Buckley BM, et al. A prospective study of pravastatin in the elderly at risk (PROSPER): Screening Experience and Baseline Characteristics. Am J Cardiol. 1999; 84(10):1192-1197.
47. Deedwania P, Stone PH, Merz CNB, Cosin-Aguilar J, Koylan N, Luo D, et al. Effects of intensive versus moderate lipid-lowering therapy on myocardial ischemia in older patients with coronary heart disease: Results of the Study Assessing Goals in the Elderly (SAGE). Circulation. 2007; 115(6):700-707.

48. Gorre F, Vandekerckhove H. Beta-blockers: Focus on mechanism of action which beta-blocker, when and why? Acta Cardiol. 2010; 65(5):565-570.
49. Ferrari R, Camici PG, Crea F, Danchin N, Fox K, Maggioni AP, et al. A "diamond" approach to personalized treatment of angina. Nat Rev Cardiol. 2018; 15(2):120-132.
50. Joseph P, Swedberg K, Leong DP, Yusuf S. The Evolution of β-Blockers in Coronary Artery Disease and Heart Failure (Part 1/5). J Am Coll Cardiol. 2019; 74(5):672-682.
51. Mitchell SL, Palmer JA, Volandes AE, Hanson LC, Habtemariam D, Shaffer ML. Level of Care Preferences Among Nursing Home Residents With Advanced Dementia. J Pain Symptom Manage. 2017; 54(3):340-345.
52. Heidenreich PA, McDonald KM, Hastie T, Lee BK, Hlatky MA. Meta-analysis of Trials Comparing Beta-Blockers, Calcium Antagonists, and Nitrates for Stable Angina. JAMA. 1999; 281:1927-1936.
53. Belsey J, Savelieva I, Mugelli A, Camm AJ. Relative efficacy of antianginal drugs used as add-on therapy in patients with stable angina: A systematic review and meta-analysis. Eur J Prev Cardiol. 2015; 22(7):837-848.
54. Studio PERLO. Six-month effects of early treatment with lisinopril and transdermal glyceryl trinitrate singly and together withdrawn six weeks after acute myocardial infarction: the GISSI-3 trial. Gruppo Italiano per lo Studio della Sopravvivenza nell'Infarto Miocardic. J Am Coll Cardiol. 1996; 27(2):337-344.
55. Kelly JG, Malley KO. Nitrates in the Elderly. 1992; 2(I):14-19.
56. Alpert JS. Nitrate Therapy in the Elderly. Am J Cardiol. 1990; 65:23-27.
57. Fox K, Ford I, Steg PG, Tardif J-C, Tendera M, Ferrari R. Ivabradine in Stable Coronary Artery Disease without Clinical Heart Failure. N Engl J Med. 2014; 371(12):1091-1099.
58. Fox K, Ford I, Steg PG, Tendera M, Ferrari R, Grancelli H, et al. Ivabradine for patients with stable coronary artery disease and left-ventricular systolic dysfunction (BEAUTIFUL): a randomised, double-blind, placebo-controlled trial. Lancet. 2008; 372(9641):807-816.
59. Köster R, Kaehler J, Meinertz T. Treatment of stable angina pectoris by ivabradine in every day practice: The REDUCTION Study. Am Heart J. 2009; 158(4):e51-e57.
60. Werdan K, Perings S, Köster R, Kelm M, Meinertz T, Stöckl G, et al. Effectiveness of ivabradine treatment in different subpopulations with stable angina in clinical practice: A pooled analysis of observational studies. Cardiology. 2016; 135:141-150.
61. Tavazzi L, Swedberg K, Komajda M, Böhm M, Borer JS, Lainscak M, et al. Efficacy and safety of ivabradine in chronic heart failure across the age spectrum: Insights from the SHIFT study. Eur J Heart Fail. 2013; 15(11):1296-1303.
62. Rayner-Hartley E, Sedlak T. Ranolazine: A contemporary review. J Am Heart Assoc. 2015; 5(3):1-8.
63. Rich MW, Crager M, McKay CR. Safety and efficacy of extended-release ranolazine in patients aged 70 years or older with chronic stable angina pectoris. Am J Geriatr Cardiol. 2007; 16(4):216-221.
64. Liu Z, Williams RB, Rosen BD. The potential contribution of ranolazine to Torsade de Pointe. J Cardiovasc Dis Res. 2013; 4(3):187-190.
65. Thadani U. Should ranolazine be used for all patients with ischemic heart disease or only for symptomatic patients with stable angina or for those with refractory angina pectoris? A critical appraisal. Expert Opin Pharmacother. 2012; 13(17):2555-2563.
66. Weisz G, Généreux P, Iñiguez A, Zurakowski A, Shechter M, Alexander KP, et al. Ranolazine in patients with incomplete revascularisation after percutaneous coronary intervention (RIVER-PCI): A multicentre, randomised, double-blind, placebo-controlled trial. Lancet. 2016; 387(10014):136-145.
67. DETRY JM. Trimetazidine: a new concept in the treatment of angina Comparison with propranolol in patients with stable angina. Br J clin Pharmac. 1994; 37:279-288.
68. Manchanda SC, Krishnaswami S. Combination treatment with trimetazidine and diltiazem in stable angina pectoris. Heart. 1997; 78(4):353-357.
69. Michaelides AP, Spiropoulos K, Dimopoulos K, Athanasiades D, Tontouzas P. Antianginal efficacy of the combination of trimetazidine-propranolol compared with isosorbide dinitrate-propranolol in patients with stable angina. Clin Drug Investig. 1997; 13(1):8-14.
70. Szwed H, Sadowski Z, Pachocki R, Domzat-Bochenska M, Malczewska B, Jedrzejczyk B, et al. Anti-ischaemic efficacy and tolerability of trimetazidine in elderly patients with angina pectoris. A sub-study from TRIMPOL-1 (Trimetazidine in Poland). Clin Drug Investig. 2000; 19(1):1-8.
71. Syrkin AL, Lepakhin VK, Fitilev SB, Ivanova E V., Titarova YY, Levin AM. Trimetazidine in Pectoris Patients Older Than 65 Years with Stable Angina. Kardiologiya. 2002; 42(6):24-31.

9

Marcel Pina Ciuffo Almeida ▸ Luciola Pontes ▸ Malu Viter da Rosa Barbosa.

Efeitos dos Tratamentos Anticancerígenos no Aparelho Circulatório em Idosos

ENVELHECIMENTO E CÂNCER

O envelhecimento biológico é um processo natural, que se inicia no nascimento e continua até que ocorra a morte. São muitas as teorias para justificar o aumento da incidência de tumores malignos com o avançar da idade. Todos são fenômenos que ocorrem durante o envelhecimento como: aumento do acúmulo de mutações, maior taxa de erros de replicação do DNA, maior tempo exposição a fatores de risco ambientais, senescência celular, encurtamento dos telômeros, entre outros.[1]

Evidências apontam que, com o envelhecimento, o sistema imunológico não só se torna menos potente, mas também desregulado, inclusive nas funções dependentes de apoptose, favorecendo a proliferação de células tumorais.[2]

Ocorre ainda redução na produção de linfócitos T e diminuição da eficiência da resposta de linfócitos B, levando ao acúmulo de grande número de células malignas e ao aumento da resposta inflamatória. Sendo assim, a diminuição da imunidade celular compromete a hipersensibilidade tardia, prejudicando a vigilância imunológica para o câncer.[2]

Pessoas com 65 anos de idade ou mais têm um risco 11 vezes maior de incidência de câncer e 16 vezes maior de mortalidade relacionada ao câncer, quando comparados com a população mais jovem.[3] Como resultado, o cuidado de pacientes mais velhos constitui uma parte importante da prática diária do oncologista.

Segundo dados do Instituto Nacional do Câncer (INCA), a incidência e a mortalidade por câncer vêm aumentando no Brasil e no mundo.[4] Atualmente, aproximadamente 50% de todos os cânceres e 70% das mortes por câncer ocorrem em pessoas com idade acima de 65 anos e espera-se que esses percentuais aumentem ainda mais nos próximos anos.[5]

Portanto, são necessários investimentos em políticas de prevenção e de assistência aos pacientes oncológicos. Além disso, com o envelhecimento populacional surge também a demanda de capacitação para o cuidado oncogeriátrico.

TOXICIDADE AO TRATAMENTO

Os dados atuais sugerem que os idosos tenham benefícios similares aos adultos jovens na realização de quimioterapia.[3]

A idade é um fator de risco reconhecido para desenvolvimento de toxicidade ao tratamento sistêmico. No entanto, a idade cronológica de forma isolada fornece relativamente poucas informações sobre a tolerância de um indivíduo ao tratamento do câncer. Entre os pacientes da mesma idade, há grande heterogeneidade na capacidade de se submeter a terapia agressiva.[6]

O estudo *Predicting Chemotherapy Toxicity in Older Adults With Cancer: A Prospective Multicenter Study* avaliou 500 pacientes acima de 65 anos e mostrou que 53% deles apresentaram pelo menos uma toxicidade grau 3 a 5 e 2% evoluíram com óbito relacionado ao tratamento.[3]

Nesse sentido, a American Society of Clinical Oncology recomenda o uso rotineiro de uma avaliação geriátrica para o paciente com 65 anos de idade ou mais. A Avaliação Geriátrica Ampla (AGA) é uma ferramenta composta por escalas que dimensionam globalmente o paciente idoso, permitindo identificar quais são os idosos com maior fragilidade e toxicidade ao tratamento oncológico.[6]

Os domínios típicos da AGA incluem avaliações do estado funcional, comorbidades, estado cognitivo, estado psicológico, suporte social, estado nutricional e uma revisão da lista de medicamentos.[6]

O estado funcional refere-se à capacidade do paciente em realizar suas atividades básicas diárias. Os escores de estado de desempenho mais utilizados são as Escalas de Karnofsky e Eastern Cooperative Oncology Group (ECOG) que tendem a subnotificar o grau de comprometimento funcional em pacientes mais velhos.

Uma compreensão mais abrangente do estado funcional de um paciente idoso pode ser obtida pelas Escalas de Atividades da Vida Diária (AVD) e as Atividades Instrumentais de Vida Diária (AIVD). Em um estudo com 363 pacientes com câncer e idade acima de 65 anos, um estado de desempenho ECOG menor que 2 foi associado a limitações de AVD e AIVD em 9% e 38% dos pacientes, respectivamente. A frequência de limitações de AIVD foi mais comum em pacientes com idade ≥ 80 anos. O comprometimento do estado funcional está associado a um risco aumentado de toxicidade com a quimioterapia.

Vários estudos sugerem benefícios do uso de um AGA em pacientes com câncer, como:

- Previsão de complicações e efeitos colaterais do tratamento;
- Previsão do declínio funcional durante o tratamento, estimando sobrevida.
- Auxiliar nas decisões de tratamento do câncer;
- Detectar problemas não encontrados pela história de rotina e exame físico na avaliação inicial;
- Identificação e tratamento de novos problemas durante o acompanhamento;
- Melhorar a saúde mental e o bem-estar;
- Melhor o controle da dor.

Existe a necessidade de refinar a seleção de pacientes para o tratamento, buscando identificar quais indivíduos possuem melhor tolerância ao tratamento padrão. Isso evita que pacientes aptos não sejam tratados adequadamente e que os inaptos recebam tratamentos potencialmente tóxicos com maior chance de complicação. Neste ponto, a avaliação conjunta com a geriatria é essencial.

Além de maior incidência de câncer, a população idosa também apresenta maior incidência de disfunções orgânicas e comorbidades que podem aumentar a toxicidade ao tratamento oncológico e afetar a qualidade de vida.[7]

Conforme um indivíduo envelhece, as comorbidades aumentam e impactam na expectativa de vida e na tolerância ao tratamento.[6] O envelhecimento está associado a um risco crescente de doença arterial coronariana (DAC), aumento da frequência e gravidade da doença cardíaca valvar e diminuição da complacência ventricular. Assim sendo, pacientes idosos que serão submetidos a tratamentos potencialmente cardiotóxicos devem ser acompanhados em conjunto com o cardiologista.

Os principais tratamentos com potencial de cardiotoxicidade são: antraciclinas, agentes anti-receptor tipo 2 do fator de crescimento epidérmico humano (HER2), agentes alquilantes, inibidores da sinalização do fator de crescimento do endotélio vascular (*vascular endothelial growth factor* – VEGF), inibidores de proteossoma e inibidores de *checkpoints* imunológicos.[8] A seguir, serão abordados os principais medicamentos relacionados e os cuidados necessários.

ANTRACÍCLICOS

Os antracíclicos (doxorrubicina, daunorrubicina, idarrubicina, epirrubicina e mitoxantrona) são uma classe de medicamentos amplamente utilizados em oncologia e comumente implicadas no desenvolvimento de cardiomiopatia com aumento do risco de insuficiência cardíaca.[9] O mecanismo de ação parece estar relacionado à formação de radicais livres, indução de apoptose e dano ao DNA pela interação com a enzima topoisomerase II.

Os principais fatores de risco relacionados ao desenvolvimento de cardiotoxicidade incluem idade > 65 anos, doenças cardiovasculares pré-existentes, hipertensão, tabagismo, obesidade, diabetes e uso prévio de antracíclicos, além de tratamento concomitante com outras classes de medicamentos como trastuzumabe e exposição à radioterapia envolvendo a área cardíaca.[10]

O monitoramento e a detecção precoce de cardiotoxicidade são fundamentais, pois a intervenção precoce é capaz de reduzir o risco de progressão para insuficiência cardíaca. Seguindo recomendações da Sociedade Internacional de Oncogeriatria,[11] para pacientes idosos é importante individualizar a indicação dessa classe de substâncias, buscando alternativas terapêuticas sempre que possível, com o uso de formulação lipossomal da doxorrubicina, medicações cardioprotetoras como dexrazoxane e demais intervenções como uso de inibidores de enzima de conversão de angiotensina (IECA) e betabloqueadores.

FLUOROPIRIMIDINAS

Fluoropirimidinas, como 5-fluorouracil e capecitabina, são medicamentos amplamente utilizados em oncologia, sendo uma importante classe de fármacos associada à cardiotoxicidade.[12] Apesar de não totalmente conhecido, o principal mecanismo de ação responsável é o desenvolvimento de vasoespasmo coronariano, com estudos sugerindo também cardiomiopatia e um efeito trombogênico do medicamento.

A depender do esquema e da via de administração do quimioterápico, as manifestações clínicas incluem um espectro de sintomas, como angina, infarto do miocárdio, arritmias, insuficiência cardíaca, pericardite e alterações eletrocardiográficas não acompanhadas de sintomas. Diversos estudos relatam que esquemas infusionais estão mais relacionados ao aparecimento de sintomas do que aplicações em bolo ou com uso oral da capecitabina. Além disso, a idade e a presença de fatores de risco pré-tratamento, incluindo doença arterial coronariana, doença cardíaca estrutural e cardiomiopatia também agregam maior risco cardiológico ao uso de fluoropirimidinas.

Uma vez ocorrida a cardiotoxicidade, a continuidade do tratamento antineoplásico deve levar em consideração a disponibilidade de outros regimes ou mesmo a escolha de fluoropirimidinas com melhor perfil de toxicidade.[12]

AGENTES ANTIMICROTÚBULOS

Nesta classe de medicamentos destacam-se os taxanos pela sua ampla indicação clínica, incluindo docetaxel e paclitaxel. Os principais efeitos incluem bradicardia e cardiomiopatia, particularmente quando há o uso combinado com antracíclicos, muito comum em esquemas terapêuticos para neoplasia de mama.[13]

Nas pacientes candidatas ao uso de eribulina deve-se ter atenção especial ao intervalo QT, porque foi descrito alargamento do QT em ensaios pré-clínicos. Assim sendo, é recomendável realizar eletrocardiograma (ECG) de controle após o primeiro ciclo. Embora exista o risco de alargamento do intervalo QT, há evidência de segurança quanto ao uso desse fármaco em pacientes idosas.[14]

AGENTES ALQUILANTES

O uso de cisplatina aumenta o risco de cardiotoxicidade, porque é capaz de gerar efeitos adversos como: taquicardia supraventricular, bradicardia e eventos isquêmicos.[15] É possível que o desenvolvimento dessas alterações esteja relacionado aos distúrbios hidroeletrolíticos causados pela nefrotoxicidade da substância, o que exige monitoramento de eletrólitos e hidratação na população idosa.

TERAPIA-ALVO ANTI-HER2

O trastuzumabe é um anticorpo monoclonal que se liga ao domínio extracelular do HER2. Pertencente à família do receptor epidérmico (*epidermic growth factor receptor* – EGFR), o HER2 regula processos-chave como proliferação, crescimento e reparo. No câncer de mama, cerca de 20% a 30% dos tumores hiperexpressam esse receptor. Pacientes com esse subtipo histológico apresentam pior prognóstico, por se tratar de uma doença com maior capacidade de proliferação celular e angiogênese, consequentemente com maiores taxas de recorrência e de mortalidade. Portanto, o desenvolvimento das terapias-alvo anti-HER2, principalmente o trastuzumabe, modificou significativamente a história natural do câncer de mama com hiperexpressão de HER2.[16]

Contudo, seu uso está associado ao risco de cardiotoxicidade. Pode ocorrer queda da fração de ejeção ventricular esquerda acompanhada ou não de sintomas de insuficiência cardíaca.[8]

Os principais fatores de risco para cardiotoxicidade relacionada à terapia anti-HER2 são: tratamento prévio ou concomitante com antraciclinas, radioterapia mediastinal e disfunção ventricular prévia.[8]

A cardiotoxicidade induzida pelo trastuzumabe tende a ser reversível na maioria dos casos e não é dose-dependente, diferentemente do que ocorre com as antraciclinas.[16] Além disso, a fisiopatologia da cardiotoxicidade induzida por essa terapia-alvo anti-HER2 ainda não está completamente esclarecida. Sabe-se que ocorrem alterações em mecanismos intracelulares dos cardiomiócitos, interferindo na estrutura e função dos sarcômeros, além do estresse oxidativo e da disfunção mitocondrial.[8,16]

Se por um lado a interrupção do tratamento com trastuzumabe pode frear o processo de disfunção ventricular; por outro, acarreta a piora do prognóstico oncológico, aumentando a taxa de recorrência. Assim, trata-se de uma decisão fundamental que deve ser tomada com base em critérios objetivos após discussão com o paciente e com o oncologista. Para trazer maior segurança e minimizar potenciais complicações do tratamento, os pacientes em uso de trastuzumabe devem ser acompanhados pelo cardio-oncologista e realizar ecocardiograma periodicamente, de acordo com avaliação especializada **(Figura 9.1)**.

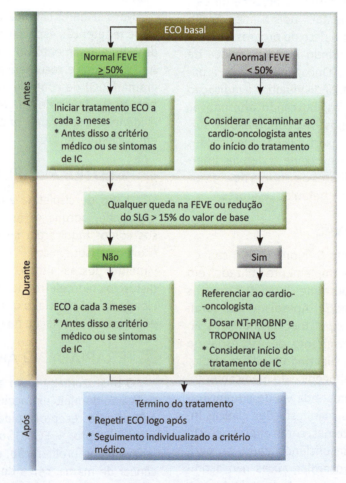

Figura 9.1 Esquema de acompanhamento de pacientes submetidos à quimioterapia.

ECO: ecocardiograma, FEVE: fração de ejeção do ventrículo esquerdo, IC: insuficiência cardíaca, SLG: *strain longitudinal global*.
Fonte: Adaptada de Dobson R, et al.[17]

ANTICORPOS MONOCLONAIS

Bevacizumabe, ramucirumabe e ablibercept são anticorpos monoclonais contra o inibidor do fator de crescimento endotelial vascular (anti-VEGF). Esses medicamentos fazem parte do tratamento de câncer colorretal metastático, sendo ramucirumabe também usado em câncer gástrico metastático e bevacizumabe em neoplasias primárias do sistema nervoso central, de colo de útero, de ovário, de pulmão e hepatocarcinoma. As toxicidades cardiovasculares associadas são disfunção ventricular, isquemia coronariana e cerebral, hipertensão arterial, sangramento e eventos tromboembólicos.[8,18,19]

Cetuximabe liga-se ao receptor de fator de crescimento epidérmico (anti-EGFR) e bloqueia a interação com seu ligante. É usado principalmente no tratamento de câncer colorretal metastático em combinações com fluorouracil, sendo associado a arritmias e à insuficiência cardíaca.[8,18,20]

No cenário onco-hematológico, o alemtuzumabe, um anticorpo anti-CD52 (antígeno presente na membrana celular da maioria dos linfócitos T e B), é usado no tratamento da leucemia prolinfocítica de células T e linfomas de células T (micose fungoide, síndrome de Sézary). Esses medicamentos estão associados a um risco significativo de insuficiência cardíaca, arritmias e miocardite.[18,21,22]

O rituximabe é um anticorpo monoclonal anti-CD20 amplamente usado no tratamento de linfomas não Hodgkin e leucemia linfocítica crônica; no entanto, arritmias e angina foram relatadas em menos de 1% das infusões.[8,18]

INIBIDORES DE PROTEÍNA QUINASE

Os inibidores de tirosinaquinase (*tyrosine kinase inhibitor* – TKI) são medicamentos de uso oral que apresentam indicação no tratamento de diferentes tumores, inclusive como terapia-alvo para alterações genéticas específicas.

Os inibidores de tirosina quinase BCR-ABL são usados no tratamento da leucemia mieloide crônica e tumores estromais gastrointestinais (*gastrointestinal stromal tumors* – GIST). Em relação ao imatinibe, não há dados clínicos que confirmem a cardiotoxicidade associada a esse fármaco. No entanto, conforme as recomendações do National Comprehensive Cancer Network (NCCN), sugere-se o monitoramento de pacientes em uso desse fármaco e com fatores de risco ou sintomas sugestivos de insuficiência cardíaca.[8,18,23] Nilotinibe, ponatinibe e dasatinibe estão associados ao prolongamento do intervalo QT, insuficiência cardíaca, hipertensão arterial e tromboembolismo venoso.[8,18,23]

No câncer de pulmão não pequenas células avançado, a presença de mutação dirigida (*driver mutation*) ocorre em cerca de 50% a 60% dos casos, principalmente no tipo histológico adenocarcinoma, mais comum em mulheres, asiáticos e não tabagistas. O uso de TKI como terapia-alvo é o tratamento de escolha com taxas de resposta e sobrevida global maiores em comparação à quimioterapia, além de menor toxicidade.[24]

O osimertinibe é um TKI de terceira geração e a terapia padrão em pacientes com mutação do gene *EGFR*. A disfunção ventricular foi descrita em cerca de 3% a 5% dos pacientes; outra alteração é o prolongamento de QT. Já os pacientes com tumores com translocação do gene *ALK* tratados com brigatinibe, crizotinibe e ceritinibe podem apresentar bradicardia sinusal, hipertensão arterial, edema periférico e prolongamento do QT.[8,18] Nos tumores com presença de translocação do gene RET, selpercatinibe e vandetanibe são os medicamentos de escolha. Ambos estão associados à hipertensão arterial (35% com o uso de selpercatinibe) e prolongamento do intervalo QT (*torsades de pointes* e morte súbita descritas com vandetanibe).[8,18,23]

Ribociclibe inibe a via da quinase dependente de ciclina 4 e 6 (inibidor de CDK4/6) e está aprovado para o tratamento de câncer de mama receptor hormonal positivo metastático, em associação com endocrinoterapia.[25] O prolongamento do intervalo QT é observado em 1% a 6% dos pacientes. Essa alteração costuma ocorrer nas primeiras quatro semanas de início do tratamento e é reversível com a interrupção do uso. Recomenda-se o monitoramento de eletrólitos antes do primeiro ciclo e mensalmente nos primeiros seis meses de tratamento. Além disso, é importante realizar um ECG antes de iniciar a terapia. O tratamento só deve ser iniciado se o QTc for < 450ms. Um ECG deve ser repetido no dia 14 do ciclo 1 e no início do ciclo subsequente. Intervalos QTc > 480 ms requerem interrupção da dose.[8,18,23]

A associação de inibidores do gene *MEK* (cobimetinibe, trametinibe, binimetinibe) com inibidores do gene *BRAF* (dabrafenibe, vemurafenibe, encorafenibe) é uma das opções terapêuticas em tumores com a presença da mutação *V600E* no gene *BRAF* tanto em melanoma avançado, quanto em câncer de pulmão não pequenas células metastático.[25,26] Disfunção ventricular (5%-11%), hipertensão arterial (10%-15%) e prolongamento do intervalo QT são as toxicidades cardiovasculares mais relatadas nos estudos. Além disso, em uma metanálise recente, o uso combinado dos inibidores de BRAF e de MEK foi associado a risco aumentado de embolia pulmonar (4,4 vezes), queda na fração de ejeção do ventrículo esquerdo (3,72 vezes) e hipertensão arterial.[8,18,27]

Outros TKI como axitinibe, pazopanibe, sunitinibe e sorafenibe também estão associados ao surgimento de disfunção ventricular, insuficiência cardíaca e hipertensão arterial.[8,18,28]

Já o ibrutinibe, usado no tratamento de neoplasias hematológicas, é relacionado à ocorrência de arritmias supraventriculares, principalmente fibrilação atrial, além de insuficiência cardíaca, distúrbios de condução e hipertensão arterial.[8,18,29]

INIBIDORES DE PROTEOSSOMA

Os inibidores de proteossoma, bortezomibe e carfilzomibe, fazem parte do tratamento de mieloma múltiplo mais recentemente.[18] Os proteossomas são complexos proteicos responsáveis por degradar proteínas disfuncionais e, além disso, essenciais para a sobrevivência do cardiomiócito.[8] O carfilzomibe, um inibidor irreversível e o mais potente dos proteossomas, pode causar insuficiência cardíaca em até 25% dos pacientes.

A cardiotoxicidade pode representar um efeito de classe, pois eventos de insuficiência cardíaca (edema pulmonar agudo, insuficiência cardíaca, choque cardiogênico) também foram descritos em pacientes tratados com bortezomibe com incidência de 4%, podendo ser agravada pelo uso de esteroides.[8]

Em estudo multicêntrico com pacientes tratados de mieloma múltiplo depois de recaída, os eventos adversos cardiovasculares ocorreram em 51% dos pacientes do grupo que recebeu carfilzomibe e 17% do grupo bortezomibe. Em ambos os grupos, 86% dos eventos adversos cardiovasculares ocorreram nos primeiros três meses.[18,30]

TERAPIA DE PRIVAÇÃO ANDROGÊNICA

A terapia de privação de andrógenos (TDA) faz parte da abordagem terapêutica do câncer de próstata no cenário metastático, na recidiva bioquímica (retorno do aumento dos níveis séricos do antígeno específico da próstata – PSA, após tratamento inicial sem alteração clínica e radiológica) e em associação com radioterapia em homens com câncer de próstata de risco intermediário ou alto.[31]

Esse bloqueio hormonal pode ser obtido cirurgicamente (orquiectomia) ou pela terapia medicamentosa de privação androgênica. Os agonistas de GnRH (hormônio liberador de gonadotrofina: leuprorrelina, gosserrelina e triptorrelina) e os antagonistas de GnRH (degarelix, relugolix) causam bloqueio central com redução dos níveis de hormônio luteinizante, hormônio folículo estimulante e testosterona. Os inibidores de receptor androgênico adrenal (abiraterona) e os inibidores diretos androgênicos (enzalutamida) também agem reduzindo a testosterona.[8,31]

Hipertensão arterial e síndrome metabólica (hiperinsulinemia, hipercolesterolemia, aumento da gordura predominantemente visceral e redução da massa magra) estão associadas com o uso da terapia antiandrogênica.[8]

Risco aumentado de toxicidade cardiovascular foi observado particularmente em homens com doença cardiovascular preexistente. No entanto, estudos demonstram que o risco de doença cardiovascular pode ser menor em pacientes tratados com antagonistas do GnRH.[32,33]

INIBIDORES DE CHECKPOINT IMUNOLÓGICOS (ICI)

Os imunoterápicos atuam modulando o sistema imune, inibindo a apoptose dos linfócitos T, gerando restauração da resposta celular antitumoral. Os anticorpos aprovados para uso clínico no Brasil são o agente anti-cytotoxic T-lymphocyte associated protein 4 (CTLA-4), ipilimumabe; os agentes anti-programmed cell death receptor-1 (PD-1), nivolumabe, pembrolizumabe e cemiplimabe; e os agentes anti-programmed death ligand-1 (PD-L1) atezolizumabe, durvalumabe, avelumabe. Em geral, essas terapias são bem toleradas e altamente eficazes em uma série de doenças malignas como câncer de pele, pulmão, rim, bexiga, cabeça e pescoço, mama, esôfago, estômago e neoplasias hematológicas.[8,34,35]

Embora incomuns, os eventos adversos imunomediados (EAim) cardiovasculares possuem alta letalidade. São descritos na literatura casos de: miocardite, pericardite, vasculite, fibrose cardíaca, síndrome de Takotsubo-like, disfunção ventricular assintomática, insuficiência cardíaca e arritmias. Ocorrem normalmente após a primeira ou segunda dose dos ICI's, mas há relatos esporádicos de eventos cardiovasculares até 32 semanas após o tratamento. A prevalência de envolvimento cardiovascular é maior em pacientes com terapia combinada, sexo feminino e idade acima de 75 anos.[8,34,35,36]

Para os pacientes que desenvolvem novos sintomas cardiovasculares durante ou logo após o tratamento com ICI's ou que apresentam arritmia, anormalidade do sistema de condução ou disfunção ventricular ao ecocardiograma, recomenda-se iniciar investigação cardiovascular com dosagem de biomarcadores (troponina ultrassensível e NT-proBNP), ECG, painel viral, ecocardiograma com strain e até ressonância magnética cardíaca para os casos em que o ecocardiograma não foi conclusivo.

A biópsia endomiocárdica é pouco utilizada, mas pode ser considerada quando há alta suspeição diagnóstica, apesar de investigação inicial negativa. Recomenda-se suspensão definitiva da terapia nos casos de miocardite. Já o momento ideal para o início de corticoide em casos leves deve ser individualizado, visto a ausência de dados que avaliem o início da terapia. Em pacientes não responsivos, são indicadas doses usadas em casos de rejeição de transplante cardíaco (1 g metilprednisolona por dia, por 3 a 5 dias) e adição de micofenolato ou infliximabe, se necessário.[8,34,35,36]

CARDIOTOXICIDADE: PREVENÇÃO, SEGUIMENTO E MANEJO

Apesar da evolução no tratamento do câncer, as terapias utilizadas no combate às doenças oncológicas podem afetar o sistema cardiovascular. Assim, os pacientes cardiopatas e aqueles que possuem fatores de risco cardiovasculares que serão submetidos à quimioterapia, radioterapia, imunoterapia e/ou terapia-alvo devem ser avaliados pelo cardiologista.

Essa estratégia traz maior segurança ao paciente, porque visa o controle dos fatores de risco cardiovasculares, permitindo adoção de medidas de cardioproteção, diagnóstico precoce e tratamento das complicações cardiovasculares. Desse modo, mantém-se a saúde do sistema cardiovascular paralelamente ao tratamento oncológico evitando interrupções das terapias contra o câncer.

Na avaliação do cardiologista recomenda-se incluir a dosagem do biomarcador fragmento N-terminal do BNP (NT-proBNP), troponina ultrassensível e realizar ecocardiograma transtorácico com Doppler colorido analisando a deformação miocárdica por meio da mensuração do strain pela técnica speckle-tracking.[8]

A presença de níveis elevados de NT-proBNP e troponina são indicativos de risco aumentado de cardiotoxicidade. Embora úteis para detecção do dano ao sistema cardiovascular, esses marcadores não devem ser utilizados isoladamente no seguimento dos pacientes. Ademais, ainda não está totalmente esclarecido qual o momento ideal para a dosagem deles.[8]

A ecocardiografia é o método de escolha para análise da função ventricular e detecção da disfunção relacionada ao tratamento do câncer. Nos casos em que o ecocardiograma apresenta limitações, utiliza-se a ressonância magnética cardíaca que é o método padrão-ouro para verificação da função cardíaca.[8]

A disfunção ventricular relacionada ao tratamento do câncer é definida como a queda da fração de ejeção do ventrículo esquerdo maior ou igual a 10% e para um valor abaixo de 50%. O Strain Longitudinal Global (SLG) é a ferramenta que prediz a queda da fração de ejeção, pois se altera antes. Redução maior ou igual a 15% do SLG é anormal e indica com precocidade a disfunção ventricular.[8]

A cardiomiopatia é uma das complicações mais graves do tratamento do câncer, gerando altas taxas de morbidade e mortalidade. Sua apresentação clínica é variável, podendo ocorrer durante o tratamento ou anos após. Normalmente gera sintomas de insuficiência cardíaca, contudo existem formas subclínicas.

As antraciclinas são quimioterápicos de grande aplicabilidade clínica no tratamento do câncer de mama, dos linfomas e de muitas outras neoplasias. No entanto, também são conhecidas pelo risco de cardiotoxicidade.

Na prática esses fármacos não são utilizados isoladamente, mas associados a medicamentos como ciclofosfamida, trastuzumabe ou ainda com radioterapia, o que potencializa o risco de cardiotoxicidade. Dessa maneira, o acompanhamento conjunto com o cardiologista torna-se fundamental para os pacientes em uso de antraciclinas.

Uma vez identificada disfunção ventricular deve-se iniciar o tratamento medicamentoso para insuficiência cardíaca e contatar as equipes de oncologia e/ou hematologia para alinhar seguimento durante o tratamento contra o câncer.

É importante ressaltar que os idosos com tendência a hipotensão não toleram doses altas de betabloqueadores e vasodilatadores. Neles, deve-se iniciar o tratamento com dose baixa para minimizar os efeitos adversos.

A prevenção da cardiotoxicidade deve ser pensada para todo paciente em tratamento do câncer. Para isso, é fundamental rastrear e tratar os fatores de risco cardiovasculares como hipertensão arterial sistêmica, diabetes mellitus e dislipidemia, além de recomendar a prática de atividade física, combater a obesidade e interromper o uso do álcool e do tabaco.[8]

Estudos sugerem que um programa estruturado de atividades físicas pode minimizar a toxicidade cardiovascular do tratamento contra o câncer. Esse benefício é alcançado combatendo-se o estresse oxidativo e a disfunção endotelial, por meio da redução dos níveis de espécies reativas de oxigênio e do incremento das funções antioxidantes celulares.[37]

Vale destacar que mais da metade dos pacientes com linfoma difuso de grandes células B tem mais de 60 anos e esse grupo é mais propenso aos efeitos adversos da quimioterapia como neutropenia e infecção. Além disso, podem apresentar particularidades como reserva hematopoiética reduzida, função hepática alterada e redução da taxa de filtração glomerular. Essas características prejudicam a metabolização e atrasam a eliminação dos quimioterápicos, aumentando o risco de toxicidade.[38]

Quando se detecta cardiotoxicidade subclínica (elevação de troponina ultrassensível, NT-ProBNP ou redução do SLG maior ou igual a 15%) também se deve iniciar tratamento medicamentoso, conforme as diretrizes de insuficiência cardíaca, com o objetivo de prevenir a disfunção ventricular sintomática e os eventos cardiovasculares. Pode-se considerar o uso de substâncias cardioprotetoras como o dexrazoxane nos pacientes que serão submetidos a altas doses de antraciclinas e possuem risco elevado de cardiotoxicidade. Nos pacientes com fração de ejeção de 40% a 50% o tratamento medicamentoso de insuficiência cardíaca é recomendado antes do início do tratamento contra o câncer nos casos em que existe potencial cardiotóxico. Os pacientes com fração de ejeção basal inferior a 40% não devem receber quimioterapia com antraciclinas, exceto se não houver alternativa eficaz de tratamento. Quando, em vigência de quimioterapia ou imunoterapia, ocorre queda da fração de ejeção para valores abaixo de 40% deve-se iniciar o tratamento para insuficiência cardíaca e recomendar a suspensão do tratamento antineoplásico temporariamente, contatando o oncologista ou o hematologista para discutir os detalhes e alternativas do caso.[8]

Muitos pacientes com câncer reúnem condições que aumentam o risco de arritmias cardíacas. Os principais exemplos são: desidratação, infecção, distúrbios hidroeletrolíticos, procedimentos cirúrgicos, terapias oncológicas e adjuvantes.

O prolongamento do intervalo QT é uma preocupação nos pacientes com câncer, pois pode ser secundário ao próprio tratamento quimioterápico. Essa alteração eletrocardiográfica tem o potencial de facilitar o aparecimento de arritmias complexas como taquicardias ventriculares e *torsades de points*, principalmente quando o QTc é > 500ms. Por isso, o ECG deve ser avaliado antes e durante o tratamento com substâncias potencialmente causadoras de arritmias cardíacas. Existem outras causas, além da medicamentosa, para o prolongamento do intervalo QT e deve-se considerá-las para o diagnóstico diferencial, são elas: distúrbios eletrolíticos, isquemia miocárdica, insuficiência cardíaca, bradicardia, miocardite e canalopatias.[8]

Os quimioterápicos mais associados à arritmia estão listados na **Tabela 9.1**.

A arritmia mais comum no paciente com câncer é a fibrilação atrial (FA). Sua ocorrência é multifatorial, destacando-se o estado pró-inflamatório dos pacientes submetidos a procedimentos cirúrgicos e terapias cardiotóxicas. Diversos mecanismos podem causar FA, entre eles distúrbios eletrolíticos, dano mitocondrial, estresse oxidativo e inflamação.[8]

Se por um lado o câncer gera um estado pró-trombótico aumentando o risco de eventos tromboembólicos, por outro, também aumenta o risco de sangramento uma vez instituída a terapia anticoagulante. Esse equilíbrio tênue entre trombose e hemorragia no paciente com câncer faz com que a anticoagulação nesse cenário seja desafiadora.

Deve-se evitar o uso de varfarina nessa população porque tem menor eficácia terapêutica, maior interação medicamentosa e maior risco hemorrágico.[8] Isso principalmente no paciente idoso com menor *clearance* de creatinina, alteração da função hepática, desnutrição e alterações dietéticas secundárias ao tratamento antineoplásico.

EFEITOS DOS TRATAMENTOS ANTICANCERÍGENOS NO APARELHO CIRCULATÓRIO EM IDOSOS

Tabela 9.1 Principais tratamentos antineoplásicos relacionados à ocorrência de arritmias cardíacas.[39]

Arritmia e câncer	
Quimioterápicos convencionais	
• Antraciclinas (doxorrubicina, epirrubicina)	
• Agentes alquilantes (ciclofosfamida e melfalan)	
• Agentes antimicrotúbulos (paclitaxel)	
• Imunomoduladores (talidomida)	
Terapia-alvo	
Inibidores	Exemplo
• Histona deacetilases (HDAC)	Vorinostat
• CDK4/CDK6	Ribociclib
• mTOR	Everolimus
• BCR-ABL	Dasatinib, nilotinib, ponatinib
• Bruton Tirosina Quinase (BTK)	Ibrutinib
• Anaplastic Lymphoma Kinase (ALK)	Alectinib, ceritinib, crizotinib
• BRAF	Dabrafenib
• MEK	Binimetinib, cobimetinib, trametinib
Imunoterapia	
Inibidores de *checkpoint* imunológico	

Os anticoagulantes orais diretos são uma alternativa para os pacientes com câncer e FA, porém deve-se atentar para as interações medicamentosas e destacar o risco aumentado de sangramento nos casos de tumores do trato gastrointestinal e geniturinário.

A doença arterial coronária desenvolve-se no paciente com câncer não só pela presença de fatores de risco cardiovasculares, como também pela ocorrência de estresse oxidativo, inflamação crônica, lesão endotelial e predisposição genética.[8]

O uso de cisplatina pode gerar trombose coronária em pacientes sem placas ateroscleróticas. Isso ocorre porque esse fármaco tem o potencial de gerar disfunção endotelial e produção de fatores pró-coagulantes.[8]

Outros quimioterápicos muito implicados no desenvolvimento de eventos coronarianos são os antimetabólitos como 5-fluorouracil (5-FU) e a capecitabina. O mecanismo de lesão ainda não está totalmente esclarecido, mas estudos experimentais apontam o vasoespasmo coronário como o principal responsável. Por isso, nesses casos deve-se considerar o uso de nitratos e vasodilatadores **(Tabela 9.2)**.[8]

Os pacientes em uso de bevacizumabe, anticorpo monoclonal com atividade anti-VEGF, também possuem risco aumentado de isquemia coronária.[8]

O tratamento radioterápico também está relacionado à ocorrência de eventos coronarianos em longo prazo. Contudo, nas últimas décadas tem se observado redução desses eventos em virtude da evolução das técnicas de radioterapia.

Na abordagem terapêutica da doença arterial coronária no paciente com câncer deve-se ter em mente o prognóstico da doença neoplásica e a programação de cirurgias oncológicas.

A hipertensão arterial e o câncer possuem fatores de risco em comum, como o sedentarismo, a obesidade e o tabagismo. Além disso, é sabido que o tratamento contra o câncer pode gerar hipertensão arterial ou agravá-la. Por isso, a incidência de hipertensão arterial nos sobreviventes de câncer é maior do que na população em geral.[8]

Tabela 9.2 Antineoplásicos com potencial de gerar isquemia miocárdica e seus respectivos mecanismos.[40]

Isquemia miocárdica e câncer	
Exemplos	**Mecanismo**
Antimetabólitos	
5-Fluoracil	Vasoespasmo
Capecitabina	Vasoespasmo
Antimicrotúbulos	
Paclitaxel	Vasoespasmo
Vinblastina	Trombose e IAM
Agentes alquilantes	
Cisplatina	Agregação plaquetária e IAM
Anticorpos monoclonais	
Bevacizumab	Trombose e IAM
Inibidores da tirosina quinase	
Sunitinib	IAM
Sorafenib	IAM
Inibidores da aromatase	
Anastrozol	IAM

IAM: infarto agudo do miocárdio.

Os pacientes com câncer e hipertensão arterial têm maior risco de desenvolver insuficiência cardíaca. Assim, deve-se estar atento ao diagnóstico e ao tratamento adequado dessa condição.[8] Nos pacientes idosos o uso de diuréticos deve ser cauteloso pelo risco de hipovolemia e distúrbios hidroeletrolíticos.

Fármacos como inibidores de tirosina quinase (TKI´s) com atividade anti-VEGF e TKI´s multialvo são potenciais causadores de hipertensão arterial. Os mecanismos de toxicidade vascular desses medicamentos são variados, entre eles a redução da produção de óxido nítrico que eleva a resistência vascular sistêmica, redução da natriurese, vasoconstrição por endotelina-1 e microangiopatia trombótica **(Tabela 9.3)**.[8]

Outras medicações adjuvantes utilizadas no tratamento contra o câncer também podem causar hiper-

Tabela 9.3 Principais tratamentos contra o câncer que são correlacionados com o surgimento de hipertensão arterial sistêmica.[39]

Hipertensão arterial sistêmica e câncer	
Quimioterápicos convencionais	
Platina (Cisplatina)	
Terapia-alvo	
Inibidores	**Exemplo**
Proteossoma	Bortezomib, carfilzomib
mTOR	Everolimus
VEGF	Bevacizumab, sunitinib, sorafenib

tensão arterial como corticosteroides, eritropoietina e tacrolimus.

Não se pode esquecer dos feocromocitomas, tumores secretores de catecolaminas, que são oriundos das células cromafins e constituem uma causa de hipertensão arterial secundária que pode se apresentar com paroxismos de hipertensão associada à tríade palpitações, cefaleia e sudorese.

REFERÊNCIAS BIBLIOGRÁFICAS

1. Teixeira IN, Guariento ME. Biologia do envelhecimento: teorias, mecanismos e perspectivas [Biology of aging: theories, mechanisms, and perspectives]. Cien Saude Colet. 2010; 15(6):2845-2857.
2. Silva MM, Silva VH. Envelhecimento: importante fator de risco para o câncer [Ageing: major risk factor for cancer]. Arq. Med. ABC. 2005; 30(1):11-18.
3. Hurria A, Togawa K, Mohile SG, Owusu C, Klepin HD, Gross CP, et al. Predicting chemotherapy toxicity in older adults with cancer: a prospective multicenter study. J Clin Oncol. 2011 ;29(25):3457-3465.
4. Instituto Nacional do Câncer. Estimativa 2020. Disponível em: https://www.inca.gov.br/estimativa/introducao (Acesso em 13 Nov 2021).
5. Lichtman SM. Therapy insight: Therapeutic challenges in the treatment of elderly cancer patients. Nat Clin Pract Oncol. 2006; 3(2):86-93.
6. Cohen HJ, Wong ML. Comprehensive geriatric assessment for patients with cancer. UpToDate. Waltham, MA: UpToDate, 2021. (Acesso em 13 Nov 2021).
7. Lichtman SM. Systemic chemotherapy for cancer in older adults. UpToDate. Waltham, MA: UpToDate, 2021. (Acesso em 13 Nov 2021).
8. Hajjar LA, Costa IBSDSD, Lopes MACQ, et al. Brazilian Cardio-oncology Guideline – 2020. Diretriz Brasileira de Cardio-oncologia – 2020. Arq Bras Cardiol. 2020; 115(5):1006-1043.
9. Khouri MG, Douglas PS, Mackey JR, Martin M, Scott JM, Scherrer-Crosbie M, et al. Cancer therapy-induced cardiac toxicity in early breast cancer: addressing the unresolved issues. Circulation. 2012; 126(23):2749-2763.
10. Qin A, Thompson CL, Silverman P. Predictors of late-onset heart failure in breast cancer patients treated with doxorubicin. J Cancer Surviv. 2015; 9(2):252-259.
11. Aapro M, Bernard-Marty C, Brain EG, Batist G, Erdkamp F, Krzemieniecki K, et al. Anthracycline cardiotoxicity in the elderly cancer patient: a SIOG expert position paper. Ann Oncol. 2011; 22(2):257-267.
12. Kwakman JJ, Simkens LH, Mol L, Kok WE, Koopman M, Punt CJ. Incidence of capecitabine-related cardiotoxicity in different treatment schedules of metastatic colorectal cancer: A retrospective analysis of the CAIRO studies of the Dutch Colorectal Cancer Group. Eur J Cancer. 2017; 76:93-99.
13. Rowinsky EK, McGuire WP, Guarnieri T, Fisherman JS, Christian MC, Donehower RC. Cardiac disturbances during the administration of taxol. J Clin Oncol. 1991; 9(9):1704-1712.
14. Martin-Babau J, Robert M, Seegers V, Paillard MJ, Pivot X, Gourmelon C, et al. Eribulin is safe and effcient in metastatic breast cancer in elderly patients. Resuts from de REPROLINE multicentric retrospective cohort. Annals of Oncology 2017; 28(Suppl. 5):99.
15. Mortimer JE, Crowley J, Eyre H, Weiden P, Eltringham J, Stuckey WJ. A phase II randomized study comparing sequential and combined intraarterial cisplatin and radiation therapy in primary brain tumors. A Southwest Oncology Group study. Cancer. 1992; 69(5):1220-1223.
16. Nicolazzi MA, Carnicelli A, Fuorlo M, Scaldaferri A, Masetti R, Landolfi R, et al. Anthracycline and trastuzumab-induced cardiotoxicity in breast cancer. Eur Rev Med Pharmacol Sci. 2018; 22(7):2175-2185.
17. Dobson R, Ghosh AK, Ky B, Marwick T, Stout M, Harkness A, et al. British Society for Echocardiography and British Cardio-Oncology Society guideline for transthoracic echocardiographic assessment of adult cancer patients receiving anthracyclines and/or trastuzumab. Echo Res Pract. 2021; 8(1):G1-G18.
18. Floyd J, Morgan JP. Cardiotoxicity of cancer chemotherapy agents other than anthracyclines, HER2-targeted agents, and fluoropyrimidines. UpToDate. Waltham, MA: UpToDate, 2023.
19. Totzeck M, Mincu RI, Rassaf T. Cardiovascular Adverse Events in Patients With Cancer Treated With Bevacizumab: A Meta-Analysis of More Than 20 000 Patients. J Am Heart Assoc. 2017; 6(8):e006278.
20. Gronich N, Lavi I, Barnett-Griness O, Saliba W, Abernethy DR, Rennert G. Tyrosine kinase-targeting drugs-associated heart failure. Br J Cancer. 2017; 116(10):1366-1373.
21. Lenihan DJ, Alencar AJ, Yang D, Kurzrock R, Keating MJ, Duvic M. Cardiac toxicity of alemtuzumab in patients with mycosis fungoides/Sézary syndrome. Blood. 2004; 104(3):655-658.
22. Pfister DG, Spencer S, Adelstein D, Adkins D, Anzai Y, Brizel DM, Head and Neck Cancers, Version 2.2020, NCCN Clinical Practice Guidelines in Oncology. J Natl Compr Canc Netw. 2020; 18(7):873-898.
23. Porta-Sánchez A, Gilbert C, Spears D, Amir E, Chan J, Nanthakumar K, et al. Incidence, Diagnosis, and Management of QT Prolongation Induced by Cancer Therapies: A Systematic Review. J Am Heart Assoc. 2017; 6(12):e007724.
24. Ettinger DS, Wood DE, Aisner DL, Akerley W, Bauman JR, Bharat A, et al. Non-Small Cell Lung Cancer, Version 3.2022, NCCN Clinical Practice Guidelines in Oncology. J Natl Compr Canc Netw. 2022; 20(5):497-530.
25. Gradishar WJ, Moran MS, Abraham J, Aft R, Agnese D, Allison KH, et al. Breast Cancer, Version 3.2022, NCCN Clinical Practice Guidelines in Oncology. J Natl Compr Canc Netw. 2022; 20(6):691-722.
26. Swetter SM, Thompson JA, Albertini MR, Barker CA, Baumgartner J, Boland G, et al. NCCN Guidelines® Insights: Melanoma: Cutaneous, Version 2.2021. J Natl Compr Canc Netw. 2021 Apr 1;19(4):364-376..

27. Flaherty KT, Robert C, Hersey P, Nathan P, Garbe C, METRIC Study Group. Improved survival with MEK inhibition in BRAF-mutated melanoma. N Engl J Med. 2012; 367(2):107-114.
28. Qi WX, Shen Z, Tang LN, Yao Y. Congestive heart failure risk in cancer patients treated with vascular endothelial growth factor tyrosine kinase inhibitors: a systematic review and meta-analysis of 36 clinical trials. Br J Clin Pharmacol. 2014; 78(4):748-762.
29. Salem JE, Manouchehri A, Bretagne M, Lebrun-Vignes B, Groarke JD, Johnson DB, et al. Cardiovascular Toxicities Associated With Ibrutinib. J Am Coll Cardiol. 2019; 74(13):1667-1678.
30. Cornell RF, Ky B, Weiss BM, Dahm CN, Gupta DK, Du L, Carver JR, et al. Prospective Study of Cardiac Events During Proteasome Inhibitor Therapy for Relapsed Multiple Myeloma. J Clin Oncol. 2019; 37(22):1946-1955.
31. Schaeffer EM, Srinivas S, Adra N, An Y, Barocas D, Bitting R, et al. NCCN Guidelines® Insights: Prostate Cancer, Version 1.2023. J Natl Compr Canc Netw. 2022; 20(12):1288-1298.
32. Albertsen PC, Klotz L, Tombal B, Grady J, Olesen TK, Nilsson J. Cardiovascular morbidity associated with gonadotropin releasing hormone agonists and an antagonist. Eur Urol. 2014; 65(3):565-573.
33. Shore ND, Saad F, Cookson MS, George DJ, Saltzstein DR, HERO Study Investigators, et al. Oral Relugolix for Androgen-Deprivation Therapy in Advanced Prostate Cancer. N Engl J Med. 2020; 382(23):2187-2196.
34. Mathias C, Munhoz R, et al. Atualização das Diretrizes Brasileiras de manejo de toxicidades imunomediadas associados ao uso de bloqueadores de correceptores imunes. SBOC, 2021.
35. Curigliano G, Lenihan D, Fradley M, Ganatra S, Barac A, Blaes A, et al. Management of cardiac disease in cancer patients throughout oncological treatment: ESMO consensus recommendations. Ann Oncol. 2020; 31(2):171-190.
36. Brahmer JR, Lacchetti C, Schneider BJ, Atkins MB, Brassil KJ, National Comprehensive Cancer Network, et al. Management of Immune-Related Adverse Events in Patients Treated With Immune Checkpoint Inhibitor Therapy: American Society of Clinical Oncology Clinical Practice Guideline. J Clin Oncol. 2018; 36(17):1714-1768.
37. Yu AF, Jones LW. Modulation of cardiovascular toxicity in Hodgkin lymphoma: potential role and mechanisms of aerobic training. Future Cardiol. 2015; 11(4):441-452.
38. Park S, Jo JC, Do YR, Yang DH, Lim SN, Lee WS, et al. Multicenter Phase 2 Study of Reduced-Dose CHOP Chemotherapy Combined With Rituximab for Elderly Patients With Diffuse Large B-Cell Lymphoma. Clin Lymphoma Myeloma Leuk. 2019; 19(3):149-156.
39. Herrmann J. Adverse cardiac effects of cancer therapies: cardiotoxicity and arrhythmia. Nat Rev Cardiol. 2020; 17(8):474-502.
40. Moran TB, Plana JC. Management of Patients with Acute Coronary Syndrome and Cancer. Curr Cardiol Rep. 2020; 22(12):159.

10

Lívia da Mata Lara   Felício Savioli Neto

Farmacoterapia no Idoso

INTRODUÇÃO

Nas últimas décadas, a população idosa formada por indivíduos com 65 anos ou mais representa o seguimento de mais rápido crescimento tanto em países desenvolvidos quanto em desenvolvimento. Aqueles acima de 85 anos constituem a parte da população idosa que mais cresce proporcionalmente.[1]

As doenças cardiovasculares (DCV) estão intimamente relacionadas ao processo de envelhecimento, além da exposição prolongada a fatores de risco cardiovasculares convencionais. Constituem a principal causa de mortalidade em idosos, assim como uma das principais causas de comprometimento funcional e perda de independência nesses pacientes.[1,2]

A prevalência de hipertensão arterial sistêmica (HAS), doença arterial coronária (DAC), insuficiência cardíaca (IC), valvopatias, arritmias, especialmente fibrilação atrial (FA) e doença arterial periférica aumentam exponencialmente com a idade, assim como a taxa de internação hospitalar relacionada a quadros agudos e descompensações. Estas DCV, associadas a múltiplas outras comorbidades e às síndromes geriátricas alteram a relação risco-benefício de procedimentos diagnósticos e de intervenções terapêuticas, incluindo medicamentos.[1,2]

Os idosos requerem cuidados médicos mais frequentes e consomem proporcionalmente cerca de três vezes mais medicamentos que indivíduos mais jovens. Os medicamentos cardiovasculares, juntamente com os psicotrópicos, são as classes terapêuticas mais utilizadas em idosos (Tabela 10.1) e, consequentemente, mais associados a reações adversas.[2,3]

Tabela 10.1 Prevalência estimada do uso de medicamentos cardiovasculares em idosos.	
Estatinas	50,1%
Antiplaquetários	43,0%
Inibidores da enzima conversora da angiotensina	30,4%
Diuréticos	29,5%
Bloqueadores do receptor de angiotensina II	13,2%
Combinação de anti-hipertensivos	12,4%
Bloqueadores dos canais de cálcio	10,5%
Antagonistas da vitamina K	6,4%

Fonte: Adaptada de Schwartz, et al. (2019).[2]

Alterações farmacológicas relacionadas à idade (na função dos órgãos, na farmacocinética e na farmacodinâmica), flutuações dose-resposta amplas, reações atípicas a doenças e medicamentos, uso simultâneo de múltiplos medicamentos com potencial interação farmacológica, prescrições e esquemas posológicos inadequados alteram o equilíbrio entre risco e benefício da terapia medicamentosa e podem contribuir para uma maior toxicidade em idosos.[2,4]

Em consequência, efeitos colaterais, reações adversas e interações medicamentosas são mais frequentes entre idosos. Cerca de 20% das admissões hospitalares de pacientes geriátricos relaciona-se a reações adversas a medicamentos.[5,6]

Além disso, fatores como condição socioeconômica, polifarmácia, esquemas posológicos complicados, falta de compreensão, falta de auxílio e/ou supervisão são importantes causas de falha terapêutica em idosos.[5,6]

PARTICULARIDADES DA FARMACOTERAPIA NO IDOSO

A prescrição de medicamentos em idosos com DCV é complexa e possui diversas particularidades. A prescrição ideal requer uma abordagem individualizada e sistematizada **(Figura 10.1)**.[2]

Esquema terapêutico

Como regra geral, no paciente idoso deve-se iniciar qualquer medicação com doses baixas e titular gradativamente, aguardando maior intervalo de tempo para observar a resposta terapêutica antes de alterar o esquema posológico ("comece baixo, vá devagar").[7-10]

Ajustes posológicos devem ser feitos para a maioria dos medicamentos prescritos a idosos, sobretudo nos tratamentos a longo prazo. Em geral, as doses são 30% a 50% menores nos idosos do que nos adultos jovens. A presença de hepatopatia, nefropatia e/ou outras comorbidades pode implicar em doses ainda menores.[7-10]

O esquema terapêutico deve, ainda, ser tão simplificado quanto possível, em relação ao número de medicamentos e à frequência das doses. Cada fármaco adicional aumenta a potencialidade de efeitos adversos, de interações medicamentosas, de não adesão ao tratamento, bem como o seu custo.[7-10]

Polifarmácia

A DCV não existe isoladamente nos idosos, a maioria dos pacientes possui múltiplas comorbidades e, com elas, vem associada a coadministração de múltiplos medicamentos, incluindo vitaminas e suplementos alimentares com efeitos farmacológicos.[2]

Polifarmácia é mais comumente definida como o uso concomitante de cinco ou mais medicações pelo mesmo paciente. Esse fenômeno tem crescido muito na população idosa nos últimos anos; atualmente, dois de cada três idosos com mais de 75 anos tomam cinco ou mais medicamentos simultaneamente.[2,11]

A chamada "prescrição em cascata" favorece o aumento do número de medicações prescritas em idosos. Ela se inicia quando um efeito adverso causado por um medicamento é encarado como uma

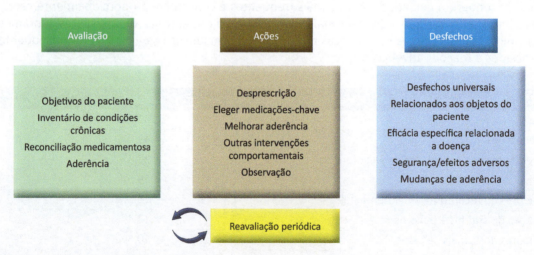

Figura 10.1 Passos para o manejo de medicamentos em idosos.
Fonte: Adaptada de Schwartz, *et al.* (2019).[2]

nova condição e leva à prescrição de um novo medicamento, ao uso de um medicamento de venda livre ou à indicação de um dispositivo médico e assim sucessivamente.[2]

As consequências da polifarmácia são múltiplas como o aumento nos custos em saúde, aumento da taxa de eventos adversos, uso de medicamentos potencialmente inapropriados, má adesão ao tratamento, interações medicamentosas, diminuição da capacidade funcional, síndromes geriátricas, hospitalização e institucionalização.[12,13]

Adesão medicamentosa

A adesão medicamentosa é necessária para alcançar os benefícios da farmacoterapia, especialmente em idosos. Os principais métodos para avaliar a adesão incluem: autorrelato, contagem de comprimidos, número de compras/retiradas em farmácia.[2]

A não-adesão ao tratamento de doenças crônicas, especialmente DCV, aumenta com o tempo, podendo chegar a 60% em três anos de tratamento. Associa-se a má qualidade de vida, altos custos médicos e aumento de mortalidade.[2]

A idade avançada não é considerada fator de risco para má adesão isoladamente, porém, diversos fatores podem afetar a adesão em idosos, conforme apresentado na **Tabela 10.2**.[2,11]

Para otimização da adesão, diversas estratégias podem ser implementadas. Os aplicativos de lembrete, por exemplo, são de baixo custo e simples de usar, mas não estão vinculados a medicamentos específicos e, portanto, contam com a participação ativa do paciente.[2]

Tabela 10.2 Fatores que dificultam a adesão ao tratamento medicamentoso em idosos.

Relacionados à doença	Condição crônica
	Doença assintomática
	Ausência de consequência imediata do abandono
	Maior número de comorbidades associadas
Relacionadas ao paciente	Negação da doença
	Desconhecimento da doença
	Multimorbidade
	Perda sensorial, disfagia, comprometimento físico e/ou cognitivo
	Crenças pessoais
	Sexo masculino
	Pior escolaridade
	Perda de consultas
	Não envolvimento pessoal e de familiares
Relacionadas ao médico	Falta de tempo
	Falta de comunicação
	Ausência de orientação sobre a doença e seus riscos
	Inércia na busca do alvo terapêutico
	Tempo prolongado entre consultas
	Troca frequente de médico
Relacionadas ao tratamento	Posologia complexa
	Polifarmácia
	Reações adversas
	Interações medicamentosas
	Tratamento prolongado
	Custo elevado

Fonte: Adaptada Schwartz, et al. (2019)[2] Lins Borges (2018).[11]

Subprescrição

A subprescrição de medicamentos é definida como a omissão de terapia medicamentosa potencialmente benéfica ou prescrição em dose e/ou duração inadequadas. Porém, os dados sobre os efeitos da subprescrição nos desfechos clínicos ainda são escassos.[2]

A subprescrição é bastante prevalente em pacientes em polifarmácia. Um estudo demonstrou que cerca de 40% dos idosos recebendo quatro ou mais medicações encontravam-se em subtratamento, comparados aos 13,5% subtratados no grupo que recebia menos fármacos. Este fenômeno se deve tanto à má adesão por parte do paciente, quanto ao medo comum, por parte dos profissionais de saúde, em prescrever novos medicamentos a pacientes que já fazem uso de muitos remédios.[14]

Desprescrição

Desprescrição é definida como o processo de interromper um medicamento ou reduzir sua dose para evitar polifarmácia, minimizar efeitos adversos e melhorar resultados.[2]

Diante de um paciente idoso, devem-se priorizar fármacos com melhor índice custo-efetividade. Pacientes com baixa expectativa de vida ou demência avançada não se beneficiam, como regra, de medicamentos que só exercem proteção em médio e longo prazos. Fármacos que provocam reações adversas importantes devem ter sua dose reduzida ou, preferencialmente, ser substituídos. Deve-se, ainda, suprimir medicamentos claramente ineficazes e desnecessários.[7-10,11] Rever anualmente o regime de medicamentos é considerado um indicador de qualidade na prescrição para idosos vulneráveis.[14]

Desfechos

Para idosos com DCV, os objetivos com o tratamento geralmente são diferentes dos desfechos avaliados em ensaios clínicos de terapias cardiovasculares com adultos jovens. Espera-se mais por preservação da qualidade de vida, manutenção da funcionalidade diária (incluindo função cognitiva e física) e da independência, controle de sintomas e redução da carga de tratamento e de hospitalizações, e menos pela extensão de vida. Assim, as decisões devem ser individualizadas, levando em consideração o contexto geral de saúde do paciente e estado funcional, a expectativa de vida e as preferências pessoais.[2,15]

Reações adversas

As reações adversas a medicamentos (RAM) são consideradas respostas nocivas do organismo e não intencionais ao uso de um medicamento cuja dose é normalmente utilizada. Os idosos são responsáveis por 25% das admissões hospitalares devidas às RAM. Essas são ainda mais frequentes quando os medicamentos são considerados inapropriados para uso em idosos.[12]

ALTERAÇÕES FARMACOCINÉTICAS RELACIONADAS À IDADE

As alterações farmacocinéticas relacionadas ao envelhecimento levam a mudanças na distribuição, no metabolismo e na eliminação de medicamentos. Tais alterações implicam em diversas repercussões clínicas, maior variação interindividual das doses requeridas para determinado efeito e aumentam o risco de eventos adversos, incluindo comprometimento cognitivo e quedas.[2,12]

Absorção

Idosos podem apresentar hipocloridria, aumento do pH gástrico e redução da motilidade gastrointestinal, do fluxo sanguíneo esplâncnico e mesentérico, do número de células de absorção, bem como dos sistemas de transporte ativo pelo epitélio gastrointestinal. Essas alterações são capazes de afetar potencialmente a absorção dos fármacos (Tabela 10.3), mas, em geral, não apresentam repercussão significativa. Inclusive, uma menor motilidade pode resultar em maior tempo para absorção, explicando, assim, porque a absorção de medicamentos não é quantitativamente afetada de forma significativa pelo envelhecimento. Dados sobre alterações da absorção e da biodisponibilidade dos medicamentos em idosos ainda são escassos.[12,13]

Distribuição

Alterações na constituição corpórea que ocorrem com o envelhecimento podem influenciar na distribuição dos fármacos (Tabela 10.4).[16] A água corporal total, tanto em valores absolutos como em porcentagem do peso corpóreo, reduz-se de 10% a 15% entre os 20 e os 80 anos. Deste modo, fármacos hidrossolúveis, como a digoxina, tendem a apresentar menor volume de distribuição e maiores concentrações plasmáticas. O volume plasmático também declina.[13,16,17]

FARMACOTERAPIA NO IDOSO

Tabela 10.3 Alterações na absorção relacionadas ao envelhecimento e potenciais repercussões clínicas.

Alterações	Potenciais repercussões clínicas
Redução da superfície de absorção	Atrofia intestinal
Redução da produção de ácido gástrico	Alteração da absorção de fármacos que necessitam dissolução com a acidez
Aumento do pH gástrico	
Redução da motilidade gastrointestinal	Alteração na absorção de medicamentos
Redução do fluxo sanguíneo	Alteração na absorção de fármacos lipossolúveis e dependentes da primeira passagem hepática

Fonte: Adaptada de Oliveira HZB, et al. (2018).[12]

Tabela 10.4 Alterações na distribuição relacionadas ao envelhecimento e suas repercussões clínicas.

Alterações	Repercussões clínicas
Diminuição da albumina plasmática	Aumento da fração livre dos fármacos
	Aumento do risco de intoxicação
Diminuição da água corporal	Diminuição do volume de distribuição dos fármacos hidrossolúveis
Diminuição da massa muscular total	Diminuição da dose necessária para atingir concentração plasmática
Aumento da gordura corporal	Aumento do volume de distribuição e da meia vida de fármacos lipossolúveis
	Aumento da duração dos efeitos após primeira dose e desenvolvimento gradual de toxicidade com acúmulo no tecido adiposo
Aumento da alfa-1-glicoproteína ácida	---
Alteração relativa da perfusão tecidual	---

Fonte: Adaptada de Oliveira HZB, et al. (2018)[11]

A proporção de gordura corporal aumenta em torno de 20% a 40% com a idade, enquanto a massa muscular diminui em 10% a 15%. A massa muscular constitui cerca de 82% do peso corpóreo ideal do adulto jovem e cerca de 64% do idoso. Com o envelhecimento, proporção de tecido adiposo aumenta de 18% para 36% em homens e de 33% para 45% em mulheres. Como resultado, os fármacos lipofílicos, como a amiodarona, podem ter seu volume aparente de distribuição e tempo de meia-vida prolongados.[13,16,17]

A concentração de albumina plasmática em idosos reduz-se de 15% a 20% em comparação aos indivíduos abaixo de 40 anos, determinando aumento da fração livre de fármacos em qualquer dose administrada e favorecendo o risco de intoxicação. Além da redução primária, a hipoalbuminemia em idosos pode resultar de causas secundárias, como hepatopatia crônica, infecções, eventos cardiovasculares agudos, redução de síntese e/ou aumento do catabolismo proteico e eliminação excessiva de proteínas.[12,17]

Metabolismo

Embora alguns medicamentos sejam excretados quase completamente inalterados, a maioria sofre transformação metabólica (biotransformação). O metabolismo de fármacos, incluindo diversos medicamentos cardiovasculares, ocorre principalmente no fígado (Tabela 10.5). O envelhecimento pode comprometer a atividade metabólica hepática, de modo que o metabolismo de alguns fármacos pode ser reduzido em até 30%.[13]

O fluxo sanguíneo hepático diminui cerca de 40% dos 25 para os 70 anos. Em consequência, compostos com elevado *clearence* hepático e perfil de eliminação fluxo-dependente, como propofol, verapamil e lidocaína, têm depuração reduzida e permanecem mais tempo na circulação.[18]

A massa hepática e o número de células funcionantes diminuem a partir da quinta ou sexta década de vida. Além disso, a atividade dos sistemas enzimáticos responsáveis pelo metabolismo de fase I dos fármacos, especialmente as isoenzimas microssomais do citocromo P450, declinam no idoso. Foram descritas 74 famílias de genes CYP, das quais as três principais (CYP1, CYP2 e CYP3) estão envolvidas no metabolismo de fármacos no fígado humano. Os principais medicamentos com metabolismo dependente do citocromo P450 estão listadas na **Tabela 10.6**.[13,17,18]

As alterações do metabolismo hepático, isoladas ou em associação, resultam em aumento da meia-vida plasmática e podem retardar a velocidade de eliminação de medicamentos lipofílicos **(Tabela 10.7)**.[13]

O metabolismo de primeira passagem no fígado também é reduzido com o envelhecimento e a biodisponibilidade de alguns fármacos, como propranolol e verapamil, resultando em toxicidade sistêmica e necessitando de redução de dose.[17]

Em contrapartida, as reações de conjugação do metabolismo de fase II, que levam a metabólitos ina-

Tabela 10.5 Fármacos cardiovasculares metabolizados pelo fígado.

Lidocaína	Hidralazina	Dinitrato de isossorbida
Quinidina	Prazosim	Propatilnitrato
Propranolol	Minoxidil	Varfarina
Metoprolol	Verapamil	Anlodipina
Pindolol	Diltiazem	Clonidina
Labetalol	Nifedipina	
Captopril	Nitroglicerina	

Fonte: Adaptada de Oliveira HZB, et al. (2018).[11]

Tabela 10.6 Drogas de metabolismo hepático dependentes de isoenzimas do citocromo P450.

	Medicamentos metabolizados	
CPY 2C9	Varfarina	Losartana
	Irbesartana	
CYP 2C19	Clopidogrel	Omeprazol
CYP 2D6	Carvedilol	Propafenona
	Metoprolol	Lidocaína
	Timolol	
CYP 3A4 / 5	Verapamil	Quinidina
	Lidocaína	Anlodipino
	Atorvastatina	Diltiazem
	Losartana	Nifedipino
	Nimodipino	Sinvastatina
	Amiodarona	

Fonte: Adaptada de Hakim FA, et al. (2014)[17] e Sandrim VC, et al. (2006).[44]

Tabela 10.7 Alterações no metabolismo relacionadas ao envelhecimento e suas repercussões clínicas.

Alterações	Repercussões clínicas
Redução do fluxo sanguíneo hepático	Redução do metabolismo de primeira passagem
	Redução dos níveis plasmáticos dos fármacos
Redução da massa hepática	Redução do metabolismo oxidativo hepático
Redução da capacidade metabólica hepática (atividade do citocromo P450)	Aumento da meia vida dos medicamentos metabolizados pelo fígado

Fonte: Adaptada de Oliveira HZB, et al. (2018).[11]

tivos, mantêm-se relativamente inalterados com o envelhecimento.[13,15]

Excreção

O rim representa a principal via de eliminação para a maioria dos fármacos. Os principais fármacos cardiovasculares com excreção renal são apresentados na Tabela 10.8.[12]

Alterações na estrutura e na função renais ocorrem com o envelhecimento, mesmo na ausência de nefropatias.[19]

Entre a quarta e a oitava década de vida, os rins perdem cerca de 20% a 25% de sua massa, com maior comprometimento do córtex do que da medula. O número de glomérulos e de células tubulares também declina com a idade, observando-se uma diminuição de 60% dos glomérulos, com grandes variações individuais.[12,19] O fluxo sanguíneo renal declina progressivamente (cerca de 1% ao ano) após os 50 anos, em parte devido à redução e à redistribuição do débito cardíaco.[20] A velocidade de filtração glomerular também se reduz gradativamente: de 100 a 120 ml/min aos 40 anos para 60 a 70 ml/min aos 85 anos, sendo considerada a principal alteração farmacocinética do processo de envelhecimento. Porém, a creatinina sérica pode permanecer normal, uma vez que sua produção diminui devido à redução da massa muscular corpórea. Deste modo, a avaliação do *clearence* de creatinina reflete melhor a função renal em pacientes idosos.[12,15] Paralelamente, há diminuição da capacidade de excreção tubular e reabsorção.[12,15]

As alterações da função renal relacionadas à idade (Tabela 10.9) representam o principal fator responsável pela elevação dos níveis plasmáticos dos medicamentos e seu acúmulo em idosos, especialmente quando mais de 60% da dose for excretada pelo rim. Isoladamente, tais alterações podem levar à necessidade de redução das doses em 30% ou mais na população idosa. A dose de dabigatrana e rivaroxabana, por exemplo, deve ser ajustada de acordo com a taxa de filtração glomerular para diminuir o risco de sangramento e deve ser evitada em pacientes com *clearence* de creatinina inferior a 15 ml/kg/min.[12,17]

ALTERAÇÕES FARMACODINÂMICAS RELACIONADAS À IDADE

As alterações farmacodinâmicas relacionadas à idade ocorrem em nível de receptores, canais e conexões funcionais, incluindo resposta alterada de órgãos alvo a medicamentos e resposta cardíaca e barorreflexa reduzida (Tabela 10.10).[2, 21]

Sistema renina-angiotensina-aldosterona

O rim do paciente idoso, especialmente na presença HAS, reage de maneira menos eficaz às mudanças na ingestão de sal e água. Isso pode levar à hiponatremia (por exemplo, devido ao tratamento com diuréti-

Tabela 10.8 Principais fármacos cardiovasculares com excreção renal.

Clearence renal alto	*Clearence* renal intermediário		*Clearence* renal baixo
Digoxina	Nadolol	Captopril	Furosemida
Procainamida	Atenolol	Enalapril	Fenitoína
Dabigatrana (80%)	Clonidina	Lisinopril	Quinidina
		Ramipril	

Fonte: Adaptada de Oliveira HZB, *et al.* (2018).[11]

Tabela 10.9 Alterações na excreção relacionadas ao envelhecimento e suas repercussões clínicas.

Alterações	Repercussões clínicas
Diminuição no número de glomérulos	Diminuição da eliminação dos fármacos de excreção renal
Diminuição da massa renal total	Aumento da meia vida
Diminuição do fluxo sanguíneo renal	Aumento do nível sérico dos fármacos
Diminuição da taxa de filtração glomerular	
Diminuição da função tubular renal	

Fonte: Adaptada de Oliveira HZB, *et al.* (2018).[11]

Tabela 10.10	Alterações farmacodinâmicas relacionadas ao envelhecimento e suas repercussões clínicas.
Alterações	Repercussões clínicas
Diminuição da sensibilidade dos barorreceptores	Aumento do risco de hipotensão ortostática, instabilidade e quedas com uso de anti-hipertensivos, nitratos e vasodilatadores
Diminuição da sensibilidade dos receptores beta-adrenérgicos	Diminuição da resposta a beta-agonista e antagonista (efeitos anti-hipertensivos)
Resposta reduzida aos diuréticos	Diminuição do transporte ativo do diurético para seu local de ação no lúmen do túbulo renal
Aumento da sensibilidade à hiponatremia	---
Aumento da sensibilidade aos anticoagulantes	Aumento do risco de sangramento (a idade explica até 40% da variação na dosagem de varfarina)
Aumento da sensibilidade a medicamentos que atuam no sistema nervoso central	Diminuição da atividade da glicoproteína P na barreira hematoencefálica, levando ao acúmulo de seus substratos no cérebro
	Diminuição dos reflexos dos quimiorreceptores (aumento da depressão respiratória com opioides)
	Alguns medicamentos cardiovasculares (amiodarona, digoxina, lidocaína, metoprolol) podem aumentar o comprometimento neurocognitivo em idosos
Alterações nos canais iônicos	Alteração da responsividade a vários antiarrítmicos com predisposição a toxicidade

Fonte: Adaptada de Tamargo J, et al. (2022)[15] e Hakim FA, et al. (2014).[17]

cos) ou hipernatremia (por exemplo, pelo uso de lítio ou lactulose), aumentando a mortalidade.[22]

Além disso, a função renal e o equilíbrio entre sal e água dependem de vários mecanismos reguladores, como o sistema renina angiotensina aldosterona (SRAA), que também são afetados com o envelhecimento. Por volta dos 50 anos, a atividade do SRAA é atenuada em relação aos pacientes mais jovens. Isso é acompanhado por uma diminuição nos níveis de renina e aldosterona, esta última em menor grau. Como o SRAA torna-se menos ativo, pode-se considerar que os inibidores do SRAA são, portanto, menos eficazes quando usados em idosos. Em contraste, os níveis miocárdicos de angiotensinogênio e da enzima conversora da angiotensina encontram-se regulados superiormente no ventrículo esquerdo.[22,23]

Receptores beta-adrenérgicos

O envelhecimento é acompanhado por uma diminuição na sensibilidade aos receptores beta-adrenérgicos, afetando principalmente os receptores beta-1.[22,24]

Existem muitos mecanismos possíveis para essa diminuição: variação na conformação do receptor, alterações na afinidade das proteínas Gs ao receptor ou regulação negativa do receptor. Entretanto, as evidências atuais sugerem que a função alterada das proteínas Gs é o mecanismo mais provável.[24]

A diminuição na sensibilidade aos receptores beta-adrenérgicos leva a uma redução na contratilidade cardíaca, podendo acarretar aumento das catecolaminas circulantes e IC. Além disso, tanto a dilatação arterial quanto a venosa declina com o envelhecimento, em resposta à menor estimulação beta-adrenérgica durante o exercício. Essas alterações, associadas a mudanças estruturais dos grandes vasos, podem contribuir para o aumento da impedância vascular.[22,25,26]

Observa-se também diminuição na resposta aos agentes que atuam nestes receptores, tanto agonistas quanto antagonistas. O aumento da frequência cardíaca pela administração em bolo de agonistas beta-adrenérgicos, como isoproterenol, diminui com a idade. A administração de dose igual de propranolol a adultos e idosos, embora resulte em níveis plasmáticos maiores em idosos, provoca menor redução da frequência cardíaca durante exercício físico no idoso.[22,24-26]

Por outro lado, as respostas dos receptores beta-2 parecem ser pouco afetadas, pois a broncodilatação e os efeitos metabólicos mediados por esses receptores não variam significativamente com a idade.[22]

Receptores alfa-adrenérgicos

Os dados sobre as alterações nos receptores alfa-adrenérgicos associadas ao envelhecimento não são tão consistentes quanto aquelas para os receptores beta. O consenso é que não há mudanças nos receptores alfa-adrenérgicos relacionadas à idade.[24] No entanto, alguns estudos sugerem que a resposta alfa à prazosina pode aumentar com a idade. Observou-se queda na pressão sistólica e na pressão arterial média em idosos quando comparados aos jovens, durante os períodos em que as concentrações séricas do medicamento eram semelhantes.[24] Embora diversos estudos não mostrem essas mudanças, é possível que uma diminuição na sensibilidade alfa esteja presente, mas mascarada por efeitos parassimpáticos.[24]

Barorreceptores

A sensibilidade aos barorreceptores encontra-se deprimida em idosos e, consequentemente, há diminuição da resposta barorreflexa, aumentando as chances de hipotensão ortostática, quedas e até mesmo síncope nesses pacientes, especialmente quando em uso de agentes anti-hipertensivos ou com propriedades vasodilatadoras (como sotalol e disopiramida). O retardo no início da taquicardia e na vasoconstrição reflexa em resposta à redução da pressão arterial podem causar tontura, lipotimia, síncope e quedas.[17,23]

Além disso, a diminuição da resposta barorreceptora diante de uma pressão arterial baixa está bem documentada em idosos e pode explicar a hipotensão provocada pela exposição inicial a bloqueadores do canal de cálcio diidropiridínicos (anlodipino), assim como a normalização da pressão arterial com a exposição prolongada ao fármaco.[24]

Esta diminuição na resposta barorreflexa associada à idade desempenha, ainda, um importante papel na queda da pressão arterial, com pouca alteração na frequência cardíaca, fenômeno comumente observado em idosos em uso de bloqueadores do canal de cálcio não diidropiridínicos (verapamil e diltiazem).[24]

Em idosos, função barorreflexa comprometida pode permitir o uso de vasodilatadores, como hidralazina, sem a necessidade de outros fármacos para atenuar a taquicardia reflexa.[23]

Glicoproteína P

Com o envelhecimento, observa-se declínio na função da glicoproteína P na barreira hematoencefálica, resultando em aumento da sensibilidade a substâncias psicoativas ou declínio na função de captação, produzindo níveis mais elevados de noradrenalina.[24]

Alterações nos canais iônicos

Mudanças relacionadas à idade nos canais iônicos estão associadas a anormalidades eletrofisiológicas e arritmias, e alteram sua responsividade a vários antiarrítmicos com predisposição à toxicidade. Antiarrítmicos de classe I, beta-bloqueadores e bloqueadores dos canais de cálcio podem precipitar ou piorar a disfunção do nó sinusal ou os bloqueios de condução atrioventricular. Os agentes de classe Ia e III (bloqueadores dos canais de potássio) podem precipitar arritmias pelo agravamento do prolongamento do intervalo QT relacionado à idade.[17]

PARTICULARIDADES DOS FÁRMACOS CARDIOVASCULARES

Digitálicos

O coração senescente responde menos aos efeitos inotrópicos dos digitálicos, sem redução concomitante dos efeitos tóxicos; ao contrário, os idosos são mais suscetíveis à intoxicação digitálica.[27] A intoxicação digitálica nesses pacientes se deve a diversos fatores, entre eles: menor resposta inotrópica positiva; maior sensibilidade do miocárdio ao medicamento, provavelmente em consequência da depressão miocárdica de potássio e magnésio; comprometimento da função renal e hepática.[27]

O declínio da filtração glomerular no idoso pode reduzir em até 40% o *clearence* do medicamento e aumentar proporcionalmente sua meia-vida plasmática, representando o fator mais importante na farmacocinética da digoxina.[27]

A monitorização dos níveis séricos da digoxina representa método racional para manutenção dos limites terapêuticos e orientação da posologia, porém não exclui a avaliação clínica em busca de sinais de toxicidade.[27]

A dose diária de digoxina no idoso não deve ultrapassar 0,25 mg e habitualmente situa-se em torno de 0,125 mg. Em presença de insuficiência renal, as doses devem ser ainda menores.[11,27]

Diuréticos

Diuréticos são comumente utilizados no tratamento HAS e IC. Importante complicação dessa terapêutica é a depleção de volume e idosos encontram-se mais vulneráveis devido a: redução da água corporal total e do volume plasmático, declínio na capacidade de concentração nos túbulos renais, ingestão hídrica diminuída (e muitas vezes insuficiente). Perdas adicionais podem ocorrer por quadros agudos, como febre, vômitos e diarreia. A depleção volumétrica apresenta-se com astenia, fadiga, apatia, alterações psíquicas, hiperazotemia e hipotensão ortostática.[28,29]

Diuréticos que depletam potássio (tiazídicos e de alça) podem provocar hipopotassemia no idoso, devido à associação com ingestão e absorção gastrointestinal reduzidas de potássio, bem como redução da massa muscular. Arritmias ventriculares podem estar relacionadas à hipopotassemia.[28,29]

Diuréticos poupadores de potássio (espironolactona), por outro lado, podem provocar hiperpotassemia, especialmente em idosos com insuficiência renal crônica (IRC). Deste modo, é necessária monitorização periódica da creatinina e do potássio, especialmente quando em uso concomitante de inibidores do SRAA. O uso prolongado de espironolactona, sobretudo em associação com digitálicos, induz, ainda, o aparecimento de ginecomastia.[11]

Hiperuricemia também pode ocorrer com o uso de diuréticos, porém a ocorrência de gota é incomum.[28,29]

Alguns efeitos metabólicos adversos, como intolerância à glicose, aumento de triglicérides e colesterol foram relatados com o emprego de altas doses de diuréticos.[11]

Pacientes com IRC e *clearence* de creatinina inferior a 30 ml/min, não mais respondem aos tiazídicos e estes devem ser substituídos pelos diuréticos de alça para manutenção do efeito diuréticos na IC.[11]

Diuréticos tiazídicos inibem a eliminação renal de lítio e podem contribuir para a intoxicação por lítio. Devem-se monitorar os níveis séricos de lítio e as eventuais manifestações clínicas de neurotoxicidade.[11]

A administração de diuréticos em idosos deve iniciar-se em doses pequenas, aumentadas gradativamente, monitorando-se a resposta terapêutica e as reações adversas. A depleção de volume deve ser prevenida pela reposição adequada de líquidos e a de potássio pela suplementação dietética e medicamentosa. A adição de diuréticos poupadores de potássio é conveniente, na ausência de IRC.[28,29]

Beta-bloqueadores

A resposta cardiovascular aos bloqueadores beta-adrenérgicos encontra-se atenuada em idosos. Paradoxalmente, as reações adversas aos beta-bloqueadores são mais frequentes nessa faixa etária.[5,20,25]

A redução do metabolismo hepático eleva a concentração sérica e prolonga a meia-vida de beta-bloqueadores como propranolol e metoprolol, da mesma forma que a redução do *clearence* renal produz alterações similares em beta-bloqueadores como atenolol e nadolol. Em geral, para a mesma dose de beta-bloqueador administrada, os níveis plasmáticos são mais elevados e a meia-vida de eliminação prolongada em idosos.[18]

Os efeitos colaterais são mais acentuados em idosos. A atividade simpatomimética intrínseca pode ser particularmente importante, ao diminuir os riscos de bradicardia, bloqueio atrioventricular, depressão miocárdica e redução de débito cardíaco, bem como os efeitos sobre o metabolismo glicêmico e lipídico.[30]

Em consequência, as doses de beta-bloqueadores na população idosa devem ser menores e menos frequentes do que a população geral. Como regra, o tratamento deve ser iniciado com doses pequenas, aumentadas gradativamente, de acordo com a resposta terapêutica e reações adversas. Os beta-bloqueadores como o carvedilol, podem ser mais benéficos em idosos, uma vez que também atuam como alfa-bloqueadores, não alterando o débito cardíaco, reduzindo a resistência periférica e aumentando a fração de ejeção.[31]

Bloqueadores dos canais de cálcio

Os bloqueadores de canais de cálcio (BCC) podem ser divididos em dois grupos distintos: diidropiridínicos (nifedipino, anlodipino) e não-diidropiridínicos (verapamil e diltiazem). De modo geral, são empregados no tratamento da DAC, da HAS e de taquiarritmias.[32,33]

BCC diidropiridínicos

Como a HAS no idoso se associa a aumento da resistência vascular periférica e essa alteração é dependente, em última instância, do aumento da concentração de cálcio na musculatura lisa arteriolar, os

BCC são particularmente úteis. Essa classe, ainda, é capaz de reduzir morbidade e mortalidade cardiovasculares, sobretudo em idosos. Além disso, aumentam o fluxo sanguíneo nos territórios coronariano, cerebral e renal, mais suscetíveis de comprometimento em idosos.[32,33]

Deve-se dar preferência aos BCC com início lento e duração prolongada, como anlodipino. Idosos requerem doses relativamente menores para alcançar os mesmos benefícios terapêuticos.[32,33]

Os efeitos colaterais em idosos são similares aos observados em outras faixas etárias, porém com algumas particularidades. Astenia, fadiga muscular e edema periférico são mais frequentes. Nifedipina provoca menor aumento reflexo da frequência cardíaca e maior tendência a hipotensão ortostática.[32,33]

BCC não-diidropiridínicos

Os BCC não-diidropiridínicos (verapamil e diltiazem), indicados no tratamento da angina, da HAS e de taquiarritmias, devem ser usados com cautela em idosos, pelo risco de depressão miocárdica, bradicardia, inibição do nó sinusal e prolongamento da condução atrioventricular.[11,32,33]

Nitratos

Os nitratos são amplamente utilizados em idosos e as doses empregadas não diferem significativamente dos habituais, porém essa população é mais vulnerável a episódios de tontura, fraqueza e hipotensão ortostática, especialmente após administração sublingual. Deste modo, recomenda-se iniciar com doses menores, aumentando-as gradativamente, conforme a resposta terapêutica e os efeitos colaterais. Devem ser evitados em concomitância com os inibidores da fosfodiesterase 5, que são muito utilizados na disfunção erétil e têm venda livre.[11,34]

Inibidores da enzima conversora da angiotensina

Os inibidores da enzima conversora da angiotensina (iECA) são especialmente úteis em idosos com múltiplas comorbidades cardiovasculares. Embora os idosos hipertensos tenham concentrações plasmáticas de renina baixas, os iECA são eficazes, especialmente quando combinados com diuréticos.[35,36]

Embora ensaios clínicos não tenham incluído um número significativo de idosos, diversos dados indicam que os iECA são tão eficazes em pacientes com mais de 70 anos, inclusive octogenários, quanto em pacientes mais jovens.[37]

Os iECA tendem a ser bem tolerados e a incidência de reações adversas é relativamente baixa. O efeito colateral mais frequente é a tosse seca, provavelmente devido ao acúmulo de bradicinina, o que impede o uso continuado desse medicamento em 10% a 20% dos casos.[35,36]

Na presença de IRC, esses agentes desempenham efeito protetor sobre a função renal. Deve-se, no entanto, monitorar os níveis séricos de creatinina e potássio para que não ultrapassem 2,5 mg/dl e 5,5 mEq/l, respectivamente.[11]

Hipotensão arterial sintomática pode ocorrer como fenômeno de primeira dose, principalmente em pacientes hipovolêmicos, em uso de diuréticos, em consequência da supressão do suporte hemodinâmico da angiotensina II e do tônus simpático. Essa reação pode ser evitada com a supressão do diurético alguns dias antes, se possível, e com o uso de dose inicial baixa do iECA. Hiperpotassemia pode ocorrer durante o tratamento, especialmente em idosos, diabéticos e em presença de DRC. No início da terapêutica pode observar-se elevação discreta da creatinina sérica, sobretudo naqueles com algum grau de insuficiência renal. Devem ser usados com cautela se a creatinina for maior que 3 mg/dL e potássio > 5 mEq/l. São contraindicados na presença de estenose bilateral de artéria renal.[35,36]

Em idosos, as doses de iECA são habitualmente menores que em adultos jovens e o tratamento deve ser iniciado com doses baixas, aumentadas gradativamente.[35,36]

Os iECA devem ser utilizados com cautela em combinação com lítio, pelo risco de intoxicação por lítio. Devem-se monitorar os níveis séricos de lítio, bem como eventuais manifestações clínicas de neurotoxicidade.[11]

Bloqueadores dos receptores AT1 da angiotensina II

À semelhança dos iECA, os bloqueadores dos receptores AT1 da angiotensina II (BRA) previnem e revertem a hipertrofia ventricular esquerda e exercem proteção renal, retardando a progressão da DRC e reduzem a proteinúria, especialmente em diabéticos.[38]

Os BRA têm sido amplamente utilizados em idosos, nos quais também se comprovou sua eficácia, devido ao bom perfil de tolerabilidade. Não provocam edema angioneurótico, reações cutâneas e hipotensão postural, nem efeitos no sistema nervoso central, no metabolismo lipídico ou glicídico. A incidência de tosse é baixa.[38]

Agentes fibrinolíticos

Apesar de a idade ser importante fator de risco de mortalidade em pacientes com infarto agudo do miocárdio (IAM), os primeiros ensaios clínicos com trombolíticos excluíram idosos devido ao risco de hemorragia. Entretanto, ensaios posteriores mostraram nítido benefício, com menor taxa de mortalidade, em relação ao placebo.[39-41]

As diretrizes americanas recomendam o uso de terapêutica trombolítica em pacientes elegíveis com 75 anos ou mais, como indicação classe IIa. A estreptoquinase tem indicação preferencial, por se correlacionar menos com a incidência de acidente vascular hemorrágico.[42]

No entanto, a terapêutica fibrinolítica permanece subutilizada em idosos devido à preocupação de que o risco de hemorragia intracraniana seja maior que o benefício potencial do tratamento. Embora exista pequeno aumento do risco de complicações hemorrágicas em idosos submetidos à terapêutica trombolítica, a mortalidade é reduzida em cerca de 20%, indicando a importância desses agentes na população geriátrica.[40,41]

Antiplaquetários

O ácido acetilsalicílico (AAS) é o principal agente antiplaquetário e está indicado na prevenção secundária. Sua dose diária não deve ultrapassar 100 mg/dia, contribuindo para reduzir os riscos de sangramento.[11]

O clopidogrel, na dose de 75 mg/dia, pode ser indicado como alternativa ao AAS ou em dupla terapia, nos casos de síndrome coronariana aguda (SCA). Os novos antiplaquetários, como prasugrel e ticagrelor, ainda não foram avaliados em larga escala nos idosos, e seu perfil de segurança não está bem estabelecido nessa faixa etária em médio e longo prazos.[11]

Estudos clínicos incluindo paciente idosos, mostraram que os antiplaquetários reduzem significativamente a incidência de IAM, reinfarto, acidente vascular cerebral (AVC) e outros eventos vasculares isquêmicos na população geriátrica. Os benefícios são similares aos observados em outras faixas etárias; entretanto, as doses devem ser relativamente menores em idosos pela maior suscetibilidade a complicações hemorrágicas.[11]

Anticoagulantes orais

A varfarina tem sido utilizada há muitos anos para prevenção de tromboembolismo em pacientes com FA. A dose inicial de varfarina recomendada é de 4 mg/dia para paciente abaixo de 70 anos e de 3 mg/dia acima dessa idade. Uma monitorização estreita do INR é essencial para manter anticoagulação de baixa intensidade (INR 2,0-3,0) e reduzir os riscos de sangramento.[11]

Os anticoagulantes diretos (dabigatrana, rivaroxabana, apixabana e edoxabana) se mostraram não inferiores à varfarina para reduzir o risco de AVC cardioembólico e superiores em evitar hemorragias graves. Os anticoagulantes diretos devem ter suas doses ajustadas em pacientes com IRC e não foram avaliados adequadamente em pacientes com IRC estágio IV ou V **(Tabela 10.11)**.[11]

Tabela 10.11 Ajuste de dose dos anticoagulantes orais diretos de acordo com a função renal.

	Dose habitual	Ajuste de dose	Contraindicação
Dabigatrana (Pradaxa)	150 mg 2x	110 mg 2x se > 80 anos, risco aumentado de sangramento, ClCr 30-50	ClCr < 30
Rivaroxabana (Xarelto)	20 mg 1x	15 mg 1x se ClCr 30-50	ClCr < 30, doença hepática com coagulopatia
Apixabana (Eliquis)	5 mg 2x	2,5 mg 2x se 2 de 3: > 80 anos, Cr > 1,5 ou < 60 kg	ClCr < 15, doença hepática com coagulopatia
Edoxabana (Lixiana)	60 mg 1x	30 mg 1x se ClCr 15-50, < 60 kg ou uso verapamil	ClCr > 95 ou < 15

ClCr: *Clearance* de creatinina.
Fonte: Adaptada de Jacob Filho W, *et al.* (2019).[13]

Anticoagulantes orais, no entanto, são subutilizados em idosos devido ao receio de complicações hemorrágicas, embora a prevalência de FA, principal indicação de anticoagulação, aumente progressivamente com o envelhecimento.[11]

Estatinas

As recomendações para o tratamento das dislipidemias em idosos são as mesmas dos adultos. As metas são definidas pelo risco cardiovascular individual. O objetivo principal do tratamento é a redução do LDL colesterol. As estatinas são os fármacos de primeira escolha, pela segurança e eficácia já demonstradas.[11]

No *Scandinavian Simvastatin Survivel Study* (4S), o subgrupo com 60 anos ou mais, tratado com sinvastatina, apresentou redução significativa de eventos coronarianos importantes, em comparação com placebo (21% *versus* 28,3%). No estudo CARE, o subgrupo com 60 anos ou mais obteve benefícios maiores com a pravastatina do que o subgrupo de menor idade. Igualmente o estudo LIPID, com pacientes de até 75 anos, mostrou benefícios no tratamento com pravastatina similares nos diversos subgrupos. O *Heart Protection Study* (HPS), que incluiu cerca de 5.000 pacientes com 70 anos ou mais, mostrou efeitos benéficos significativos com sinvastatina em todas as faixas etárias.[44-47]

O risco de miopatia e rabdomiólise associados às estatinas não parece ser maior em idosos, quando usadas em monoterapia. Estes efeitos adversos resultam comumente de interações medicamentosas, especialmente com inibidores da CYP 3A4. Pravastatina e fluvastatina, por não serem metabolizadas por esta isoenzima, são menos suscetíveis a provocar lesões musculares.[48]

Amiodarona

A amiodarona é o antiarrítmico mais eficaz e potente no controle de arritmias tanto ventriculares quanto supraventriculares.[11]

Pouco se sabe sobre as características farmacocinéticas da amiodarona no idoso. Contudo, o comprometimento da função hepática pode resultar em aumento da sua concentração sérica e prolongamento da sua ação.[49-52]

É recomendável que a dose de manutenção, em idosos, não ultrapasse 200 mg/dia. Uma dose diária de 100 mg é muitas vezes suficiente e minimiza o risco de reações adversas.[11,49-52] Apresenta reações adversas potencialmente sérias, como depósito nos pulmões e fibrose pulmonar, hipo e hipertiroidismo, lesão hepática e reação fotossensitiva de pele.[11]

A amiodarona interage com diversos outros medicamentos cardiovasculares, seja alterando sua cinética, seja induzindo a efeitos eletrofisiológicos aditivos: reduz tanto a eliminação renal quanto não renal da digoxina; potencializa os efeitos anticoagulantes da varfarina, possivelmente por inibição das enzimas microssomais hepáticas; pode induzir a efeitos depressivos aditivos no nódulo sinoatrial e atrioventricular quando associada a beta-bloqueadores e BCC.[49-52]

MEDICINA PERSONALIZADA

Na atualidade, muito se discute sobre a implementação da medicina personalizada, incluindo aplicação de algoritmos de dosagem individualizada (que incorporam estimativas sobre depuração renal e hepática de medicamentos, bem como considerações sobre interações medicamentosas) e farmacogenômica (para seleção e dosagens de medicamentos, como varfarina e clopidogrel).[2]

Os avanços no conhecimento genômico forneceram ferramentas importantes para a melhor seleção de fármacos e dosagens, maximizando a eficácia da intervenção e minimizando as reações adversas. A farmacogenômica descreve o papel da variação genômica na resposta ao fármaco, que pode se relacionar tanto com propriedades farmacocinéticas (com destaque para o metabolismo hepático mediado pelas enzimas do citocromo P450) quanto farmacodinâmicas. O custo do sequenciamento do genoma permanece elevado, mas vem diminuindo exponencialmente com o avanço da tecnologia.[43]

Varfarina

A varfarina inibe a subunidade 1 do complexo vitamina K epóxido redutase (VKORC1), reduzindo a função dos fatores de coagulação II, VII, IX e X e promovendo seu efeito anticoagulante. Seu metabolismo é hepático e realizado majoritariamente pelo CYP2C9 do citocromo P450. A alta variação interindividual e o índice terapêutico estreito aumentam a suscetibilidade a eventos adversos.[43]

Aproximadamente 55% a 60% da variação na dose de varfarina pode ser explicada pela variação genética no VKORC1 (25%) e no CYP2C9 (15%), além de variações no CYP4F2*3 (1-7%) e fatores clínicos (idade, índice de massa corporal, tabagismo, interação farmacológica – juntos < 20%) **(Tabela 10.12)**.[43]

CARDIOLOGIA GERIÁTRICA ▶ DA CLÍNICA À INTERVENÇÃO

Tabela 10.12 Alterações farmacogenéticas relacionadas à varfarina.

Gene	Variação	Efeito funcional	Efeito clínico
VKORC1	-1639G>A (rs9923231)	Redução na transcrição do VKORC1	Redução da dose necessária de varfarina
CYP2C9	*2, *3, *5, *6, *8, *11	Redução da atividade metabólica do CYP2C9	Redução da dose necessária de varfarina
CYP4F2	*3 (V433M)	Redução dos níveis plasmáticos de CYP4F2 e redução da hidroxilação da vitamina K	Elevação da dose necessária de varfarina

Fonte: Adaptada de Magavern EF, et al. (2022).[43]

Os dois principais polimorfismos do CYP2C9 são o alelo *2 e o alelo *3 que causam reduções da atividade enzimática de 30% e 80% respectivamente. Consequentemente, estes polimorfismos têm sido relacionados a maior suscetibilidade a complicações hemorrágicas. Assim, portadores de pelo menos uma dessas variantes requerem menores doses de manutenção de varfarina.[44]

Sempre que possível, orienta-se a genotipagem prospectiva e a definição de dosagem guiada pelo genótipo desde o início do tratamento.[43]

Clopidogrel

A eficácia da terapia antiplaquetária, particularmente com clopidogrel, é limitada pela variabilidade na resposta do paciente, em parte atribuída à variação genética.[43]

O clopidogrel é um pró-medicamento, transformado em seu metabólito ativo por duas etapas sequenciais dependentes do CYP2C19 do citocromo P450. Até 1/3 dos pacientes têm atividade enzimática reduzida secundária a uma variante de perda de função no CYP2C19 (*2 ou *3). Isso se associa à alta reatividade plaquetária durante o tratamento e a risco aumentado de eventos isquêmicos.[43]

O conhecimento do perfil genético de um indivíduo pode permitir estratégias antiplaquetárias personalizadas, a fim de otimizar o equilíbrio entre os resultados benéficos e adversos.[43]

A realização do perfil farmacogenético do clopidogrel (Figura 10.2) tem sido recomendado apenas em situações específicas de alto risco (como paciente com SCA submetidos à intervenção coronária percutânea ou pacientes que apresentam eventos adversos

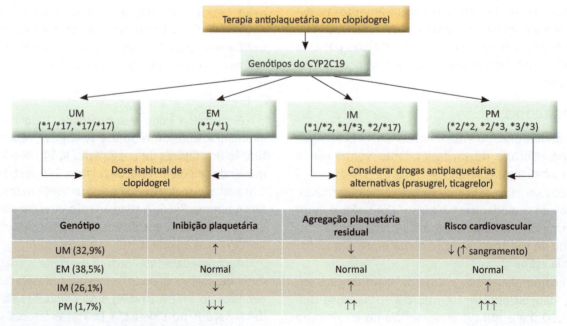

Figura 10.2 Perfil farmacogenético do clopidogrel.
Fonte: Adaptada de Magavern EF, et al. (2022).[43]

recorrentes) e somente se os resultados forem positivos, deve-se alterar a estratégia de tratamento. Se os pacientes forem considerados metabolizadores intermediários ou fracos (genótipos IM e PM), o clopidogrel deve ser evitado e um antiplaquetário alternativo deve ser recomendado.[43]

CONCLUSÃO

A farmacoterapia segura e eficaz em idosos é um desafio, mesmo para médicos experientes e familiarizados com a população geriátrica, devidos aos múltiplos fatores que afetam a terapêutica medicamentosa nessa faixa etária. O esquema terapêutico considerado adequado deve obter a eficácia desejada, minimizar as reações adversas e evitar/atenuar interações medicamentosas **(Tabela 10.13)**.

Tabela 10.13 Passos-chaves para a farmacoterapia no idoso.

Escolher medicamento reconhecidamente mais eficiente e seguro
Prescrever menor número possível de medicamentos
Eliminar medicamentos que não tem nenhum benefício
Preferir esquema de administração mais simples: dose única diária
Atenção para interações medicamentosas
Sempre avaliar a função renal (*clearence* de creatinina)
Reconhecer reações adversas
Não adicionar medicamento para combater a reação adversa de outro
Avaliar a função cognitiva, funcionalidade e expectativa de vida

Fonte: Adaptada de Assumpção Lichtenstein D, *et al.* (2021).[14]

REFERÊNCIAS BIBLIOGRÁFICAS

1. Wenger NK, O'Rourke RA, Marcus FI. The care of elderly patients with cardiovascular diseases. Ann Intern Med 1988; 109(5):425-428.
2. Schwartz JB, Schmader KE, Hanlon JT, Abernethy DR, Gray S, Dunbar-Jacob J, et al. Pharmacotherapy in Older Adults with Cardiovascular Disease: Report from American College of Cardiology, American Geriatrics Society, and National Institute on Aging Workshop. J Am Geriatr Soc. 2019; 67(2):371-380.
3. Hui KK. Gerontologic Consideration in Cardiovascular Pharmacology and Therapeutics. In: Singh BN, Dzau VJ, Vanhoutte PM, Woosley RL (eds.). Cardiovascular Pharmacology and Therapeutics. New York: Churchill Livingstone, 1994; p. 1127-1142.
4. Bressler R, Bah LJ. Principles of drug therapy for the elderly patient. Mayo Clinic Proc 2003; 78:1564-1577.
5. Boyd JR. Therapeutic dilemmas in the elderly. In: Covington TR, Walker JI (eds.). Current Geriatric Therapy. Philadelphia: WB Saunders Co., 1984, p.3-34.
6. Onder G, Pedone C, Landi F, Cesari M, Della Vedova C, Bernabei R, et al. Adverse drug reactions as cause of hospital admissions: results from the Italian Group of Pharmacoepidemiology in the Elderly (GIFA). J Am Geriatr Soc. 2002; 50(12):1962-1968.
7. Batlouni M. Terapêutica cardiovascular no idoso [Cardiovascular therapy in the elderly]. Arq Bras Cardiol. 1988;51(1):23-35.
8. Busby WJ, Campbell AJ. Prescribing cardiovascular drugs for elderly patients. Drugs Aging. 1994; 4(2):93-100.
9. Mc'Leod PY, Huang AR, Tambleyn RM, Gayton DC. Defining inappropriate practices in prescribing for elderly people: a national consensus panel. Can Med Assoc J 1997; 156:385-391.
10. Schwartz JB. Pharmacologic therapy for the older patient with cardiovascular disease: new information and continued challenges. Am J Geriatr Cardiol. 2002; 11(4):215-216, 256.
11. Lins Borges, Jairo. Manual de Cardiogeriatria. 4a ed. São Paulo: Casa Leitura Médica, 2018.
12. Oliveira HZB, Corradi MLG. Aspectos farmacológicos do idoso: uma revisão integrativa de literatura. Rev Med (São Paulo). 2018; 97(2):165-176.
13. Jacob Filho, Wilson, et al. Geriatria - Série Manual do Médico Residente do Hospital das Clínicas da Faculdade de Medicina da Universidade de São Paulo. Rio de Janeiro: Atheneu, 2019.
14. Assumpção Lichtenstein, Daniel, et al. Manual de Condutas em Geriatria Ambulatorial. São Paulo: Editora dos Editores, 2021.
15. Tamargo J, Kjeldsen KP, Delpón E, Semb AG, Cerbai E, Dobrev D, et al. Facing the challenge of polypharmacy when prescribing for older people with cardiovascular disease. A review by the European Society of Cardiology Working Group on Cardiovascular Pharmacotherapy. Eur Heart J Cardiovasc Pharmacother. 2022; 8(4):406-419.
16. Greenblatt DJ. Disposition of cardiovascular drugs in the elderly. Med Clin North Am 1989; 73:487-494.
17. Hakim FA, Shen WK. Atrial fibrillation in the elderly: a review. Future Cardiol. 2014; 10(6): 745-758.
18. Nies AS, Spielberg SP. Principles of Therapeutics. In: Hardman JG, Limbird LE (eds.). Goodman & Gilman's Pharmacological Basis of Therapeutics, 9th ed. New York: McGraw-Hill, 1996, p. 43-62.
19. Lonergan ET. Aging and the kidney: adjusting treatment to physiologic change. Geriatrics. 1988; 43(3):27-30, 32-3.
20. Lamy PP. Modifying drug dosage in elderly patients. In: Covington TR, Walker JI (eds.). Current Geriatric Therapy. Philadelphia: WB Saunders Co., 1984. p. 35-72.
21. Thürmann PA. Pharmacodynamics and pharmacokinetics in older adults. Curr Opin Anaesthesiol. 2020; 33(1):109-113.
22. Peeters LEJ, Kester MP, Feyz L, Van Den Bemt PMLA, Koch BCP, Van Gelder T, et al. Pharmacokinetic and pharmacody-

namic considerations in the treatment of the elderly patient with hypertension. Expert Opin Drug Metab Toxicol. 2019; 15(4):287-297.
23. Lakatta EG. Cardiovascular regulatory mechanisms in advanced age. Physiol Rev. 1993; 73(2):413-467.
24. Bowie MW, Slattum PW. Pharmacodynamics in older adults: a review. Am J Geriatr Pharmacother. 2007; 5(3):263-303.
25. Lakatta EG. Changes in cardiovascular function with aging. Eur Heart J. 1990; 11 Suppl C:22-9.
26. Geokas MC, Lakatta EG, Makinodan T, Timiras PS. The aging process. Ann Intern Med. 1990; 113(6):455-466.
27. Aronson JK. Clinical pharmacokinetics of digoxin 1980. Clin Pharmacokinet. 1980; 5(2):137-149.
28. Schwartz JB, Abernethy DR. Cardiac drugs: adjusting their use in aging patients. Geriatrics. 1987; 42(8):31-4, 37-40.
29. Lowenthal DT. Drug therapy in the elderly: special considerations. Geriatrics. 1987; 42(11):77-8, 81-2.
30. Black HR. Metabolic considerations in the choice of therapy for the patient with hypertension. Am Heart J. 1991; 121(2 Pt 2):707-715.
31. Asai T, Kuzuya M, Koike A. [Effects of carvedilol on the hemodynamics and its tolerance in elderly patients]. Nihon Ronen Igakkai Zasshi. 2002; 39(2):187-192.
32. Batlouni M. Antagonistas dos canais de cálcio. In: Batlouni M, Ramires JAF (eds.). Farmacologia e Terapêutica Cardiovascular, 2a ed. São Paulo: Atheneu 2004. p. 167-194.
33. Frishmann WH, Sonnenblick EH. Cardiovascular uses of Calcium Antagonists. In: Meserli FH (ed.). Cardiovascular Drug Therapy. Philadelphia: WB Saunders Co, 1996. p. 891-900.
34. Goldsmith SR, Marx S. Updated use of digitalis and nitrates in the elderly. Geriatrics. 1988;43(1):71-2, 75, 78-82.
35. Dagenais GR, Yusuf S, Bourassa MG, Yi Q, Bosch J, HOPE Investigators. Effects of ramipril on coronary events in high-risk persons: results of the Heart Outcomes Prevention Evaluation Study. Circulation. 2001; 104(5):522-526.
36. Fox KM, EURopean trial on reduction of cardiac events with Perindopril in stable coronary Artery disease Investigators. Efficacy of perindopril in reduction of cardiovascular events among patients with stable coronary artery disease: randomised, double-blind, placebo-controlled, multicentre trial (the EUROPA study). Lancet. 2003; 362(9386):782-788.
37. Rich MW. Heart failure in the elderly: undertreated or understudied? Am J Geriatr Cardiol. 2002; 11(5):285-6, 293-4.
38. Weber MA. Angiotensin II receptor blockers in older patients. Am J Geriatr Cardiol. 2004; 13(4):197-205; quiz 206-207.
39. Piegas LS, Serrano Jr. CV, Avezum A, Rossi Neto JM, Nicolau JC. Agentes Fibrinolíticos. In: Batlouni M, Ramires JAF. Farmacologia e Terapêutica Cardiovascular. 2a ed. São Paulo: Atheneu, 2004. p. 367-399.
40. Ohman EM, O'Connor CM, Callif RM. Role of thrombolytic therapy in the treatment of acute myocardial infarction. Cardiol Elderly 1993; 1:54-61.
41. Maggioni AP, Franzosi MG, Santoro E, White H, Van de Werf F, Tognoni G. The risk of stroke in patients with acute myocardial infarction after thrombolytic and antithrombotic treatment. Gruppo Italiano per lo Studio della Sopravvivenza nell'Infarto Miocardico II (GISSI-2), and The International Study Group. N Engl J Med. 1992; 327(1):1-6.
42. Ryan TJ, Antman EM, Brooks NH, Califf RM, Hillis LD, Hiratzka LF, et al. 1999 update: ACC/AHA Guidelines for the Management of Patients with Acute Myocardial Infarction: Executive Summary and Recommendations: A report of the American College of Cardiology/American Heart Association Task Force on Practice Guidelines (Committee on Management of Acute Myocardial Infarction). Circulation. 1999; 100(9):1016-1030.
43. Magavern EF, Kaski JC, Turner RM, Drexel H, Janmohamed A, Scourfield A, et al. The role of pharmacogenomics in contemporary cardiovascular therapy: a position statement from the European Society of Cardiology Working Group on Cardiovascular Pharmacotherapy. Eur Heart J Cardiovasc Pharmacother. 2022; 8(1):85-99. Erratum in: Eur Heart J Cardiovasc Pharmacother. 2022; 9(1):116.
44. Sandrim VC, Rezende VB, Tanus-Santos JE. Farmacogenética Cardiovascular. Medicina (Ribeirão Preto). 2006; 39(4):535-542.
45. Sacks FM, Pfeffer MA, Moye LA, Rouleau JL, Rutherford JD, Cole TG, et al. The effect of pravastatin on coronary events after myocardial infarction in patients with average cholesterol levels. Cholesterol and Recurrent Events Trial investigators. N Engl J Med. 1996; 335(14):1001-1009.
46. Long-Term Intervention with Pravastatin in Ischaemic Disease (LIPID) Study Group. Prevention of cardiovascular events and death with pravastatin in patients with coronary heart disease and a broad range of initial cholesterol levels. N Engl J Med. 1998; 339(19):1349-1357.
47. Heart Protection Study Collaborative Group. MRC/BHF Heart Protection Study of cholesterol lowering with simvastatin in 20,536 high-risk individuals: a randomised placebo-controlled trial. Lancet. 2002; 360(9326):7-22.
48. Sica DA, Gehr TW. Rhabdomyolysis and statin therapy: relevance to the elderly. Am J Geriatr Cardiol. 2002; 11(1):48-55.
49. Dayer M, Hardman SM. Special problems with antiarrhythmic drugs in the elderly: safety, tolerability, and efficacy. Am J Geriatr Cardiol. 2002; 11(6):370-375.
50. Roden DM. Antiarrhytmic drugs. In: Hardman JG, Limbiad LE (eds.). Goodman e Gilman's The pharmacological basis of therapeutics, 9a ed. New York: McGraw Hill, 1996. p. 839-874.
51. Darrieux F, Sosa E. Antiarrítmicos: Grupo I. In: Batlouni M, Ramires JAF. Farmacologia e Terapêutica Cardiovascular. 2a ed. São Paulo: Atheneu, 2004. p. 423-435.
52. Moreira DAR. Antiarrítmicos: Grupos II e III. In: Batlouni M, Ramires JAF. Farmacologia e Terapêutica Cardiovascular, 2a ed. São Paulo: Atheneu, 2004. p. 437-461.

11

Newton Luiz Callegari

Doença Cardiovascular e Déficit Cognitivo

INTRODUÇÃO

No início do século XX, quando a expectativa de vida era de 47 anos nos países industrializados (33 anos no Brasil), o grande vilão eram as doenças infecciosas. Com o desenvolvimento do saneamento básico aliado ao desenvolvimento de vacinas e antibióticos, a expectativa de vida foi aumentando e em 1960 era de 69 anos nos países mais ricos (52 anos no Brasil). Desde então as doenças cardíacas e os vários tipos de câncer passaram a ser os grandes desafios de longo prazo da Medicina.

Embora não faltem vitórias nas batalhas contra o câncer, as doenças cardiovasculares têm sido as grandes responsáveis pelo enorme avanço na expectativa de vida, seja no Brasil ou nos países desenvolvidos, aproximando-se dos 80 anos. No entanto, o aumento da longevidade trouxe outro desafio para a Medicina: as doenças neurodegenerativas que surgem nas fases mais avançadas da vida, principalmente a doença de Alzheimer que atinge hoje 1,2 milhões de brasileiros.[1]

A prevalência de demência dobra a cada 5 anos após os 60 anos, e mais de 30% dos indivíduos acima de 80 anos sofrem de algum tipo de demência, sendo a demência de Alzheimer a responsável por mais de 60% dos casos, estando atualmente em sexto lugar entre as causas de morte no EUA. Apesar do aumento global, tanto da incidência como da prevalência, a doença de Alzheimer é a única dentre as principais causas de mortalidade não passíveis de serem preveníveis ou curadas atualmente e representa, além disso, enormes gastos à saúde pública e privada.[5]

A notável heterogeneidade dos fatores de risco, etiologias e processos neuropatológicos envolvidos na demência de Alzheimer representa um especial desafio para o desenvolvimento de novos tratamentos, existindo atualmente inúmeras terapias experimentais sendo desenvolvidas com foco em diferentes mecanismos fisiopatológicos.

A doença de Alzheimer é caracterizada pela formação de placas senis, compostas por agregados de substância beta-amiloide e emaranhados neurofibrilares, formados pela proteína tau hiperfosforilada; estão associadas à inflamação neuronal, ao estresse oxidativo e à degeneração neuronal difusa, e representam o embasamento patológico que pode determinar os sintomas clássicos da doença, como perda de memória, disfunção cognitiva difusa, e desordens da personalidade, julgamento, fala e apraxia.[17]

A segunda causa de demência atrás da doença de Alzheimer é a chamada demência vascular, constituindo aproximadamente 20% do total das síndromes demenciais degenerativas que afetam a população idosa e se caracteriza por ser também uma doença progressiva. Diretamente relacionada à injúria vascular cerebral e com vários potenciais fatores causais reconhecidos **(Figura 11.1)**, é resultado tanto da lesão decorrente do comprometimento do território de grandes vasos como da doença cumulativa difusa de pequenos vasos. Sua patogênese é atribuída a causas vasculares na ausência de outras doenças, e sua prevalência corre em paralelo com o risco de ocorrer acidentes vasculares cerebrais. O termo demência vascular foi recentemente substituído por comprometimento neurocognitivo vascular (DSM-5).[23]

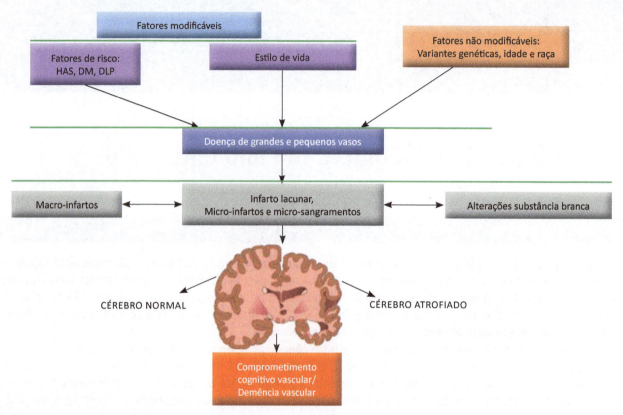

Figura 11.1 Potenciais vias patogênicas para a demência vascular.
HAS: hipertensão, DM: diabetes *mellitus*, DLP: dislipidemia.
Fonte: Bir SC, *et al.* (2021).[23]

DOENÇA DE ALZHEIMER E DOENÇA CEREBROVASCULAR

Doença cerebrovascular é um termo genérico usado para nomear diferentes comprometimentos vasculares cerebrais, que acabam levando com frequência a variados graus de disfunção cognitiva e que causam primariamente distúrbio na perfusão cerebral. Doenças cardiovasculares atuam diretamente como fator causal dos eventos cerebrovasculares e diferentes lesões vasculares cerebrais são também observadas na maioria dos pacientes com doença de Alzheimer, incluindo lesões de substância branca, microinfartos, hemorragias, degeneração microvascular e angiopatia amiloide cerebral, caracterizada pela deposição anormal de substância amiloide nas arteríolas cerebrais e na meninge.

Vários estudos epidemiológicos apoiam a relação entre alterações cerebrovasculares e doença de Alzheimer, e a presença de aterosclerose foi associada à pior *performance* cognitiva nessa doença. Tais achados sugerem que as alterações hemodinâmicas relacionadas à idade podem contribuir para a patogênese ou a exacerbação da deposição amiloide e subsequente injuria neuronal, fato observado nos grandes estudos epidemiológicos como *Cardiovascular Health Study*, em Pittsburgh e o estudo de *Gothenburg*, na Suécia. Desse modo, é muito difícil distinguir a demência de Alzheimer do comprometimento cognitivo vascular, uma vez que ambos apresentam manifestações clínicas semelhantes com comprometimento principalmente da memória episódica, da concentração, da fala e da função executiva, e é incerto se a doença de Alzheimer pode ocorrer na ausência de alguma afecção vascular ou se a doença cerebrovascular está relacionada mecanisticamente à doença de Alzheimer, alguns autores sugerem que ambas as doenças têm apenas efeito aditivo, uma vez que são mediadas por diferentes mecanismos.[16,18]

HISTÓRICO

No século XVII na Inglaterra Thomas Willis observou a relação entre insultos cerebrovasculares e demência. Em 1833, Lobstein usou o termo demência aterosclerótica, colocando em evidência a relação causal entre demência e doença cerebrovascular. Em 1911 o professor Alzheimer, o primeiro a descrever os achados patológicos característicos da doença, também descreve a aterosclerose dos vasos cerebrais, denominando-a esclerose de Alzheimer. Reserva então o termo demência de Alzheimer para as demências de início tardio, quando outras causas de demência (inclusive vascular) foram afastadas. Em 2011 o National Institute of Aging (NIA) e a Alzheimer Association revisaram e reformularam os critérios diagnósticos, propondo a classificação da doença pré-clínica em indivíduos assintomáticos, mas com a presença de biomarcadores positivos, associados aos conhecidos fatores de risco para a doença, estabelecendo então o Transtorno Cognitivo Leve na doença de Alzheimer (presença de sintomas leves associado aos biomarcadores) e a demência da doença de Alzheimer propriamente dita, quando além da presença de sintomas e de biomarcadores, existe o comprometimento da funcionalidade.[26]

FISIOPATOLOGIA (FIGURA 11.2)

Redução do fluxo sanguíneo cerebral

O cérebro requer aproximadamente 20% do débito cardíaco para seu funcionamento normal e o comprometimento da hemodinâmica cardiovascular pode levar à redução desse fluxo cerebral tanto por pressões arteriais altas como baixas, assim como pelo comprometimento da função cardíaca.

Hipoperfusão cerebral devido à diminuição do débito cardíaco é um fator central responsável por acelerar mudanças na estrutura cerebral, fato este observado em indivíduos com insuficiência cardíaca, nas quais o prejuízo da função cerebral e cognitiva esteve relacionado, mesmo em portadores da doença cárdica subclínica.

A diminuição da função cardíaca leva à alteração dos níveis de marcadores inflamatórios, tanto no coração como na circulação periférica e, atingindo o cérebro, representa um dos mecanismos responsáveis por desencadear uma resposta inflamatória nesse órgão. Dentre estes fatores pró-inflamatórios, destacam-se a TNF-alfa, considerado um dos principais

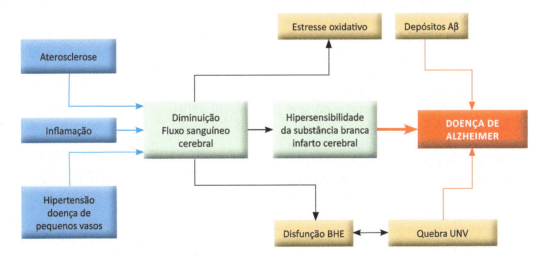

Figura 11.2 Proposta dos múltiplos fatores de risco para a hipótese vascular da demência de Alzheimer, que resultam na diminuição do fluxo sanguíneo cerebral e que induzem a formação de hiperintensidades e microinfartos cerebrais, que, associados ao estresse oxidativo, contribuem para a progressão da demência.

BHE: Hipersensibilidade da substância-branca. Aβ: Beta-amiloide. UNV: Unidade neurovascular

Fonte: Tublin JM, *et al*. (2019).[18]

responsáveis pela toxicidade pela via do glutamato neuronal, e o nível de IL1beta, importante regulador da cascata inflamatória. Ambos induzem a produção de IL6, relacionado à disfunção cognitiva por ativar as células da glia e a expressão de outras citocinas pró-inflamatórias.

Outro mecanismo que aumenta a vulnerabilidade cerebral por alterar sua perfusão é a doença de pequenos vasos, responsável por um círculo vicioso que se inicia pela mudança de expressão dos receptores vasculares, levando à alteração da permeabilidade e do remodelamento vascular, causando assim dano microvascular e, portanto, cerebral. A diminuição do fluxo cerebral leva também a um rearranjo deste fluxo que diminui em certas áreas mais vulneráveis como o hipocampo, mais relacionado à memória.

Aterosclerose, responsável pela rigidez arterial e pelo aumento da pressão sistólica, é outro claro fator de risco para o desenvolvimento da disfunção cognitiva da idade tardia, na medida em que esta é responsável por mudanças estruturais do cérebro, tais como infartos e atrofia.

A diminuição da perfusão cerebral causa também uma crise de energia metabólica pela diminuição da exposição ao oxigênio. Esse estado de hipóxia induz à acidose e ao estresse oxidativo, outro importante componente para a degeneração neuronal. Tanto a resposta inflamatória como o estresse oxidativo danificam o mecanismo de auto reparação, destroem a barreira hematoencefálica (BHE) e ativam as células da glia, que por sua vez levam à deposição da substância amiloide por diminuição de sua depuração. Adicionalmente, ocorre diminuição do óxido nítrico endotelial, importante fator de proteção ao dano cerebrovascular por sua conhecida ação na função endotelial.

Em resumo, o hipofluxo cerebral leva a um ciclo vicioso de agressão cerebrovascular, destacando-se o estresse oxidativo, a disfunção endotelial, a inflamação, por aumento das citocinas pró-inflamatórias, a disrupção da integridade microvascular com alteração da BHE, e a ocorrência de fenômenos isquêmicos e hemorrágicos com a consequente diminuição da depuração da substância beta-amiloide.

Alterações da barreira hematoencefálica (BHE)

A unidade neurovascular tem importante papel em todo espectro relacionado à disfunção cognitiva. A atividade neuronal necessita de um fluxo contínuo e regulado para atender as demandas neuronais, das células da glia e das células da própria vasculatura. Danos à integridade da BHE aumenta sua permeabilidade, causando extravasamento de substâncias tóxicas do plasma, promovendo inflamação secundária e disfunção vasomotora que por sua vez induz a estenose luminal e a isquemia tecidual que acarreta disfunções sinápticas, neuronais e oligodendríticas, e finalmente, neurodegeneração.

Neuroinflamação, deposição amiloide e disfunção colinérgica

A disrupção da BHE e o consequente aumento de sua permeabilidade, leva a um aumento na adesão e migração de monócitos da periferia para o sistema nervoso central, e na microglia, provoca neuroinflamação, considerada a chave da progressão para a doença de Alzheimer. A microglia ativada, associada a deposição amiloide, exerce efeitos neurotóxicos que agravam ainda mais a inflamação por aumento da produção de citocinas pró-inflamatórias levando a dano tecidual cumulativo. Microglia ativada e liberação de mediadores inflamatórios diminuem a habilidade da microglia eliminar substância beta amiloide, resultando em seu acúmulo, agregação e formação de placas.

Existe uma relação entre a agregação beta amiloide e dano colinérgico no córtex basal frontal, havendo uma sub-regulação da neurotransmissão colinérgica central, características dos estágios iniciais da doença de Alzheimer e diretamente associada ao aumento da disfunção cognitiva. Como o tônus vagal é modelado diretamente pela neurotransmissão colinérgica muscarínica e nicotínica, a amiloidose cortical da doença de Alzheimer pré-clínica poderia estar relacionada ao comprometimento da variabilidade da frequência cardíaca.[17,19-21,25,31]

PAPEL DOS FATORES DE RISCO CARDIOVASCULARES NAS DEMÊNCIAS

Demência e doença cardiovascular compartilham muitos fatores de risco relacionados à saúde vascular, incluindo hipertensão arterial, obesidade, colesterol, diabetes, sedentarismo e tabagismo, e ter doença cardiovascular está associado à menor tempo de vida livre de disfunção cognitiva.

DOENÇA CARDIOVASCULAR E DÉFICIT COGNITIVO

Desse modo, a conexão coração-cérebro **(Figura 11.3)** torna claro o fato de que a prevenção cardiovascular e a da demência caminham juntas.[29]

Hipertensão arterial

Hipertensão arterial na meia idade impacta negativamente na função cognitiva, tanto em homens como em mulheres, independentemente de outros fatores de risco, principalmente naqueles não tratados. Em hipertensos não tratados, o risco de disfunção cognitiva aumenta 4,3 vezes e 1,9 vezes em hipertensos tratados com anti-hipertensivos. Essa associação de hipertensão com declínio cognitivo provavelmente se deve às consequências da hipoperfusão relacionadas à disfunção endotelial, ao enrijecimento arterial e à aterosclerose.

As conhecidas consequências cerebrovasculares da hipertensão, tais como acidente vascular cerebral (AVC), microinfartos cerebrais, infartos lacunares, hemorragias, alteração da substância branca e disrupção da BHE, são tanto relacionadas à demência vascular como à de Alzheimer. Comparados a não hipertensos, o grau de lesão avançada da substância branca foi 2,3 vezes maior em todos os hipertensos e 3,4 vezes maior em hipertensos sem um controle adequado. Fato relevante é que o tratamento anti-hipertensivo pode diminuir a ocorrência de demência tanto vascular como de Alzheimer, embora dados de estudos clínicos randomizados sobre a eficácia do tratamento com medicamentos anti-hipertensivos sobre a função cognitiva sejam conflitantes. Enquanto alguns mostram efeito insignificante sobre a função cognitiva, a maioria mostra claro benefício do tratamento, apesar de não ter sido ainda demonstrado qual os melhores anti-hipertensivos para a proteção desse desfecho.

O recente estudo *Sprint Mind*, demonstrou que o controle intensivo da pressão arterial não causou malefício e teve efeito na proteção cerebral e redução do

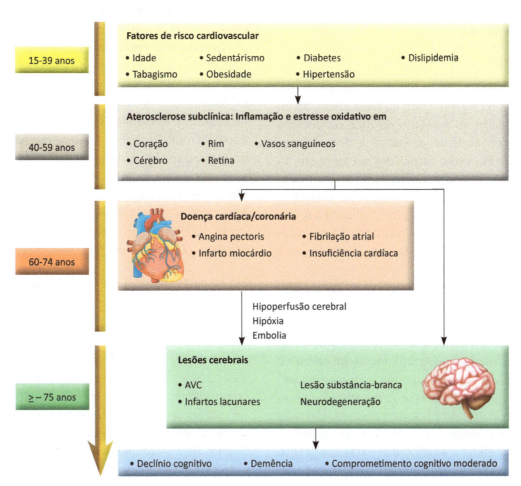

Figura 11.3 Conexão coração-cérebro: fatores de risco e sua relação com o declínio cognitivo e demência ao longo da vida.
Fonte: Roger VL (2017).[29]

risco de provável demência, estabelecendo-se a partir daí novos valores de metas pelas diretrizes recentes, americana e europeia. Por outro lado, a presença de hipotensão ortostática, principalmente do tipo retardada, foi também relacionada à disfunção cognitiva, fato esse mais observado na demência vascular e na demência por corpos de Lewy. Além disso, a presença de hipotensão aumentou o risco da progressão clínica para transtornos cognitivos ou demência durante o seguimento.[1,27,32]

Diabetes

Tanto o diabetes tipo II como estados pré-diabéticos aumentam o risco do desenvolvimento de demência tanto vascular como de Alzheimer. Dentre os mecanismos considerados responsáveis por essa ocorrência estão, o processo aterosclerótico, a disfunção endotelial, a neurotoxicidade da hiperglicemia e o estado hiperinsulínico, que desvia a ação da enzima que degrada insulina e a substância beta amiloide para o lado insulínico, diminuindo assim a degradação amiloide.[22]

Dislipidemia

Estudos longitudinais também mostram forte associação entre o colesterol alto na meia idade, assim como o HDL baixo ao aumento do risco de declínio cognitivo. Níveis altos de colesterol e de seus metabólitos oxidados estão associados ao aumento da produção da substância beta amiloide. Ao contrário, baixos níveis diminuem a amiloidogênese. A ApoE, a variante do alelo implicada na suscetibilidade à doença de Alzheimer, está também envolvida no metabolismo lipídico e seus portadores também têm altos níveis de colesterol.

O uso de estatinas foi associado à diminuição da ocorrência da doença de Alzheimer. Recente metanálise[15] mostrou benefício do uso das estatinas na redução da incidência de todos os tipos de demência, incluindo a de Alzheimer, assim como no declínio cognitivo leve, o que não acontece na demência vascular, embora esse resultado inesperado tenha sido atribuído à pouca representatividade desse grupo no número de incluídos no estudo. A explicação do efeito benéfico das estatinas (tanto as lipofílicas como as hidrofílicas) foi atribuído ao efeito pleiotrópico anti-inflamatório e à atenuação da formação da substância beta amiloide e dos emaranhados neurofibrilares, além do seu efeito hipolipemiante, entre outros.[22]

FATORES DE RISCO CARDIOVASCULAR E PROTEÇÃO COGNITIVA (FIGURA 11.4)

Estudos observacionais identificaram vários fatores de risco potencialmente modificáveis para o desenvolvimento da doença de Alzheimer, incluindo os clássicos fatores de risco cardiovasculares (hipertensão, colesterol, tabagismo e diabetes), assim como os chamados fatores de risco emergentes (obesidade e síndrome metabólica na meia idade, fatores psicossociais, sedentarismo e dieta), todos eles conhecidos desde o grande estudo multicêntrico *INTER-HART*, com foco no risco de desenvolvimento do infarto do miocárdio. Agregam-se a eles, os fatores de risco especificamente associados à cognição, quais sejam, a atividade cognitiva, a ocupação e o nível educacional, fatores esses relacionados ao desenvolvimento de uma "reserva cognitiva".

Destacam-se como intervenções protetoras efetivas, a ação sobre os fatores de risco cardiovasculares, seja na mudança de hábitos ou no tratamento medicamentoso, e o incentivo à educação e à atividade cognitiva. O estudo *Finger* mostrou que devido à etiologia multifatorial da doença, intervenções multidomínio, que visam atingir os vários fatores de risco e os mecanismos simultaneamente, são benéficas e efetivos sobre a cognição do idoso, principalmente se essas intervenções forem precoces à partir da meia-idade. Especial atenção nos estudos tem sido dada à proteção cognitiva conferida pela atividade física.[28,30]

ENVOLVIMENTO CARDIOVASCULAR NAS DEMÊNCIAS

Fibrilação atrial (Figura 11.5)

Fibrilação atrial (FA) é a arritmia cardíaca mais associada à ocorrência de AVC cardioembólico (clínico ou silente), que pode levar à demência. Observa-se, porém, que indivíduos com FA, mesmo sem AVC, apresentavam piora na memória e no aprendizado e tinham menor volume do hipocampo. Ambos, memória e volume do hipocampo estão fortemente relacionados à doença de Alzheimer, sugerindo outra via para sua explicação.

DOENÇA CARDIOVASCULAR E DÉFICIT COGNITIVO

Supõe-se que a FA produziria demência pela hipoperfusão cerebral relacionada ao baixo débito cardíaco, pois hipoperfusão causa danos neuronais, fator etiológico que contribui para a doença de Alzheimer. Além disso, hipoperfusão relaciona-se também com as três principais características patológicas da doença de Alzheimer placas senis, angiopatia amiloide cerebral e emaranhados neurofibrilares, devido a tau fosforilada.

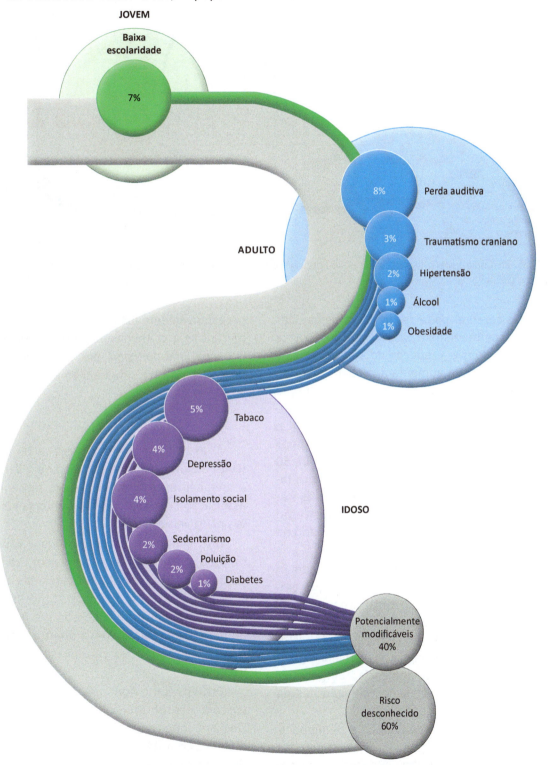

Figura 11.4 Porcentagem atribuída aos fatores de risco potencialmente modificáveis para demência na população.
Fonte: Livingston G, et al. (2020).[28]

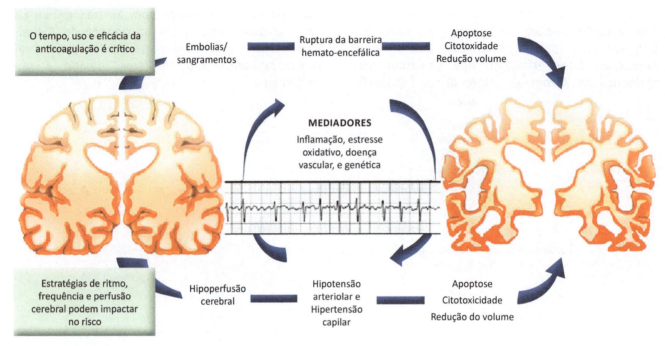

Figura 11.5 Potenciais mecanismos do declínio cognitivo e demência em pacientes com fibrilação atrial.
Fonte: Bunch TJ (2020).[13]

Isquemia cerebral pode ser induzida pelas duas formas de FA, permanente e paroxística e a diferença básica entre as duas é a redução do débito cardíaco na permanente, o que aumenta a probabilidade de hipoperfusão. Apesar da eficiente autorregulação cerebral, esse mecanismo compensatório não é suficiente para compensar a FA, mesmo paroxística, levando à diminuição da circulação cerebral. Estudos mostram que uma resposta ventricular abaixo de 50 ou acima de 90 está relacionada ao aumento das taxas de déficit cognitivo, quando comparadas às frequências entre 50 e 90, sugerindo que a hipoperfusão é o mecanismo subjacente ao controle adequado da resposta ventricular.

Quanto ao controle da frequência comparado ao controle do ritmo, o estudo *Affirm* mostra que ambas as estratégias têm o mesmo impacto na cognição, porém, com pequeno número de pacientes incluídos. Quanto ao impacto da terapia anticoagulante, estudos mostram que a anticoagulação diminui significativamente a incidência de demência, sem mostrar diferença entre os anticoagulantes antagonistas da vitamina K e os novos anticoagulantes.

Aos fenômenos tromboembólicos e de hipoperfusão, mais evidentes relacionados à FA, subjaz um novo conceito, denominado "miopatia atrial", que antecedendo a disfunção mecânica vai tornando o átrio progressivamente instável. Para além das disfunções mecânicas que envolvem pressão, esse conceito se liga a de *inflammaging*, processo inflamatório sistêmico que envolve simultaneamente coração e cérebro.[10,13,14,15]

Doença arterial coronária

A associação entre doença arterial coronária (DAC) e demência foi evidenciada em vários estudos e metanálises, e embora o exato mecanismo dessa associação seja desconhecido, muitas vias explicativas plausíveis existem.

DAC e demência compartilham vários fatores de risco. A DAC está relacionada com várias complicações cardíacas, também associadas à demência, principalmente pelo seu caráter pró-inflamatório e geradora de baixo fluxo cerebral, e finalmente por ambas terem relação com a doença aterosclerótica e suas consequências cardiovasculares e cerebrovasculares.

Estudos como *AgeCoDe*, em Rotterdam, *Cardiovascular Health Study* (CAIDE), e a metanálise de Deckers, todos apontam na mesma direção, que indivíduos com DAC têm em média 45% de aumento do risco de desenvolver disfunção cognitiva e demência.[2,11,12]

Doença valvar

Tem se observado aumento significativo da valvulopatia aórtica e mitral em indivíduos com doença de Alzheimer, quando comparados com não demenciados. A disfunção de átrio esquerdo que ocorre na doença da válvula mitral e contribui para o risco de FA, aumenta o risco de demência. E, de acordo com o *Cardiovascular Health Study*, a calcificação da válvula mitral ou aórtica está relacionada ao aumento significativo do risco de infartos cerebrais com o consequente aumento do risco de AVC e de transtornos cognitivos.[24]

Insuficiência cardíaca (Figura 11.6)

Aproximadamente 1% a 2% da população adulta tem insuficiência cardíaca, cuja prevalência salta para mais de 10% em indivíduos acima dos 70 anos. Mais da metade das insuficiências cardíacas têm fração de ejeção reduzida, cuja principal causa é a miocardiopatia isquêmica, enquanto aquelas com fração de ejeção preservada são mais prevalentes em idosos e estão mais relacionadas à hipertensão arterial e à FA.

A coexistência de insuficiência cardíaca sintomática e insuficiência cerebral é reconhecida há décadas, já tendo sido descrita nos anos 70 como demência cardiogênica. De fato, existem muitas evidências de que os portadores de insuficiência cardíaca têm piores escores nos testes cognitivos e tanto piores, quanto mais grave é a doença, tanto na fração de ejeção reduzida como na preservada, mesmo nos assintomáticos.

Sua fisiopatologia compreende a coexistência da doença amiloide associada à doença de pequenos vasos e à interação entre ambas. Destaca-se aí, como possível explicação, a presença de hipoperfusão crônica e a existência da doença cardioembólica, oculta ou manifesta pela presença de FA, tanto persistente como paroxística.

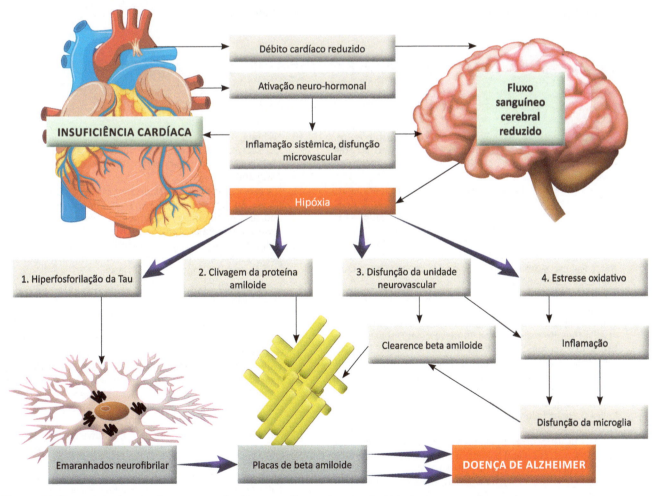

Figura 11.6 Modelo da relação entre insuficiência cardíaca e doença de Alzheimer.
Fonte: Cermakova P, *et al.* (2015).[7]

O processo de inflamação sistêmica reconhecido nesses pacientes, também contribui para a disfunção cognitiva e postula-se que mediadores inflamatórios influenciem a cognição através da interação desses mediadores sobre os neurônios e as células da glia. Além disso, estudos recentes demonstram a formação e depósitos de estruturas semelhantes a emaranhados neurofibrilares e as placas amiloides intramiocárdicas em pacientes com miocardiopatia hipertrófica e dilatada, proteínas estas, depositadas no tecido cardíaco na forma de oligômeros, similares às observadas no cérebro de indivíduos com doença de Alzheimer.

Pacientes com insuficiência cardíaca também têm frequentemente hipotensão, que associada à alteração da autorregulação pode levar a insultos da perfusão cerebral. Tais problemas cognitivos relacionados à hipoperfusão não necessariamente correspondem à demência vascular, pois desencadeiam uma cascata neurotóxica que culmina no acúmulo de amiloide e hiperfosforilação da proteína tau, clássicos precursores da doença de Alzheimer.

Cardioembolismo também é visto na insuficiência cardíaca, mesmo naqueles em ritmo sinusal, sendo a disfunção ventricular uma das principais determinantes para a formação de trombos, com potencial de gerar infartos cerebrais, esses trombos estão relacionados com a regulação da trombomodulina e a estase sanguínea nas câmaras cardíacas. Alteração dos componentes da tríade de Virchow associadas à ativação neuro-hormonal aumentam a produção de fatores trombogênicos resultando em hipercoagulabilidade e hiperviscosidade, fatores determinantes para a ocorrência de trombose. Embora a anticoagulação nesse contexto pudesse intuitivamente prevenir as sequelas das tromboses, não existe ainda grandes estudos relacionando à anticoagulação no contexto da insuficiência cardíaca.

Metanálises recentes demonstraram a associação da insuficiência cardíaca com a disfunção cognitiva e risco de demência,[2,17] deixando assim clara a robustez desta evidência.[3,4,6,7,8,9]

REFERÊNCIAS BIBLIOGRÁFICAS

1. Borelli WV, Leotti VB, Strelow MZ, Chaves MLF, Castilhos RM. Preventable risk factors of dementia: Population attributable fractions in a Brazilian population-based study. Lancet Reg Health Am. 2022; 11:100256.
2. Wolters FJ, Segufa RA, Darweesh SKL, et al. Coronary heart disease, heart failure, and the risk of dementia: A systematic review and meta-analysis.The Journal of the Alzheimer's Association, 2018; 14(11):1493-1504.
3. Cannon JA, Moffitt P, Perez-Moreno AC, Walters MR, Broomfield NM, McMurray JJV, et al. Cognitive Impairment and Heart Failure: Systematic Review and Meta-Analysis. J Card Fail. 2017; 23(6):464-475.
4. Ampadu J, Morley JE. Heart failure and cognitive dysfunction. Int J Cardiol. 2015; 178:12-23.
5. Tini G, Scagliola R, Monacelli F, La Malfa G, Porto I, Brunelli C, et al. Alzheimer's Disease and Cardiovascular Disease: A Particular Association. Cardiol Res Pract. 2020; 2020:2617970.
6. Dardiotis E, Giamouzis G, Mastrogiannis D, Vogiatzi C, Skoularigis J, Triposkiadis F, et al. Cognitive impairment in heart failure. Cardiol Res Pract. 2012; 2012:595821.
7. Cermakova P, Eriksdotter M, Lund LH, Winblad B, Religa P, Religa D. Heart failure and Alzheimer's disease. J Intern Med. 2015; 277(4):406-425.
8. Cannon JA, McMurray JJ, Quinn TJ. 'Hearts and minds': association, causation and implication of cognitive impairment in heart failure. Alzheimers Res Ther. 2015; 7(1):22.
9. Li J, Wu Y, Zhang D, Nie J. Associations between heart failure and risk of dementia: A PRISMA-compliant meta-analysis. Medicine (Baltimore). 2020; 99(5):e18492.
10. Nishtala A, Piers RJ, Himali JJ, Beiser AS, Davis-Plourde KL, Saczynski JS, et al. Atrial fibrillation and cognitive decline in the Framingham Heart Study. Heart Rhythm. 2018; 15(2):166-172.
11. Deckers K, Schievink SHJ, Rodriquez MMF, van Oostenbrugge RJ, van Boxtel MPJ, Verhey FRJ, et al. Coronary heart disease and risk for cognitive impairment or dementia: Systematic review and meta-analysis. PLoS One. 2017; 12(9):e0184244.
12. Liang X, Huang Y, Han X. Associations between coronary heart disease and risk of cognitive impairment: A meta-analysis. Brain Behav. 2021; 11(5):e02108.
13. Bunch TJ. Atrial Fibrillation and Dementia. Circulation. 2020; 142(7):618-620.
14. Kim D, Yang PS, You SC, Sung JH, Jang E, Yu HT, et al. Association of rhythm control with incident dementia among patients with atrial fibrillation: a nationwide population-based cohort study. Age Ageing. 2022; 51(1):afab248.
15. Chen LY, Norby FL, Gottesman RF, Mosley TH, Soliman EZ, Agarwal SK, et al. Association of Atrial Fibrillation With Cognitive Decline and Dementia Over 20 Years: The ARIC-NCS (Atherosclerosis Risk in Communities Neurocognitive Study). J Am Heart Assoc. 2018;7(6):e007301.
16. Xu C, Tao X, Ma X, Zhao R, Cao Z. Cognitive Dysfunction after Heart Disease: A Manifestation of the Heart-Brain Axis. Oxid Med Cell Longev. 2021; 2021:4899688.
17. Santos CY, Snyder PJ, Wu WC, Zhang M, Echeverria A, Alber J. Pathophysiologic relationship between Alzheimer's disease, cerebrovascular disease, and cardiovascular risk: A review and synthesis. Alzheimers Dement (Amst). 2017; 7:69-87.

18. Tublin JM, Adelstein JM, Del Monte F, Combs CK, Wold LE. Getting to the Heart of Alzheimer Disease. Circ Res. 2019; 124(1):142-149.
19. Aronow WS. Hypertension and cognitive impairment. Ann Transl Med. 2017;5(12):259.
20. Schievink SHJ, van Boxtel MPJ, Deckers K, van Oostenbrugge RJ, Verhey FRJ, Köhler S. Cognitive changes in prevalent and incident cardiovascular disease: a 12-year follow-up in the Maastricht Aging Study (MAAS). Eur Heart J. 2017.
21. Kleipool EEF, Trappenburg MC, Rhodius-Meester HFM, Lemstra AW, van der Flier WM, Peters MJL, et al. Orthostatic Hypotension: An Important Risk Factor for Clinical Progression to Mild Cognitive Impairment or Dementia. The Amsterdam Dementia Cohort. J Alzheimers Dis. 2019; 71(1):317-325.
22. Yaffe K, Bahorik AL, Hoang TD, Forrester S, Jacobs DR Jr, Lewis CE, et al. Cardiovascular risk factors and accelerated cognitive decline in midlife: The CARDIA Study. Neurology. 2020; 95(7):e839-e846.
23. Bir SC, Khan MW, Javalkar V, Toledo EG, Kelley RE. Emerging Concepts in Vascular Dementia: A Review. J Stroke Cerebrovasc Dis. 2021; 30(8):105864.
24. An J, Li H, Tang Z, Zheng D, Guo J, Liu Y, et al. Cognitive Impairment and Risk of All-Cause and Cardiovascular Disease Mortality Over 20-Year Follow-up: Results From the BLSA. J Am Heart Assoc. 2018; 7(15):e008252.
25. Almeida-Gutierrez E, Garcia-De La Torre P, Acevedo-Melendez A, Torres-Rosales J, Pacheco-Lopez A, Lupercio-Mora K, et al. Pulse wave velocity is associated with cognitive impairment in older adults with heart disease. Eur Heart J. 2019; 40(Suppl 1):3242.
26. Covello AL, Horwitz LI, Singhal S, Blaum CS, Li Y, Dodson JA. Cardiovascular disease and cumulative incidence of cognitive impairment in the Health and Retirement Study. BMC Geriatr. 2021; 21(1):274.
27. Kjeldsen SE, Narkiewicz K, Burnier M, Oparil S. Systolic blood pressure control prevents cognitive decline and slows development of white matter lesions in the brain: the SPRINT MIND study outcomes. Blood Press. 2019; 28(6):356-357.
28. Livingston G, Huntley J, Sommerlad A, Ames D, Ballard C, Banerjee S, et al. Dementia prevention, intervention, and care: 2020 report of the Lancet Commission. Lancet. 2020; 396(10248):413-446.
29. Roger VL. The heart-brain connection: from evidence to action. Eur Heart J. 2017; 38(43):3229-3231.
30. Chadha B, Frishman WH. Review of the Protective Effects of Statins on Cognition. Cardiol Rev. 2021; 29(6):328-335.
31. Liberale L, Badimon L, Montecucco F, Lüscher TF, Libby P, Camici GG. Inflammation, Aging, and Cardiovascular Disease: JACC Review Topic of the Week. J Am Coll Cardiol. 2022; 79(8):837-847.
32. Li C, Zhu Y, Ma Y, Hua R, Zhong B, Xie W. Association of Cumulative Blood Pressure With Cognitive Decline, Dementia, and Mortality. J Am Coll Cardiol. 2022; 79(14):1321-1335.

12

Cláudia F. Gravina

Iatrogenia no Idoso
Prevalência, Identificação, Fármacos Potencialmente Iatrogênicos

INTRODUÇÃO

A iatrogenia, ou seja, a alteração patológica nascida ou produzida no paciente por má prática médica representa um dos maiores problemas da Medicina. É mais frequente nos idosos, comparada com os mais jovens (12,4% *versus* 5,4%).[1] A taxa de admissão hospitalar por doença iatrogênica varia de 3,4% a 34%,[2] principalmente por doença cardiovascular, doença gastrointestinal, uso de anticoagulantes e anti-inflamatórios. Já os erros terapêuticos levando à internação, ou iatrogenia durante hospitalização, atingem os 58%.[3] As principais causas são prescrição inadequada, interação de fármacos e erro na dosagem.

Por outro lado, observa-se um progressivo aumento do número de idosos. De 2012 a 2021, o número de idosos de 60 anos ou mais passou de 11,3% para 14,7% da população, ou seja, de 22,3 milhões para 31,2 milhões, um aumento de 39,8% no período. Já o número de octogenários passou de 3,4 milhões em 2016 para 4,2 milhões em 2021.[4]

Assim, se não houver identificação e correção dos fatores que levam à alta incidência de iatrogenias nessa faixa etária, os eventos, e consequentes danos, se tornarão mais frequentes devido ao progressivo aumento do número de idosos, com graves consequências individuais e de saúde pública.

IDENTIFICAÇÃO DAS IATROGENIAS

As iatrogenias podem ser classificadas em:

1. **Ação:** caracterizam-se por imprudência e imperícia médica. Podem ser referentes a:[5]
   - **Diagnóstico:** por má interpretação de anamnese e exame físico, má indicação de exames complementares e má interpretação de resultados de exames.
   - **Terapêutica:** devido a erros em dose de fármacos, causados por falta de conhecimento adequado, interação medicamentosa e cascata terapêutica levando à polifarmácia e à falta de individualização do paciente. A cascata terapêutica é especialmente danosa, pois para corrigir os efeitos danosos de um fármaco, introduz-se um segundo fármaco, e às vezes um terceiro. Como exemplos mais frequentes

na prática clínica, encontram-se o uso de anti-inflamatório levando à hipertensão arterial e à introdução de anti-hipertensivo; o uso de diurético levando ao aparecimento de gota, seguido pela introdução de anti-inflamatório, o que leva à introdução de um segundo anti-hipertensivo; o uso de antagonista de canal de cálcio levando a edema, seguido pela introdução de diurético; o uso de anti-inflamatório levando a leves alterações de humor e função cognitiva com a consequente introdução de anticolinesterásico.

- **Prevenção:** por não orientação sobre prevenção de fatores de risco para doença cardiovascular e mudança no estilo de vida. Essa orientação deve ser feita para todas as faixas etárias.

Os riscos inerentes a procedimentos e fármacos não são considerados iatrogenia.

2. **Omissão:** caracterizam-se por ato negligente no diagnóstico e/ou no tratamento.[4]
3. **Iatrogenia da palavra:** é uma iatrogenia por vezes desconhecida e ocasionalmente negligenciada. Ocorre por falha na comunicação médico-paciente, falta de empatia ou de acolhimento. A doença fragiliza o idoso tanto física quanto psicologicamente e, nesse momento, o médico assume especial importância não apenas para tratar o físico, mas também para proporcionar segurança e confiança ao paciente. Por vezes, vemos o médico se dirigir à família do idoso, ao invés de abordar o paciente idoso. É importante dar-lhe o papel principal e dirigir-se a ele, ao invés de conversar com a família sobre ele. Nessa situação, o idoso fica relegado a uma figura secundária em que se torna um expectador não participante sobre sua própria saúde.

A empatia é importante, principalmente na comunicação de doença grave. Mesmo uma má notícia pode ser verbalizada de forma delicada, apresentando os fatos ao mesmo tempo em que se oferece uma solução, nem sempre resolutiva, mas que pode aliviar e confortar. O relacionamento médico-paciente é uma forma importante de atuação sobre a doença, em que a confiança no médico representa parte do tratamento.

CAUSAS DE MAIOR IATROGENIA NO IDOSO

Existem várias razões para a maior iatrogenia no idoso,[6] tais como:

1. **Várias comorbidades:** levam a uso de maior número de fármacos, por um tempo maior, o que possibilita maior interação medicamento-medicamento (inibidor de enzima de conversão e sulfonilureias, com aumento de hipoglicemia), medicamento-doença (glitazonas com descompensação da insuficiência cardíaca [IC]), medicamento-alimento (anticoagulantes e alimentos ricos em vitamina K).
2. **Perda funcional:** causada por déficit visual (que dificulta leitura de receita ou rótulo de remédio), e/ou auditivo (que dificulta a compreensão verbal ou explicação), e/ou cognitivo (que dificulta recordar ou memorizar instruções).
3. **Reação atípica à doença:** causada por perda da reserva funcional do organismo, perda de habilidade da resposta ao estresse e ausência de sintomas característicos de determinada doença.
4. **Modificações hemodinâmicas:** associadas ao envelhecimento, tais como:[7]
    - Enrijecimento arterial por diminuição da elasticidade e complacência, levando a menor capacidade de vasodilatação, aumento da pressão arterial sistólica, menor sensibilidade às mudanças de volume e lentificação do relaxamento ventricular, maior trabalho cardíaco, perda de miócitos e hipertrofia compensatória.
    - Alteração diastólica de ventrículo esquerdo.
    - Menor aumento da frequência cardíaca.
    - Menor débito cardíaco ao exercício, resposta atenuada aos barorreceptores, ocasionando hipotensão ortostática.
    - Menor resposta alfa e beta-adrenérgica.
    - Alteração no sistema de condução e do nó sino-atrial (SA), levando à perda celular das células marca-passo do nó SA, bloqueios diversos por fibrose dos anéis átrio-ventriculares (AV), fibrose e perda de células do feixe de Hiss, atraso na condução átrio-ventricular, prolongamento de intervalo PR. Assim, bloqueio átrio-ventricular (BAV) de primeiro grau e bloqueio de ramo direito (BRD) podem ser considerados alterações relacionadas ao processo de envelhecimento.

    Essas alterações hemodinâmicas relacionadas ao envelhecimento alteram a farmacocinética e a farmacodinâmica dos medicamentos.[5]
5. **Farmacocinética:** refere-se ao que o organismo faz com o fármaco em relação à sua distribuição, metabolização e eliminação.

- Quanto à distribuição, o idoso sofre redução de 15% de sua água corporal total. Com isso, ocorre redução da distribuição de fármacos hidrofílicos e aumento de seus níveis plasmáticos. Além disso, ocorre redução de massa muscular e aumento da massa de gordura, que leva a maior distribuição de fármacos lipossolúveis, maior duração de ação e maior meia vida de eliminação. A concentração de albumina plasmática diminui fazendo com que os efeitos farmacológicos sejam maiores, bem como os efeitos colaterais.
- Quanto à metabolização, observa-se com o envelhecimento redução de massa, volume e fluxo sanguíneo hepático em 40%. Essa alteração faz com que ocorra aumento de meia vida plasmática do fármaco e diminuição da velocidade de eliminação de fármacos lipofílicos.
- Quanto à eliminação, ocorre diminuição da massa renal, do volume de filtração glomerular e do fluxo sanguíneo renal. Consequentemente a essa diminuição renal, ocorre aumento dos níveis plasmáticos dos fármacos.

Assim, as modificações farmacocinéticas trazem como consequência a necessidade de redução das doses dos fármacos para idosos. Recomenda-se começar com a menor dose e fazer o ajuste gradual até chegar à meta prevista, se essa for possível de ser alcançada na ausência de efeitos colaterais danosos.

6. **Farmacodinâmica:** refere-se à ação e ao efeito dos fármacos no organismo. Por exemplo, o diurético, tão usado na prática clínica diária, apresenta maior frequência e intensidade de reações adversas, comparado com o paciente jovem. Provoca depleção de volume em um idoso que já possui diminuição da área corpórea total, do volume plasmático, da concentração tubular, além de menor ingestão de líquidos. Essa depleção de volume acentua a redução de débito cardíaco, levando a hipotensão postural, astenia, fadiga, apatia e alterações psíquicas. A prescrição em doses maiores deve ser controlada e administrada por tempo determinado para não provocar insuficiência renal pré-renal.

A varfarina apresenta maior risco no idoso, face à alimentação irregular, principalmente ingestão de folhas verdes escuras, ingestão de suplementos vitamínicos com grande quantidade de vitamina K, comorbidades, polifármacia, disfunção cognitiva, hipertensão arterial não controlada, monitorização inadequada e quedas.

Aumentam o risco de sangramento: aspirina, arnicacina, clopidogrel, dipirona, heparina e análogos; e anti-inflamatórios, como ibuprofeno, indoprofeno, naproxeno e nimesulida. Por outro lado, inibem ação anticoagulante: azatioprina, barbitúricos, carbamazepina, ciclofosforina, clorpromazina, espironolactona, rifampicina e propiltiuracil. A associação com glipizida pode aumentar o risco de hipoglicemia.

CRITÉRIOS DE BEERS – IDENTIFICAÇÃO DE FÁRMACOS POTENCIALMENTE IATROGÊNICOS

Face à grande prevalência de iatrogenia em idosos, foi realizada nos Estados Unidos em 1991,[8] pela Sociedade Americana de Geriatria, uma relação de fármacos potencialmente inapropriados para idosos, que foi utilizada como Diretriz de Prescrição e Avaliação de Qualidade. Em 1997[9] e 2003,[10] esses critérios foram atualizados para incluir novas medicações consideradas ineficazes ou desencadeadoras de alto risco desnecessário (lista de fármacos sempre potencialmente inapropriados e potencialmente inapropriados em certas circunstâncias), e para estimar taxa de eventos adversos. Essa lista é considerada medida de avaliação da Qualidade de Cuidados Médicos (critérios de Beers).

Em 2007, diversas instituições americanas participaram de Estudo Transversal Nacional de Pesquisa em Saúde Pública de Eventos Adversos e Registro de Visitas Ambulatoriais,[11] em pacientes com mais de 65 anos, que procuravam emergência ou ambulatório. Seu objetivo era estimar o número de consultas de emergência por eventos adversos em pacientes que foram medicados de acordo com os critérios de Beers em comparação com outras medicações.

Os medicamentos mais prováveis de causar eventos adversos foram:

1. Varfarina
2. Insulina
3. Aspirina
4. Clopidogrel
5. Digoxina
6. Metformina
7. Glibenclamida
8. Paracetamol-hidrocodona
9. Fenitoína
10. Glipizida

11. Levofloxacina
12. Lisinopril
13. Sulfametazol-trimetoprima
14. Furosemida

Os 10 principais fármacos que apresentavam efeitos adversos em idosos pertenciam a três classes: anticoagulantes e antiagregantes (varfarina, AAS, clopidogrel), hipoglicemiantes (insulina, metformina, glibenclamida, glipizida) e janela terapêutica estreita (digoxina, fenitoína).

Varfarina (17%), insulina (13%) e digoxina (3%) apresentavam eventos adversos 35 vezes maiores que outros fármacos potencialmente inapropriados.

Esses achados impulsionaram a Sociedade de Geriatria americana a publicar, em 2012, uma atualização dos critérios de Beers sobre o uso de medicação potencialmente inadequada em idosos,[12] e a realizar atualizações desses critérios a cada três anos.

Os fármacos de uso mais comum:

1. Fármacos e classes potencialmente inapropriados
   - Anticolinérgicos;
   - Antiparkinsonianos;
   - Antiespasmódicos: escopolamina, cloridrato de mebeverina, brometo de otelonio, Bromoprida;
   - Anti-infecciosos: nitrofurantoína;
   - Antiarrítmicos Ia, Ic, III: amiodarona, dofetilide, dronedarona, flecainamida, ibutilide, procainamida, propafenona, quinidina, sotalol;
   - Espironaloctona > 25 mg;
   - Digoxina em dose maior que 0,125 mg;
   - Antipsicóticos 1ª e 2ª gerações;
   - Barbitúricos;
   - Benzodiazepínicos e não-benzodiazepínicos hipnóticos (zolpidem);
   - Insulina;
   - Sulfonilureias;
   - Metiglinida;
   - Inibidores da DPP-IV;
   - Fármacos de ação gastrointestinal: metoclopramida, óleo mineral;
   - Analgésico: meperidina;
   - Anti-inflamatórios orais não COX seletivos;
   - Relaxantes musculares.
2. Fármacos e classes potencialmente inapropriados, a serem evitados no idoso com doenças e síndromes que podem ser estimuladas por estes fármacos:
   - Tiazolidinedionas ou glitazonas com IC;

- Inibidores de acetilcolinesterase com síncope;
- Inibidores seletivos de serotonina (citalopram, escitalopram, fluoxetina, dertralina) com quedas e fraturas. A associação foi considerada fraca; assim, continuaram a ser usados em idosos, mas com observação da evolução.

CRITÉRIOS DE BEERS – 2015

Em 2015, a Sociedade de Geriatria Americana atualizou os critérios de Beers para medicações potencialmente inapropriada em idosos.[13] São apresentados apenas os fármacos de uso mais comum em Cardiologia:

- **Nitrofurantoina (macrodantina):** para infecção urinária (*E. coli*). Pode ser utilizada em idoso com *clearance* creatinina ≥ 30 mL. Não se deve utilizar em longo prazo (risco de fibrose pulmonar, toxicidade hepática e neuropatia periférica).
- **Amiodarona:** deve-se evitar como medicamento de primeira linha para fibrilação atrial (FA) (exceto em IC/hipertrofia ventrículo esquerdo).
- **Digoxina:** deve-se evitar como fármaco de primeira linha para fibrilação atrial ou IC, dose máxima 0,125 mg.
- **Hipnóticos não benzodiazepínicos (zolpidem, zopiclona e zaleplon):** não se deve utilizar por tempo prolongado por seus efeitos colaterais.
- **Inibidores de bomba de próton (omeprazol, esomeprazol, pantoprazol):** não utilizar por mais de oito semanas sem justificativa. O uso por mais de um ano pode provocar hipomagnesemia (levando a espasmos em pernas, arritmias, convulsões) e nefrite intersticial, com perda de peso, erupção cutânea, náuseas e febre. O uso por mais de dois anos leva a menor absorção de vitamina B12, podendo ocasionar anemia, disfunção cognitiva e demência.

A atualização de 2015 adicionou duas novas classes:

A) Fármacos potencialmente inapropriados por interação medicamento-medicamento:
   - **Bloqueadores alfa-adrenérgicos periféricos + diuréticos de alça:** maior risco de incontinência urinária.
   - **Inibidor de enzima de conversão (IECA) e diuréticos poupadores de potássio sem indicação para uso em IC sistólica:** hipercalemia.
   - **Lítio + IECA ou diurético de alça:** maior risco de toxicidade.

B) **Fármacos potencialmente inapropriados por disfunção renal:** ajustar conforme *clearance* de creatinina (CC).
C) Apixabana, dabigatrana, edoxabana, Rivaroxabana:
   - Amilorida, triantereno, espironolactona com CC menor que 30: evitar.
   - Enoxaparina, fondaparinux: CC < 30: evitar.
   - Colchicina: se CC for < 30, evitar (efeitos gastrointestinais, neuromusculares, toxicidade de medula).

CRITÉRIOS DE BEERS 2019

Na mais recente atualização dos critérios de Beer, publicada em 2019,[14] foram poucas as mudanças em relação aos fármacos cardiovasculares, mas foram incluídos esclarecimentos sobre a razão da recomendação ou contraindicação. Alguns fármacos de uso mais frequente entre os idosos com doença cardiovascular foram destacados a seguir nas **Tabelas 12.1 a 12.5**.

Tabela 12.1 Fármacos potencialmente inapropriados para uso em idosos.

Digoxina como primeira linha para uso em FA: evitar como fármaco de primeira linha para tratamento de FA, por haver outros medicamentos mais eficazes para controle de frequência. Nível de evidência baixo, grau de recomendação forte.
Digoxina como primeira linha para uso em uso em IC: evidências sobre benefício e dano são conflitantes e de baixa qualidade. A maioria refere-se ao uso em IC de fração de ejeção reduzida (IC FEr). Existem fortes evidências sobre outros medicamentos de primeira linha para reduzir hospitalização e morte. Em IC, doses altas não se associam a maior benefício e podem aumentar o risco de toxicidade. O clearance renal diminuído da digoxina aumenta o risco de efeitos tóxicos, assim, maior redução da dose de digoxina pode ser necessária em estádio 4 ou 5 de insuficiência renal. Evitar como primeira linha para IC. Nível de evidência baixo, grau de recomendação forte. Se prescrever digital para FA ou IC de fração de ejeção reduzida, deve-se utilizar dose de 0,125 mg/dia. Nível de evidência moderado, grau de recomendação forte.
Amiodarona: eficaz para manter o ritmo sinusal, mas com mais toxicidade que outros antiarrítmicos usados em FA. Pode ser razoável como medicamento de primeira linha em pacientes com IC ou hipertrofia de ventrículo esquerdo se o controle de ritmo for preferível ao controle de frequência. Nível de evidência alto, grau de recomendação forte.
Benzodiazepínicos (alprazolam, clonazepam, diazepan, lorazepan): idosos têm maior sensibilidade aos benzodiazepínicos. Em geral, os benzodiazepínicos aumentam risco de déficit cognitivo, delírio, queda, fratura e risco de acidente automobilístico. Recomenda-se evitar seu uso. Podem ser apropriados em transtorno convulsivo, distúrbio comportamental do sono de movimento rápido dos olhos, transtorno de ansiedade generalizada grave e anestesia periprocedimento. Nível de evidência moderado, grau de recomendação forte.
Hipnóticos agonistas do receptor de benzodiazepina (zolpiden, eszopiclona, zaleplon): efeitos adversos em idosos semelhantes aos benzodiazepínicos (delírio, queda, fratura, batida de carro, pequena melhoria em latência e duração do sono). Recomenda- se evitar seu uso. Nível de evidência moderado, grau de recomendação forte.
Metoclopramida: pode causar efeitos extrapiramidais, inclusive discinesia tardia. Risco pode ser maior em idosos frágeis e uso prolongado. Recomenda-se evitar seu uso, exceto em gastroparesia, mas não usar por mais que três meses. Nível de evidência moderado, grau de recomendação forte.
Inibidores de bomba de próton: risco de infecção por *clostridium dificile*, perda óssea e fraturas. Evitar uso por mais de oito semanas, exceto em pacientes de alto risco (uso de corticosteroides ou uso crônico de anti-inflamatórios não hormonais), esofagite erosiva, esofagite de Barret, ou necessidade de tratamento de manutenção por falência de descontinuação do fármaco ou do antagonista de receptor H2. Nível de evidência alto, grau de recomendação forte.
Anti-inflamatórios não esteroidais orais (AINEs): AAS > 325 mg, diclofenaco, ibuprofeno, fenoprofeno, meloxicam, piroxicam, naproxeno, nimesulida, indometacina, cetoprofeno: aumento do risco de sangramento ou úlcera péptica em grupos de alto risco, inclusive os com 75 anos ou mais, ou em uso de corticoide, anticoagulantes e antiplaquetários. O uso de inibidor de bomba de próton diminui, mas não elimina o risco. Úlcera gastrointestinal, sangramento, ou perfuração pelos anti-inflamatórios ocorre em 1% dos pacientes tratados por três a seis meses, e em 2% a 4% nos tratados por um ano, com aumento das ocorrências com maior tempo de uso. Podem também causar lesão renal e aumento de pressão arterial. A indometacina apresenta os eventos colaterais mais adversos. Nível de evidência moderado, grau de recomendação forte.
Relaxantes musculares: a maioria dos relaxantes musculares é pouco tolerada pelos idosos, pois alguns apresentam efeitos anticolinérgicos, sedação e aumento do risco de fraturas. Sua eficácia em doses toleradas pelos idosos é questionável. Nível de evidência moderado, grau de recomendação forte.

Tabela 12.2 Fármacos potencialmente inapropriados para uso em idosos devido à interação medicamento-medicamento ou medicamento-síndrome, que podem exacerbar a doença ou a síndrome.

Doença ou Síndrome Cardiovascular: Insuficiência Cardíaca (IC)

Evitar:

a) Cilostazol: potencial para aumentar mortalidade em idosos com IC.
   Nível de evidência baixa, grau de recomendação forte.

b) Antagonista de canal de cálcio (ACC) não dihidropiridínico diltiazen e verapamil em IC com fração de ejeção reduzida: potencial para retenção de líquidos e/ou piora IC. Nível de evidência moderada, grau de recomendação forte.

c) AINEs e inibidores COX 2: usar com cuidado em pacientes sem sintomas (potencial para retenção de líquidos e/ou piora IC). Evitar em pacientes com IC sintomática. Nível de evidência moderada para os AINES e baixa para inibidores Cox 2. Grau de recomendação forte para ambos.

d) Pioglitazona, rosiglilazona: potencial de retenção de líquido e piora da IC. Nível de evidência alta, grau de recomendação forte.

Tabela 12.3 Fármacos Potencialmente Inapropriados para serem usados com cautela em idosos:

Aspirina para prevenção primária de doença cardiovascular e câncer colorretal. Estudos sugerem falta de benefício para prevenção primária em idosos com doença cardiovascular. Nível de evidência moderada, grau de recomendação forte.

Dabigatrana, rivaroxabana: maior risco de sangramento gastrointestinal comparado com varfarina e taxas relatadas com outros anticoagulantes orais diretos (DOACs), quando usado para tratamento de longo prazo de tromboembolismo venoso (TEV) ou FA em idosos com ≥ 75 anos. Recomendação: usar com cuidado para tratamento de TEV ou FA em idosos com ≥ 75 anos. Nível de evidência moderada, grau de recomendação forte.

Prasugrel: maior risco de sangramento em idosos. O benefício em idosos com risco muito alto (ou seja, aqueles com infarto do miocárdio prévio ou diabetes mellitus) pode compensar o risco quando usado para sua indicação aprovada em síndrome coronariana aguda a ser tratada por intervenção coronariana percutânea. Recomendação: usar com cautela em idosos com 75 anos ou mais. Nível de evidência moderada, grau de recomendação forte.

Sulfametoxazol + Trimetroprina: risco aumentado de hipercalemia quando usado em associação de IECA ou bloqueador de receptor de angiotensina (BRA), na presença de *clearance* de creatinina diminuído. Usar com cautela nessa situação. Nível de evidência baixo, grau de recomendação forte.

Tabela 12.4 Fármacos com interações medicamentosas potencialmente importantes clinicamente, que devem ser evitados em idosos.

IECA, BRA ou diurético poupador de potássio (amilorida, triantereno) com outro IECA ou BRA: essa associação aumenta o risco de hipercalemia. Evitar uso de rotina em insuficiência renal crônica estádio 3 ou maior. Nível de evidência moderado, grau de recomendação forte.

Lítio com IECA ou diurético de alça: risco aumentado de toxicidade por lítio; deve-se evitar. Nível de evidência moderada, grau de recomendação forte.

Varfarina com amiodarona: aumento de risco de sangramento. Evitar quando possível, se usados juntos, monitorizar cuidadosamente. Nível de evidência moderado, grau de recomendação forte.

Varfarina com ciprofloxacin: risco aumentado de sangramento. Evitar quando possível, se usados juntos, monitorizar cuidadosamente. Nível de evidência moderado, grau de recomendação forte.

Varfarina com antibióticos macrolídeos, com exceção da azitromicina (eritromicina, claritromicina, espiramicina). Nível de evidência moderado, grau de recomendação forte.

Varfarina com Sulfametoxazol + Trimetroprina: aumento de risco de sangramento. Evitar quando possível; se usados juntos, monitorizar cuidadosamente. Nível de evidência moderado., grau de recomendação forte.

Varfarina com AINE: aumento do risco de sangramento. Nível de evidência e grau de recomendação altos.

IATROGENIA NO IDOSO

Tabela 12.5 Fármacos que devem ser evitados ou ter sua dosagem diminuída segundo a função renal.

Ciprofloxacino e CC < 30: maior risco de efeitos no sistema nervoso central (convulsão, confusão) e ruptura de tendão. Diminuir doses quando CC for menor que 30. Nível de evidência moderado, grau de recomendação forte.

Sulfametoxazol + trimetropina e CC < 30: maior risco de piora de função renal e hipercalemia. Reduzir dose se CC estiver em 15-29 mL/min. Evitar se CC < 15 mL/min. Nível de evidência moderado, grau de recomendação forte.

Amilorida **e CC < 30:** aumento do potássio e diminuição do sódio; deve-se evitar. Nível de evidência moderado, grau de recomendação forte.

Apixabana e CC < 25: falta de evidência para eficácia e segurança em pacientes com CC < 25 mL/min; deve-se evitar. Nível de evidência moderado, grau de recomendação forte.

Dabigatrana e CC < 30: falta de evidência para eficácia e segurança em pacientes com CC < 30 mL/min. Dose do rótulo para pacientes com CC 15-30 mL/min. baseada em dados farmacocinéticos. Recomendação: evitar. Aconselhável ajuste de dose quando CC > 30 mL/min na presença de interação entre medicamentos. Nível de evidência moderado, grau de recomendação forte.

Edoxabana e CC 15-50: falta de evidência da eficácia em pacientes com CC < 30 mL/min. Reduzir dose se CC entre 15-50 mL/min. Evitar se CC < 15 ou > 95. Nível de evidência moderado, grau de recomendação forte.

Rivaroxabana e CC < 50: falta de eficácia ou evidência de segurança em pacientes com CC < 30 mL/min. FA não valvular: reduzir dose se CC 15-50 mL/min. Evitar se CC < 15 mL/min. Tratamento de TEV e profilaxia para TEV com troca de quadril ou joelho: evitar se CC < 30 mL/min. Nível de evidência moderado, grau de recomendação forte.

Espironolactona e CC < 30: aumento de potássio. Evitar. Nível de evidência moderado, grau de recomendação forte.

Triantereno e CC < 30: aumento de potássio. Evitar. Nível de evidência moderada, grau de recomendação forte.

CONCLUSÃO

A iatrogenia é mais frequente em pacientes com faixa etária mais elevada, acarreta maior risco e aparecimento de efeitos colaterais mais graves.

Assim, é essencial a identificação do paciente mais vulnerável e de fármacos potencialmente capazes de causar mais dano. De grande importância é a conscientização das alterações provocadas pelo envelhecimento em relação à distribuição, à metabolização e à eliminação dos fármacos, bem como a ação e o efeito destes em um organismo idoso. Recomenda-se iniciar um fármaco com doses baixas e ir aumentando gradativamente até chegar à meta desejada, se for possível.

Deve-se rever a medicação em toda consulta e avaliar se algum fármaco é dispensável. Quanto menor o número de remédios ingeridos, menor a possibilidade de interação medicamentosa para a qual deve-se estar sempre atento. Não combater os efeitos de um fármaco adicionando outro. Avaliar sempre a função renal.

Auxilia na aderência do paciente se o médico associar a medicação com o horário de refeições. Assim, sempre que possível, agrupar a medicação no café da manhã, no almoço e no jantar. Em situações em que o idoso não é mais capaz de organizar seus medicamentos, pedir ajuda para a família.

Importante também explicar que ele não deve ser automedicar, mesmo se for com remédios que ele imagina que não lhe fazem mal, pois estes podem potencializar a ação de outros fármacos. Deve-se estimular que se mantenha ativo fisicamente, dentro de suas possibilidades, e que interaja e se comunique com outras pessoas, para manter a mente alerta e a sensação de interação social. Finalmente, valorizar sempre o relacionamento com o paciente, isso é essencial e extremamente importante, fazendo parte do tratamento. Ouvir o idoso, conversar com ele, transmitir empatia e acolhimento, e passar as informações de forma clara, o que estabelece um vínculo que auxilia em uma melhor evolução e aceitação dos acontecimentos.

REFERÊNCIAS BIBLIOGRÁFICAS

1. Atiqi R et al. Intern J Clin PharmacolTher. 2010;48(8):517-24.
2. Peyriere H et al. Ann Pharmacother 2003;37(1):5-11.
3. Aranaz-Andres JM et al. J Epidemiology Community health 2008;62(12):1022-29.
4. IBGE, 22/07/22.
5. Lacaz CS, et al. Doenças iatrogênicas: conceito, classificação, importância de seu estudo. In: Lacaz C et al. Doenças iatrogênicas. Servier 1980; pag 3-14
6. Batlouni, M, Savioli Neto, F, Magalhães, H. Alterações farmacocinéticas e farmacodinâmicas relacionadas à idade. Terapêutica cardiovascular no idoso. In:Batlouni, M, Ramires, JA. Farmacologia e Terapêutica Cardiovascular. Ed Atheneu, 1999
7. Batlouni, M, Ramires, JA. Farmacologia e Terapêutica Cardiovascular. Ed Atheneu, 1999
8. Beers MH, Ouslander JG, Rollingher I et al. Explicit criteria for determinating inappropriate medication use in nursing home residentes. UCLA Division of Geriatric Medcine. Arch Intern Medicine, 1991;151:1825-32. [PMID:1888249]
9. Beers, MH. Explicit criteria for determiningpotentially inappropriate medication use by the elderly. An update. Arch Intern med 1997;157:1531-6 [9236554]
10. Fick DM, Cooper JW, Wade WE, Waller JL, Mcclean JR, Beers MH. Updating the Beers criteria for pottencially inappropriate medication use in older adults: results of a US consebnsus panel of experts. Arch Intern Medicine 2003; 163:2716-24 [PMID 14662625]
11. Budnitz, D, Shebab N, Kegler S, Richards C. Medication Use leading to Emergency Department Vists for adverse drug events in older adults. Annals of Internal Medcine, 2007;147:755-765
12. American Geriatric Cardiology Uptated Beers Criteria for Pottencially Innappropriate medication in Older Adults. Journalof American Geriatric Society 2012;60 (4):616-631
13. American Geriatrics Society 2015 UpdatedBeersCriteria for PottenciallyInappropriateMedication Use in Older Adults. J.Am. Geriatric Society 63:2227-2246, 2015.
14. American Geriatrics Society 2019 Updated AGS BeersCriteria for PottenciallyInappropriateMedication Use in OlderAdults. J Am GeriatricSoc 00:1-21, 2019.

13

Marcelo Valente

Importância das Condições Geriátricas nas Intervenções Cardiovasculares em Idosos
Fragilidade, sarcopenia e quedas

INTRODUÇÃO

Estudos demográficos mostram que, proporcionalmente, o segmento da população que mais cresce é o dos indivíduos muito idosos (acima de 80 anos). É esperado que nos países em desenvolvimento, como o Brasil, essa população quadruplique até 2050.[1] O aumento da idade é um dos principais fatores de risco para o desenvolvimento de doenças cardiovasculares e a mortalidade relacionada a essas doenças é maior em indivíduos muito idosos.

Os procedimentos para pacientes com doenças cardiovasculares, incluindo intervenção coronariana percutânea, substituição de válvula aórtica e implante de cardioversor-desfibrilador têm sido cada vez mais realizados entre os indivíduos muito idosos.[2] Portanto, a faixa etária acima dos 80 anos não é contra-indicação para esses procedimentos, o mais importante é considerar a capacidade funcional (habilidade de executar tarefas cotidianas, simples ou complexas, necessárias para uma vida independente e autônoma) do idoso no momento da intervenção. Demência e fragilidade são exemplos de grandes síndromes geriátricas que levam a perda da capacidade funcional independentemente da faixa etária do idoso.

Dessa maneira, faz-se necessária a identificação das grandes síndromes geriátricas nesses pacientes, pois as intervenções cardiovasculares podem exacerbar ou piorar essas síndromes, da mesma forma que as grandes síndromes geriátricas podem exacerbar complicações relacionadas aos procedimentos cardiovasculares (Figura 13.1).[3]

FRAGILIDADE
Introdução

O conceito de que as pessoas, à medida que envelhecem, tornam-se frágeis não é recente. No final da década de 80, o termo frágil era utilizado para descrever idosos que apresentavam incapacidades, que estavam institucionalizados ou encontravam-se próximos do final da vida. Em meados da década de 90, Rockwood e colaboradores[4] propuseram que fra-

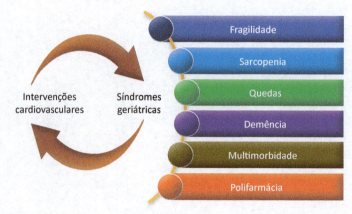

Figura 13.1 Relação bidirecional entre intervenções cardiovasculares e síndromes geriátricas.
Fonte: Adaptada de Danzi GB, et al. (2019).[3]

gilidade fosse definida como condição na qual o idoso dependeria de outros para realizar as atividades da vida diária.

Em 2001, Fried e colaboradores[5] a partir de dados do *Cardiovascular Health Study*, desenvolveram cinco critérios para diagnóstico do fenótipo da fragilidade: perda de peso não intencional, exaustão ou fadiga, fraqueza, diminuição da velocidade da marcha e baixo nível de atividade física. Esses critérios são, até o momento, os mais utilizados em pesquisas clínicas.

Mitnitski & Rockwood,[6,7] a partir de dados do *Canadian Study of Health and Aging*, propuseram a criação de um índice de fragilidade (*Frailty Index*) baseado na concepção de que a característica central da fragilidade seria o acúmulo de déficits na saúde, ou seja, quanto maior o número de déficits e limitações na saúde maior a probabilidade de ser frágil. Esse modelo de fragilidade considera, além do domínio físico, o psicológico e o social.

Contudo, não há consenso sobre a inclusão dos domínios psicológico e social no diagnóstico da síndrome, e tão pouco se o diagnóstico de fragilidade deva ser somente clínico ou incluir uma combinação de elementos clínicos, funcionais e laboratoriais.

A fragilidade representa um estado de pré-incapacidade que, por meio da exposição a um evento estressor, pode chegar à condição de incapacidade. Esse conceito adquire grande importância, uma vez que, intervenções precoces podem reverter aspectos relacionados à fragilidade, retardando com isso o início da incapacidade e a consequente evolução para outros desfechos negativos.[8]

O desenvolvimento da síndrome depende da complexa interação entre vários fatores, incluindo modificações fisiológicas relacionadas ao envelhecimento, fatores genéticos, fatores nutricionais, modelo do estilo de vida e influência de doenças crônicas **(Figura 13.2)**.[8]

Definição

Fragilidade é uma síndrome biológica de diminuição da capacidade de reserva homeostática do organismo e de resistência aos estressores, que resulta em declínios cumulativos em múltiplos sistemas fisiológicos, causando aumento da vulnerabilidade a eventos adversos como incapacidade, hospitalização, institucionalização e morte **(Figura 13.2)**.[8,9]

Este aumento na vulnerabilidade do idoso frágil, mesmo frente a pequenos estressores, resulta em mudanças desproporcionais na condição de saúde desse indivíduo quando comparado a um idoso saudável. A consequência disso é que, além de ter uma deterioração maior do seu estado de saúde, esse idoso não consegue retornar à condição homeostática anterior ao evento estressor **(Figura 13.3)**.[10]

Diagnóstico

A falta de consenso sobre o diagnóstico da síndrome fez com que diversos autores propusessem diferentes instrumentos para identificar a fragilidade. No entanto, os dois instrumentos mais utilizados para o diagnóstico da fragilidade em pesquisas clínicas e experimentais são o fenótipo clínico da fragilidade do *Cardiovascular Health Study* proposto por Fried e colaboradores e o índice de fragilidade do *Canadian Study of Health and Aging* proposto por Rockwood & Mitiniski.[11]

IMPORTÂNCIA DAS CONDIÇÕES GERIÁTRICAS NAS INTERVENÇÕES CARDIOVASCULARES EM IDOSOS

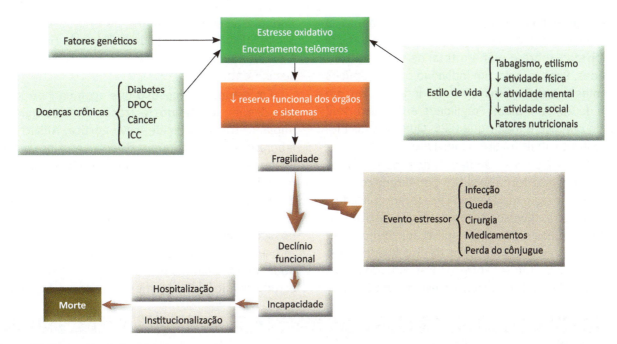

Figura 13.2 Cascata da fragilidade.
Fonte: Adaptada de Heuberger RA (2011).[8]

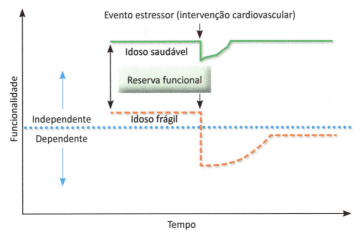

Figura 13.3 A linha cheia corresponde ao idoso saudável que, após um evento estressor, tem pequena deterioração na funcionalidade, retornando ao estado funcional anterior após a resolução do evento. A linha tracejada representa um idoso frágil que, após evento similar, apresenta uma deterioração maior, podendo se tornar dependente, e muitas vezes não retornar à funcionalidade anterior mesmo após a resolução do evento.
Fonte: Adaptada de Clegg A, et al. (2013).[10]

No fenótipo clínico da fragilidade são avaliados cinco critérios: perda de peso, exaustão/fadiga, fraqueza, velocidade da marcha reduzida e gasto energético baixo. Presença de três ou mais critérios identificam a fragilidade, enquanto a presença de um ou dois definem o idoso pré-frágil e quando nenhum critério está presente, o idoso é classificado como robusto **(Figura 13.4)**.

No modelo de déficit cumulativo desenvolvido por Rockwood & Mitnitski[7] (índice de fragilidade), 92 variáveis que incluíam sintomas, sinais clínicos, exames laboratoriais, doenças e incapacidades em atividades de básicas e instrumentais da vida diária foram utilizadas para definir fragilidade. Esse modelo de avaliação é flexível podendo incluir menos variáveis. O ideal é que se inclua pelo menos 30 variáveis para que se mantenha o valor preditivo do instrumento. O índice é calculado dividindo-se o número de déficits do indivíduo sobre o número total de variáveis consideradas. Por exemplo, um indivíduo com 20 déficits presentes entre 92 variáveis consideradas tem um índice de 20/92 = 0,22). Fragilidade é diagnosticada quando o índice é maior que 0,25. Quanto mais elevado o índice, mais frágil é o indivíduo.

Entretanto, a utilização desses dois instrumentos na prática clínica torna-se difícil por serem complexos e demandarem mais tempo para serem aplicados. Dessa maneira, diversos autores criaram instrumentos mais simples e de rápida aplicação, com o objetivo de facilitar a identificação da fragilidade pelos profissionais de saúde. Entre os instrumentos mais recomendados pelos consensos estão: *FRAIL Questionnaire Screening Tool*[12] **(Figura 13.5)**, *Clinical Frailty Scale*[13] (Escala de Fragilidade Clínica), *Gérontopôle Frailty Screening Tool*[14] **(Figura 13.6)**, *Edmonton Frail Scale*,[15] entre outras.[16,17]

Em estudo prospectivo que acompanhou idosos que seriam submetidos a troca valvar cirúrgica ou implante transcateter de valva aórtica, Afilalo e colaboradores[18] compararam diversas escalas de fragilidade como fatores prognósticos de incapacidade e mortalidade no período de 1 ano após a realização do procedimento. Fragilidade medida pelo *Essential Frailty Toolset* **(Figura 13.7)** foi o melhor fator prognóstico de incapacidade e mortalidade em 1 ano pós-procedimento quando comparado a outras escalas, podendo ser utilizada nesse cenário clínico. Em outro estudo conduzido pelo mesmo autor, a fragilidade,

Fenótipo clínico da fragilidade	
Parâmetros clínicos	**Critérios**
1 – Perda involuntária de peso	Perda de peso não intencional ≥ 4,5 kg no último ano ou perda ≥ 5% do peso corporal
2 – Exaustão/fadiga	Pelo menos 1 resposta positiva. Nas últimas semanas: 1. Tudo que eu faço é com esforço maior que o habitual 2. Não conseguiu iniciar uma atividade habitual
3 – Fraqueza	Força de preensão palmar abaixo do percentil 20 da população e ajustado para sexo e índice de massa corporal*
4 – Velocidade da marcha reduzida	Velocidade para deambular 4,6 metros abaixo do percentil 20 da população e ajustado para sexo e estatura**
5 – Atividade física baixa	Gasto energético semanal em homens < 383 kcal e em mulheres < 270 kcal avaliado pelo questionário *Minnesota Leisure Time Physical Activity*
Diagnóstico de fragilidade: 3 ou mais critérios	
Diagnóstico de pré-frágil: 1 ou 2 critérios	

Figura 13.4 Fenótipo clínico da fragilidade.
*Valores de Corte da Força de Preensão Palmar (FPP) em kg, de acordo com índice de massa corpórea (IMC) (kg/m²). Homens: IMC ≤ 24 – FPP ≤ 29; IMC 24,1 a 26 – FPP ≤ 30; IMC 26,1 a 28 – FPP ≤ 30 e IMC > 28 – FPP ≤ 32. Mulheres: IMC ≤ 23 – FPP ≤ 17; IMC 23,1 a 26 – FPP ≤ 17,3; IMC 26,1 a 29 – FPP ≤ 18 e IMC > 29 – FPP ≤ 21.
** Valores de Corte da Velocidade da Marcha de acordo com estatura (cm). Homens: ≤ 173 – tempo ≥ 7s; > 173 – tempo ≥ 6s. Mulheres: ≤ 159 – tempo ≥ 7s; > 159 – tempo ≥ 6s.
Fonte: Adaptada de Fried L, *et al.* (2001).[5]

Escala FRAIL	
Critério	**Pergunta**
Fadiga	1 – Você se sente cansado?
Resistência	2 – Consegue subir um lance de escada?
Mobilidade	3 – Consegue caminhar um quarteirão?
Doenças	4 – Você tem mais de cinco doenças?
Perda de peso	5 – Você perdeu mais do que 5% do seu peso nos últimos 6 meses?
Pré-fragilidade: 1 ou 2 critérios	
Fragilidade: ≥ 3 critérios	

Figura 13.5 Escala *FRAIL*. Utilizada para avaliar fragilidade física no idoso.
Fonte: Adaptada de Morley JE, *et al.* (2012).[12]

IMPORTÂNCIA DAS CONDIÇÕES GERIÁTRICAS NAS INTERVENÇÕES CARDIOVASCULARES EM IDOSOS

definida pelo critério de tempo maior ou igual a 6 segundos para percorrer uma distância de 5 metros, foi associada a aumento da morbimortalidade no período de hospitalização pós-operatória de idosos submetidos à cirurgia de revascularização do miocárdio e/ou substituição valvar.[19]

Escala Gérontopôle			
Pergunta	Sim	Não	Não sabe
Mora sozinho?			
Tem perdido peso nos últimos 3 meses?			
Tem se sentido mais cansado nos últimos 3 meses?			
Tem apresentado mais dificuldade para se locomover nos últimos 3 meses?			
Tem reclamado de problemas de memória?			
Tem uma velocidade de caminhada lenta? (+ de 4 segundos para caminhar 4 metros)			
Caso haja pelo menos 1 reposta sim, responda: Na sua opinião o paciente é frágil? Caso a resposta seja afirmativa proponha para o paciente investigação das cuasa da fragilidade			

Figura 13.6 Escala Gérontopôle. Utilizada em idosos com idade ≥ 65 anos, independentes para atividades básicas de vida diária (Katz ≥ 5/6) e sem doença aguda.
Fonte: Adaptada de Subra J, et al. (2012).[14]

Essential Frailty Toolset (EFT)		
Parâmetros avaliados	Resultado	Pontuação
1 – Teste de levantar e sentar da cadeira (5 movimentos)	< 15 segundos	0
	≥ 15 segundos	1
	Não completou	2
2 – Teste de avaliação cognitiva (mini exame do estado mental)	> 24/30	0
	≤ 24/30	1
3 – Hemoglobina	≥ 13 g/dL ♂	0
	≥ 12 g/dL ♀	
	< 13 g/dL ♂	1
	< 12 g/dL ♀	
4 – Albumina sérica	≥ 3,5 g/dL	0
	< 3,5 g/dL	1
Interpretação: a pontuação da escala vai de 0 (menos frágil) a 5 (mais frágil) baseado em 4 parâmetros. Quanto mais elevada a pontuação maior o risco de incapacidade e mortalidade pós-operatória.		

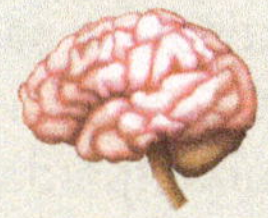

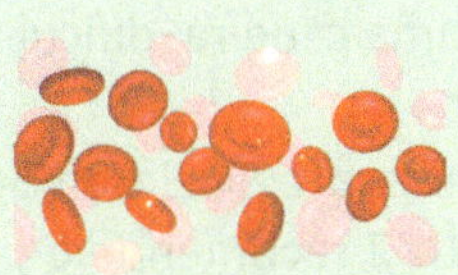

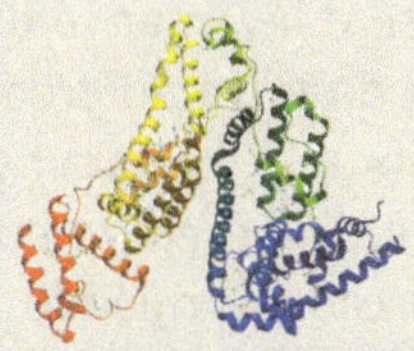

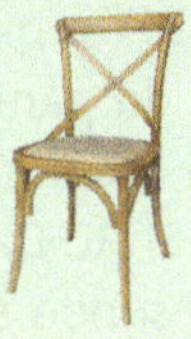

Figura 13.7 *Essential Frailty Toolset*. Utilizada como fator prognóstico de incapacidade e mortalidade em idosos submetidos a troca valvar cirúrgica ou implante transcateter de valva aórtica.
Fonte: Adaptada de Afilalo J, et al. (2017).[18]

Tratamento

Os pilares do tratamento da síndrome da fragilidade são os exercícios e o suporte nutricional. No entanto, um plano de cuidados abrangente deve abordar sistematicamente a possibilidade de redução da polifarmácia, o manejo da sarcopenia, as causas tratáveis de perda de peso e as causas de fadiga (depressão, anemia, hipotensão, hipotireoidismo e deficiência de vitamina B12).[16,17]

Com relação aos exercícios, recomenda-se para o frágil, um programa de exercícios multicomponente, ou seja, combinação de três ou mais modalidades de treinamento que envolva exercícios de resistência muscular, aeróbios, de equilíbrio e flexibilidade. Esses exercícios são fundamentais para manter a mobilidade, a função musculoesquelética e o funcionamento de outros sistemas do organismo: neurológico, cardiovascular, respiratório e endócrino.[16,17]

A perda involuntária de peso e a fraqueza muscular são dois dos principais componentes da fragilidade. Dessa maneira, torna-se fundamental um suporte de calorias e de proteínas adequados às necessidades diárias desses idosos. Para o idoso com baixo peso, recomenda-se a ingesta de 32 a 38 kcal/kg/dia. E para o idoso frágil que apresente sarcopenia, a recomedação proteica é de 1,2 a 1,5 g/kg/dia.[20]

Com relação a outros tratamentos, recomenda-se suplementação de vitamina D apenas para os idosos frágeis com baixos níveis de 25(OH) de vitamina D. Devem-se alcançar valores acima de 30 ng/mL. Nenhum tratamento medicamentoso, incluindo a utilização de hormônios, é atualmente recomendado para a condição de fragilidade.[17]

SARCOPENIA

Introdução

O termo sarcopenia foi proposto pela primeira vez em 1989 por Irwin Rosenberg para descrever a perda de massa muscular relacionada ao envelhecimento.[21] A palavra provém do grego *sarx* (carne) + *penia* (perda). Desde 2016, a sarcopenia passou a ser reconhecida como uma doença muscular com código no CID-10.

Definição

Atualmente define-se como um transtorno progressivo e generalizado da musculatura esquelética, envolvendo acelerada perda de massa, força e função muscular que se associa à aumento de desfechos negativos em idosos, como declínio funcional, fragilidade, quedas e mortalidade.[22]

Etiopatogenia

A sarcopenia é uma doença causada por múltiplos fatores que por mecanismos diferentes levam à perda da saúde muscular. Os principais fatores são alterações no estilo de vida, fatores nutricionais, modificações hormonais, *inflammaging*, declínio da função neuromuscular, disfunção mitocondrial e fatores genéticos (Figura 13.8).[23]

Diagnóstico

O diagnóstico da sarcopenia é baseado nas recomendações do algoritmo atualizado pelo *European Working Groupon Sarcopenia in Older People 2 (EWGSOP2)* que incorporou um raciocínio que visa "encontrar, avaliar, confirmar e estabelecer a gravidade dos casos", com o objetivo de facilitar seu uso no contexto clínico (Figura 13.9).[24]

Para encontrar indivíduos sob risco, o *EWGSOP2* recomenda o uso do questionário SARC-F.[24] No Brasil, o instrumento foi validado por Barbosa-Silva e colaboradores[25] em 2016, que combinando a medida da circunferência da panturrilha ao questionário SARC-CalF, melhorou a acurácia para o rastreamento da sarcopenia. O SARC-CalF tem uma pontuação que varia de 0 a 20, sendo sugestivo de sarcopenia quando igual ou maior que 11 pontos (Figura 13.10). Deste modo, recomenda-se para essa primeira etapa a utilização do SARC-CalF ou a presença de sintomas relatados pelo paciente (perda de peso, sensação de fraqueza, lentificação da marcha, dificuldade para levantar-se de uma cadeira, dificuldade para subir escada ou quedas).

Para avaliar a provável sarcopenia na segunda etapa, o *EWGSOP2* recomenda o uso de um dinamômetro para medida da força de preensão palmar ou o teste de sentar-se e levantar-se da cadeira. Considera-se diminuição da força de preensão palmar quando esta for inferior a 27 kg para homens ou inferior a 16 kg para mulheres e prejuízo no teste de sentar-se e levantar-se da cadeira quando o desempenho for maior que 15 segundos para cinco subidas.[24]

Na terceira etapa, para confirmar a sarcopenia por detecção de baixa quantidade e qualidade muscular, aconselha-se o uso da absorciometria de dupla energia por raios X (DXA), análise por bioimpedância

IMPORTÂNCIA DAS CONDIÇÕES GERIÁTRICAS NAS INTERVENÇÕES CARDIOVASCULARES EM IDOSOS

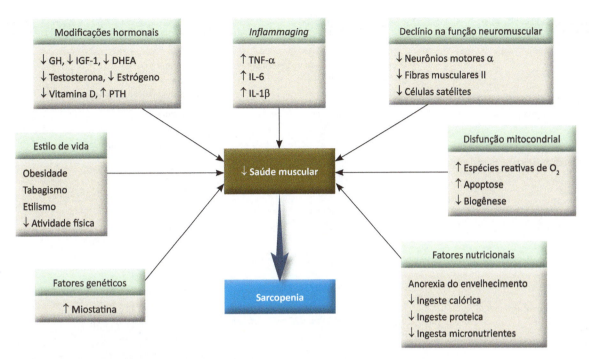

Figura 13.8 Fatores envolvidos na etiopatogenia da sarcopenia.
Fonte: Adaptada de Ziaaldini MM, et al. (2017).[23]

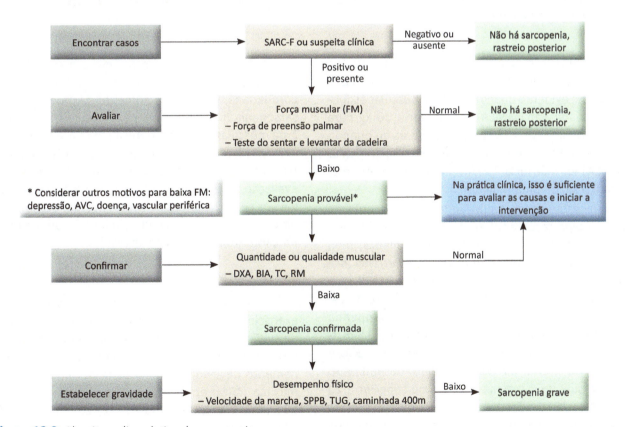

Figura 13.9 Algoritmo diagnóstico da sarcopenia.
DXA: absorciometria de dupla energia por raios X, BIA: análise por bioimpedância elétrica, TC: tomografia computadorizada, RM: ressonância magnética, FM: força muscular, SPPB: *Short Physical Performance Battery*, TUG: *Timed Up and Go Test*.
Fonte: Adaptada de Cruz-Jentoft AJ, et al. (2019).[22]

Capítulo 13

SARC-CalF

Componentes	Perguntas	Pontuação
Strength (Força)	O quanto de dificuldade você tem para levantar e carregar 5 kg?	Nenhuma = 0 Alguma = 1 Muita, ou não consegue = 2
Assistance in walking (Ajuda para caminhar)	O quanto de dificuldade você tem para atravessar um cômodo?	Nenhuma = 0 Alguma = 1 Muita, usa apoios, ou incapaz = 2
Rise from a chair (Levantar da cadeira)	O quanto de dificuldade você tem para levantar de uma cama ou cadeira?	Nenhuma = 0 Alguma = 1 Muita, ou não consegue sem ajuda = 2
Climb stairs (Subir escadas)	O quanto de dificuldade você tem para subir um lance de escadas de 10 degraus?	Nenhuma = 0 Alguma = 1 Muita, ou não consegue = 2
Falls (Quedas)	Quantas vezes você caiu no último ano?	Nenhuma = 0 1 – 3 quedas = 1 4 ou mais quedas = 2
Circuferência da panturrilha (CP)	Medir CP da perna direita com paciente em pé, com os pés afastados 20 cm e com as pernas relaxadas	Mulheres CP > 33 cm = 0 CP ≤ 33 cm = 10 Homens CP > 34 cm = 0 CP ≤ 34 cm = 10

Interpretação SARC-CalF: ≥ 11 pontos sugestivo de sarcopenia

Figura 13.10 SARC-CalF (*Strength Assistance Rise Climb – Calf Falll*) utilizada para rastreamento de sarcopenia.
Fonte: Adaptada de Barbosa-Silva TG, *et al.* (2016).[25]

elétrica (BIA), tomografia computadorizada (TC) ou ressonância magnética (RM). A redução da massa muscular é evidente quando a massa muscular esquelética apendicular (MMEA) for inferior a 20 kg para homens ou inferior a 15 kg para mulheres ou quando o índice de massa muscular esquelética apendicular (IMMEA) for inferior a 7 kg/m² para homens ou inferior a 5,5 kg/m² para mulheres.[24]

Para estabelecer a gravidade da sarcopenia na quarta etapa recomenda-se o uso do teste de velocidade da marcha. Entretanto, é possível lançar mão de outros testes como o *Short Physical Performance Battery* (SPPB), o *Timed Up and Go Test* (TUG) ou o teste de caminhada de 400 metros. A redução da velocidade da marcha é definida quando o desempenho no teste de caminhada for igual ou inferior a 0,8 m/s, o baixo desempenho no SPPB quando a pontuação for igual ou inferior a 8 pontos, o baixo desempenho no TUG quando o mesmo for igual ou superior a 20 segundos e a lentidão na caminhada de 400 metros quando o desempenho for maior ou igual a 6 minutos ou não for possível de ser completado.[24]

Em revisão sistemática e metanálise recente, Xue Q e colaboradores,[26] evidenciaram aumento significativo de MACE (*Major Adverse Cardiovascular Events*) em idosos sarcopênicos submetidos à intervenção coronariana, porém sem aumento da mortalidade. A sarcopenia foi identificada pelo cálculo do índice de área muscular do psoas, determinado por tomografia computadorizada, no nível da terceira vértebra lombar. Em outro estudo utilizando o mesmo método de avaliação, a sarcopenia foi associada a desfechos negativos como hospitalização prolongada, eventos cardiovasculares e mortalidade em idosos submetidos à implante transcateter de valva aórtica.[27]

TRATAMENTO

A realização de um treinamento progressivo de exercícios resistidos é a terapêutica com maior nível de evidência para melhorar a massa, a força muscular e o desempenho físico. Para definir a carga do treinamento deve-se realizar o teste de uma repetição máxima (1RM) em cada um dos grupos musculares que serão treinados. O objetivo é realizar treinos de alta intensidade (80% de 1 RM), sendo recomendados dois exercícios para cada grande grupo muscular, de três séries cada, com oito a 10 repetições por série. Deve-se tentar aumentar a carga a cada duas semanas. O treinamento deve ser realizado, no mínimo, de duas a três vezes por semana. Os resultados são melhores com treinos de longa duração.[28]

O aporte proteico é outro ponto fundamental dessa terapêutica, para o tratamento da sarcopenia recomenda-se ingesta entre 1,2 e 1,5 g/kg/dia. Naqueles que estão hospitalizados com doença grave ou têm desnutrição acentuada essa necessidade pode chegar até 2,0 g/kg/dia de proteína. Contudo, em sarcopênicos com doença renal crônica e *clearance* de creatinina estimado abaixo de 30 ml/min, a recomendação é que não se ultrapasse o valor de 0,8 g/kg/dia.[29] A suplementação de aminoácidos de cadeia ramificada, principalmente a leucina e do seu metabólito ativo HMB (β-hidroxi-β-metilbutirato) na dose de 3g/dia têm sido utilizados com algum sucesso.[30]

Assim como na fragilidade, recomenda-se suplementação de vitamina D para os idosos sarcopênicos com baixos níveis de 25(OH) vitamina D.[31] Para aqueles com valores abaixo de 20 ng/mL o ideal é que se prescreva uma dose de ataque com 50.000 UI de colecalciferol por semana por 6 a 8 semanas, e após atingir o nível mínimo de 30 ng/mL, mantenha-se continuamente com uma dose de aproximadamente 14.000 UI por semana.[32]

Outras terapias têm resultados controversos ou evidências insuficientes para recomendação, embora seja inconteste seu envolvimento na etiologia da sarcopenia, tais como testosterona, dehidroepiandrosterona (DHEA), hormônio do crescimento (GH), fator de crescimento semelhante a insulina (IGF-1) e paratormônio (PTH).[31] Diversos outros medicamentos têm sido estudados e podem surgir como futuras opções para o tratamento da sarcopenia, tais como inibidores da miostatina, antagonistas de receptores da ativina, bloqueadores do sistema renina-angiotensina-aldosterona, moduladores seletivos de receptores de androgênio, entre outros.[33]

QUEDAS

Introdução

Quedas são eventos que ocorrem com elevada frequência na população geriátrica, acometendo cerca de 30% dos idosos de comunidade e em torno de 60% dos institucionalizados. Metade das quedas resultam em consequências prejudiciais para o idoso, sendo que 10% são eventos graves como fraturas, trauma craniano e grandes lacerações. Outra consequência importante é a síndrome pós-queda, uma condição limitante de medo de cair novamente que pode levar o idoso à fragilidade e imobilidade.[34,35]

Definição

Queda é o deslocamento não intencional do corpo para um nível inferior à posição inicial com incapacidade de correção em tempo hábil, determinado por circunstâncias multifatoriais comprometendo a estabilidade.[36]

Diagnóstico

Faz parte da avaliação geriátrica ampla uma abordagem cuidadosa sobre quedas. Duas perguntas são fundamentais para a avaliação inicial:

1. O número de quedas sofridas no último ano e;
2. Se o medo de cair limita as atividades de vida diária **(Figura 13.11)**.[35]

Para aquele idoso que sofreu pelo menos uma queda no último ano, torna-se fundamental obter uma história detalhada sobre as circunstâncias de cada queda sofrida. Após esse detalhamento, torna-se importante identificar histórias consistentes com síncope. Nessa situação devem ser avaliadas causas de síncope como hipersensibilidade do seio carotídeo, síncope vasovagal, hipotensão postural etc. No idoso no qual não se identifica história compatível com quadro sincopal, três perguntas são fundamentais:

1. Se apresentou duas ou mais quedas;
2. Se procurou o serviço de emergência devido à queda no último ano e;
3. Se apresenta problemas de equilíbrio ou marcha.

Quando qualquer uma das respostas for positiva é necessário realizar uma avaliação multifatorial abordando não somente causas cardiológicas ou distúrbios de marcha e equilíbrio, como também avaliar acuidade visual, distúrbios cognitivos, depressão, uso de medicamentos inapropriados para idosos, riscos presentes no domicílio, entre outras causas.[35]

Na avaliação multifatorial é essencial realizar testes para verificação do equilíbrio, da marcha e da força muscular **(Figura 13.12)**. Na avaliação do equilíbrio pode-se realizar o teste de equilíbrio de quatro estágios:

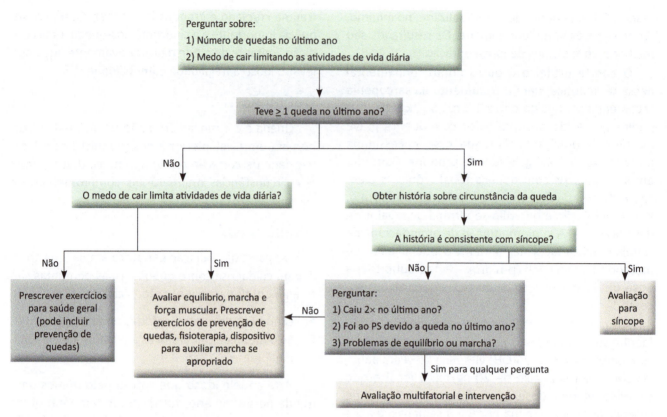

Figura 13.11 Algoritmo para avaliação e manejo das quedas.
PS: pronto socorro.
Fonte: Adaptada de Ganz DA, et al. (2020).[35]

1. Posição de pés juntos: ficar em pé com os pés lado a lado;
2. Posição *semi-tandem*: colocar o arco do pé de um pé de forma que ele toque o dedão do outro pé;
3. Posição *tandem*: colocar um pé na frente do outro com o calcanhar tocando o dedo do pé;
4. Posição unipedal: ficar em um pé. A permanência por tempo inferior a 10 segundos em qualquer estágio está associada a maior risco de quedas.

Outra possibilidade é realizar o teste de alcance funcional: com os pés posicionados atrás de uma fita no chão e com o braço estendido, o idoso deve inclinar o tronco para frente sem tirar os pés do chão e então, deve-se medir o deslocamento do braço em centímetros. Medida inferior a 15 cm está associada a maior risco de quedas.[34,35]

A força muscular pode ser medida pela força de preensão palmar por meio da utilização de um dinamômetro, sendo recomendado realização de duas medidas no braço dominante, considerando-se a maior força alcançada. Valores menores que 27 kg para o homem e menor que 16 kg para mulheres são considerados baixos. Outra possibilidade é realizar o teste do sentar-se e levantar-se da cadeira, cronometrando o tempo que o idoso leva para executar cinco movimentos. Tempo acima de 15 segundos correlaciona-se com baixa força muscular (**Figura 13.12**).[24,34,35]

Na avaliação da marcha pode-se utilizar a medida da velocidade da caminhada em uma distância percorrida de 4 metros. Velocidade menor ou igual a 0,8 m/s são relacionadas a maior risco de quedas. Outra possibilidade é realizar o *Timed Up and Go Test* (TUG): cronometra-se o tempo que o idoso leva para levantar de uma cadeira, percorrer 3 metros, dar a volta no cone, retornar e se sentar na cadeira. Medida de tempo maior que 10 segundos está associado a maior risco de quedas.[24,34,35]

Além disso, é necessário fazer avaliação sensorial, principalmente da acuidade visual, pois o idoso apresenta menor capacidade de adaptação visual noturna, menor nitidez das cores, diminuição da visão periférica, menor percepção de distância, além

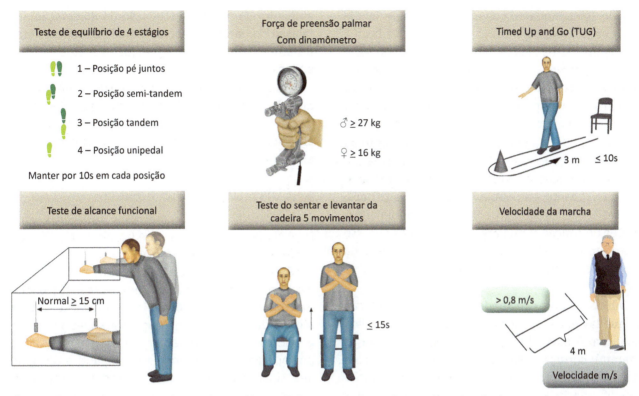

Figura 13.12 Testes para avaliação do equilíbrio, da força muscular e da marcha e resultados esperados para um idoso robusto.
Fonte: Adaptada de Ganz DA, et al. (2020).[35]

de uma prevalência maior de doenças como catarata e degeneração macular senil. Avaliação dos pés em busca de deformidades e calosidades, e das articulações, principalmente do quadril e joelhos, são essenciais, pois contribuem para problemas no equilíbrio e mobilidade do idoso.[34,35]

Na avaliação cardiológica em busca de doenças como hipersensibilidade do seio carotídeo, hipotensão ortostática, síncope vasovagal, bradiarritmias e taquiarritmias pode ser necessária a realização de testes complementares como *tilt-test*, holter de 24 horas, teste de esforço, estudo eletrofisiológico, entre outros.[34,35]

Na avaliação neurológica é necessário descartar a possibilidade de alguns tipos de epilepsia por meio da realização de eletroencefalograma, assim como a realização de exame neurológico completo, incluindo avaliação cognitiva para investigar quadros iniciais de demência que estão associados a maior risco de quedas como demência por corpos de Lewy e hidrocefalia de pressão normal. Avaliação psicossocial é indicada para investigar quadros de depressão, ansiedade e falta de suporte familiar.[34,35]

A polifarmácia, caracterizada pela utilização de cinco ou mais medicamentos de uso crônico, aumenta o risco de queda. É importante realizar uma busca ativa sobre medicamentos de uso inapropriados para o idoso com o auxílio de instrumentos como os critérios de Beers ou STOPP/START pois, principalmente aqueles com efeito anticolinérgicos, aumentam o risco de quedas.[34,35]

Avaliar riscos no ambiente domiciliar é fundamental, uma vez que, a maior parte das quedas e fraturas ocorrem nesse local. Deve-se ficar atento a iluminação inadequada, superfícies escorregadias, tapetes soltos ou com dobra, degraus altos ou estreitos, obstáculos no caminho (móveis baixos, animais de estimação), ausência de barras de segurança no banheiro e prateleiras excessivamente altas ou baixas.[34,35]

Tratamento

A abordagem terapêutica é baseada na implementação de condutas que possam corrigir as causas multifatoriais encontradas na abordagem diagnóstica. Para os idosos que apresentam alteração no equilíbrio, na força muscular e na marcha, os exercícios físicos multicomponentes podem reduzir as quedas em cerca de 30%, enquanto que um programa de Tai Chi Chuan pode reduzir em torno de 20% as quedas.[37,38] Para alguns idosos cuja mobilidade e equilíbrio estejam muito alterados poderá ser necessário um programa de reabilitação motora com equipe de fisioterapia e utilização de dispositivos que possam auxiliar no equilíbrio e na marcha (bengala ou andadores).

Um ponto fundamental é a orientação quanto ao uso de um calçado que seja mais adequado para a prevenção de quedas. O calçado ideal deve ter solado antiderrapante, entressola firme e fina, salto baixo e de preferência quadrado, colarinho de apoio alto e cordões ou fixação forte para segurar os pés.[38] O uso de protetores de quadril parece ter impacto leve na redução de fraturas, somente em idosos institucionalizados.[39]

Outras condutas que podem impactar na redução das quedas entre os idosos são: correção do déficit visual com óculos (alteração de refração) ou cirurgia (catarata); correção de problemas cardiológicos com uso de marcapasso ou medicamentos; desprescrição de polifarmácia e de medicamentos inapropriados para idosos; modificações dos fatores de risco no ambiente domiciliar (adequação da iluminação, instalação de barras de apoio, retirada de tapetes etc.); tratamento de outras doenças (depressão, demência, epilepsia etc.).[34,35,38]

A suplementação de vitamina D deve ser realizada quando o nível de 25(OH) vitamina D estiver abaixo de 30 ng/mL. É recomendado que se faça tratamento da osteoporose, quando presente, pois isso impacta em redução das fraturas.[34,35,38]

CONSIDERAÇÕES FINAIS

A identificação de síndromes geriátricas como fragilidade, sarcopenia e quedas em pacientes que serão submetidos a intervenções cardiovasculares é de extrema relevância para a prática clínica, uma vez que, os procedimentos cardiovasculares podem exacerbar ou piorar as condições pré-existentes nos idosos, da mesma forma que, as grandes síndromes geriátricas podem aumentar o risco de complicações pós-operatórias. A abordagem terapêutica das grandes síndromes geriátricas antes das intervenções cardiovasculares pode reduzir a morbimortalidade desses idosos.

REFERÊNCIAS BIBLIOGRÁFICAS

1. AnAging World 2015. International Population Reports. Disponível em: https://www.census.gov/content/dam/Census/library/publications/2016/demo/p95-16-1.pdf Acesso em 14/11/2021.
2. Dodson JA, Maurer MS. Changing nature of cardiac interventions in older adults. Aging health. 2011; 7(2):283-295.
3. Danzi GB, Bernelli C. Benefit of Primary Percutaneous Coronary Intervention in Elderly Patients With Cardiogenic Shock. J Am Coll Cardiol. 2019; 74(6):823-824.
4. Rockwood K, Fox RA, Stolee P, Robertson D, Beattie BL. Frailty in elderly people: an evolving concept. CMAJ. 1994; 150(4):489-495.
5. Fried LP, Tangen CM, Walston J, Newman AB, Hirsch C, Cardiovascular Health Study Collaborative Research Group, et al. Frailty in older adults: evidence for a phenotype. J Gerontol A Biol Sci Med Sci. 2001; 56(3):M146-M156.
6. Mitnitski AB, Mogilner AJ, Rockwood K. Accumulation of deficits as a proxy measure of aging. Scientific World Journal. 2001; 1:323-36.
7. Rockwood K, Mitnitski A. Frailty in relation to the accumulation of deficits. J Gerontol A Biol Sci Med Sci. 2007; 62(7):722-727.
8. Heuberger RA. The frailty syndrome: a comprehensive review. J Nutr Gerontol Geriatr. 2011; 30(4):315-68.
9. Walston J, Hadley EC, Ferrucci L, Guralnik JM, Newman AB, Studenski SA, et al. Research agenda for frailty in older adults: toward a better understanding of physiology and etiology: summary from the American Geriatrics Society/National Institute on Aging Research Conference on Frailty in Older Adults. J Am Geriatr Soc. 2006; 54(6):991-1001.
10. Clegg A, Young J, Iliffe S, Rikkert MO, Rockwood K. Frailty in elderly people. Lancet. 2013; 381(9868):752-62. Erratum in: Lancet. 2013; 382(9901):1328.
11. Hoogendijk EO, Afilalo J, Ensrud KE, Kowal P, Onder G, Fried LP. Frailty: implications for clinical practice and public health. Lancet. 2019; 394(10206):1365-1375.
12. Morley JE, Malmstrom TK, Miller DK. A simple frailty questionnaire (FRAIL) predicts outcomes in middle aged African Americans. J Nutr Health Aging. 2012; 16(7):601-608.
13. Rockwood K, Song X, MacKnight C, Bergman H, Hogan DB, McDowell I, et al. A global clinical measure of fitness and frailty in elderly people. CMAJ. 2005; 173(5):489-495.
14. Subra J, Gillette-Guyonnet S, Cesari M, Oustric S, Vellas B; Platform Team. The integration of frailty into clinical practice: preliminary results from the Gérontopôle. J Nutr Health Aging. 2012; 16(8):714-720.
15. Rolfson DB, Majumdar SR, Tsuyuki RT, Tahir A, Rockwood K. Validity and reliability of the Edmonton Frail Scale. Age Ageing. 2006;35(5):526-529.
16. Morley JE, Vellas B, van Kan GA, Anker SD, Bauer JM, Bernabei R, et al. Frailty consensus: a call to action. J Am Med Dir Assoc. 2013; 14(6):392-397.

17. Dent E, Morley JE, Cruz-Jentoft AJ, Woodhouse L, Rodríguez-Mañas L, Fried LP, Woo J, et al. Physical Frailty: ICFSR International Clinical Practice Guidelines for Identification and Management. J Nutr Health Aging. 2019; 23(9):771-787.
18. Afilalo J, Lauck S, Kim DH, Lefèvre T, Piazza N, Lachapelle K, et al. Frailty in Older Adults Undergoing Aortic Valve Replacement: The FRAILTY-AVR Study. J Am Coll Cardiol. 2017; 70(6):689-700.
19. Afilalo J, Mottillo S, Eisenberg MJ, Alexander KP, Noiseux N, Perrault LP, et al. Addition of frailty and disability to cardiac surgery risk scores identifies elderly patients at high risk of mortality or major morbidity. Circ Cardiovasc Qual Outcomes. 2012; 5(2):222-228.
20. Volkert D, Beck AM, Cederholm T, Cruz-Jentoft A, Goisser S, Hooper L, et al. ESPEN guideline on clinical nutrition and hydration in geriatrics. Clin Nutr. 2019; 38(1):10-47.
21. Rosenberg IH. Summary comments: epidemiological and methodological problems in determining nutritional status of older persons. Am J ClinNutr. 1989; 50(5): 1231-1233.
22. Cruz-Jentoft AJ, Sayer AA. Sarcopenia. Lancet. 2019; 393(10191): 2636-2646. Erratum in: Lancet. 2019; 393(10191):2590.
23. Ziaaldini MM, Marzetti E, Picca A, Murlasits Z. Biochemical Pathways of Sarcopenia and Their Modulation by Physical Exercise: A Narrative Review. Front Med (Lausanne). 2017; 4:167.
24. Cruz-Jentoft AJ, Bahat G, Bauer J, Boirie Y, Bruyère O, Writing Group for the European Working Group on Sarcopenia in Older People 2 (EWGSOP2), and the Extended Group for EWGSOP2, et al. Sarcopenia: revised European consensus on definition and diagnosis. Age Ageing. 2019; 48(4):601. Erratum for: Age Ageing. 2019; 48(1):16-31.
25. Barbosa-Silva TG, Menezes AM, Bielemann RM, Malmstrom TK, Gonzalez MC; Grupo de Estudos em Composição Corporal e Nutrição (COCONUT). Enhancing SARC-F: Improving Sarcopenia Screening in the Clinical Practice. J Am Med Dir Assoc. 2016; 17(12):1136-1141.
26. Xue Q, Wu J, Ren Y, Hu J, Yang K, Cao J. Sarcopenia predicts adverse outcomes in an elderly population with coronary artery disease: a systematic review and meta-analysis. BMC Geriatr. 2021; 21(1):493.
27. Wong A, Frishman W. Sarcopenia and Cardiac Dysfunction. Cardiol Rev. 2020; 28(4):197-202.
28. Zhang Y, Zou L, Chen ST, Bae JH, Kim DY, Liu X, et al. Effects and Moderators of Exercise on Sarcopenic Components in Sarcopenic Elderly: A Systematic Review and Meta-Analysis. Front Med (Lausanne). 2021; 8:649748.
29. Bauer J, Biolo G, Cederholm T, Cesari M, Cruz-Jentoft AJ, Morley JE, et al. Evidence-based recommendations for optimal dietary protein intake in older people: a position paper from the PROT-AGE Study Group. J Am Med Dir Assoc. 2013; 14(8):542-559.
30. Morley JE. Treatment of sarcopenia: the road to the future. J Cachexia Sarcopenia Muscle. 2018; 9(7):1196-1199.
31. Dent E, Morley JE, Cruz-Jentoft AJ, Arai H, Kritchevsky SB, Guralnik J, et al. International Clinical Practice Guidelines for Sarcopenia (ICFSR): Screening, Diagnosis and Management. J Nutr Health Aging. 2018; 22(10):1148-1161.
32. Hossein-nezhad A, Holick MF. Vitamin D for health: a global perspective. Mayo Clin Proc. 2013; 88(7):720-55.
33. Feike Y, Zhijie L, Wei C. Advances in research on pharmacotherapy of sarcopenia. Aging Med (Milton). 2021; 4(3):221-233.
34. Vieira ER, Palmer RC, Chaves PH. Prevention of falls in older people living in the community. BMJ. 2016; 353:i1419.
35. Ganz DA, Latham NK. Prevention of Falls in Community-Dwelling Older Adults. N Engl J Med. 2020; 382(8):734-743.
36. Pereira SRM, Buksman S, Perracini M, Py L, Barreto KML, Leite VMM. Quedas em idosos. Projeto Diretrizes. Associação Médica Brasileira e conselho Federal de Medicina. Sociedade Brasileira de Geriatra e Gerontologia. 2001.
37. Sherrington C, Fairhall NJ, Wallbank GK, Tiedemann A, Michaleff ZA, Howard K, et al. Exercise for preventing falls in older people living in the community. Cochrane Database Syst Rev. 2019; 1(1):CD012424.
38. Montero-Odasso MM, Kamkar N, Pieruccini-Faria F, Osman A, Sarquis-Adamson Y, Task Force on Global Guidelines for Falls in Older Adults. Evaluation of Clinical Practice Guidelines on Fall Prevention and Management for Older Adults: A Systematic Review. JAMA Netw Open. 2021; 4(12):e2138911.
39. Santesso N, Carrasco-Labra A, Brignardello-Petersen R. Hip protectors for preventing hip fractures in older people. Cochrane Database Syst Rev. 2014; (3):CD001255.

14

Marcos Pita Lottenberg ▸ Luciana Dornfeld Bichuette ▸ Bruno Caramelli

Avaliação de Risco Cirúrgico em Idosos Submetidos a Cirurgias Não Cardíacas

INTRODUÇÃO

Nos últimos 20 anos, houve um aumento significativo da população geriátrica e o número de idosos submetidos a procedimentos cirúrgicos aumentou de forma ainda mais rápida, fato provavelmente relacionado ao aumento da expectativa de vida e melhora nas técnicas anestésicas e cirúrgicas. Atualmente, mais da metade de todas as cirurgias são realizadas em pacientes acima de 65 anos nos Estados Unidos, de forma que há um grande interesse em identificar fatores prognósticos de eventos adversos perioperatórios nessa faixa etária, já que, em geral, são mais suscetíveis a complicações.[1]

A incidência de complicações perioperatórias está relacionada à idade, à presença de comorbidades, bem como à urgência do procedimento. Entretanto, a população idosa é extremamente heterogênea, o que torna a idade biológica mais importante do que a idade cronológica em si. Pacientes idosos evoluem com um declínio gradual da reserva fisiológica com o envelhecimento, porém, em alguns casos, esse declínio ocorre de forma mais acelerada. O conceito de fragilidade foi desenvolvido para explicar esse fenômeno e consiste em um estado de vulnerabilidade e baixa resolução homeostática em decorrência de um estresse e é consequência de um declínio cumulativo em múltiplos sistemas.[2] Diante disso, um insulto relativamente pequeno resulta em mudanças desproporcionais no estado de saúde e estudos em várias populações cirúrgicas identificaram a fragilidade como fator de risco independente para mortalidade, tempo prolongado de internação e alta institucional.[3]

Na população geriátrica cirúrgica, a avaliação pré-operatória é extremamente útil para o reconhecimento da síndrome de fragilidade, bem como para análise de outros domínios como comprometimento cognitivo e possui dois propósitos principais: estratificar os pacientes de maior risco para que os profissionais de saúde, os pacientes e seus familiares ou cuidadores sejam informados sobre os riscos inerentes à realização de um procedimento e identificar e otimizar fatores de risco modificáveis no pré-operatório, aumentando, assim, a probabilidade de um resultado bem sucedido.

ALTERAÇÕES FISIOLÓGICAS DO ENVELHECIMENTO E RESPOSTA AO ESTRESSE CIRÚRGICO

Sabe-se que o estresse pós-cirúrgico pode levar a desequilíbrio nas funções autonômica, endócrina, metabólica e imunológica. Em pacientes idosos, mudanças relacionadas à idade podem alterar a resposta ao estresse cirúrgico, aumentando o risco de eventos adversos pós-operatórios e complicando o retorno à independência após a cirurgia. A presença de síndromes relacionadas à geriatria como fragilidade e desnutrição também devem ser consideradas, pois podem comprometer ainda mais os mecanismos compensatórios homeostáticos do paciente idoso, necessários para uma melhor resposta ao estresse periprocedimento.

Com o envelhecimento, observa-se substituição das células miocárdicas por tecido fibroso, redução da complacência ventricular e maior rigidez vascular, com elevação da pressão arterial. Além disso, é comum a redução da capacidade de alterar a frequência cardíaca de maneira adequada em resposta a situações de estresse, devido à menor resposta dos receptores beta-adrenérgicos, bem como a redução na resposta autonômica ao estresse, incluindo diminuição do barorreflexo.[4] O declínio da resposta simpática, a disfunção diastólica e a resposta inadequada dos barorreceptores implicam clinicamente em pressão arterial instável, suscetibilidade à hipotensão e à sobrecarga de volume e declínio da função cardíaca no perioperatório.

Declínio cognitivo associado à redução da acuidade visual e auditiva pode resultar em aumento do risco de *delirium* durante a internação, com prolongamento desta e aumento da mortalidade. Alterações anatômicas e funcionais no sistema respiratório contribuem para o aumento da frequência de pneumonia, atelectasias e hipoxemia. Reduções nas funções imunológicas estão também entre as mais críticas alterações secundárias ao envelhecimento, contribuindo para o aumento da frequência de infecções.[4]

Outro fator que contribui de forma significativa para uma resposta inadequada ao estresse cirúrgico é a mudança da composição corporal que ocorre com o envelhecimento normal. Embora o peso permaneça relativamente estável, a massa gorda tende a aumentar com a idade, enquanto a massa muscular tende a diminuir. A capacidade do músculo de funcionar como fonte de energia no período pós-operatório pode ser limitada no paciente idoso e a força muscular pode tornar-se inadequada para a função respiratória e outras funções musculares vitais.[5]

ESCORES DE RISCO PRÉ-OPERATÓRIO

Com uma população crescente de idosos submetidos a procedimentos cirúrgicos complexos, a avaliação de risco pré-operatório está se tornando cada vez mais importante. Entretanto, os métodos tradicionais de avaliação podem frequentemente ignorar síndromes geriátricas específicas que se traduzem em vulnerabilidade aumentada para pacientes mais velhos. Além disto, os escores de risco gerados por algoritmos de avaliação são baseados em estudo clínicos que nem sempre incluíram pacientes geriátricos. Na prática médica atual, pacientes que serão submetidos a cirurgias eletivas são avaliados no pré-operatório para identificar o risco de resultados adversos pós-cirúrgicos, dadas suas condições médicas subjacentes. A maioria dessas ferramentas de avaliação pré-operatória depende de comorbidades pré-existentes, tolerância ao exercício e alguns valores laboratoriais para prever os resultados pós-operatórios. Como a maioria dessas variáveis pode ser obtida por meio da entrevista do paciente e do prontuário eletrônico, são ferramentas fáceis de usar e com boa precisão na previsão de complicações perioperatórias. No entanto, nenhuma dessas ferramentas considera as características fisiológicas específicas de pacientes idosos. Além disso, a população idosa é um grupo heterogêneo, e a idade cronológica nem sempre representa a função biológica, que varia de apto a frágil.

Alguns dos principais algoritmos de risco perioperatório serão descritos a seguir, no qual serão percorridos aspectos específicos do risco cirúrgico em pacientes idosos.

RISCO CIRÚRGICO

Para obtenção adequada do risco cirúrgico do paciente idoso, algumas etapas da avaliação clínica são fundamentais para todos desta população.

Primeiramente, deve-se realizar uma anamnese completa, abordando sintomas do paciente, podendo-se aqui compreender o grau de compensação de suas doenças de base, capacidade funcional, antecedentes pessoais clínicos e cirúrgicos, medicações de uso contínuo, alergias prévias, indicação da cirurgia atual e o tipo do procedimento a ser realizado. Os importantes aspectos cognitivos do paciente são observados e analisados nessa fase, oferecendo um panorama não somente do risco de desenvolvimento de *delirium* no perioperatório, bem como informações sobre a presença de acompanhantes, modo de sedação, manutenção ou suspensão de medicamentos de uso prévio e interação farmacológica. Em seguida, um exame físico cuidadoso também pode agregar dados valiosos, como medida de pressão arterial, avaliação de pulsos periféricos, pesquisa de sopros cardíacos ou carotídeos, sinais de congestão pulmonar ou sistêmica e inspeção cutânea para pesquisa de possíveis focos infecciosos que contraindiquem o procedimento. Por fim, é pertinente a complementação da avaliação funcional e de fragilidade por meio do teste de mobilidade *Timed Get Up and Go*, no qual o paciente é orientado a levantar-se, andar três metros para a frente, retornar e sentar-se novamente, e afere-se o tempo da realização dessa manobra.

Em relação a exames complementares, independentemente da presença ou não de comorbidades, é recomendada para indivíduos com mais de 65 anos a realização de eletrocardiograma, radiografia de tórax, hemograma completo, provas de função renal (ureia e creatinina) e, no contexto de cirurgias de médio ou grande porte, provas de coagulação (tempo de protrombina, tempo de tromboplastina parcial ativada e tempo de sangramento).[6] Outros exames poderão ser necessários de acordo com particularidades específicas de cada paciente.

Em situações em que há indicação de intervenção cirúrgica de emergência, o papel do especialista deve se basear em medidas de monitorização e intervenções para redução do risco no intra e no pós-operatório, não sendo indicado nenhum exame complementar que atrase a cirurgia.

Risco cardiovascular

O cálculo do risco cardiovascular no perioperatório se baseia em variáveis bem estabelecidas, entre elas, idade avançada. A 3ª diretriz brasileira de avaliação cardiovascular perioperatória da Sociedade Brasileira de Cardiologia (SBC) recomenda diversos algoritmos de estratificação de risco de eventos cardiovasculares no perioperatório. Estes contemplam recorrentemente fatores como doença arterial coronária prévia, insuficiência cardíaca sintomática, doença cerebrovascular prévia, diabetes mellitus e doença renal crônica. Além do risco do paciente, deve-se considerar também o risco intrínseco do procedimento: cirurgias vasculares arteriais de aorta ou vasculares periféricas são cirurgias de alto risco intrínseco; outras cirurgias de grande porte, como cirurgias de cabeça e pescoço, intraperitoneais, intratorácicas, ortopédicas ou prostáticas são de risco intermediário; procedimentos de menor porte, como cirurgias de mama, catarata, procedimentos endoscópicos ou superficiais possuem baixo risco intrínseco.[6] As Tabelas 14.1 a 14.33 trazem os componentes dos algoritmos de Lee e do American College of Physicians (ACF), e a Figura 14.1, adaptada da própria diretriz, determina a conduta a ser realizada de acordo com o risco obtido por meio dessas ferramentas.

A capacidade funcional do indivíduo é fator determinante na estratificação de risco e na conduta diagnóstica; o paciente que tiver capacidade funcional ao menos intermediária só deverá ser submetido à estratificação coronária com provas funcionais se o procedimento a ser realizado for uma cirurgia de alto risco intrínseco. Reforça-se, portanto, a importância de se avaliar com cuidado a funcionalidade de pacientes idosos que serão submetidos a cirurgia de grande porte. Esta avaliação é feita por meio da anamnese, investigando as atividades diárias.

Tabela 14.1 Algoritmo de Lee.

Variáveis de risco	Classe de risco
• Operação intraperitoneal, intratorácica ou vascular suprainguinal	• I: nenhuma variável
• Doença arterial coronária	• II: uma variável
• Insuficiência cardíaca congestiva	• III: duas variáveis
• Doença cerebrovascular	• IV: três ou mais variáveis
• Diabetes com insulinoterapia	
• Creatina pré-operatória > 2,0 mg/dL	

Fonte: Mohanty S, Rosenthal RA, Russell MM, *et al.*, 2016.[4]

CARDIOLOGIA GERIÁTRICA ▶ DA CLÍNICA À INTERVENÇÃO

Tabela 14.2 Algoritmo do American College of Physicians (ACP).

Variáveis de risco		Classe de risco
• Infarto agudo do miocárdio < 6 meses (10 pontos) • Infarto agudo do miocárdio > 6 meses (5 pontos) • Angina Classe III (10 pontos) • Angina Classe IV (20 pontos) • Edema agudo de pulmão na última semana (10 pontos) • Edema agudo de pulmão alguma vez na vida (5 pontos)	• Suspeita de estenose aórtica crítica (20 pontos) • Eletrocardiograma com ritmo não sinusal ou ritmo sinusal com extrassístoles supraventriculares (5 pontos) • Eletrocardiograma com > 5 extrassístoles ventriculares (5 pontos) • PO_2 < 60, pCO_2 > 50, potássio < 3, ureia > 107, creatinina > 3,0 ou restrito ao leito (5 pontos) • Idade > 70 anos (5 pontos)	• Maior que 20 pontos: alto risco • 0 a 15 pontos: avaliar variáveis de Eagle e Vanzetto para discriminar os riscos baixo e intermediário

Fonte: Mohanty S, Rosenthal RA, Russell MM, et al., 2016.[4]

Tabela 14.3 Variáveis de Eagle e Vanzetto.

Variáveis de risco		Classe de risco
• Idade > 70 anos • História de angina • Diabetes mellitus • Ondas Q no eletrocardiograma	• História de insuficiência cardíaca • História de infarto • Alterações isquêmicas do ST • HAS com hipertrofia ventricular importante	• Baixo risco: 1 variável • Intermediário risco: 2 ou mais variáveis

Fonte: Mohanty S, Rosenthal RA, Russell MM, et al., 2016.[4]

A estratificação coronariana, neste cenário, pode ser realizada tanto pela cintilografia de perfusão miocárdica com estresse físico ou farmacológico quanto pelo ecocardiograma de estresse com dobutamina que são exames com acurácia adequada. Já o teste ergométrico pode ser utilizado na indisponibilidade desses últimos, mas possui menor sensibilidade e especificidade. A cineangiocoronariografia deve ser reservada a pacientes sintomáticos ou àqueles cujas provas não invasivas acusarem isquemia extensa.

O papel dos biomarcadores cardíacos no perioperatório é motivo de grande discussão, sendo estes bons fatores prognósticos de risco perioperatório. A troponina é relevante tanto na estratificação do risco, quanto na pesquisa ativa de isquemia em pacientes selecionados. Aqueles com risco cardiovascular intermediário ou alto, calculado pelos algoritmos, devem realizar dosagem de troponina tanto no pré-operatório, quanto no 1º, 2º e 3º dias pós-operatórios, sendo estas acompanhadas de eletrocardiograma diário. Além da troponina, o BNP também se mostrou um potente marcador de risco cardiovascular perioperatório. Sua dosagem antes do procedimento pode auxiliar no tratamento perioperatório, quando possível, em pacientes submetidos a cirurgias vasculares arteriais, ou naqueles com idade superior a 55 anos e fator de risco cardiovascular adicional (diabetes mellitus, hipertensão arterial sistêmica, tabagismo e antecedente familiar de doença arterial coronária precoce).[6,7] Especificamente para a população idosa, é fundamental que se recorde da maior prevalência de valvopatias, especialmente aquelas de etiologia degenerativa. Em pacientes com suspeita clínica de alteração valvar, deve-se realizar um ecocardiograma para avaliação anatômica, estratificação prognóstica e, se indicada, conduta terapêutica. Pacientes com valvopatia já conhecida que serão submetidos a cirurgias de risco intermediário ou alto sem ecocardiograma no último ano ou com piora dos sintomas devem repetir o exame antes do procedimento. Em havendo indicação de abordagem da valvopatia em questão, seja por sintomas, seja por prognóstico, esta deve ser realizada anteriormente à cirurgia não

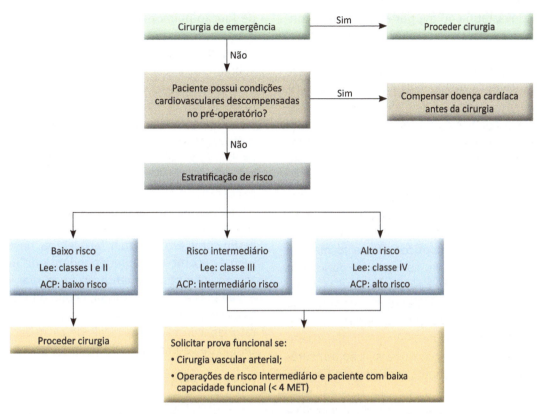

Figura 14.1 Fluxograma de avaliação cardiovascular perioperatória.
ACP: Algoritmo do American College of Physicians.
Fonte: Mohanty S, Rosenthal RA, Russell MM, et al., 2016.[4]

cardíaca proposta. Vale ressaltar que a presença de insuficiência mitral importante, assintomática e sem indicação de abordagem, não é contraindicação à cirurgia não cardíaca.

Em relação a pacientes com sintomas ou diagnóstico de insuficiência cardíaca, a prioridade deve sempre ser a compensação desta com antecedência à cirurgia não cardíaca. Pacientes em classe funcional III ou IV segundo a New York Heart Association (NYHA) devem ter sua cirurgia adiada até sua compensação. Pacientes sem diagnóstico prévio, mas com sintomas de insuficiência cardíaca devem ser submetidos a ecocardiograma; em havendo confirmação diagnóstica, a cirurgia deve ser adiada por ao menos três meses, a fim de possibilitar uma otimização terapêutica adequada.

Medidas para redução do risco cirúrgico do ponto de vista cardiovascular

O estresse secundário à anestesia e à cirurgia pode desencadear isquemia, tanto por aumento na demanda de oxigênio pelo miocárdio, quanto por diminuição do suprimento. Diante disso, estratégias específicas para redução de risco cardiovascular podem ser colocadas em prática, a depender das características do paciente e do tipo de cirurgia proposta.

As recomendações referentes ao uso de betabloqueadores no perioperatório de cirurgias não cardíacas foram alvo de amplo debate, devido a resultados conflitantes em estudos prévios. Entretanto, a avaliação cuidadosa de tais estudos demonstra uma grande heterogeneidade entre eles. A recomendação atual é sua introdução em pacientes com isquemia sintomática ou evidenciada por prova funcional, pelo menos sete dias antes do procedimento, para uma titulação adequada, evitando, assim, bradicardia e hipotensão intraoperatória. Além disso, os betabloqueadores não devem ser suspensos em usuários crônicos da medicação.[6]

Já as estatinas reduzem os níveis de colesterol e induzem à estabilização da placa aterosclerótica, podendo prevenir a ruptura desta e consequentemente, o infarto do miocárdio no período perioperatório. O início da terapia com estatinas (atorvastatina 20 mg por dia ou sinvastatina 40 mg por dia) deve ser considerada em pacientes que serão submetidos a cirurgias vasculares, pelo menos duas semanas antes do procedimento e mantida durante 30 dias. Após esse período, a dose deve ser ajustada para a meta de LDL de cada paciente. Pacientes de maior risco cardiovascular e indicação do uso de estatina pelas comorbidades também se beneficiam de sua introdução antes de cirurgias não vasculares. Por fim, as estatinas não devem ser suspensas em usuários crônicos.[6]

Sabe-se que realizar cirurgias na vigência de antiagregantes aumenta o risco de sangramento, mas, ao mesmo tempo, sua suspensão está associada ao aumento de eventos trombóticos. Dessa forma, em pacientes em uso de AAS no contexto de prevenção primária, recomenda-se sua suspensão 7 dias antes de cirurgias não cardíacas. Já aqueles que fazem uso da medicação para prevenção secundária devem mantê-la, na dose máxima de 100 mg por dia, exceto se candidatos a neurocirurgias ou ressecção transuretral da próstata, procedimentos com elevado risco de sangramento.[6]

Por fim, em relação à revascularização miocárdica profilática antes de cirurgias não cardíacas, estudos randomizados não demonstraram benefício significativo. Dessa forma, não deve ser realizada de forma rotineira com objetivo exclusivo de reduzir complicações cardiovasculares, sendo recomendada apenas em indivíduos com indicação inequívoca, independente do contexto perioperatório.

Risco pulmonar

Estima-se que as complicações pulmonares perioperatórias possam estar presentes em até 70% dos casos, sendo tão ou mais frequentes do que as complicações cardiovasculares. Dentre as mais comuns estão atelectasias, pneumonia, ventilação mecânica prolongada, exacerbação de doença pulmonar crônica e broncoespasmo.

Os fatores de risco relacionados ao paciente mais associados a complicações pulmonares são grau de dependência funcional, histórico de perda ponderal, hipoalbuminemia, diagnóstico prévio de doença pulmonar obstrutiva crônica, tabagismo ativo, hipertensão pulmonar e infecção respiratória no último mês. O sítio cirúrgico também contribui para determinação do risco, sendo maior em cirurgias torácicas e abdominais altas, bem como a duração mais prolongada do procedimento e uso de anestesia geral. Provas de função pulmonar, gasometria arterial, exames de imagem do tórax e teste cardiopulmonar devem ser solicitados de rotina apenas em pacientes que serão submetidos a ressecções pulmonares.

Para redução de complicações pulmonares no perioperatório é fundamental a orientação do paciente quanto a manobras de expansão pulmonar, bem como o acompanhamento fisioterapêutico especializado. Além disso, deve-se atentar para sinais infecciosos, com introdução de antibiótico quando necessário, e sugere-se o uso de corticoides e broncodilatadores nos pacientes já usuários ou que apresentem broncoespasmo. A interrupção do tabagismo, assim como em qualquer faixa etária, deve ser fortemente recomendada, independente do intervalo de tempo até o procedimento cirúrgico, mas idealmente 8 semanas antes da cirurgia, já que o tabagismo está associado a maior suscetibilidade a infecções respiratórias, complicações locais de cicatrização e maior tempo de ventilação mecânica.

Risco renal

O risco renal é aumentado no idoso devido à diminuição progressiva do *clearance* de creatinina com a idade e sabe-se que taxa de filtração glomerular menor que 60 mL/min/1,73 m² representa fator de risco para complicações perioperatórias, com maior mortalidade quando comparado com pacientes com função renal normal. Destaca-se como fatores de risco para insuficiência renal aguda (IRA) no pós-operatório a idade maior ou igual a 56 anos, sexo masculino, cirurgia de emergência, cirurgia intraperitoneal, presença de diabetes mellitus, hipertensão arterial ou insuficiência cardíaca (doenças mais prevalentes em idosos) e creatinina pré-operatória maior ou igual a 1,2 mg/dL.

Em pacientes com alto risco para o desenvolvimento de IRA, medicamentos potencialmente nefrotóxicos devem ser evitados, em especial anti-inflamatórios não hormonais ou corrigidos adequadamente para função renal, como em casos de certos antibióticos. Além disso, é fundamental manter hidratação adequada e evitar hipotensão, já que mesmo períodos curtos de hipotensão intraoperatória estão associados a pior desfecho renal. Pacientes em programa de terapia renal substitutiva devem realizar diálise preferencialmente no dia anterior à cirurgia, a fim de evitar hipervolemia, corrigir os distúrbios eletrolíticos e acidobásicos e reduzir o risco de sangramento devido à uremia.

A avaliação pré-operatória é uma excelente oportunidade de contato com pacientes de maior risco renal para planejar medidas de prevenção e estabelecer vigilância dialítica, bem como identificar aqueles que se beneficiam de seguimento posterior em longo prazo com especialista, visando retardar a progressão da doença renal crônica.

Risco de tromboembolismo venoso

A maior prevalência de doenças neoplásicas e ortopédicas coloca o paciente idoso em maior risco para complicações tromboembólicas. Entretanto, as escalas de avaliação de risco não diferem daquelas habitualmente utilizadas em pacientes mais jovens e levam em conta fatores de risco individuais do paciente e o procedimento cirúrgico a que será submetido **(Tabela 14.4)**. A depender da pontuação obtida, classifica-se o paciente nas seguintes categorias de risco: muito baixo (0 pontos), baixo (1 a 2 pontos), moderado (3-4 pontos) e alto risco (maior ou igual a 5 pontos).

Apesar de bem estabelecido o custo-benefício da tromboprofilaxia, sua adequada implantação tem sido subutilizada, comprometendo a segurança dos pacientes. Em casos de risco muito baixo, recomenda-se apenas deambulação precoce, não havendo indicação de tromboprofilaxia farmacológica ou mecânica. Já em casos de baixo risco, sugere-se profilaxia mecânica, preferencialmente com compressão pneumática intermitente. Enquanto em pacientes de risco moderado pode-se optar tanto por profilaxia mecânica quanto farmacológica, com preferência por esta, naqueles de alto risco recomenda-se a associação de ambas. Importante ressaltar que em casos de alto risco de sangramento, deve-se prescrever profilaxia mecânica com compressão pneumática intermitente até que o risco de sangramento diminua e a profilaxia farmacológica possa ser iniciada.

A duração recomendada de tromboprofilaxia nas cirurgias em geral é de 7 a 10 dias, entretanto, em procedimentos de maior risco trombótico, a mesma deve ser estendida. Em cirurgias oncológicas recomenda-se profilaxia por 3 a 4 semanas, em artroplastias de joelho por 10 a 14 dias, enquanto em fraturas e artroplastias de quadril deve-se estender por até 35 dias.

Tabela 14.4 Modelo de avaliação de risco de Caprini.

1 ponto	2 pontos	3 pontos	5 pontos
• Idade 41-60 anos	• Idade 61-74 anos	• Idade > 75 anos	• AVC < 1 mês
• Cirurgia pequena	• Cirurgia artrocópica	• História prévia de TEV	• Artroplastia eletiva de quadril ou joelho
• IMC > 25Kg/m²	• Cirurgia aberta > 45 minutos	• História familiar de TEV	• Fratura de quadril, pelve ou membros inferiores
• Edema de membros inferiores	• Neoplasia	• Fator V de Leiden	• Lesão medular espinhal aguda (< 1 mês)
• Veias varicosas	• Confinamento ao leito > 72 horas	• Poliformismo 20210A da protrombina	
• Gravidez ou pós-parto	• Cateter central	• Anticoagulante lúpico	
• História de aborto espontâneo recorrente ou inexplicado	• Imobilização com gesso	• Anticorpo anticardiolipina	
• Terapia de reposição hormonal		• Homocisteína elevada	
• Sepse < 1 mês		• Trombocitopenia induzida por heparina	
• Doença pulmonar grave		• Outras trombofilias congênitas ou adquiridas	
• Função pulmonar anormal			
• Infarto agudo do miocárdio			
• História de doença inflamatória intestinal			
• Paciente restrito ao leito			

IMC: índice de massa corpórea, TEV: tromboembolismo venoso, AVC: acidente vascular cerebral.
Fonte: Gualandro DM, Yu PC, Caramelli B, et al., 2017.[6]

Em pacientes idosos, é de extrema importância a avaliação da função renal quando se considera o uso de heparina de baixo peso molecular, fondaparinux ou anticoagulantes diretos, já que possuem, pelo menos em partes, excreção renal. A depender do *clearance* de creatinina, deve-se evitar o uso de antitrombóticos com metabolização renal, utilizar doses menores do medicamento ou monitorar o nível sérico do mesmo e seu efeito anticoagulante.

Comprometimento cognitivo

A avaliação pré-operatória é um instrumento de extrema importância para identificar e quantificar fatores de risco e, consequentemente, prevenir ou reduzir possíveis complicações relacionadas ao procedimento cirúrgico. Entretanto, a avaliação cognitiva, em geral, não é formalmente realizada.

Um estudo prospectivo que envolveu pacientes com 65 anos ou mais, sem diagnóstico prévio de demência, em programação de cirurgia eletiva de quadril ou joelho, demonstrou comprometimento cognitivo em cerca de 24% dos casos avaliados por meio do teste Mini-Cog. Tais pacientes se mostraram mais propensos a apresentarem *delirium* no pós-operatório, internação mais prolongada e receberem alta institucional.[8] Robinson e colaboradores demonstraram resultado semelhante, incluindo maior mortalidade em 6 meses, em pacientes com comprometimento cognitivo submetidos a cirurgias eletivas de grande porte.[9] Dessa forma, a triagem cognitiva pré-operatória de pacientes idosos pode ser uma ferramenta extremamente útil para melhor estratificação de risco.

Fragilidade

Há muito tempo se reconhece que a idade avançada pode acarretar risco aumentado de desfechos favoráveis após cirurgias eletivas não cardíacas. No entanto, vem surgindo um novo conceito de que a fragilidade, um declínio cumulativo em vários sistemas relacionado à idade, é um melhor fator prognóstico de eventos adversos cirúrgicos do que a idade cronológica em si, já que pacientes da mesma idade, nem sempre possuem o mesmo risco cirúrgico.[10]

Atualmente, existem vários métodos de mensuração da fragilidade, mas, no geral, as diferentes escalas se baseiam na avaliação de peso, força, resistência, nível de atividade e desempenho na caminhada.[2] Estudo que avaliou pacientes acima de 65 anos, em pré-operatório de cirurgias eletivas de intermediário e alto risco, evidenciou a boa capacidade de um escore de fragilidade com base em avaliação geriátrica mais abrangente, predizer eventos perioperatórios desfavoráveis.[11] Revisão sistemática com pacientes acima de 75 anos submetidos a cirurgias cardíacas, oncológicas, vasculares e ortopédicas, demonstrou maior mortalidade em 30 e 90 dias, e 1 ano e maior taxa de complicações pós-operatórias e tempo de internação, naqueles que preenchiam critérios para fragilidade.[12]

O aumento espontâneo na velocidade da marcha ao longo de um período de 12 meses em idosos com mais de 65 anos esteve associado a melhor sobrevida em 8 anos. Isso levanta o questionamento se intervenções direcionadas para melhorar a velocidade da marcha teriam efeitos semelhantes em pacientes cirúrgicos, melhorando seus desfechos.[13]

A identificação e a avaliação da fragilidade em idosos submetidos a cirurgias pode oferecer um valioso acréscimo aos escores de risco tradicionais, refinando a identificação de pacientes cirúrgicos mais vulneráveis, para que o manejo cirúrgico e anestésico adequado possa ser implementado.

Estado nutricional

A idade avançada está associada a pior estado nutricional, o que pode ser explicado pela baixa ingestão de nutrientes por pacientes idosos, redução do apetite, dentição deficiente, maior prevalência de doenças crônicas, polifarmácia, alterações metabólicas e distúrbios psicológicos. Muitos sistemas de pontuação foram desenvolvidos para prever o risco nutricional de um paciente, sendo que a maior parte deles utiliza medidas antropométricas, albumina sérica, perda de peso nos últimos meses, colesterol e ingestão energética e proteica.[13]

Em um estudo prospectivo com pacientes submetidos a cirurgias abdominais, a presença de critérios para má nutrição esteve associada a maior mortalidade, quando comparados com aqueles bem nutridos.[14] Em uma revisão sistemática de 15 artigos sobre estado nutricional em pacientes com 65 anos ou mais e complicações pós-operatórias, foi demonstrado que apenas perda de peso ≥ 10% nos últimos 6 meses e albumina sérica baixa foram fatores prognósticos significativos de resultados pós-operatórios após cirurgia geral.[15]

Apesar de bem estabelecido o papel do estado nutricional no perioperatório, persistem controvérsias quanto aos benefícios do suporte nutricional. Metanálise envolvendo pacientes acima de 65 anos em perioperatório de cirurgia de quadril avaliou os efeitos da suplementação nutricional oral e demonstrou redução de complicações, com redução de infecções de ferida, respiratórias e do trato urinário, porém, sem diferença em relação à mortalidade.[16] A Sociedade Europeia de Nutrição Clínica e Metabolismo sugere que a terapia de suporte nutricional perioperatória seja indicada em pacientes com desnutrição e em risco nutricional, bem como naqueles com previsão de incapacidade de comer por mais de 5 dias no perioperatório ou de manter ingestão acima de 50% da recomendada por mais de 7 dias.[17] Nessas situações, recomenda-se iniciar o suporte nutricional, preferencialmente oral ou enteral, sem demora. Já em relação ao suporte nutricional parenteral no pré-operatório de pacientes que serão submetidos à cirurgia, revisão sistemática demonstrou redução de complicações pós-operatórias e do tempo de internação hospitalar, podendo ser considerada em pacientes cirúrgicos desnutridos que não conseguem obter quantidade adequada de nutrientes por meio da ingestão oral ou enteral. Complicações relacionadas à nutrição parenteral foram pouco descritas em estudos anteriores, e a fim de prevenir síndrome de realimentação e infecções é necessário um monitoramento rigoroso.[18]

DISTÚRBIOS DA COGNIÇÃO NO PÓS-OPERATÓRIO

Distúrbios de cognição perioperatórios podem ocorrer de forma aguda, representado pelo *delirium*, ou após alta hospitalar como disfunção cognitiva pós-operatória.

Delirium

O *delirium* é uma alteração aguda da cognição, caracterizada por desatenção, flutuação do nível de consciência e pensamento desorganizado. Sua incidência em pacientes idosos no pós-operatório encontra-se entre 20% e 45% e muitos fatores de risco foram descritos na literatura, dentre eles idade, função cognitiva prejudicada e depressão anterior à cirurgia, função física prejudicada, abuso de álcool e cirurgias torácicas ou aberta de aorta.[19,20] Estudos demonstraram associação direta de *delirium* no pós-operatório com declínio cognitivo, hospitalização prolongada, risco aumentado de institucionalização, bem como aumento de mortalidade.[20]

Diversas medidas podem ser utilizadas para prevenção de *delirium* em pacientes cirúrgicos, com atenção especial àqueles com risco moderado a alto. Sabe-se que a administração de benzodiazepínicos e propofol está associada ao aumento do risco de *delirium*, de forma que, em pacientes intubados pode-se optar pelo uso de dexmedetomidina como alternativa, atentando para o fato de se tratar de um fármaco com propriedades inotrópicas negativas. Em ambiente de enfermaria, pode-se lançar mão de medidas não farmacológicas para melhora da higiene do sono como reduzir barulhos, criar um ambiente relaxante e preservar o ciclo sono-vigília, reduzindo interrupções noturnas para coleta de exames e aferição de sinais vitais.[21] Fornecer materiais de orientação como relógio e calendário, bem como óculos e aparelhos de audição também podem minimizar a precipitação do *delirium*.[22,23] Vale lembrar que a infecção do trato urinário associado ao uso de sonda vesical está entre os principais desencadeantes de *delirium*, de forma que invasões desnecessárias devem ser evitadas ou retiradas o quanto antes. Além disso, evitar contenção mecânica e estimular a mobilidade de forma precoce é fundamental.[24]

Disfunção cognitiva pós-operatória

A disfunção cognitiva pós-operatória é comum após cirurgias não cardíacas, principalmente em idosos. Afeta entre 26% e 41% dos pacientes acima de 60 anos na alta hospitalar e 10% a 13% dos pacientes 3 meses após a cirurgia; seu mecanismo exato é desconhecido.[25] O diagnóstico requer avaliação pré e pós-operatória, evidenciando a importância da avaliação cognitiva pré-operatória em todos os pacientes que serão submetidos a cirurgias eletivas.

Estudo com pacientes acima de 60 anos após cirurgias não cardíacas demonstrou que o aumento da idade e da duração da anestesia, baixo nível de escolaridade, segunda cirurgia, infecções pós-operatórias e complicações respiratórias foram fatores de risco para disfunção cognitiva pós-operatória, mas apenas a idade foi fator de risco para disfunção cognitiva pós-operatória tardia. Apesar de a hipóxia poder levar a graves danos cerebrais, a hipoxemia e hipotensão não representaram risco significativo.[26]

CONCLUSÃO

A população geriátrica tem crescido tanto em número quanto em complexidade, representando, atualmente, parcela significativa dos pacientes submetidos a cirurgias não cardíacas. Devido às particularidades desse grupo populacional, a estratificação de risco pré-operatório deve ser mais abrangente, levando em conta vários domínios relacionados à saúde, incluindo cognição, funcionalidade e nutrição, para prever de forma mais fidedigna os resultados pós-operatórios.

REFERÊNCIAS BIBLIOGRÁFICAS

1. Etzioni DA, Liu JH, Maggard MA, Ko CY. The aging population and its impact on the surgery workforce. Ann Surg. 2003; 238(2):170-177.
2. Clegg A, Young J, Iliffe S, Rikkert MO, Rockwood K. Frailty in elderly people. Lancet 2013; 381:752-762.
3. Saxton A, Velanovich V. Preoperative frailty and quality of life as predictors of postoperative complications. Ann Surg. 2011; 253(6):1223-1229.
4. Mohanty S, Rosenthal RA, Russell MM, Neuman MD, Ko CY, Esnaola NF. Optimal Perioperative Management of the Geriatric Patient: A Best Practices Guideline from the American College of Surgeons NSQIP and the American Geriatrics Society. J Am Coll Surg 2016; 222(5):930-947.
5. Watters JM, Clancey SM, Moulton SB, Briere KM, Zhu JM. Impaired recovery of strength in older patients after major abdominal surgery. Ann Surg. 1993; 218(3):380-390.
6. Gualandro DM, Yu PC, Caramelli B, Marques AC, Calderaro D, Fornari LS, et al. 3ª Diretriz de Avaliação Cardiovascular Perioperatória da Sociedade Brasileira de Cardiologia. Arq. Bras. Cardiol. 2017; 109(3 suppl 1): 1-104.
7. Rodseth RN, Lurati Buse GA, Bolliger D, Burkhart CS, Cuthbertson BH, Gibson SC, et al. The predictive ability of preoperative B-type natriuretic peptide in vascular patients for major adverse cardiac events: an individual patient data meta-analysis. J Am Coll Cardiol. 2011; 58(5):522-9.
8. Culley DJ, Flaherty D, Fahey MC, Rudolph JL, Javedan H, Huang CC, et al. Poor Performance on a Preoperative Cognitive Screening Test Predicts Postoperative Complications in Older Orthopedic Surgical Patients. Anesthesiology 2017; 127(5):765-774.
9. Robinson TN, Wu DS, Pointer LF, Dunn CL, Moss M. Preoperative cognitive dysfunction is related to adverse postoperative outcomes in the elderly. J Am Coll Surg 2012; 215(1):12-17.
10. Partridge JSL, Harari D, Dhesi JK. Frailty in the older surgical patient: a review. Age and Ageing 2012; 41: 142-147.
11. Kim S, Han H, Jung H, Kim K, Hwang DW, Kang S, et al. Multidimensional Frailty Score for the Prediction of Postoperative Mortality Risk. JAMA Surg 2014; 149(7):633-6 40.
12. Lin HS, Watts JN, Peel NM, Hubbard RE. Frailty and postoperative outcomes in older surgical patients: a systematic review. BMC Geriatr.2016; 16(1): 157.
13. Kim S, Brooks AK, Groban L. Preoperative assessment of the older surgical patient: honing in on geriatric syndromes. Clin Interv Aging. 2014; 10:13-27.
14. Sungurtekin H, Sungurtekin U, Balci C, Zencir M, Erdem E. The influence of nutritional status on complications after major intraabdominal surgery. J Am Coll Nutr 2004; 23(3):227-232.
15. Van Stijn MFM, Korkic-Halilovic I, Bakker MSM, van der Ploeg T, van Leeuwen PAM, Houdijk APJ. Preoperative nutrition status and postoperative outcome in elderly general surgery patients: a systematic review. JPEN J Parenter Enteral Nutr 2013; 37(1):37-43.
16. Liu M, Yang J, Yu X, Huang X, Vaidya S, Huang F, et al. The role of perioperative oral nutritional supplementation in elderly patients after hip surgery. Clin Interv Aging. 2015; 10:849-858.
17. Weimann A, Braga M, Carli F, Higashiguchi T, Hubner M, Klek S, et al. ESPEN practical guideline: Clinical nutrition in surgery. Clin Nutr. 2021; 40(7): 4745-4761.
18. Lakananurak N, Gramlich L. The Role of Preoperative Parenteral Nutrition. Nutrients. 2020; 12(5):1320.
19. Daiello LA, Racine AM, Gou RY, Marcantonio ER, Xie Z, Kunze JL, et al. Postoperative Delirium and Postoperative Cognitive Dysfunction: Overlap and Divergence. Anesthesiology 2019; 131(3):477-491.
20. Marcantonio ER, Goldman L, Mangione CM, Ludwig LE, Muraca B, Haslauer CM, et al. A clinical prediction rule for delirium after elective noncardiac surgery. Marcantonio. JAMA. 1994; 271(2):134-139.
21. Maldonado JR, Pieter AW, van der Starre PJA, Block T, Miller C, Reitz BA. Dexmedetomidine and the reduction of postoperative delirium after cardiac surgery. Psychosomatics. 2009; 50(3):206-217.
22. Marcantonio ER, Flacker JM, Wright RJ, Resnick NM. Reducing delirium after hip fracture: a randomized trial. J Am Geriatr Soc. 2001; 49(5):516-522.
23. Inouye SK, Bogardus ST, Charpentier PA, Leo-Summers L, Acampora D, Holford TR. A multicomponent intervention to prevent delirium in hospitalized older patients. N Engl J Med 1999; 340:669-676.
24. Inouye SK, Charpentier PA. Precipitating factors for delirium in hospitalized elderly persons. Predictive model and interrelationship with baseline vulnerability. JAMA 1996; 275(11):852-857.
25. Rappold T, Laflam A, Hori D, Brown C, Brandt J, Sieber F, et al. Evidence of an association between brain cellular injury and cognitive decline after non-cardiac surgery. Br J Anaesth 2016; 116(1):83-89.
26. Moller JT, Rasmussen LS, Houx P, Rasmussen H, Canet J, Rabbitt P, et al. Long-term postoperative cognitive dysfunction in the elderly ISPOCD1 study. ISPOCD investigators. International Study of Post-Operative Cognitive Dysfunction. Lancet 1998; 351(9106):857-861.

15

Recielle Chaves G. Rolim ▸ Ana Gabriela Caldas ▸ Neire Niara Ferreira de Araujo

Relevância da Avaliação Geriátrica Ampla nas Decisões do *Heart Team*
Carga de Comorbidades e seu Impacto nos Resultados

INTRODUÇÃO

Atualmente, os adultos com mais de 65 anos atingem 16,5% da população mundial,[1] registrando crescimento acelerado nas últimas décadas. Esse fato traz à luz uma questão de grande importância, pois os idosos constituem um grupo heterogêneo em que a idade biológica, que traduz o estado funcional do indivíduo, é mais importante do que a idade cronológica propriamente dita.[2] Por esse motivo, conhecer as peculiaridades dessa população torna-se fundamental não apenas para geriatras e gerontólogos, mas para todo e qualquer profissional de saúde que lida com essa faixa etária. Sabe-se que a idade, por si só, é fator de risco para as doenças cardiovasculares (DCV) e, devido à sua elevada prevalência na população geriátrica, torna-se ainda mais relevante esse conhecimento para o cardiologista. Entre idosos a partir de 75 anos as DCV aumentam consideravelmente, coexistindo com as grandes síndromes geriátricas, momento em que alguns procedimentos invasivos se tornam mais necessários.

Portanto, apenas os já estabelecidos escores de risco na literatura como o *European System for Cardiac Operative Risk Evaluation* (EuroSCORE II) ou o *Society of Thoracic Surgeons* (STS) não são suficientes para avaliar essa população tão heterogênea.[3] Sendo assim, a equipe de cardiogeriatria do Instituto Dante Pazzanese de Cardiologia (IDPC), em consonância com Diretrizes de Cardiologia Europeia e Americana, defende a importância da avaliação geriátrica ampla (AGA) nas decisões mais complexas do *heart team*.

Desde 2018, em parceria com profissionais da Irmandade Santa Casa de Misericórdia de São Paulo, tem sido aplicada uma AGA adaptada pelo setor de cardiogeriatria do IDPC, baseada na literatura, na qual vários domínios são abordados e não apenas a fragilidade ou escores de risco limitados. Tal avaliação se iniciou pela grande demanda de pacientes valvopatas, mais frequentemente portadores de estenose aórtica (EAo) grave, e se estendeu para outros casos desafiadores de doença aterosclerótica coronariana (DAC), insuficiência mitral funcional importante, entre outras indicações.

CARDIOLOGIA GERIÁTRICA ▶ DA CLÍNICA À INTERVENÇÃO

> A aplicação da AGA tem sido um divisor de águas na decisão do *heart team*, muitas vezes poupando o paciente de ser submetido a um tratamento considerado fútil, e iniciados os cuidados paliativos ambulatoriais. Por outro lado, a AGA também pode contribuir para a qualidade de vida, ao contemplar alguns idosos com procedimentos que poderiam não ser indicados, se apenas os parâmetros de uma avaliação pré-operatória tradicional, fossem considerados. Além disso, por ser mais minuciosa e detalhada, a AGA procura aproximar o paciente da equipe médica, reduzindo conflitos, gerando uma sensação de acolhimento e promovendo maior aceitação dos pacientes e de seus familiares quanto à decisão tomada.

■ COMORBIDADES NO IDOSO

As intervenções cirúrgicas em pacientes idosos têm se tornado cada vez mais frequentes, uma vez que essa população vem se expondo por mais tempo às morbidades de resolução cirúrgica. Enquanto muitos idosos apresentam envelhecimento saudável e toleram o ato cirúrgico sem muitas intercorrências, sabe-se que a morbimortalidade das intervenções é mais frequente no indivíduo idoso e requer muito mais cuidado naquele com comorbidades. A avaliação pré-operatória, portanto, deve se pautar em exame criterioso de toda história clínica do paciente, com vistas a estabelecer medidas de prevenção de eventos mórbidos, evitar iatrogenias, estabelecer critérios que alertem para um maior risco e desenvolver enfoque multidisciplinar.

A incidência de complicações perioperatórias está diretamente relacionada à idade, à presença de comorbidades e à urgência da intervenção.

Algumas doenças são particularmente importantes na decisão do *heart team*, quando se trata de um paciente idoso.

Doenças cardiovasculares

Estimam-se as mais altas prevalências de pré-fragilidade e fragilidade entre idosos com DCV,[4] e diversos fatores, tanto genéticos como ambientais, contribuem para esse processo, conforme apresentados na **Figura 15.1**. Por essas razões, torna-se fundamental a identificação da síndrome da fragilidade no idoso com cardiopatia na abordagem terapêutica.

A DAC continua sendo líder em mortalidade no mundo, e a síndrome coronariana aguda sem supradesnivelamento de ST acomete principalmente idosos a partir dos 75 anos, população subrepresentada nos grandes estudos, com diversas comorbidades, fragilidade e disfunção cognitiva, fatores determinan-

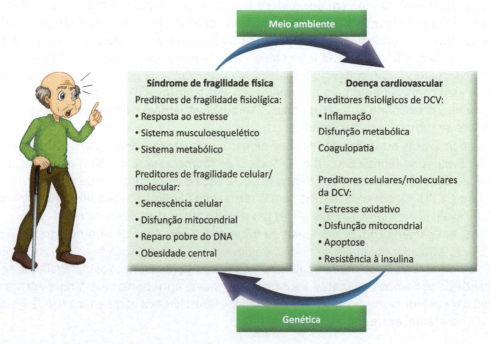

Figura 15.1 Síndrome da Fragilidade e Doenças Cardiovasculares (DCV).
Fonte: Adaptada de Mills *et al.* (2021).[5]

tes nas decisões de condutas e prognósticos de desfechos adversos **(Quadro 15.1)**.

A síndrome coronariana com supradesnivelamento de ST costuma ter apresentação atípica no idoso levando ao retardo na admissão hospitalar, no estabelecimento do diagnóstico e no início do tratamento adequado, acarretando piores desfechos. Quando hospitalizados, os idosos recebem menos terapias de reperfusão, quando comparados aos mais jovens, mesmo aqueles sem contraindicações para o procedimento.[5]

Outra doença muito peculiar no idoso é a EAo valvar decorrente do processo degenerativo, que atinge cerca de 5% da população com mais de 65 anos,[6] evoluindo com o avançar da idade para as formas mais graves, sintomáticas, onde a indicação cirúrgica torna-se imperativa. Se nenhuma intervenção for realizada nos pacientes com EAo grave, a mortalidade é pior do que nos pacientes com câncer metastático de pulmão, de mama, colorretal, de próstata ou de ovário.[7] A qualidade de vida e o prognóstico desses pacientes vão declinando até que, aproximadamente, 50% morrem dentro de 2 anos desde o início dos sintomas e 95% dentro de 5 anos.[8] A indicação de procedimento cirúrgico é inevitável nesses casos; entretanto, a decisão quanto ao procedimento ideal para cada paciente é difícil e deve ser tomada junto à equipe multiprofissional, aos familiares e ao próprio paciente.

Até início do século XXI, os pacientes com EAo grave com risco proibitivo para troca valvar convencional, eram mantidos em tratamento paliativo.[9] Entretanto, da mesma forma que a angioplastia coronária e o implante de marcapasso melhoraram a expectativa da população idosa, a prótese valvar aórtica implantada de forma percutânea foi revolucionária, com grande impacto na qualidade de vida da população geriátrica.

Utilizando técnicas cada vez menos invasivas desde 2002, a TAVI (*Transcatheter Aortic Valve Replacement*) vem expandindo suas indicações e tem revolucionado o tratamento da EAo grave sintomática. Atualmente, a TAVI vem ganhando indicações, inclusive para pacientes de risco cirúrgico alto e intermediário, apesar de ainda esbarrar em questões financeiras. Uma das únicas contraindicações para TAVI é a expectativa de vida inferior a 1 ano. Essas indicações baseadas no risco cirúrgico são pautadas pelos escores cardiológicos como STS e EuroSCORE, mas ainda pouco se aborda sobre outros parâmetros importantes na população idosa, tais como funcionalidade, sarcopenia, cognição, risco de quedas, polifarmácia e muitos outros.

Estudos demonstraram redução de 50% na mortalidade com a TAVI, quando comparada com tratamento medicamentoso nos pacientes graves, inoperáveis, bem como à não inferioridade em relação à cirurgia convencional em pacientes de alto risco cirúrgico.[10] Além dos resultados favoráveis à TAVI, por ser um procedimento minimamente invasivo, também há redução no tempo de permanência hospitalar, fator importante especialmente em tempos de pandemia da COVID 19, recuperação mais rápida dos pacientes, com melhora na qualidade de vida em 2 semanas, quando comparado com cirurgia convencional, que costuma ser de 6 meses, considerando também os menores custos hospitalares.[11]

Quadro 15.1 Representação da população idosa nos estudos.

Prática clínica	Evidência
1. Envelhecimento populacional	1. População subrepresentada e subestudada
2. Carga de mortalidade	2. Estudos recentes: • idosos são excluídos • não refletem a população na prática clínica.
3. Prevalência de fragilidade e comorbilidades	
4. Risco elevado de desfechos adversos	
5. Menor chance para receber medicações baseadas em evidências e angiografia coronária.	3. Estudos contemporâneos: • baixo poder • difícil recrutamento • achados inconsistentes
	4. Avaliação melhor do papel da fragilidade e comorbidades

Fonte: Adaptado de Mills *et al.* (2021).[5]

Entretanto, existem poucos dados na literatura sobre o impacto do comprometimento cognitivo nos desfechos entre pacientes submetidos à TAVI. Um estudo demonstrou que esses pacientes tiveram mais complicações no período intra-hospitalar, tais como maior tempo de permanência, reabilitação mais difícil, maior taxa de *dellirium* e mais episódios de sangramento com necessidade de transfusão sanguínea.[12] Esse estudo ressalta a importância de avaliação criteriosa do estado cognitivo e funcional, antes de qualquer procedimento invasivo, ainda que sejam os mais seguros e com melhores resultados, nos pacientes com idade avançada.

Doenças pulmonares

O pulmão do paciente idoso constitui cenário propício para o desenvolvimento de complicações respiratórias, dadas as alterações fisiológicas que acompanham o envelhecimento, tais como maior rigidez e menor complacência torácica, enfisema pulmonar crônico senil, bronquite crônica, redução da vascularização, aumento da capacidade residual funcional, dentre outras. Concorrem ainda para o surgimento de complicações: o grau de disfunção respiratória, a forma de abordagem, a ressecção cirúrgica e também a dor causada pela ferida operatória.[13]

Complicações pulmonares são encontradas em 25% a 50% após procedimentos cirúrgicos maiores. Algumas medidas importantes para reduzir essas complicações são:

1. **Tratamento da doença pulmonar obstrutiva crônica de modo eficaz:** os pacientes devem ser otimizados tanto quanto possível; operações eletivas devem ser adiadas na presença de infecção respiratória ativa e antibióticos profiláticos devem ser utilizados quando clinicamente apropriados, antes destas intervenções;[14]
2. **Interrupção do tabagismo:** deve ser insistentemente incentivado, advertindo o paciente para os riscos; contudo, há alguma controvérsia com relação ao tempo de abstinência necessário, sendo, geralmente, recomendada pelo menos 8 semanas antes da operação;[15]
3. **Tratamento de quadros asmáticos:** necessitando até do uso de corticosteroides, pois seu uso por períodos curtos não aumenta a incidência de infecções.[16]

Doença renal

A capacidade de excreção de água é dependente de fluxo plasmático renal suficiente e de taxa de filtração glomerular, de alças de Henle e de túbulos distais funcionantes, além da supressão de secreção da vasopressina, ou do hormônio antidiurético (ADH). No indivíduo idoso há diminuição na capacidade de concentrar urina e excretar água, sendo a taxa de filtração glomerular o fator mais importante dessa capacidade dilucional. O ADH, bem como o mecanismo de sede, mantêm a osmolaridade do plasma dentro de estreita faixa de 282 a 298 mOsm/kg. Este rígido controle é essencial para a função celular normal.[17] Os idosos têm déficit intrínseco no mecanismo da sede, resultando em diminuição de oferta de fluidos, a despeito de aumentos na osmolaridade e dos níveis de sódio séricos.

Em indivíduos mais jovens a sede torna-se evidente, quando a osmolaridade plasmática alcança valores maiores que 292 mOsm/kg;[18] entretanto, o idoso requer nível mais alto de osmolaridade, antes do surgimento da sede. Pacientes com acidente vascular cerebral parecem também ter prejuízos na percepção da sede, apesar da depleção de volume e hiperosmolaridade. Prejuízos cognitivos e funcionais também podem dificultar o acesso à água.[19]

A produção de ADH para uma mesma variação da osmolaridade plasmática é maior nos idosos que nos jovens, fato atribuído à maior sensibilidade dos osmorreceptores naqueles pacientes. Estas alterações certamente contribuem para que o idoso tenha maior tendência à hiponatremia.[20]

Outro importante aspecto no equilíbrio hidroeletrolítico é o papel do peptídeo atrial natriurético. Ele é sintetizado e liberado no átrio em resposta à sua dilatação e seus principais efeitos são natriurese, diurese, vasodilatação e redução na pressão sanguínea.[21]

O sistema renina-angiotensina-aldosterona também tem sua atividade diminuída com a idade e há diminuição da reposta tubular à aldosterona. Ela age no túbulo contorcido distal e nos ductos coletores, acentuando a reabsorção de sódio do líquido tubular e aumentando a excreção urinária de potássio e íons de hidrogênio. Sua diminuição pelo peptídeo atrial natriurético explica a excessiva perda de sódio do idoso e a diminuída resposta da aldosterona à hipercalemia.

Diante dessas alterações, observadas no envelhecimento e que fazem parte do balanço hidroeletrolítico do indivíduo, faz-se necessário avaliar os riscos e possíveis causas de desfechos indesejáveis, como uso de medicações diuréticas, hipotensoras e baixa ingesta hídrica, visando com isso, reduzir os desfechos desfavoráveis mais observados no pós-operatório: desidratação, distúrbio hidroeletrolítico, hipotensão e síncope.

Doenças vasculares

No que concerne à predisposição para trombose intravascular entre os idosos, trata-se de um processo multifatorial de variáveis clínicas, sugerindo o envolvimento de fatores sistêmicos isolados ou combinados.[22]

Na fisiopatologia que leva à formação do êmbolo no paciente geriátrico, dois fatores parecem estar diretamente envolvidos: estase venosa e lesões da parede do vaso, que aumentam o risco de eventos trombóticos. Orienta-se que seja evitada a utilização de veias do membro inferior para a instalação de soluções durante o procedimento cirúrgico e há contraindicação por essa via quando houver varizes.[23]

Entre os fatores de risco para tromboembolismo, destacam-se: idade avançada, imobilidade prolongada, insuficiência cardíaca, especialmente, quando associada a outras condições tais como, miocardiopatia dilatada, diminuição da fração de ejeção ventricular, fibrilação atrial, trombofilias adquiridas, destacando-se a síndrome do anticorpo antifosfolipídeo, e trombofilias hereditárias como, por exemplo, a deficiência de proteínas envolvidas no processo de coagulação, a antitrombina III e proteína C. Esses fatores devem ser investigados e avaliados para reduzir o risco de eventos trombóticos, tanto no período intra-hospitalar como em longo prazo.

■ INSTRUMENTOS PARA AMPLA AVALIAÇÃO DO IDOSO

A avaliação do idoso candidato a procedimentos médicos de maior risco ou a condutas invasivas deve incluir diversos parâmetros, conforme apresentado na **Figura 15.2**.[24]

A AGA é uma ferramenta que contempla todos essas variáveis, fornecendo informações que poderão contribuir tanto para a decisão do *heart team*, como na prevenção de possíveis complicações no pós-operatório. Para cada domínio avaliado são utilizadas escalas validadas conforme apresentado na **Tabela 15.1**.

Entretanto, a aplicação da AGA na prática diária levaria em média 45 minutos, tornando-se muitas vezes inviável. Quando não se dispõem de tempo suficiente nem de profissionais disponíveis para uma abordagem mais ampla, recorre-se a um instrumento validado e objetivo que avalia 10 domínios e dispensa o uso de equipamentos acessórios, como a avaliação

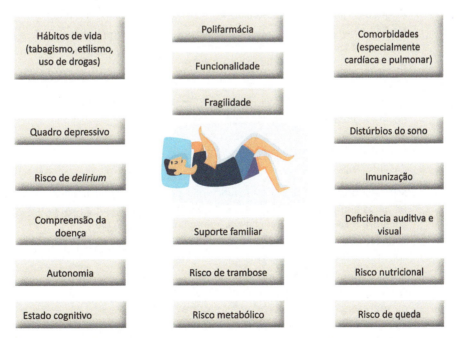

Figura 15.2 Parâmetros para ampla avaliação do idoso.
Fonte: Adaptada de Di Tommaso *et al.* (2016).[24]

geriátrica compacta de 10 minutos (AGC-10).[25] O escore final varia de 0 (nenhuma alteração) a 1 (alteração total) e classifica os indivíduos em baixo (0-0,29), médio (0,3-0,39) e alto (0,40-1) risco para desfechos adversos.[25] A AGC-10 avalia os domínios listados na **Tabela 15.2**.

Tabela 15.1 Avaliação Geriátrica Ampla (AGA).

Domínio	Descrição	Avaliação
Funcionalidade	Capacidade do indivíduo de ser independente em seu próprio cuidado (atividades básicas de vida diária, ABVD), e no seu papel na comunidade (atividades instrumentais de vida diária, AIVD).	Escala de Katz (ABVD) Escala de Lawton (AIVD) Índice de Barthel
Cognição	Capacidade de utilizar as funções cerebrais superiores (executiva, memória, visuoespacial, linguagem, atenção) de forma adequada e autônoma. Os déficits cognitivos e as síndromes demenciais são frequentes em pacientes > 60 anos.	10-*Point Cognitive Screener* (10-CS) Miniexame do Estado Mental (MEEM) *Montreal Cognitive Asessment* (MoCA).
Humor	Os sintomas depressivos ou ansiosos possuem alta prevalência em indivíduos idosos, prejudicando a adesão ao tratamento e o controle de doenças crônicas. Os idosos possuem maior frequência de sintomas somáticos, o que dificulta o diagnóstico.	Escala de Depressão Geriátrica de 15 itens (GDS-15) Questionário sobre Saúde do Paciente (PHQ-9)
Sensorial	Déficits auditivos ou visuais trazem pior qualidade de vida, isolamento social, prejuízo cognitivo e risco de depressão.	Audição: Teste do sussurro Visão: Escala de Snellen.
Mobilidade/quedas	As quedas são importantes causas de morbimortalidade em idosos. Para avaliação do risco de quedas, podem ser utilizados testes que avaliam a mobilidade e auxiliam nessa predição.	Velocidade de marcha Teste cronometrado do levantar e andar *(Timed get-up and go test)* *Short Physical Performance Battery* (SPPB).
Estado nutricional	Os idosos apresentam maior risco nutricional devido à presença de comorbidades, alterações do sistema digestivo, perda funcional, risco de baixo suporte social e declínio cognitivo.	Miniavaliação Nutricional (MAN).
Suporte social	Muitos idosos estão sujeitos à insuficiência de recursos humanos e/ou materiais para o seu cuidado. O baixo suporte social ocasiona pior qualidade de vida, declínio funcional e mau controle de doenças crônicas. É importante a presença do(a) assistente social nessa abordagem, e também a avaliação de sobrecarga/estresse do cuidador e outras alterações de saúde, que frequentemente levam à insuficiência de cuidados	APGAR da Família e dos Amigos Escala de Suporte Social do Medical *Outcomes Study* (MOS). Estresse do cuidador Escala de Zarit

Fonte: Adaptada de Partridge *et al.* (2014).[2]

Tabela 15.2 10-Minute Targeted Geriatric Assessment (10-TaGA).

Domínio	Perguntas		Respostas
Suporte social	Mora com quem?		Sozinho (próxima pergunta) Familiar ou cuidador (0,0) Institucionalizado (0,5)
	Se ficasse de cama, com que frequência contaria com alguém para ajudar?		Sempre ou quase sempre (0,5) Às vezes, raramente ou nunca (1,0)
Uso do sistema de saúde	Nos últimos 6 meses		Nenhum (0,0) Visita ao pronto atendimento (0,5) Internação hospitalar (1,0)
Quedas	No último ano		Sem quedas (0,0) 1 queda (0,5) ≥ 2 quedas (1,0)
Medicações	Número em uso contínuo		< 5 (0,0) 5-9 (0,5) ≥ 10 (1,0)
Funcionalidade	Avaliação baseada no índice KATZ (atividades básicas de vida diária)	Tomar banho Vestir-se Usar vaso sanitário Transferência Continência Alimentação Sim = 0 ; Não = 1	0 ponto (0,0) 1-2 pontos (0,5) ≥ 3 pontos (1,0)
Cognição	Avaliação baseada no 10-*Point Cognitive Screener* (10-CS)	**Orientação:** Dia do mês (1 ponto) Mês (1 ponto) Ano (1 ponto) Máximo = 3 pontos	Pontuação bruta: máximo 10 pontos Pontuação ajustada: + 2 pontos se escolaridade 0 + 1 ponto se escolaridade 1-3 anos
		Aprendizado: CARRO – VASO – TIJOLO Repetir. Até 3 tentativas, se necessário. Não pontua.	≥ 8 pontos (0,0) 7-6 pontos (0,5) 5-0 pontos (1,0)
		Fluência: Animais em 60 seg. 0-5 = 0 pontos 6-8 = 1 ponto 9-11 = 2 pontos 12-14 = 3 pontos ≥ 15 = 4 pontos	
		Evocação: Carro (1 ponto) Vaso (1 ponto) Tijolo (1 ponto) Máximo = 3 pontos	

(Continua)

Tabela 15.2 10-Minute Targeted Geriatric Assessment (10-TaGA).			(*Continuação*)
Domínio	Perguntas		Respostas
Autopercepção	Como você considera sua saúde geral?		Incapaz (próxima pergunta)
			Muito ruim / Ruim (1,0)
			Razoável (0,5)
			Boa / Muito boa (0,0)
Sintomas depressivos	Avaliação baseada na Escala de Depressão Geriátrica de 4 itens (GDS-4)	Você está satisfeito com sua vida? Não = 1 ; Sim = 0	Incapaz (próxima pergunta)
			0-1 ponto (0,0)
			2 pontos (0,5)
		Você abandonou muitas de suas atividades e de seus interesses? Não = 0 ; Sim = 1	3-4 pontos (1,0)
		Você se sente feliz a maior parte do tempo? Não = 1 ; Sim = 0	
		Você prefere ficar em casa ao invés de sair e fazer coisas novas? Não = 0 ; Sim = 1	
Nutrição	Perda de peso ≥ 4,5 kg no último ano? Sim ou Não		Sem perda de peso **e** IMC ≥ 22 (0,0)
			Com perda de peso **ou** IMC < 22 (0,5)
	Peso último ano (kg) Peso atual (kg) Altura (m) IMC (kg/m²) Circunferência de panturrilha (cm)* *Se não for possível utilizar balança, substituir IMC por circunferência de panturrilha (CP). CP < 31 cm considerado alterado.		Com perda de peso **e** IMC < 22 (1,0)
Velocidade de marcha	Caminhar 4,5 metros (2x) e considerar o melhor tempo		≤ 4,4 seg ; > 1 m/s (0,0)
			4,5-7,5 seg; 0,6-1 m/s (0,5)
			≥ 7,6 seg; < 0,6 m/s **ou** incapaz (1,0)

Soma total
Máximo (10,0)

Índice 10-TaGA:
Soma total dividido pelo número de itens avaliados

IMC: índice de massa corpórea.

Fonte: Adaptada de Aliberti *et al.* (2019).[25]

Capacidade funcional e cognição

A funcionalidade e o grau de independência do idoso podem ser avaliadas por meio das escalas de Katz (atividades básicas de vida diária) e de Lawton (atividades instrumentais de vida diária) para prosseguir na avaliação clínica.[26] A avaliação cardíaca inclui a capacidade funcional baseada na tolerância ao exercício.[27] Ela pode ser objetivamente quantificada em equivalentes metabólicos (METs); uma unidade MET representa o consumo de oxigênio de um homem de 70 kg em repouso. Pacientes que não são capazes de realizar atividades maiores que 4 METs estão sob risco aumentado para complicações cardíacas.[10] Spin e colaboradores demonstraram que para cada 1 MET adquirido houve redução de 11% na mortalidade anual.[21] Pacientes com baixa tolerância ao exercício físico requerem maior atenção da equipe multiprofissional, visando a otimização do tratamento e a redução de desfechos desfavoráveis.

O estado cognitivo basal deve ser avaliado antes das intervenções clínicas ou cirúrgicas, utilizando-se ferramentas de rápida e fácil aplicação, tais como a avaliação baseada no 10-Point Cognitive Screener (10-CS) ou o Miniexame do Estado Mental (MEEM). Alguns medicamentos de uso comum entre os idosos apresentam risco aumentado para prejuízo cognitivo, tais como anticolinérgicos, antidepressivos, sedativos, benzodiazepínicos e antiparkinsonianos, enquanto outros, são considerados não essenciais e devem ser retirados antes do procedimento. Com esses cuidados preventivos, reduzem-se os riscos, tanto de disfunção cognitiva pós-operatória (POCD) como de *dellirium*, que podem levar a complicações sérias, chegando até a desfechos fatais.[26]

O *dellirium* pós-operatório (DPO) é uma condição neuroinflamatória caracterizada por instabilidade no nível de consciência e desatenção, que pode se instalar até 30 dias após o procedimento cirúrgico. As cirurgias mais associadas ao DPO são as vasculares, as ortopédicas e as cardíacas, atingindo até 50% dos pacientes.[28] Vários fatores estão relacionados com o aparecimento do DPO, dentre eles o declínio cognitivo e funcional, a imobilidade, as alterações da audição e da visão e condições clínicas associadas tais como, anemia, desidratação, infecção, alteração eletrolítica, polifarmácia, fármacos de risco e dor no pós-operatório. Metanálise com estudos bem selecionados demonstraram que o DPO está relacionado com aumento na incidência de demência em idosos, associado a piores desfechos, independente de idade, sexo, carga ou gravidade das comorbidades e da presença de demência de base.[29]

Fragilidade e sarcopenia

Fragilidade é uma síndrome caracterizada por declínio fisiológico com marcada vulnerabilidade para desfechos adversos e aumento na mortalidade. A síndrome da fragilidade foi identificada de acordo com os cinco critérios propostos por Fried et al:[30]

1. Perda de peso não intencional;
2. Exaustão avaliada por autorrelato de fadiga;
3. Diminuição da força de preensão manual;
4. Baixo nível de atividade física;
5. Diminuição da velocidade de caminhada.

A presença de três critérios classifica o idoso como frágil; a presença de um ou dois, como pré-frágil e a ausência de critérios, como não frágil. Idosos frágeis geralmente apresentam diversos sintomas, incluindo fraqueza e fadiga, polifarmácia e baixa tolerância a intervenções clínicas e cirúrgicas.

Segundo a teoria proposta por Fried e colaboradores,[30] a síndrome seria embasada na redução da atividade de eixos hormonais anabólicos, na instalação da sarcopenia e na presença de um estado inflamatório crônico subliminar **(Figura 15.3)**. Essas três alterações quando intensas o suficiente interagiriam de maneira deletéria (p. ex., a inflamação e as alterações hormonais induzindo a sarcopenia; esta, por sua vez, diminuindo a atividade física e promovendo mais inflamação e alterações hormonais), precipitando a ocorrência de um ciclo autossustentado de redução de energia, perda de peso, inatividade, baixa ingestão alimentar e sarcopenia. Diversos fatores, como doenças agudas e crônicas, alterações próprias do envelhecimento, efeito de medicamentos, quedas e outras condições mórbidas, contribuem para que uma pessoa idosa entre no ciclo de fragilidade.[30]

Estudos revelam que a presença de fragilidade pode aumentar três a cinco vezes a mortalidade quando comparado com indivíduos não frágeis. Extensa revisão de 15 estudos com aproximadamente 45 mil participantes encontrou grande variedade na prevalência da síndrome de fragilidade de acordo com as ferramentas empregadas. A prevalência foi maior quando foram considerados os critérios psicossociais, além dos critérios clínicos. No estudo que comparou oito escalas de fragilidade numa população entre 50 e 104 anos de idade, a prevalência variou entre 6% e 44%.[31]

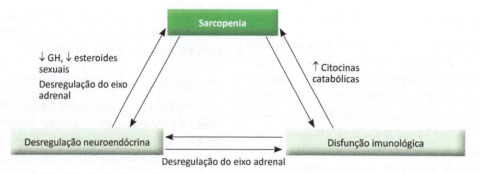

Figura 15.3 Fatores predisponentes da síndrome da fragilidade do idoso.
GH: hormônio de crescimento.
Fonte: Adaptada de Fried et al., (2001).[30]

A despeito da alta prevalência da síndrome de fragilidade, especialmente, acima dos 60 anos, ainda não existe um método padrão-ouro para rastreá-la na população. Diversas ferramentas sugiram ao longo dos anos nos estudos de fragilidade; entretanto, a escala FRAIL tem sido amplamente empregada pela sua praticidade e por apresentar boa correlação com o *Cardiovascular Health Study* (CHS),[32] que avalia sintoma de fadiga, resistência, capacidade de deambulação, doenças associadas e perda de peso involuntária maior que 5% no último ano **(Quadro 15.2)**.[33]

Portanto, o componente fisiológico chave da fragilidade é a sarcopenia ou a perda de força e de massa muscular, relacionada com as mudanças hormonais e aumento das citocinas inflamatórias, consequências do próprio envelhecimento.[34,35]

A sarcopenia foi definida como uma doença muscular caracterizada, principalmente, pela redução da força muscular associada à redução da qualidade e da quantidade da massa muscular, segundo a última revisão do EWGSOP2 *(European Working Group on Sarcopenia in Older People 2)* **(Quadro 15.3)**.[36]

Quadro 15.2 Escala Frail.

Critério FRAIL		Sim	Não
Fadiga	Você se sente cansado?		
Resistência	Você sente dificuldade para subir um lance de escada?		
Aeróbico	Você sente dificuldade para andar um quarteirão?		
Ilness (Doenças)	Você tem 5 ou mais doenças?		
Loss of weight (Perda de peso)	Perdeu mais de 5% do seu peso nos últimos 6 meses?		

*Pontuação/Interpretação: ≥ 3 = frágil; 1 ou 2 = pré-frágil; 0 = robusto.
Fonte: Adaptado de Buta et al. (2016).[33]

Quadro 15.3 Novos pontos de corte para determinar sarcopenia.

Teste	Pontos de corte (homens)	Pontos de corte (mulheres)
Handgrip	< 27 kg	< 16 kg
Levantar da cadeira	> 15 segundos para 5 subidas	
Massa muscular esquelética apendicular	< 20 kg	< 15 kg
Massa muscular esquelética apendicular/altura^2	< 7,0 kg/m^2	6,0 kg/m^2
Teste de caminhada	≤ 0,8 m/s	
Short physical performance battery (SPPB)	Pontuação ≤ 8	
Teste *Timed Up and Go* (TUG)	≥ 20 s	
Teste caminhada de 400 m	Não concluído ou ≥ 6 min para conclusão	

Handgrip: dinamômetro, TUG: teste de tempo de levantar-se e ir, SPPB: bateria curta de performance física.
Fonte: Adaptado de EWGSOP2, 2020.[36]

Estudo identificou sarcopenia em 53% a 57% de homens e em 43% a 60% de mulheres com mais de 80 anos,[37] podendo acometer tanto idosos com peso normal como também os obesos (obesidade sarcopênica). A sarcopenia está associada ao maior risco de comprometimento funcional, de quedas e de mortalidade.[38] Assim, os idosos candidatos, tanto a procedimentos cirúrgicos como a tratamentos clínicos, tais como emprego de anticoagulantes orais, devem ser previamente submetidos a testes de rastreio.

O *EWGSOP2* recomenda o uso do questionário SARC-F como forma de rastrear pacientes com sinais característicos de sarcopenia, que embora tendo baixa a moderada sensibilidade apresenta especificidade elevada para avaliar a força muscular (Quadro 15.4).[39] Esse instrumento de rastreio foi modificado após estudo brasileiro que acrescentou a circunferência da panturrilha (CC) e melhorou significativamente o desempenho de rastreio da síndrome: SARC-F+CC.[40]

Depressão

A depressão acomete 45% dos pacientes com DAC, levando a efeitos negativos sobre a saúde física e mental dos pacientes,[41] comprometimento da qualidade de vida, piores desfechos após eventos coronarianos agudos e cirurgias cardíacas, incluindo as cirurgias valvares aórticas, que não raramente, coexistem no mesmo paciente.[42] O estudo *Frailty Aortic Valve Replacement* (FRAILTY-AVR) demonstrou que a depressão é altamente prevalente nos pacientes submetidos à cirurgia convencional de troca valvar aórtica com o TAVI, podendo estar relacionada com risco elevado de mortalidade por todas as causas.[43] Esses dados ressaltam a importância do rastreio de sintomas depressivos na avaliação pré-operatória e no seguimento pós-operatório, por meio de ferramentas como a Escala de Depressão Geriátrica de 15 itens (GDS-15) ou a forma simplificada, Escala de Depressão Geriátrica de 4 itens (GDS-4).

Estado nutricional

A determinação do estado nutricional do idoso deve considerar uma série de fatores complexos que vão desde o isolamento social, a participação familiar, a solidão, as doenças crônicas, até as incapacidades e alterações fisiológicas que acompanham o processo do envelhecimento. Essas alterações incluem a redução progressiva da massa magra corporal e do tecido gorduroso, a atrofia de vários órgãos (rins, fígado, pulmões) e a perda importante da musculatura esquelética.[44]

A avaliação nutricional visa detectar o risco de desnutrição, especialmente importante, no cenário perioperatório do idoso. A hospitalização pode oferecer risco associado à desnutrição em torno de 53% dos idosos. Esse fato pode cursar com aumento na

Quadro 15.4 SARC-F modificado.

Componente	Pergunta	Pontuação
Força	O quanto de dificuldade você tem para levantar-se e carregar 5 kg?	Nenhuma = 0 Alguma = 1 Muita, ou não consegue = 2
Ajuda para caminhar	O quanto de dificuldade você tem para atravessar um cômodo?	Nenhuma = 0 Alguma = 1 Muita, usa apoios, ou incapaz = 2
Levantar-se da cadeira	O quanto de dificuldade você tem para levantar de uma cama ou cadeira?	Nenhuma = 0 Alguma = 1 Muita, ou não consege sem ajuda = 2
Subir escadas	O quanto de dificuldade você tem para subir um lance de escadas de 10 degraus?	Nenhuma = 0 Alguma = 1 Muita, ou não consegue = 2
Quedas	Quantas vezes você caiu no último ano?	

( ) 0-5 pontos, sem sinais sugestivos de sarcopenia.
( ) 6-10 pontos, sugestivo de sarcopenia.

Fonte: Adaptado de Barbosa-Silva, et al. (2015).40

mortalidade, no tempo de internação, no risco de infecções e no comprometimento da funcionalidade.[45]

Dentre outras variáveis de avaliação do risco nutricional, alguns autores consideram a evolução ponderal a mais importante, de forma que ela está presente em todas as escalas de fragilidade.[46]

Por outro lado, sobrepeso e obesidade são fatores importantes relacionados à morbimortalidade e a uma sequência de complicações graves pós-operatórias. A aplicação do MAN (miniavaliação do estado nutricional) é uma ferramenta validada, de fácil aplicação e está incluída na AGA.[47] Os exames bioquímicos mais utilizados para a avaliação do estado nutricional do idoso são: dosagem sérica de albumina, transferrina, hematócrito, hemoglobina, contagem total de linfócitos, colesterol total e frações.[48]

Os principais indicadores de desnutrição são: albumina sérica < 3,5 mg/dL, perda de peso involuntária ≥ 10% nos últimos 6 meses e índice de massa corpórea (IMC) ≤ 18,5 kg/m². Uma vez detectado o risco nutricional, o paciente deverá ser encaminhado para cuidados especializados, com o objetivo de reduzir mortalidade e complicações pós-operatórias.[49]

CONCLUSÃO

A avaliação ampla do idoso é ferramenta indispensável nas decisões do *heart team* por fornecer informações adicionais relevantes a respeito do paciente que poderão contribuir para a melhor decisão terapêutica e para a prevenção de complicações em decorrência do tratamento com chance de melhores resultados.

REFERÊNCIAS BIBLIOGRÁFICAS

1. US Census Bureau. The older population in the United States: 2019: detailed tables, population 55 years and over by sex and age: Table 1: population by age and sex: 2019. Accessed December 8, 2021. http://census.gov/data/tables/2019/demo/ageand-sex/2019-older-population.html.
2. Partridge JSL, Harari D, Martin FC, Dhesi JK. The impact of preoperative comprehensive geriatric assessment on postoperative outcomes in older patients undergoing scheduled surgery: a systematic review. 2014; 69 (supl 1):8-16.
3. Collas VM, Van De Heyning CM, Paelinck BP, et al. Validation of transcatheter aortic valve implantation risk scores in relation to early and mid-term survival: a single-centre study. Interact Cardiovasc Thorac Surg 2016; 22(3):273-279.
4. Damluji AA, Chung SE, Xue QL, et al. Frailty and cardiovascular outcomes in the National Health and Aging Trends Study. Eur Heart J. 2021; 42(37):3856-3865.
5. Mills GB, Ratcovich H, Adams-Hall J, Beska B, Kirkup E, Raharjo DE, et al. Is the contemporary care of the older persons with acute coronary syndrome evidence-based? Eur Heart J Open. 2021; 2(1):oeab044.
6. Ali N, Faour A, Rawlins J, Dawkins S, Appleby CE, MacCarthy P, et al. 'Valve for Life': tackling the deficit in transcatheter treatment of heart valve disease in the UK. Open Heart. 2021; 8(1):e001547.
7. Cancer research UK. Available: https://www.cancerresearchuk.org/ health-professional/cancer-statistics-for-the-uk [Accessed 5 Jul 2020].
8. Généreux P, Stone GW, O'Gara PT, et al. Natural history, diagnostic, approaches, and therapeutic strategies for patients with asymptomatic severe aortic stenosis. J Am Coll Cardiol. 2016; 67(19):2263-2288.
9. Iung B, Cachier A, Baron G, Messika-Zeitoun D, Delahaye F, Tornos P, et al. Decision-making in elderly patients with severe aortic stenosis: why are so many denied surgery? Eur Heart J. 2005; 26(24):2714-2720.
10. Smith CR, Leon MB, Mack MJ, Miller DC, Moses JW, PARTNER Trial Investigators, et al. Transcatheter versus surgical aortic-valve replacement in high-risk patients. N Engl J Med. 2011; 364(23):2187-2198.
11. Toff WD. The United Kingdom transcatheter valve implantation (UK TAVI) trial. Presented on: March 29, 2020, American College of Cardiology (ACC); 2020.
12. Jain V, Kalra A, Panhwar MS, Bansal A, Nowacki A, Bhatia K, et al. Outcomes of transcatheter aortic valve replacement in patients with cognitive dysfunction. J Am Geriatr Soc. 2021; 69(5):1363-1369.
13. Freitas EV, Py E. Tratado de Geriatria e Gerontologia. 6ª ed. Rio de Janeiro: Guanabara-Koogan, 2022.
14. Willians SL, Jones PB, Pofahl WE. Preoperative management of older patient- A surgeon's perspective: Part II. Clinical Geriatrics 2006;14:7.
15. Warner MA, Offord KP, Warner ME, Lennon RL, Conover MA, Jansson-Schumacher U. Role of preoperative cessation of smoking and other factors in postoperative pulmonary complications: a blinded prospective study of coronary artery bypass patients. Mayo Clin Proc. 1989; 64(6):609-616.
16. Kabalin CS, Yarnold PR, Grammer LC. Low complication rate of corticosteroid-treated asthmatics undergoing surgical procedures. Arch Intern Med. 1995; 155(13):1379-1384.
17. McKenna K, Thompson C. Osmoregulation in clinical disorders of thirst appreciation. Clin Endocrinol (Oxf). 1998; 49(2):139-152.
18. Miller M. Fluid and electrolyte homeostasis in the elderly: physiological changes of ageing and clinical consequences. Baillieres Clin Endocrinol Metab. 1997; 11(2):367-387.
19. Snyder NA, Feigal DW, Arieff AI. Hypernatremia in elderly patients. A heterogeneous, morbid, and iatrogenic entity. Ann Intern Med. 1987; 107(3):309-319.
20. Miller PD, Krebs RA, Neal BJ, McIntyre DO. Hypodipsia in geriatric patients. Am J Med. 1982; 73(3):354-356.

21. Spin JM, Prakash M, Froelicher VF, Partington S, Marcus R, Do D, et al. The prognostic value of exercise testing in elderly men. Am J Med. 2002; 112(6):453-459.
22. Rocha JC, Rocha AT. Abordagem pré-operatória do paciente hipertenso: riscos orientações. Rev Soc Cardiol Estado de São Paulo. 2000; 10(3):311-316.
23. Nicoletti RL. Anestesia no paciente geriátrico. Rev Bras Anest. 1981; 31(2): 147-155.
24. Di Tommaso ABG, et al. Geriatria: guia prático. Rio de Janeiro: Guanabara Koogan, 2016. p. 105-114.
25. Aliberti MJR, Covinsky KE, Apolinario D, Lee SJ, Fortes-Filho SQ, Melo JA, et al. A 10-min Targeted Geriatric Assessment Predicts Mortality in Fast-Paced Acute Care Settings: A Prospective Cohort Study. J Nutr Heal Aging. 2019;23(3):286-290.
26. Duarte YA, de Andrade CL, Lebrão ML. O Index de Katz na avaliação da funcionalidade dos idosos [Katz Index on elderly functionality evaluation]. Rev Esc Enferm USP. 2007;41(2):317-25.
27. Eagle KA, Brundage BH, Chaitman BR, Ewy GA, Fleisher LA, Hertzer NR, et al. Guidelines for perioperative cardiovascular evaluation for noncardiac surgery. Report of the American College of Cardiology/American Heart Association Task Force on Practice Guidelines. Committee on Perioperative Cardiovascular Evaluation for Noncardiac Surgery. Circulation. 1996; 93(6):1278-1317.
28. Inouye SK, Westendorp RG, Saczynski JS. Delirium in elderly people. Lancet. 2014; 383(9920):911-922.
29. Witlox J, Eurelings LS, de Jonghe JF, Kalisvaart KJ, Eikelenboom P, van Gool WA. Delirium in elderly patients and the risk of postdischarge mortality, institutionalization, and dementia: a meta-analysis. JAMA. 2010; 304(4):443-451.
30. Fried LP, Tangen CM, Walston J, Newman AB, Hirsch C, Cardiovascular Health Study Collaborative Research Group, et al. Frailty in older adults: evidence for a phenotype. J Gerontol A Biol Sci Med Sci. 2001; 56(3):M146-M156.
31. Theou O, Brothers TD, Mitnitski A, Rockwood K. Operationalization of frailty using eight commonly used scales and comparison of their ability to predict all-cause mortality. J Am Geriatr Soc. 2013; 61(9):1537-1551.
32. Kulminski AM, Ukraintseva SV, Kulminskaya IV, Arbeev KG, Land K, Yashin AI. Cumulative deficits better characterize susceptibility to death in elderly people than phenotypic frailty: lessons from the Cardiovascular Health Study. J Am Geriatr Soc. 2008; 56(5):898-903.
33. Buta BJ, Walston JD, Godino JG, Park M, Kalyani RR, Xue QL, et al. Frailty assessment instruments: Systematic characterization of the uses and contexts of highly-cited instruments. Ageing Res Rev. 2016; 26:53-61.
34. Leng SX, Cappola AR, Andersen RE, Blackman MR, Koenig K, Blair M, et al. Serum levels of insulin-like growth factor-I (IGF-I) and dehydroepiandrosterone sulfate (DHEA-S), and their relationships with serum interleukin-6, in the geriatric syndrome of frailty. Aging Clin Exp Res. 2004; 16(2):153-157.
35. Schaap LA, Pluijm SM, Deeg DJ, Harris TB, Kritchevsky SB, Newman AB, Health ABC Study, et al. Higher inflammatory marker levels in older persons: associations with 5-year change in muscle mass and muscle strength. J Gerontol A Biol Sci Med Sci. 2009; 64(11):1183-1189.
36. Schaap LA, Pluijm SM, Deeg DJ, Harris TB, Kritchevsky SB, Health ABC Study, et al. Higher inflammatory marker levels in older persons: associations with 5-year change in muscle mass and muscle strength. J Gerontol A Biol Sci Med Sci. 2009; 64(11):1183-1189.
37. Lindle RS, Metter EJ, Lynch NA, Fleg JL, Fozard JL, Tobin J, et al. Age and gender comparisons of muscle strength in 654 women and men aged 20-93 yr. J Appl Physiol (1985). 1997; 83(5):1581-1587.
38. Janssen I. Influence of sarcopenia on the development of physical disability: the Cardiovascular Health Study. J Am Geriatr Soc. 2006; 54(1):56-62.
39. Rom O, Kaisari S, Aizenbud D, Reznick AZ. Lifestyle and sarcopenia-etiology, prevention, and treatment. Rambam Maimonides Med J. 2012; 3(4):e0024.
40. Barbosa-Silva TG, Bielemann RM, Gonzalez MC, Menezes AM. Prevalence of sarcopenia among community-dwelling elderly of a medium-sized South American city: results of the COMO VAI? study. J Cachexia Sarcopenia Muscle. 2016; 7(2):136-143.
41. Go AS, Mozaffarian D, Roger VL, Benjamin EJ, Berry JD, Turner MB, et al. American Heart Association Statistics Committee and Stroke Statistics Subcommittee. Heart disease and stroke statistics--2014 update: a report from the American Heart Association. Circulation. 2014; 129(3):e28-e292.
42. Mazzone A, Venneri L, Berti S. Aortic valve stenosis and coronary artery disease: pathophysiological and clinical links. J Cardiovasc Med (Hagerstown). 2007; 8(12):983-989.
43. Drudi LM, Ades M, Turkdogan S, Huynh C, Lauck S, Webb JG, et al. Association of Depression With Mortality in Older Adults Undergoing Transcatheter or Surgical Aortic Valve Replacement. JAMA Cardiol. 2018; 3(3):191-197.
44. Najas MS, Nebuloni CC. Avaliação Nutricional In: Ramos LR, Toniolo Neto J. Geriatria e Gerontologia. Barueri: Manole, 2005. p 299.
45. Waitzberg DL, Caiaffa WT, Correia MI. Hospital malnutrition: the Brazilian national survey (IBRANUTRI): a study of 4000 patients. Nutrition. 2001; 17(7-8):573-580.
46. Chumlea WC. Anthropometric assessment of nutritional status in the elderly. In: Himes JH ed. Anthropometric assessment of nutritional status. New York: Wiley – Liss, 1991. p. 399-418.
47. GuiozY, Lauque S, Vellas BJ. Identifying the elderly at risk for malnutrition. The Mini Nutritional Assessment. Clin Geriatr Med. 2002; 18(4):737-757.
48. Sullivan DH, Sun S, Walls RC. Protein-energy undernutrition among elderly hospitalized patients: a prospective study. JAMA. 1999; 281(21):2013-2019.
49. Sitta MC, Machado AN, Apolinario D, Leme LEG. Avaliação perioperatória do idoso. Geriatria & Gerontologia. 2008; 2(2):86-94.

16

Áurea J. Chaves ▶ Fausto Feres

Intervenções Coronárias Percutâneas na Doença Arterial Coronariana Estável

INTRODUÇÃO

A doença arterial coronária (DAC) estável manifesta-se frequentemente como angina e/ou dispneia ao esforço, mas também como isquemia silenciosa detectada por testes funcionais, e envolve riscos variáveis de infarto agudo do miocárdio (IAM) ou óbito, de acordo com os diferentes cenários clínicos e anatômico-funcionais. Evidências recentes mostram que em pacientes com DAC estável a intervenção coronária percutânea (ICP) não reduz a mortalidade quando comparada ao tratamento farmacológico ótimo. A ICP parece reduzir o IAM espontâneo, mas à custa de estar associada ao IAM relacionado ao procedimento. Assim, o propósito principal da ICP é aliviar a angina e melhorar a qualidade de vida. No entanto, clínicos e intervencionistas frequentemente optam pela indicação de ICP, antes de tentar controlar os sintomas com a terapêutica farmacológica recomendada pelas diretrizes.[1]

Historicamente, existe uma escassez de estudos clínicos que investiga os resultados da revascularização miocárdica exclusivamente na população de idosos. Dessa maneira, decisões clínicas são frequentemente extrapoladas de estudos em populações mais jovens. A ICP é componente integral da estratégia de manejo para melhorar a evolução clínica de pacientes com DAC estável e deve ser indicada após a otimização da terapêutica farmacológica.

A decisão de revascularizar deve estar baseada nos sintomas, na complexidade anatômica, nas comorbidades, na fragilidade e na expectativa de vida. Para maximizar os benefícios da ICP nos idosos, os clínicos devem ter uma conversa clara com os pacientes a respeito das metas do tratamento. Uma vez que se decide pelo procedimento, os cardiologistas devem individualizar o tratamento, levando em consideração estratégias para reduzir os riscos de sangramento, as complicações da via de acesso e a piora da função renal.

Esse capítulo revisará as características da DAC no idoso, as indicações para o tratamento percutâneo na DAC estável, discutirá aspectos relacionados à ICP, entre eles, a identificação de pacientes propensos a desenvolver lesão renal aguda associada ao uso de contraste, qual o acesso vascular preferencial, qual os tipos de *stents* e as estratégias de utilização da terapia antiplaquetária dupla para otimizar os benefícios e minimizar os riscos do procedimento.

CARACTERÍSTICAS DA DAC ESTÁVEL NO IDOSO

A idade é fator de risco independente para o desenvolvimento de DAC. A American Heart Association (AHA) publicou em 2021 dados que estimam que 22,2% dos indivíduos do sexo masculino e 13,4% do sexo feminino entre 60 e 79 anos têm DAC, com a prevalência aumentando para 33,9% e 21,6% respectivamente, na faixa etária ≥ 80 anos. Na mesma publicação, a prevalência da angina de peito foi estimada em 9,6% e 7,2% para homens e mulheres entre 60 e 79 anos, aumentando para 11,1% e 11,3%, respectivamente, para aqueles ≥ 80 anos.[2]

Somente uma minoria dos idosos descreve angina típica, predominando as queixas de fadiga ou dispneia de esforço (equivalente isquêmico), sintomas pós-prandiais ou após estresse emocional. A isquemia silenciosa é também comum. Do ponto de vista angiográfico, a aterosclerose coronária é mais grave, difusa e calcificada nos idosos, com maior ocorrência de lesões em tronco de coronária esquerda, doença multiarterial ou disfunção ventricular esquerda.[3]

A decisão de revascularização deve levar em consideração fatores como a apresentação clínica, a anatomia coronária e as comorbidades, como também a qualidade de vida, a fragilidade, a habilidade para aderir ao tratamento prescrito, além da preferência do paciente.

ESTRATIFICAÇÃO DE RISCO

Em pacientes na qual a revascularização é fútil por conta das comorbidades e qualidade de vida, o diagnóstico de DAC pode ser realizado clinicamente e tratado de acordo. Nos demais, testes funcionais não invasivos são recomendados para fazer o diagnóstico e avaliar o risco.

O desempenho dos métodos disponíveis para a avaliação da DAC, como nos indivíduos mais jovens, é baseado na probabilidade pré-teste de doença isquêmica coronária, na qual pacientes com probabilidade intermediária são os que mais se beneficiam da avaliação clínica de risco. Modelos clínicos que incorporam informações da presença de fatores de risco para aterosclerose, eletrocardiograma com alterações em repouso (presença de ondas Q, alterações do segmento ST ou da onda T) ou calcificação coronária melhoraram a identificação de DAC obstrutiva em comparação com aquela baseada apenas na idade, no sexo e nos sintomas.[4]

Testes de tolerância ao esforço são menos aplicáveis nos idosos, devido à menor capacidade funcional, acometimentos osteomusculares que impeçam o esforço, bem como a presença de alterações pré-existentes do eletrocardiograma. A cintilografia ou o ecocardiograma associados ao estresse aumentam a sensibilidade e a especificidade para o diagnóstico de isquemia. Para os pacientes incapazes de realizar esforço, as provas farmacológicas são a opção para estratificar o risco.[4]

A angiotomografia coronária é menos acurada para avaliar a gravidade das lesões em pacientes mais idosos, devido à alta prevalência de calcificação coronária, que é fraca indicadora de DAC obstrutiva. Lesões entre 50% e 90% detectadas visualmente, podem não ser funcionalmente significantes. Dessa forma, testes funcionais não invasivos são recomendados para avaliação adicional dessas lesões detectadas à angiotomografia. Por outro lado, a presença ou a ausência de DAC não obstrutiva, fornece informação prognóstica e ajuda a definir a terapia profilática secundária.[4]

FARMACOTERAPIA ADJUNTA

O manejo da doença coronariana em idosos é frequentemente mais difícil em virtude das doenças crônico-degenerativas associadas e da dinâmica intrínseca ao envelhecimento. As demências, os déficits visuais e auditivos, as doenças osteoarticulares são causas de incapacidades adicionais e devem ser considerados na prescrição racional de medicamentos adequados estritamente às necessidades clínicas.

Embora os idosos sejam, em geral, grandes consumidores de fármacos, há evidências para mostrar que há sub-prescrição de terapias médicas recomendadas pelas diretrizes e pode haver uso de outras inapropriadas (polivitamínicos, uso prolongado de antiinflamatórios, uso indiscriminado de inibidores de bomba de prótons etc.).[4]

Ajustes para a posologia, escalonamento ou descalonamento, são necessários para a adequação dos fármacos às alterações fisiológicas decorrentes da senescência, como o aumento do tecido adiposo, a perda de massa muscular e de água corporal, as alterações da função renal e hepática, que afetam a farmacodinâmica desses medicamentos.[4]

INDICAÇÕES DE REVASCULARIZAÇÃO NA DAC ESTÁVEL

Apesar dos resultados negativos do estudo *COURAGE* em 2007, a indicação da ICP em pacientes com angina estável permaneceu controversa. Os críticos do COURAGE afirmaram que os pacientes com maior carga isquêmica tiveram menor participação no estudo. Isso levou a uma série de outros estudos, incluindo o mais recente ISCHEMIA, para avaliar se pacientes de alto risco poderiam se beneficiar da ICP.

O estudo ISCHEMIA[5] avaliou se pacientes com isquemia mais grave poderiam se beneficiar de estratégia invasiva inicial, com angiografia e revascularização quando factível, associada ao tratamento farmacológico, em comparação a estratégia conservadora inicial, com tratamento farmacológico isolado. Os investigadores incluíram 5.179 pacientes com isquemia moderada ou grave em exames de imagem, ou isquemia grave em testes de esforço sem exames de imagem. A angiotomografia coronariana foi utilizada para descartar pacientes com lesão de tronco da coronária esquerda > 50%, um subgrupo que demonstrou benefício com a revascularização cirúrgica do miocárdio. Embora o desfecho primário original tenha sido morte cardiovascular ou IAM, o protocolo recebeu autorização prévia ao início do estudo para modificar esse desfecho e incluir, adicionalmente, hospitalização por angina instável, insuficiência cardíaca ou parada cardíaca ressuscitada, para preservar o poder estatístico. A inclusão de pacientes mais lenta do que o previsto e taxas de eventos clínicos menores que os esperados desencadearam esse plano de contingência.

A média de idade dos pacientes foi de 64 anos (intervalo interquartil de 58 a 70 anos), 41,8% eram diabéticos e 90% relatavam angina. No início do estudo cerca de 80% dos pacientes do grupo conservador estavam em uso de betabloqueadores, 33% estavam em uso de bloqueadores dos canais de cálcio e 30% em uso de outros anti-isquêmicos, incluindo nitratos de ação prolongada, 66% estavam em uso de inibidores da enzima conversora da angiotensina ou bloqueadores dos receptores da angiotensina, 95% em uso de estatinas e 100% em uso de antiplaquetários ou anticoagulantes. Entre os pacientes no grupo invasivo inicial, 96% foram submetidos à angiografia coronária e 79% foram submetidos à revascularização (ICP 74%, cirurgia de revascularização miocárdica [CRM] 26%); no grupo conservador inicial, 26% foram submetidos à angiografia coronária e 21% foram submetidos a revascularização. No final do período de estudo, não houve diferença estatisticamente significativa para o desfecho primário entre os grupos de estratégia invasiva ou conservadora. O desfecho primário de morte cardiovascular, IAM, parada cardíaca ressuscitada, hospitalização por angina instável ou insuficiência cardíaca em 3,3 anos ocorreu em 13,3% do grupo invasivo inicial em comparação com 15,5% do grupo conservador (p = 0,34). Também não houve benefício da estratégia invasiva em relação aos desfechos secundários de mortalidade por todas as causas e mortalidade cardiovascular ou IAM.

A estratégia invasiva inicial foi associada ao aumento de IAM periprocedimento aos seis meses e a redução do IAM espontâneo aos quatro anos. Ao contrário dos IAM relacionados ao procedimento, que não mostraram associação com aumento da mortalidade, os IAM espontâneos foram associados a aumento nos óbitos por todas as causas ou cardiovasculares.

Apesar do maior risco de morte ou IAM comparados aos não diabéticos, não houve diferença na morte ou IAM entre as duas estratégias para pacientes com diabetes. Isso foi observado também para características clínicas (sexo feminino ou uso de insulina) ou anatômicas (gravidade da doença arterial coronariana ou função ventricular esquerda) entre os diabéticos.[6]

Houve uma melhora dos sintomas em três meses, especialmente entre aqueles com angina diária ou semanal, que persistiu até 12 e 36 meses. A revascularização completa foi associada à melhora na qualidade de vida comparada à revascularização incompleta, especialmente entre os participantes com angina diária ou semanal.

Importante lembrar que resultados do ISCHEMIA não se aplicam a pacientes com síndrome coronariana aguda < 2 meses, a pacientes muito sintomáticos, à lesão de tronco esquerdo, àqueles com fração de ejeção do ventrículo esquerdo < 35% ou taxa de filtração glomerular estimada < 30 mL/min/1,73m².

ICP NO IDOSO COM ANGINA CRÔNICA REFRATÁRIA

O estudo TIME (Trial of Invasive versus Medical Therapy in Elderly Patients), foi um estudo menor (n = 305) e mais antigo, que avaliou especificamente idosos > 75 anos, portadores de angina grau II em uso de pelo menos dois fármacos anti-isquêmicos, os resultados da terapêutica invasiva versus a terapêutica farmacológica otimizada. Avaliou como desfecho primário a qualidade de vida aos seis meses, analisada por questionário. Pacientes tinham em média 80±4 anos, quase metade era do sexo feminino, 22% eram diabéticos. No grupo invasivo, 52% foram tratados com ICP com *stents* não farmacológicos e 20% com CRM. Observou-se diminuição da intensidade da angina e melhora de todos os índices de qualidade de vida em ambos os grupos, mas foram significantemente maiores no grupo invasivo. A sobrevivência em longo prazo (4,1 anos) foi semelhante em ambos os grupos. Os benefícios de ambos os tratamentos no alívio da angina e melhora na qualidade de vida foram mantidos, mas os eventos não fatais ocorreram com mais frequência em pacientes randomizados para o tratamento farmacológico, à custa de rehospitalizações para novas revascularizações não planejadas.[7]

A interpretação geral das evidências até esse momento mostra não haver benefícios de uma estratégia invasiva inicial na redução de eventos cardiovasculares adversos maiores, mas uma melhora adicional da qualidade de vida. Dessa maneira, essa estratégia deve ser cuidadosamente considerada no contexto do grau de angina e da terapia farmacológica prescrita, e o cenário onde a revascularização possa ser realizada com baixa probabilidade de complicações relacionadas ao procedimento.

ASPECTOS DA ICP NO IDOSO

Alguns aspectos do procedimento podem ser ajustados de acordo com o perfil do paciente para otimizar os resultados e minimizar os riscos. Entre eles, a identificação de pacientes com predisposição para desenvolver lesão renal aguda associada ao contraste iodado (LRA-AC) e a tomada de medidas preventivas para mitigar esse evento, a escolha da via de acesso, a seleção de *stents* e estratégias que envolvem o esquema antiplaquetário duplo (DAPT) associado à ICP, para aumentar a segurança e eficácia do procedimento nos idosos, muitos classificados como de alto risco de sangramento.

LESÃO RENAL AGUDA ASSOCIADA AO CONTRASTE

A LRA-AC e eventos adversos associados, como a hospitalização prolongada, a necessidade de terapia de substituição renal e o óbito, são limitações a serem consideradas para a realização de procedimentos angiográficos, especialmente em pacientes com maior risco para desenvolver esses eventos. Pelos critérios do Acute Kidney Injury Network, LRA-AC é diagnosticada quando há aumento da creatinina sérica basal ≥ 50% ou aumento absoluto ≥ 0,3 mg/dL, dentro de 48 horas após o procedimento.

O risco da LRA-AC varia com a idade, com comorbidades e com o tipo de procedimento (urgente ou eletivo, arterial *versus* venoso). Vários escores para predizer a LRA-AC foram propostos, baseados em características relacionadas ao paciente e ao procedimento, mas o único fator de risco consistente é a insuficiência renal grave.

Recentemente, Mehran e colaboradores,[8] propuseram um novo escore desenvolvido em uma grande coorte de pacientes e baseado somente em variáveis pré-procedimento (Modelo 1) e em variáveis pré e associadas ao procedimento (Modelo 2). Fatores prognósticos independentes de LRA-AC no Modelo 1 incluíram oito variáveis: idade, apresentação clínica, taxa estimada de filtração glomerular (TFG), insuficiência cardíaca, diabetes, glicemia de jejum, hemoglobina e fração de ejeção do ventrículo esquerdo. Fatores prognósticos adicionais no Modelo 2 incluíram o volume de contraste, o sangramento periprocedimento, a ocorrência de *no-reflow* ou *slow-flow* e a ICP de lesões complexas. Meios de contraste não iônico, de baixa osmolaridade foram utilizados e os pacientes receberam soro fisiológico 1 mL/kg/h por até 12 horas antes e por 6-24 horas após o procedimento. O escore final foi categorizado em quatro grupos: baixo (0-4), moderado (5-9), alto (10-13) e muito alto risco (> 14).

A ocorrência de LRA-AC aumentou gradualmente nos quatro grupos (Modelo 1: 2,3% a 34,9% e Modelo 2: 2,0% a 38,8%). A inclusão das variáveis do procedimento, que incluiu o volume de contraste, aumentou apenas discretamente a discriminação do escore de risco (estatística C da coorte de validação de 0,84 no Modelo 1 e de 0,86 no Modelo 2). O risco de mortalidade em um ano aumentou em pacientes que desenvolveram LRA-AC (10,2% *versus* 2,5%, razão de risco ajustada 1,76, intervalo de confiança 1,31-2,36; p = 0,0002), principalmente devido a excesso de mortalidade em 30 dias.

Esse estudo confirmou maior risco de LRA-AC em subgrupos como idosos e pacientes frágeis, portadores de insuficiência cardíaca congestiva e insuficiência renal, enfatizando a necessidade de estratégias personalizadas preventivas. A discriminação discretamente superior do Modelo 2, que acrescentou as variáveis relacionadas ao procedimento, foi explicada pelos cuidados previstos no protocolo do estudo, como o uso judicioso de contraste não-iônico, hipoosmolar e a expansão volêmica com soro fisiológico, antes e após o procedimento.

A associação entre LRA-AC e maior morbidade, hospitalização prolongada e mortalidade é consistente, mas se essa relação é causa ou coincidência, ainda é controversa. Nijssen e Wildberger,[9] afirmam ser difícil distinguir entre os efeitos das características da população, comorbidades e características do procedimento (p. ex. manipulação do cateter) e os efeitos propriamente ditos do contraste. Comentam que o escore de Mehran e colaboradores[8] identifica pacientes com características que levam a pior prognóstico após a ICP, certamente útil, mas não necessariamente atribuível à administração de contraste, já que a grande maioria dos pacientes era de baixo risco. Sugerem mais estudos em pacientes de alto risco para LRA-AC (TFG < 30mL/min/1,73m²), a inclusão de desfechos como perda adicional da função renal e necessidade de diálise e comparar a abordagem atual recomendada pelas diretrizes com a implementação do novo escore.

No Serviço de Cardiologia Invasiva do Instituto Dante Pazzanese, todos os pacientes submetidos a procedimentos com injeção de contraste têm a TFG calculada previamente. Para pacientes com TFG < 60 ml/min/1,73 m², são utilizados contrastes de baixa osmolaridade ou isoosmolares, administrados com o menor volume possível, juntamente com expansão volêmica cuidadosa com soro fisiológico (1 ml/kg/h 3 a 4 horas antes do procedimento e 4 a 6 horas após a exposição ao contraste). Em pacientes com insuficiência cardíaca grave (NYHA 3-4) ou pacientes com insuficiência renal terminal (estágio 5), a hidratação endovenosa preventiva deve ser individualizada pelo médico responsável pelo atendimento ao paciente. Pacientes em hemodiálise têm seu procedimento realizado entre as sessões de diálise.

A metformina é interrompida no dia do procedimento em pacientes com TFG < 60 ml/min/1,73 m²; a TFG é reavaliada 48 horas após e a metformina reiniciada se a função renal não tiver mudado significativamente.

ESCOLHA DA VIA DE ACESSO

A artéria radial é a via de acesso recomendada para procedimentos diagnósticos e terapêuticos, com base em um acúmulo de dados que mostram que a abordagem radial está associada a menor probabilidade de sangramento da via de acesso e de complicações vasculares. Também há evidências de que o acesso radial está associado a menor risco de mortalidade, comparada à via femoral, em pacientes com síndrome coronária aguda.

Metanálise que reuniu 24 estudos envolvendo 22.843 participantes randomizados para ICP radial *versus* femoral, em pacientes com DAC estável ou instável, mostrou que, em comparação com o acesso femoral, o acesso radial foi associado a risco significativamente menor de sangramento maior (odds ratio [OR]: 0,53; intervalo de confiança de 95% [IC]: 0,42 a 0,65; p < 0,001; número necessário para tratar para beneficiar [NNTB] = 103), complicações vasculares maiores (OR: 0,23; IC 95%: 0,16 a 0,35; p < 0,001; NNTB = 117) e mortalidade por todas as causas (OR: 0,71; IC: 0,59 a 0,87; p = 0,001, NNTB = 160). As taxas de IAM ou acidente vascular cerebral foram semelhantes nos dois grupos. Os efeitos do acesso radial foram consistentes em todo o espectro de pacientes com DAC.[10]

Estudo recente que avaliou especificamente os resultados da ICP em pacientes ≥ 60 anos, incluindo 10.628 nonagenários do Japanese Nationwide Registry, analisou 562.640 pacientes de forma prospectiva, entre 2014 e 2016, comparando características e evolução hospitalar entre sexagenários, septuagenários, octogenários e nonagenários.[11] Os pacientes mais idosos mostraram maior número de comorbidades e complicações hospitalares comparados aos mais jovens do grupo. Os nonagenários apresentaram o maior risco de mortalidade hospitalar (OR, 3,60; IC 95%, 1,35-4,18 na síndrome coronária aguda; OR, 6,24; IC 95%, 3,82-10,20 na síndrome coronária crônica) e complicações hemorrágicas (OR, 1,79; IC 95%, 1,35-2,36 na síndrome coronária aguda; OR, 2,70; IC 95%, 1,68-4,35 na síndrome coronária crônica) quando comparado aos sexagenários. A intervenção transradial, mostrou ser fator prognóstico independente negativo de mortalidade hospitalar e sangramentos.

As explicações para a superioridade da via radial estão no suprimento vascular redundante da mão (ramos ulnar, mediano e interósseo), que minimiza as consequências de oclusão da artéria radial, no menor número de complicações fatais comparada à via femoral (p. ex. o hematoma retroperitoneal tem mortalidade de 7%) e o fato do sangramento após ICP radial ser menos dependente do anticoagulante utilizado no procedimento.[12]

ESCOLHA DO TIPO DE STENT E ESTRATÉGIAS PARA REDUZIR A DURAÇÃO DA TERAPIA ANTIPLAQUETÁRIA DUPLA

A utilização de stents farmacológicos, em combinação com DAPT de mais curta duração, está associada à redução de desfechos de segurança e eficácia nos idosos.[4]

A tecnologia dos stents farmacológicos evoluiu, dos modelos de primeira geração com hastes mais espessas e polímeros duráveis, para os de mais nova geração, com polímeros mais biocompatíveis, muitos deles bioabsorvíveis, e hastes mais finas, com a finalidade de facilitar a reendotelização da prótese, minimizar o contato do metal às plaquetas e fibrina, reduzindo o risco de trombose do stent e permitindo duração mais curta da DAPT.

Pacientes mais vulneráveis aos riscos da DAPT são aqueles considerados de alto risco de sangramento, definido como um risco de sangramento BARC 3 ou 5 ≥ 4% em um ano ou risco de hemorragia intracraniana ≥ 1% em um ano. Idade > 75 anos, anemia, insuficiência renal, uso de anticoagulantes, acidente vascular cerebral prévio, câncer com menos de um ano, uso de corticosteroides ou anti-inflamatórios em longo prazo, são critérios que, isolados ou associados, identificam aqueles com alto risco de sangramento e formam a base para abreviar o uso da DAPT. Nesses pacientes, prescrever DAPT mais curta (um a três meses), comparado à duração usual (seis a 12 meses), é uma recomendação para reduzir o risco de sangramento. No entanto, essa redução pode aumentar o risco de complicações trombóticas.

O LEADERS-FREE[13] (n = 2.432) foi o primeiro estudo que mostrou que a evolução clínica após o implante do stent farmacológico BioFreedom (Biosensors International), eluidor de biolimus A9, livre de polímero, foi superior ao stent não farmacológico, em pacientes com alto risco de sangramento e que utilizaram apenas um mês de DAPT, seguida de monoterapia (preferencialmente aspirina). A média de idades foi de 75,7±9 anos, 57,7% apresentavam DAC estável, sendo acompanhados por dois anos. Houve redução significativa no IAM (7,4% versus 10,1%, p = 0,04) e da necessidade de revascularização do vaso alvo (5,1% versus 9,8%, p < 0,0001), com taxas semelhantes de trombose de stent (2,1% versus 2,6%, p = 0,76).

Desde então, uma série de estudos em pacientes de alto risco de sangramento foram realizados, com diferentes desenhos e protocolos (stents diferentes com a mesma duração da DAPT, mesmos stents e durações diferentes da DAPT, stents e duração de DAPT diferentes).

O estudo Onyx One[14] (n = 1.996) comparou a segurança e a eficácia em pacientes com alto risco de sangramento, randomizados para receber o stent Resolute Onyx® (Medtronic) ou o stent BioFreedom®, tratados com DAPT por um mês. Após esse período, os pacientes seguiam com monoterapia (aspirina ou inibidor do receptor P2Y12). O Resolute Onyx® é um stent liberador de zotarolimus, com polímero biocompatível e desenho destinados a promover endotelização precoce da prótese. A média de idade do estudo foi de 74 anos e os pacientes foram acompanhados por um ano. Cerca de metade da população apresentava DAC estável e o desfecho primário de óbito cardíaco, IAM ou trombose do stent foi de 17,1% versus 16,9% (p = 0,011 para não inferioridade, p = 0,84 para superioridade). A trombose do stent foi de 1,3% versus 2,1% e o sangramento BARC 2-5 (Quadro 16.1) foi de 15,1% versus 13,7% (p = 0,4). Os eventos isquêmicos e hemorrágicos foram altos nos dois braços, que pode ser reflexo da população de alto risco estudada. O stent Resolute Onyx® recebeu aprovação do US Food and Drug Administration (FDA) em outubro de 2020 para a utilização da DAPT por um mês em pacientes com alto risco de sangramento.

O estudo EVOLVE Short DAPT[15] (n = 1.487), avaliou pacientes tratados com o stent Synergy® (Boston Scientific), em braço único, com DAPT administrada por três meses, comparados a controle histórico que utilizou diferentes stents farmacológicos e DAPT por 12 meses. O Synergy é um stent de hastes finas, cobertura de polímero bioabsorvível somente na face abluminal, com eluição de everolimus. A maioria dos pacientes era idosa, com DAC estável e lesões não complexas. Pacientes livres de eventos aos três meses descontinuaram o inibidor P2Y12, mas continuaram a aspirina e tiveram pelo menos mais um ano de acompanhamento. O risco ajustado de óbito ou IAM foi similar aos controles (5,6% versus 5,7%, p = 0,0016 para não inferioridade) e as taxas de trombose do stent entre 3 e 15 meses foi de 0,2% no grupo DAPT três meses.

Nos estudos Xience 28 (n = 1.605) e Xience 90 (n = 2.047),[16] pacientes tratados com o stent Xience® (Abbott Vascular), eluidor de everolimus, com cobertura de fluoropolímero durável tromboresistente, e que completaram, respectivamente, regime de DAPT de 1 ou 3 meses sem experimentar eventos isquêmicos adversos, continuaram monoterapia apenas com aspirina. Também foram estudos de braço único, que usaram para comparação, coortes históricas tratadas com o mesmo dispositivo e DAPT prolongada (6 e 12 meses). Cerca de dois terços dos pacientes de ambos os estudos tinham idade ≥ 75 anos e 65% apresentavam quadros estáveis. Em ambos, os regimes de DAPT de curta duração mostraram ser não inferiores à DAPT prolongada, para o desfecho primário mortalidade geral ou IAM (3,5% versus 4,3% e 5,4% versus 5,4%, respectivamente). As taxas de sangramento clinicamente relevante (BARC 2-5) foram similares (4,9% versus 5,9%, p = 0,19 e 5,1% versus 7,0%, p = 0,069) e os sangramentos mais graves BARC tipo 3-5 foram menores no grupo da monoterapia com aspirina (2,2% versus 4,5%; p = 0,016 e 2,2% versus 6,3%; p < 0,0001). Os *stents* da família Xience receberam a provação do FDA em junho de 2021 para a utilização da DAPT por 28 dias em pacientes com alto risco de sangramento.

Mais recentemente, o estudo Master DAPT[17] (n = 4.434), maior estudo que avaliou a duração da DAPT em pacientes com alto risco de sangramento, submetidos à ICP com *stent* eluidor de sirolimus e polímero biodegradável (ULTIMASTER, Terumo), mostrou que a terapêutica antiplaquetária abreviada foi não inferior ao tratamento antiplaquetário padrão em termos de eventos adversos (óbito, IAM, acidente vascular cerebral ou sangramento maior). Um mês após terem sido submetidos à ICP, pacientes foram randomizados para descontinuar a DAPT imediatamente (terapia abreviada) ou continuá-la por pelo menos dois meses adicionais (terapia padrão), permanecendo posteriormente com antiplaquetário único. Foram incluídos pacientes com síndrome coronariana aguda ou crônica, com um ou mais critérios para alto risco de sangramento, acompanhados por um ano. A média de idade dos pacientes foi de 76 anos, 31% do sexo feminino e 40% portadores de DAC estável. Os resultados da DAPT abreviada (mediana de 34 dias) em termos de eventos cardiovasculares ou cerebrovasculares maiores foi não inferior à DAPT padrão (mediana de 193 dias) e associado à menor incidência de sangramento maior ou clinicamente significante. A escolha do tipo de inibidor de P2Y12 na DAPT e o tipo de monoterapia após a descontinuação da DAPT ficaram a critério do investigador. O clopidogrel foi a escolha mais frequente, usado como monoterapia em 54% dos pacientes no grupo DAPT abreviada e como parte da DAPT em 79% dos pacientes do grupo padrão. Os eventos clínicos adversos líquidos ocorreram em 7,5% com a

Quadro 16.1 Definição BARC (*Bleeding Academic Research Consortium*) para sangramento.[14]

Tipo 1: sangramento que não é acionável e não faz com que o paciente busque a realização não programada de estudos, hospitalização ou tratamento por profissional de saúde; pode incluir episódios que levam à autodescontinuação da terapia médica pelo paciente sem consultar um profissional de saúde.
Tipo 2: qualquer sinal evidente e acionável de hemorragia (por exemplo, mais sangramento do que seria esperado para uma circunstância clínica, incluindo sangramento encontrado apenas por imagem) que não se encaixa nos critérios para tipo 3, tipo 4 ou tipo 5, mas cumpre pelo menos um dos seguintes critérios: requerer intervenção médica não cirúrgica de um profissional de saúde; levando à hospitalização ou ao aumento do nível de atendimento; ou solicitando avaliação.
Tipo 3a: sangramento evidente mais queda de hemoglobina de 3 a 5 g/dL (desde que a queda de hemoglobina esteja relacionada a sangramento); qualquer transfusão com sangramento evidente.
Tipo 3b: sangramento evidente mais queda de hemoglobina maior que 5 g/dL (desde que a queda de hemoglobina esteja relacionada a sangramento); tamponamento cardíaco; sangramento que requer intervenção cirúrgica para controle (excluindo dentário, nasal, pele e hemorroida); sangramento requerendo agentes vasoativos intravenosos.
Tipo 3c: hemorragia intracraniana (não inclui micro-hemorragias ou transformação hemorrágica, inclui intraespinhal); subcategorias confirmadas por autópsia ou imagem, ou punção lombar; sangramento intraocular comprometendo a visão.
Tipo 4: sangramento relacionado à cirurgia de revascularização do miocárdio; sangramento intracraniano perioperatório em 48 horas; reoperação após fechamento de esternotomia para controle de sangramento; transfusão de 5 U de sangue total ou concentrado de hemácias em um período de 48 horas; dreno torácico com débito de 2 L em um período de 24 horas.
Tipo 5a: provável sangramento fatal; sem autópsia ou confirmação de imagem, mas clinicamente suspeito.
Tipo 5b: sangramento fatal definitivo; sangramento evidente ou autópsia, ou confirmação por imagem.

Fonte: Windecker S, Latib A, Kedhi E, *et al.*, 2020.[14]

DAPT abreviada e 7,7% com a DAPT padrão (p < 0,001 para não-inferioridade). O sangramento maior (BARC 3-5) ou clinicamente relevante (BARC 2) ocorreu em 6,5% no grupo abreviado e em 9,4% no grupo padrão (p < 0,001 para superioridade).

MONOTERAPIA COM INIBIDOR P2Y12 APÓS DAPT DE CURTA DURAÇÃO

A monoterapia com um inibidor P2Y12 no lugar da aspirina, após curto período de DAPT, é outra abordagem emergente para reduzir o risco de sangramento após ICP e foi investigada em ensaios clínicos multicêntricos, como o *GLOBAL LEADERS*, o *STOPDAPT-2*, o *SMART-CHOICE* e o *TWILIGHT*.

Todos compartilharam um objetivo comum, que foi determinar após período curto de DAPT (um a três meses) pós-ICP, se em comparação com a DAPT por 12 meses, a monoterapia com inibidor P2Y12 seria segura e eficaz com relação ao sangramento e desfechos maiores.

Os estudos tinham semelhanças e diferenças em seu desenho.[18] Considerando o momento da terapia do estudo, o *GLOBAL LEADERS* e o *STOPDAPT-2* iniciaram monoterapia com inibidor P2Y12 um mês após a DAPT, enquanto o *SMART-CHOICE*, o *STOPDAPT*-2 e o *TWILIGHT* iniciaram a monoterapia 3 a 12 meses após a DAPT. O tipo de fármaco inibidor P2Y12 variou entre os estudos. No *STOPDAPT*-2 a monoterapia foi com clopidogrel, O *SMART-CHOICE* admitiu qualquer dos inibidores da P2Y12, e o *GLOBAL LEADERS* e *TWILIGHT* mantiveram a monoterapia com ticagrelor.

Análise conjunta desses estudos,[18] que incluiu também o estudo *TICO* (*Ticagrelor Monotherapy After 3 Months in the Patients Treated With New Generation Sirolimus Stent for Acute Coronary Syndrome*) que tratou somente pacientes com síndrome coronariana aguda, abrangeu 32.361 pacientes submetidos à ICP. Nenhum dos estudos mostrou restrição de idade nos critérios de inclusão (exceto o *TICO*, que excluiu pacientes > 80 anos) e quase metade dos pacientes (47,8%) apresentava DAC estável. A monoterapia com inibidor P2Y12 após o uso da DAPT por 1 a 3 meses mostrou redução consistente do risco de sangramento (razão de risco [HR] 0,60; IC 95%, 0,45-0,81). As estimativas do efeito da monoterapia com inibidor P2Y12 também foram favoráveis para os eventos cardiovasculares adversos maiores (HR 0,88; IC de 95%, 0,77-1,02) e mortalidade por todas as causas (HR 0,85; IC de 95%, 0,71-1,03).

Importante salientar que a implicação clínica de todos esses estudos não é a decisão, no momento da ICP, da curta duração da DAPT, mas sim que a descontinuação da DAPT, seguida de monoterapia, pode ser realizada após período inicial (1 ou 3 meses) sem eventos adversos, ditada por circunstâncias clínicas ou julgamento médico. Adicionalmente, essas considerações aplicam-se a procedimentos não complexos, onde pacientes com IAM com supradesnivelamento do segmento ST não foram incluídos nos estudos.

CONCLUSÕES

A ICP continua sendo um procedimento comum, frequentemente realizada para indicações incertas ou inadequadas em pacientes com DAC estável, especialmente na população idosa. O tratamento farmacológico, guiado pelas diretrizes, deve ser a estratégia inicial. A principal indicação da ICP na DAC estável é para pacientes que continuam sintomáticos, apesar do tratamento farmacológico otimizado. A decisão de revascularizar deve estar baseada nos sintomas, na complexidade anatômica, nas comorbidades, na fragilidade e na expectativa de vida. Uma vez que se decide pela ICP, estratégias devem ser adotadas para reduzir os riscos do procedimento. A identificação de pacientes predispostos a desenvolver LRA-AC e a tomada de medidas preventivas para mitigar esse desfecho, a utilização preferencial da via transradial e dos *stents* farmacológicos de última geração, associados à DAPT de curta duração, permitem obter os melhores resultados da ICP nos idosos com DAC estável.

REFERÊNCIAS BIBLIOGRÁFICAS

1. Al-Lamee RK, Nowbar AN, Francis DP. Percutaneous coronary intervention for stable coronary artery disease. Heart. 2019; 105(1):11-19.
2. Virani SS, Alonso A, Aparicio HJ, Benjamin EJ, Bittencourt MS, Callaway CW, et al. Heart Disease and Stroke Statistics-2021 Update: A Report From the American Heart Association. Circulation. 2021; 143(8):e254-e743.
3. Cockburn J, Hildick-Smith D, Trivedi U, de Belder A. Coronary revascularisation in the elderly. Heart. 2017; 103(4):316-324.
4. Knuuti J, Wijns W, Saraste A, Capodanno D, Barbato E, Funck-Brentano C, et al. 2019 ESC Guidelines for the diagnosis and management of chronic coronary syndromes. Eur Heart J. 2020; 41(3):407-477.
5. Maron DJ, Hochman JS, Reynolds HR, Bangalore S, O'Brien SM, Boden WE, et al. Initial Invasive or Conservative Strategy for Stable Coronary Disease. N Engl J Med. 2020; 382(15):1395-1407.
6. Newman JD, Anthopolos R, Mancini GBJ, Bangalore S, Reynolds HR, Kunichoff DF, et al. Outcomes of Participants With Diabetes in the ISCHEMIA Trials. Circulation 2021; 144(17):1380-1395.
7. Matthias Pfisterer, Trial of Invasive versus Medical therapy in Elderly patients Investigators. Long-term outcome in elderly patients with chronic angina managed invasively versus by optimized medical therapy: four-year follow-up of the randomized Trial of Invasive versus Medical therapy in Elderly patients (TIME). Circulation. 2004 ;110(10):1213-1218.
8. Mehran R, Owen R, Chiarito M, Baber U, Sartori S, Cao D, et al. A contemporary simple risk score for prediction of contrast-associated acute kidney injury after percutaneous coronary intervention: derivation and validation from an observational registry. Lancet. 2021; 398(10315):1974-1983.
9. Nijssen EC, Wildberger JE. A novel risk score for contrast-associated acute kidney injury: the heart of the matter. Lancet. 2021; 398(10315):1941-1943.
10. Ferrante G, Rao SV, Jüni P, Da Costa BR, Reimers B, Condorelli G, et al. Radial Versus Femoral Access for Coronary Interventions Across the Entire Spectrum of Patients With Coronary Artery Disease: A Meta-Analysis of Randomized Trials. JACC Cardiovasc Interv. 2016; 9(14):1419-1434.
11. Numasawa Y, Inohara T, Ishii H, Yamaji K, Kohsaka S, Sawano M, et al. Comparison of Outcomes After Percutaneous Coronary Intervention in Elderly Patients, Including 10 628 Nonagenarians: Insights From a Japanese Nationwide Registry (J-PCI Registry). J Am Heart Assoc. 2019; 8(5):e011183.
12. Bittl JA. Why Radial Access Is Better. JACC Cardiovasc Interv. 2016; 9(14):1435-7.
13. Urban P, Meredith IT, Abizaid A, Pocock SJ, Carrié D, Naber C, et al. Polymer-free Drug-Coated Coronary Stents in Patients at High Bleeding Risk. N Engl J Med. 2015; 373(21):2038-2047.
14. Windecker S, Latib A, Kedhi E, Kirtane AJ, Kandzari DE, Mehran R, et al. Polymer-based or Polymer-free Stents in Patients at High Bleeding Risk. N Engl J Med. 2020; 382(13):1208-1218.
15. Kirtane AJ, Stoler R, Feldman R, Neumann FJ, Boutis L, Tahirkheli N, et al. Primary Results of the EVOLVE Short DAPT Study: Evaluation of 3-Month Dual Antiplatelet Therapy in High Bleeding Risk Patients Treated With a Bioabsorbable Polymer-Coated Everolimus-Eluting StentCirc Cardiovasc Interv. 2021; 14(3):e010144.
16. Mehran R, Cao D, Angiolillo DJ, Bangalore S, Bhatt DL, Ge J, et al. 3- or 1-Month DAPT in Patients at High Bleeding Risk Undergoing Everolimus-Eluting Stent Implantation. JACC Cardiovasc Interv. 2021; 14(17):1870-1883.
17. Valgimigli M, Frigoli E, Heg D, Tijssen J, Jüni P, Vranckx P, et al. Dual Antiplatelet Therapy after PCI in Patients at High Bleeding Risk. N Engl J Med. 2021; 385(18):1643-1655.
18. McClure JD, Ramsay JC, Berry C. Pooled Analysis of Bleeding, Major Adverse Cardiovascular Events, and All-Cause Mortality in Clinical Trials of Time-Constrained Dual-Antiplatelet Therapy After Percutaneous Coronary Intervention. J Am Heart Assoc. 2020; 9(16):e017109.

17

José de Ribamar Costa Jr. ▸ Sérgio Luiz Navarro Braga

Intervenções Coronárias Percutâneas em Idosos com Síndromes Coronarianas Agudas

INTRODUÇÃO

Unificadas no diagnóstico de síndromes coronárias agudas (SCA), angina instável, o infarto agudo do miocárdio (IAM) sem supra de ST (IAMsSST) ou SCAsSST) e infarto do miocárdio com supra de ST (IAMcSST ou SACcSST) constituem apresentações clínicas frequentes da doença aterosclerótica coronária (DAC) e acarretam significativa morbimortalidade cardiovascular.[1]

Em sua abordagem, recomenda-se a aplicação de algoritmos para a estratificação do risco de desfechos adversos e a administração de fármacos antitrombóticos e antiplaquetários potentes, que constituem medicamentos comprovadamente eficazes na redução de eventos trombóticos relacionados à placa aterosclerótica instável.

A coronariografia é, de longa data, o método de imagem de referência para a avaliação da árvore coronária, ocupando destacado papel nesse cenário. Sua indicação é útil e habitual, e tem como méritos:

1. Determinar a presença de doença arterial coronária obstrutiva, confirmando o diagnóstico clínico e laboratorial de SCAsSST;
2. Identificar a lesão "culpada" ou responsável pelo quadro clínico apresentado;
3. Fornecer informações prognósticas a respeito da ocorrência de eventos cardiovasculares, como óbito e infarto, intimamente relacionados à gravidade e à extensão da doença coronária, à função ventricular esquerda e à presença de condições associadas, como valvopatias;
4. Estabelecer a necessidade e o tipo de revascularização miocárdica a ser empregado, seja percutânea ou cirúrgica.

Em pacientes acometidos por SCAsSST, comumente se observa ao menos uma lesão "culpada" à coronariografia, caracterizada angiograficamente por significativo porcentual de obstrução, reduzido diâmetro luminal mínimo, presença de bordas irregulares, excentricidade, sinais sugestivos de ulcerações e/ou pela presença de imagens de falha de enchimento indicativas de trombo intra-luminal.[2] A observação de fluxo coronário reduzido também é outro importante aspecto angiográfico valorizado na identificação da lesão culpada. O achado de múltiplas lesões "instáveis" não é raro, e reflete a natureza sistêmica da doença aterosclerótica.[3] Em geral, a coronariografia revela a presença de artérias coronárias normais ou sem lesões obstrutivas em 10%-20% dos casos, de doença multiarterial (mais de um vaso acometido) em 40%-50% dos pacientes e de lesões de tronco de coronária esquerda em 5% a 10%.[4-6]

Graças aos avanços na medicina contemporânea, a expectativa de vida da população mundial tem sido cada vez mais prolongada, em especial entre aqueles com acesso facilitado aos sistemas de saúde. Como consequência, é cada vez mais frequente tratarmos pacientes idosos com SCA nos laboratórios de hemodinâmica. Embora as indicações terapêuticas sejam similares para todas as faixas etárias e as técnicas e instrumentais também não difiram quanto à idade, sabe-se que os indivíduos mais idosos estão mais propensos a complicações no peri e no pós-procedimento[7,8] e requerem alguns cuidados especiais.

Na maior casuística nacional sobre o emprego de *stents* farmacológicos, o registro DESIRE, capitaneado pelo Dr. J. Eduardo Sousa, a idade despontou como forte fator prognóstico de eventos adversos após intervenção coronária percutânea (ICP), participando como variável de impacto na construção do escore prognóstico de eventos negativos (DESIRE SCORE).[9,10]

Entretanto, apesar da expressiva representatividade dos idosos dentro da população tratada, eles representam motivo de exclusão da grande maioria dos ensaios clínicos, havendo, portanto, carência de sólidas evidências científicas advindas de grandes estudos randomizados envolvendo essa população. A maioria do conhecimento nessa área advém de registros de "mundo real". Assim sendo, as principais sociedades internacionais de cardiologia (Europeia e Americana) nunca publicaram diretrizes específicas para este subgrupo de pacientes.

Ainda que não haja muitos estudos, existem recomendações e/ou cuidados específicos dirigidos aos idosos. Neste capítulo faremos uma breve revisão sobre indicações para ICP na SCA em idosos, que não diferem da população em geral na grande maioria das vezes. Especial atenção será dada aos cuidados especiais com essa faixa etária, sobretudo no que diz respeito à via de acesso, às complicações hemorrágicas, ao tempo de terapia antiplaquetária dupla e à disfunção renal.

TERAPIAS DE REPERFUSÃO NO INFARTO DO MIOCÁRDIO COM SUPRA DE ST

Em muitas ocasiões, a dor anginosa nos idosos apresenta caráter atípico, fato que retarda a suspeição clínica e o diagnóstico de SCA nessa população.[11] Associado ao retardo na apresentação hospitalar, muitas vezes esses pacientes apresentam DAC mais extensa (multiarterial), com lesões complexas (calcificações, oclusões crônicas etc.) e disfunção ventricular, o que eleva a morbimortalidade.[12,13]

Feito o diagnóstico de IAMcSST, a angioplastia primária, quando disponível e factível dentro dos tempos preconizados (< 90 min do diagnóstico) é a terapêutica de escolha, independente da faixa etária. Ressalta-se que a despeito do caráter invasivo, o procedimento percutâneo cursa com menor mortalidade, reinfarto e sangramento quando comparado à trombólise química com fibrinolíticos, mesmo os fibrinoespecíficos, que devem ser os preferidos.

Sempre que possível o procedimento deve ser realizado pela via radial para minimizar complicações hemorrágicas e o uso de *stents* farmacológicos de nova geração deve ser a primeira escolha, independente do risco de sangramento.

A despeito da maior morbimortalidade encontrada nessa população, o desenvolvimento técnico e do instrumental reduziu sobremaneira as complicações. No registro DESIRE, avaliando mais de 1.400 pacientes e comparando pela faixa etária, observamos que os octogenários e septuagenários tem taxa de sucesso e evolução hospitalar semelhante ao restante da população, apresentando apenas maior mortalidade cardiovascular na evolução tardia, o que se atribui em parte à expectativa de vida inerente à idade e à presença mais frequente de comorbidades.[14] Diferente dos achados de nosso registro, no banco de dados Nacional do Japão (J-PCI), com mais de 10.000 pacientes nonagenários, as taxas de complicações hospitalares entre pacientes com SCA submetidos à ICP foi maior que nos demais segmentos etários.[15]

O maior benefício dos fibrinolíticos observa-se em pacientes idosos tratados nas primeiras duas horas de evolução do IAMcSST.[16] Entretanto, esses fármacos nessa faixa etária também resultam em taxas maiores de sangramento, inclusive intracraniano, e em outras complicações hemorrágicas, sendo inclusive preconizada a utilização de meia dose em pacientes com idade acima de 75 anos.[17]

Outra consideração importante é que a redução da taxa de filtração glomerular é um achado frequente nessa faixa etária, o que reforça a necessidade de ajustar doses de medicação, em especial antitrombóticos e antiagregantes plaquetários, evitando superdosagem, não raramente observadas neste cenário.[18] Não existe idade limite para as terapêuticas de reperfusão, principalmente para angioplastia primária,[19] devendo-se levar em conta outras condições associadas, como situação cognitiva, fragilidade, doenças associadas etc.

ABORDAGEM NA SÍNDROME CORONÁRIA AGUDA SEM SUPRA DE ST

Da mesma maneira que no IAMcSST, na SCAsSST, o paciente idoso frequentemente apresenta dor atípica, o que retarda o diagnóstico e a terapia. Dispneia, congestão pulmonar, síncope e confusão mental são apresentações não infrequentes.[20]

Embora os marcadores séricos, em especial a troponina ultrassensível, tenham excelente sensibilidade para detecção de SCA nessa faixa etária, é importante ter em mente que sua especificidade é menor do que em pacientes jovens, e, não raramente. sua alteração está relacionada a outras condições que não a SCA.[21]

Na SCAsSST, a idade representa um marcador isolado de mortalidade hospitalar e aos seis meses.[22] A decisão de como manejar estes pacientes (estratégia invasiva inicial ou conservadora) deve basear-se no risco de eventos isquêmicos / hemorrágicos, na expectativa de vida (presença de doenças associadas que limitem a sobrevida), qualidade de vida (nível cognitivo e funcional, fragilidade etc.) e preferência do paciente.[23,24]

Da mesma forma que no IAMcSST, deve-se ajustar as doses dos fármacos antitrombóticos de acordo com a função renal e com a presença de outras comorbidades.

No que diz respeito à adoção da estratégia invasiva (cinecoronariografia seguida de procedimento de revascularização quando necessário) nessa faixa etária, o benefício parece existir, da mesma forma que em pacientes mais jovens, porém as taxas de revascularização são menores, refletindo talvez uma postura mais conservadora nesse subgrupo de pacientes.[25]

Em 2016, Tegn e colaboradores demostraram que em indivíduos > 80 anos com IAMsSST, a estratégia invasiva resultou em redução de IAM, revascularização de urgência, óbito e acidente vascular cerebral, sem incremento de complicações hemorrágicas. Entretanto, o número relativamente pequeno da amostra impede conclusões definitivas sobre o tema.[26] Encontra-se em andamento o estudo *SENIOR-RITA RCT* (NCT03052036), visando justamente avaliar a efetividade da estratégia invasiva especificamente entre idosos.

A mais recente diretriz da European Society of Cardiology (ESC) sobre SCAsSST, contém um subitem sobre pacientes idosos, que reforça a necessidade de aplicar as mesmas condutas definidas para pacientes mais jovens (Classe I, nível de evidência B), apenas atentando aos cuidados necessários aos pacientes idosos.[27]

SANGRAMENTO, TIPOS DE *STENT* UTILIZADO E DURAÇÃO DA TERAPIA ANTIPLAQUETÁRIA DUPLA

Nessa faixa etária, uma das maiores preocupações diz respeito ao sangramento, com maior probabilidade de sítios hemorrágicos ativos (trato gastrointestinal, cérebro, via de acesso etc.), uma vez que se está lidando com uma população mais frágil e não raramente acometida de outras afeções que interferem também com a coagulação (neoplasias, doenças hematológicas, hepatopatias etc.).

Assim, deve-se ter ainda mais cautela nas decisões terapêuticas, que devem ser sempre pautadas em uma detalhada anamnese e exame físico, bem como no uso de escores que predizem risco trombótico (TIMI, GRACE etc.) e hemorrágico (DAPT, PRECISE-DAPT, PARIS etc.). A idade é fator de risco em praticamente todos esses escores, tanto para eventos isquêmicos quanto para hemorrágicos. Sempre que possível, sobretudo na SCAsSST, o procedimento *ad hoc* (cinecoronariografia seguida de ICP no mesmo momento) deve ser evitado, sobretudo se houver dúvida sobre o risco hemorrágico e a presença de comorbidades que possam afetar a decisão terapêutica.

Ambas as modalidades de revascularização miocárdica (cirurgia ICP) cursam com maior morbimortalidade nessa faixa etária. A decisão por uma ou por outra modalidade deve se pautar não somente nos escores de complexidade angiográfica (como o escore SYNTAX), mas também no risco cirúrgico atribuído à idade e a outras comorbidades frequentemente associadas, como insuficiência renal, doença vascular periférica, AVC prévio, doença pulmonar obstrutiva crônica etc. Deve-se também utilizar os escores de risco para este propósito (STS, SYNTAX 2, SYNTAX 2020 etc.).

Optando-se por ICP, a preferência atual em todas as diretrizes é pelo uso dos *stents* farmacológicos contemporâneos, independentemente do tempo de dupla antiagregação planejado para o paciente. Durante os primeiros anos dessa tecnologia revolucionária, questionou-se sua segurança em alguns cenários em particular, como na SCA, onde o processo inflamatório inerente à sua fisiopatologia poderia determinar um retardo maior no reparo endotelial local pós-ICP, acarretando fenômenos trombóticos tardios (trombose do *stent,* IAM tardio, morte etc.).

Parte deste temor foi fruto dos achados anatomopatológicos associados à primeira geração desses dispositivos (*stents* Cypher® e Taxus®), cujo polímero (durável, mas pouco biocompatível) e desenho (hastes mais espessas, aço inoxidável, células fechadas etc.) mostraram realmente ser fonte de eventos adversos tardios relacionados à segurança. Entretanto, as novas gerações dos *stents* farmacológicos, amplamente utilizadas atualmente, sofreram completa reformulação em toda sua estrutura, como modificação das ligas metálicas, redução da espessura das hastes e adoção de novos polímeros (mais biocompatíveis, bioabsorvíveis ou mesmo sem polímeros), que resultaram na melhora do perfil de segurança das endopróteses, sem comprometimento de sua eficácia.

De maneira geral, as diretrizes internacionais recomendam a adoção de terapia antiplaquetária dupla (aspirina + tienopiridínico) por um período de 12 meses após ICP em pacientes com SCA, quer seja com ou sem supradesnível do segmento ST. Ademais, recomendam a adoção dos novos antiplaquetários (prasugrel ou ticagrelor) de maneira preferencial em relação ao clopidogrel, como segundo fármaco antiplaquetário, por apresentarem início de ação mais rápido e maior potência antiagregante.

Nos pacientes com idade mais avançada cabe alguma cautela quanto a essas recomendações, pois trata-se de uma população em geral mais frágil e com maior propensão a fenômenos hemorrágicos. Assim sendo, e considerando que ainda há pouca evidência sobre a segurança dos novos antiplaquetários (ticagrelor e prasugrel) em associação ao AAS nessas populações com maior risco hemorrágico, nossa recomendação ainda é pelo uso preferencial do clopidogrel, especialmente em pacientes > 75 anos ou com risco aumentado de sangramento, estimado pelos escores citados.

Finalmente, no que se refere à duração da terapia antiplaquetária dupla, como regra geral, e desde que não haja óbice hemorrágico, sugere-se a adoção do esquema duplo por um ano. Entretanto, vários estudos recentes, envolvendo pacientes de alto risco hemorrágico (grande maioria da população > 70 anos, além de outros fatores de risco para hemorragia) testaram com sucesso esquemas mais curtos de terapia dupla por seis (SENIOR),[28] três (TWILIGHT)[29] e até mesmo um mês (LEADERS-Free, Onix-one, MASTER-DAPT).[30-32]

De modo geral, todos esses estudos mostraram que quando o risco de sangramento é elevado, a redução da terapia dupla, seguida de monoterapia, é mais segura em reduzir sangramento, e pelo menos com igual eficácia em prevenir fenômenos trombóticos. Entretanto, nenhum desses estudos, a exceção do SENIOR, foi desenhado especificamente para estabelecer a questão da duração da terapia dupla em idosos com SCA. Entretanto, esse estudo, tem uma amostra relativamente pequena, o que impede conclusões mais definitivas sobre a recomendação rotineira de terapia < 12 meses em idosos com SCA.

CONCLUSÕES

Os idosos representam uma população cada vez mais frequente no dia a dia das emergências cardiológicas e a SCA representa uma causa frequente de morbimortalidade nesse grupo. Entretanto, devido a características específicas dessa faixa etária, muitas vezes o diagnóstico é mascarado e feito com retardo, de forma a prejudicar a pronta instituição das condutas apropriadas.

A idade *per si* não representa empecilho para indicação de condutas invasivas diagnósticas (cinecoronariografia) e terapêuticas (cirurgia de revascularização miocárdica ou ICP) nos pacientes idosos. No entanto, cautela na tomada de decisões se faz necessária para evitarmos procedimentos fúteis ou cujo risco possa superar os possíveis benefícios.

A senilidade frequentemente está associada à presença de outras comorbidades e à maior fragilidade. É importante sempre adequar a prescrição médica à capacidade do organismo em responder ao que lhe é recomendado, evitando superdosagens e outras iatrogenias, não infrequentes nessa população.

REFERÊNCIAS BIBLIOGRÁFICAS

1. Anderson JL, Adams CD, Antman EM, et al.; American College of Cardiology; American Heart Association Task Force on Practice Guidelines (Writing Committee to Revise the 2002 Guidelines for the Management of Patients With Unstable Angina/Non-ST-Elevation Myocardial Infarction); American College of Emergency Physicians; Society for Cardiovascular Angiography and Interventions; Society of Thoracic Surgeons; American Association of Cardiovascular and Pulmonary Rehabilitation; Society for Academic Emergency Medicine. ACC/AHA 2007 guidelines for the management of patients with unstable angina/non-ST-Elevation myocardial infarction: a report of the American College of Cardiology/American Heart Association Task Force on Practice Guidelines (Writing Committee to Revise the 2002 Guidelines for the Management of Patients With Unstable Angina/Non-ST-Elevation Myocardial Infarction) developed in collaboration with the American College of Emergency Physicians, the Society for Cardiovascular Angiography and Interventions, and the Society of Thoracic Surgeons endorsed by the American Association of Cardiovascular and Pulmonary Rehabilitation and the Society for Academic Emergency Medicine. J Am Coll Cardiol. 2007; 50(7):e1-e157.
2. Kerensky RA, Wade M, Deedwania P, Boden WE, Pepine CJ; Veterans Affairs Non-Q-Wave Infarction Stategies in-Hospital (VANQWISH) Trial Investigators. Revisiting the culprit lesion in non-Q-wave myocardial infarction. Results from the VANQWISH trial angiographic core laboratory. J Am Coll Cardiol. 2002; 39(9):1456-1463.
3. Rioufol G, Finet G, Ginon I, André-Fouët X, Rossi R, Vialle E, et al. Multiple atherosclerotic plaque rupture in acute coronary syndrome: a three-vessel intravascular ultrasound study. Circulation. 2002; 106(7):804-8. Retraction in: Circulation. 2012;125(23):e1019.
4. Nicolau JC, Timerman A, Marin-Neto JA, Piegas LS, Barbosa CJDG, Franci A, Sociedade Brasileira de Cardiologia. Diretrizes da Sociedade Brasileira de Cardiologia sobre Angina Instável e Infarto Agudo do Miocárdio sem Supradesnível do Segmento ST. Arq Bras Cardiol 2014; 102 (3Supl.1):1-61.
5. Amsterdam EA, Wenger NK, Brindis RG, Casey Jr DE, Ganiats TG, Holmes Jr DR, et al. 2014 AHA/ACC Guideline for the Management of Patients With Non–ST-Elevation Acute Coronary Syndromes, Journal of the American College of Cardiology (2014).
6. Roffi M, Patrono C, Collet JP, Mueller C, Valgimigli M, ESC Scientific Document Group, et al. 2015 ESC Guidelines for the management of acute coronary syndromes in patients presenting without persistent ST-segment elevation: Task Force for the Management of Acute Coronary Syndromes in Patients Presenting without Persistent ST-Segment Elevation of the European Society of Cardiology (ESC). Eur Heart J. 2016; 37(3):267-315.
7. Brennan JM, Curtis JP, Dai D, Fitzgerald S, Khandelwal AK, National Cardiovascular Data Registry. Enhanced mortality risk prediction with a focus on high-risk percutaneous coronary intervention: results from 1,208,137 procedures in the NCDR (National Cardiovascular Data Registry). JACC Cardiovasc Interv. 2013; 6(8):790-799.
8. Batchelor WB, Anstrom KJ, Muhlbaier LH, Grosswald R, Weintraub WS, O'Neill WW, et al. Contemporary outcome trends in the elderly undergoing percutaneous coronary interventions: results in 7,472 octogenarians. National Cardiovascular Network Collaboration. J Am Coll Cardiol. 2000; 36(3):723-730.
9. Costa Moreira A, Sousa A, de Ribamar Costa J Jr, Costa R, Damiani L, Campos Neto C, Maldonado G, et al. Cardiovascular Risk Stratification for Patients Treated With Drug-Eluting Stents: Development and Validation of the DESIRE Score. J Invasive Cardiol. 2020; 32(3):E49-E59.
10. Costa JR Jr, Sousa A, Moreira AC, Costa RA, Cano M, Maldonado G, et al. Incidence and predictors of very late (>or=4 years) major cardiac adverse events in the DESIRE (Drug-Eluting Stents in the Real World)-Late registry. JACC Cardiovasc Interv. 2010; 3(1):12-18.
11. Brieger D, Eagle KA, Goodman SG, Steg PG, Budaj A, GRACE Investigators. Acute coronary syndromes without chest pain, an underdiagnosed and undertreated high-risk group: insights from the Global Registry of Acute Coronary Events. Chest. 2004; 126(2):461-469.
12. Toleva O, Ibrahim Q, Brass N, Sookram S, Welsh R. Treatment choices in elderly patients with ST: elevation myocardial infarction-insights from the Vital Heart Response registry. Open Heart. 2015; 2(1):e000235.
13. Malkin CJ, Prakash R, Chew DP. The impact of increased age on outcome from a strategy of early invasive management and revascularisation in patients with acute coronary syndromes: retrospective analysis study from the ACACIA registry. BMJ Open. 2012; 2(1):e000540.
14. Costa JR Jr, Sousa A, Moreira AC, Costa RA, Maldonado G, Cano MN, et al. Drug-eluting stents in the elderly: long-term (> one year) clinical outcomes of octogenarians in the DESIRE (Drug-Eluting Stents In the REal world) registry. J Invasive Cardiol. 2008 Aug;20(8):404-410.
15. Numasawa Y, Inohara T, Ishii H, Yamaji K, Kohsaka S, J-PCI Registry Investigators, et al. Comparison of Outcomes After Percutaneous Coronary Intervention in Elderly Patients, Including 10 628 Nonagenarians: Insights From a Japanese Nationwide Registry (J-PCI Registry). J Am Heart Assoc. 2019; 8(5):e011183.
16. Boersma E, Maas AC, Deckers JW, Simoons ML. Early thrombolytic treatment in acute myocardial infarction: reappraisal of the golden hour. Lancet. 1996; 348(9030):771-775.
17. White HD. Thrombolytic therapy in the elderly. Lancet 2000;356(9247): 2028–2030. Drug Treatment of STEMI in

the Elderly: Focus on Fibrinolytic Therapy and Insights from the STREAM Trial. Drugs Aging. 2016; 33(2):109-118.
18. Alexander KP, Chen AY, Roe MT, Newby LK, Gibson CM, CRUSADE Investigators, et al. Excess dosing of antiplatelet and antithrombin agents in the treatment of non-ST-segment elevation acute coronary syndromes. JAMA 2005; 294(24):3108-3116.
19. Bueno H, Betriu A, Heras M, Alonso JJ, Cequier A, TRIANA Investigators, et al. Primary angioplasty vs. fibrinolysis in very old patients with acute myocardial infarction: TRIANA (Tratamiento del Infarto Agudo de miocardio en Ancianos) randomized trial and pooled analysis with previous studies. Eur Heart J 2011; 32(1):51-60.
20. Brieger D, Eagle KA, Goodman SG, Steg PG, Budaj A, GRACE Investigators, et al. Acute coronary syndromes without chest pain, an underdiagnosed and undertreated high-risk group: insights from the Global Registry of Acute Coronary Events. Chest 2004; 126(2):461-469.
21. Reiter M, Twerenbold R, Reichlin T, Haaf P, Peter F, Meissner J, et al. Early diagnosis of acute myocardial infarction in the elderly using more sensitive cardiac troponin assays. Eur Heart J. 2011; 32(11):1379-1389.
22. Rosengren A, Wallentin L, Simoons M, Gitt AK, Behar S, Battler A, et al. Age, clinical presentation, and outcome of acute coronary syndromes in the Euroheart acute coronary syndrome survey. Eur Heart J. 2006;27(7):789-795.
23. Ekerstad N, Swahn E, Janzon M, Alfredsson J, Löfmark R, Lindenberger M, Andersson D, et al. Frailty is independently associated with 1-year mortality for elderly patients with non-ST-segment elevation myocardial infarction. Eur J Prev Cardiol. 2014; 21(10):1216-1224.
24. Afilalo J, Alexander KP, Mack MJ, Maurer MS, Green P, Allen LA, Popma JJ, et al. Frailty assessment in the cardiovascular care of older adults. J Am Coll Cardiol. 2014; 63(8):747-762.
25. Bauer T, Koeth O, Jünger C, Heer T, Wienbergen H, Gitt A, Acute Coronary Syndromes Registry (ACOS) Investigators, et al. Effect of an invasive strategy on in-hospital outcome in elderly patients with non-ST-elevation myocardial infarction. Eur Heart J. 2007; 28(23):2873-2878.
26. Tegn N, Abdelnoor M, Aaberge L, Endresen K, Smith P, After Eighty study investigators, et al. Invasive versus conservative strategy in patients aged 80 years or older with non-ST-elevation myocardial infarction or unstable angina pectoris (After Eighty study): an open-label randomised controlled trial. Lancet. 2016; 387(10023):1057-1065.
27. Collet JP, Thiele H, Barbato E, Barthélémy O, Bauersachs J, ESC Scientific Document Group, et al. 2020 ESC Guidelines for the management of acute coronary syndromes in patients presenting without persistent ST-segment elevation. Rev Esp Cardiol (Engl Ed). 2021; 74(6):544.
28. Varenne O, Cook S, Sideris G, Kedev S, Cuisset T, SENIOR investigators, et al. Drug-eluting stents in elderly patients with coronary artery disease (SENIOR): a randomised single-blind trial Lancet. 2018; 391(10115):41-50.
29. Mehran R, Baber U, Sharma SK, Cohen DJ, Angiolillo DJ, Briguori C, et al. Ticagrelor with or without Aspirin in High-Risk Patients after PCI. N Engl J Med. 2019; 381(21):2032-2042.
30. Morice MC, Talwar S, Gaemperli O, Richardt G, Eberli F, Meredith I, et al. Drug-coated versus bare-metal stents for elderly patients: A predefined sub-study of the LEADERS FREE trial. Int J Cardiol. 2017;243:110-115.
31. Windecker S, Latib A, Kedhi E, Kirtane AJ, Kandzari DE, ONYX ONE Investigators, et al. Polymer-based or Polymer-free Stents in Patients at High Bleeding Risk. N Engl J Med. 2020;382(13):1208-1218.
32. Valgimigli M, Frigoli E, Heg D, Tijssen J, Jüni P, MASTER DAPT Investigators, et al. Dual Antiplatelet Therapy after PCI in Patients at High Bleeding Risk. N Engl J Med. 2021; 385(18):1643-1655.

18

▶ Vivian Lerner Amato ▶ Mário Issa

Cirurgia de Revascularização Miocárdica em Idosos

INTRODUÇÃO

A prevalência de doença coronariana eleva-se com a idade.[1] Segundo dados americanos, após os 80 anos de idade 33,9% dos homens e 21,6% das mulheres apresentarão esse diagnóstico (Figura 18.1).

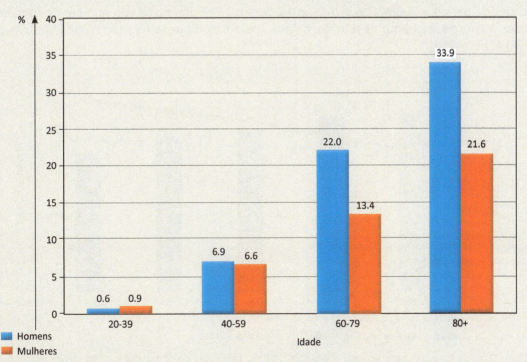

Figura 18.1 Prevalência de doença coronária, por sexo e idade, Estados Unidos – 2015 a 2018.
Fonte: National Heart, Lung and Blood Institute.[1]

Com o aumento da longevidade no Brasil[2] **(Figura 18.2)**, atualmente 76,6 anos, maior número de pacientes idosos serão diagnosticados com doença arterial coronária e necessitarão tratamento, seja clínico isoladamente ou associado a tratamento percutâneo ou cirurgia de revascularização miocárdica.

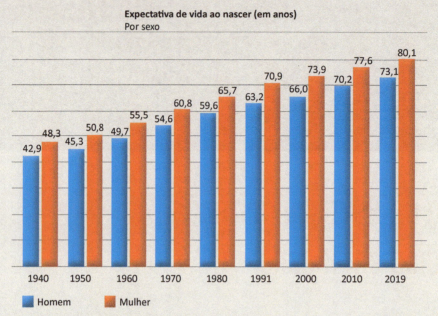

Figura 18.2 Aumento da longevidade no Brasil.
Fonte: Dados do Instituto Brasileiro de Geografia e Estatística (IBGE).[2]

Apesar do aumento da longevidade, observou-se nos últimos anos queda no volume de revascularizações miocárdicas cirúrgicas tanto na população total[3] como também em idosos.[4] Em análise recente que incluiu 60.124 pacientes com idades igual ou acima de 85 anos acompanhados nos Estados Unidos, comparando-se dois períodos 2005-2006 e 2013-2014, observou-se diminuição do número de pacientes idosos submetidos à cirurgia, aumento da morbidade pré-operatória e queda na mortalidade de 8,5% para 5,5% ($p < 0,001$) **(Figura 18.3)**.[4]

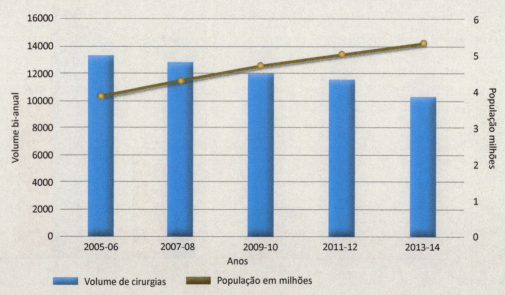

Figura 18.3 Volume bi-anual de cirurgias de revascularização miocárdica em pacientes com idades maior ou igual a 85 anos nos Estados Unidos.
Fonte: Adaptada de Olufajo, *et al.* (2021).[4]

Embora pacientes idosos (idades maior ou igual a 70 anos) representem cerca de 25% dos indivíduos submetidos a cirurgia de revascularização miocárdica em bancos de dados nacionais[5] e internacionais,[6] não há estudos randomizados comparando tratamento clínico *versus* cirúrgico dedicados a essa população.

Em relação à cirurgia de revascularização miocárdica a morbidade e a mortalidade operatória aumentam substancialmente com a idade. Dados da "Society of Thoracic Surgeons" americana mostram taxas de óbito de 1%, 1,3%, 2,4% e 4,7% para pacientes com idades abaixo de 55 anos, entre 55 e 64 anos, entre 65 e 74 anos e maior ou igual a 75 anos respectivamente.[6] Na mesma publicação mostram que comparando-se um paciente de 80 anos com um paciente de 50 anos em cirurgia eletiva de revascularização miocárdica, as razões de chance para complicações do paciente idoso em relação ao jovem seriam: óbito 4,7 (4,29-5,15), acidente vascular cerebral 3,34 (2,99-3,72), insuficiência renal, 3,01 (2,8-3,24), ventilação prolongada (maior que 24 horas) 1,9 (1,82-1,99), infecção esternal profunda 2,02 (1,73-2,36) e internação prolongada (acima de 14 dias) 3,48 (3,28-3,69).[6]

A idade, portanto, quanto mais elevada, é pontuada como importante fator de risco não modificável, para mortalidade e para morbidade nos principais escores utilizados.[6,7]

Não há idade limite acima da qual a cirurgia não possa ser indicada. Os casos são avaliados individualmente levando-se em conta o quadro clínico, a anatomia coronária e a função ventricular, as comorbidades, a fragilidade do paciente, a atividade laboral e social, o risco cirúrgico e a perspectiva em relação a melhora da sobrevida e/ou a qualidade de vida.

Diversas séries demonstram que pacientes idosos submetidos à cirurgia de revascularização passam a apresentar expectativa de vida semelhante à população não portadora de doença coronariana, na mesma faixa etária.[8]

Como se trata de pacientes com risco cirúrgico mais elevado a discussão em *heart team* seria o ideal, sempre que possível.

ESTUDOS RANDOMIZADOS E REGISTROS

Embora não haja estudos randomizados comparando diretamente tratamento clínico *versus* cirurgia de revascularização miocárdica em pacientes idosos, dois estudos de maior importância envolvendo essa população, embora não recentes, devem ser mencionados, um deles randomizado comparando estratégia invasiva *versus* clínica e o outro, um grande registro, comparando tratamento clínico, cirúrgico e percutâneo.

Trial of Invasive versus *Medical Therapy in Elderly Patients with Chronic Symptomatic Coronary Artery Disease (TIME): a Randomized Trial*[9-11]

Neste estudo prospectivo foram randomizados pacientes com idades maior ou igual a 75 anos com angina crônica (idade média 80 anos no grupo estratégia invasiva e 79,8 anos no grupo tratamento clínico), 44% e 43% do sexo feminino, respectivamente nos dois grupos, pelo menos com angina classe II *(Canadian Cardiac Society)* em uso de pelo menos dois medicamentos antianginosos, para "abordagem invasiva" (angiografia coronária e revascularização se necessário) *versus* manutenção do tratamento clínico otimizado.

O desfecho primário foi qualidade de vida em seis meses, avaliado por questionários (*Short Form 36"ref, Duke Activity Status Index – DASI, Rose Angina Questionnaire* e questões sobre educação e padrão social) e pela ocorrência de eventos cardiovasculares maiores (óbito, infarto do miocárdio não fatal, admissão hospitalar por síndrome coronariana aguda com ou sem necessidade de revascularização).[9]

Em relação à sintomatologia, 18%, 46% e 35% apresentavam angina classe II, III e IV respectivamente; 57% dos pacientes apresentavam dispneia.

Foram randomizados 305 pacientes, 148 pacientes para tratamento clínico e 147 pacientes para angiografia coronária. No grupo invasivo, após estudo hemodinâmico, 80 pacientes foram encaminhados para tratamento percutâneo (79 pacientes foram tratados) e 33 pacientes para cirurgia de revascularização miocárdica (30 pacientes foram submetidos à cirurgia), ou seja, 74% dos pacientes estudados foram revascularizados e 34 pacientes (26%) permaneceram em tratamento clínico. Como se trata de um estudo mais antigo, apenas 25 pacientes (dos 30 pacientes submetidos à cirurgia) receberam pelo menos um enxerto arterial.

No seguimento estabelecido de seis meses, o grau de angina e todos os índices de qualidade de vida melhoraram nos dois grupos, porém, a melhora de todos esses índices foi significantemente superior no grupo encaminhado para tratamento invasivo quando comparado ao grupo clínico. Em relação aos eventos cardiovasculares maiores, ocorreram em 19% dos pacientes do grupo invasivo e 49% do grupo clínico (p < 0,0001). Essa diferença deveu-se principalmente a maiores taxas de admissão hospitalar por síndrome coronariana aguda com ou sem necessidade de revascularização e infarto do miocárdio não fatal no grupo clínico quando comparado ao grupo invasivo.

A mortalidade em seis meses foi 6,3% e não diferiu significantemente entre os dois grupos; não houve também diferença significativa entre os grupos no composto óbito e infarto do miocárdio não fatal. Um terço dos pacientes do grupo clínico necessitou de revascularização no período de seguimento por sintomas não controlados.

A conclusão do estudo foi que, neste período, o tratamento invasivo foi superior a manutenção do tratamento clínico nestes pacientes idosos.[9]

No seguimento de um ano dos pacientes que sobreviveram aos primeiros seis meses,[10] 140 pacientes no grupo invasivo e 142 pacientes no grupo clínico, observou-se manutenção da melhora da qualidade de vida em ambos os grupos, mas a diferença observada nesse parâmetro em seis meses favorecendo o grupo invasivo desapareceu, principalmente em decorrência dos pacientes clínicos que migraram para o braço invasivo. Por outro lado, as taxas de eventos cardiovasculares maiores foram de 25,5% no grupo invasivo e 64,3% no grupo clínico, p < 0,001. Observou-se no grupo clínico 50% de chance de hospitalização e revascularização em um ano. As taxas de óbito ou infarto do miocárdio em um ano foram de 17% e 19,6% no grupo invasivo e clínico, respectivamente (p = NS).[10]

Este estudo deve ser compreendido como uma comparação entre revascularização precoce versus tardia em pacientes idosos, devido ao grande percentual de migração do grupo clínico para o invasivo.

A conclusão do seguimento de um ano foi que neste período não se observou diferença significativa na qualidade de vida, porém deve-se compreender este dado no contexto do grande percentual de pacientes clínicos que foram submetidos à angiografia e à revascularizados nesse período. Eventos cardiovasculares maiores foram mais frequentes no grupo clínico.

No seguimento de quatro anos deste mesmo estudo[11] observou-se mortalidade de 29,4% para o grupo invasivo e 27% para o grupo clínico (p = 0,70). Não houve diferença significativa também nas taxas de óbito de causa cardíaca, 21% versus 22% ou infarto do miocárdio não fatal, 12% versus 12%, porém as taxas de ausência de eventos cardiovasculares maiores foram superior no tratamento invasivo quando comparado ao tratamento clínico, 39% versus 20%, p < 0,0001.[11] Em relação aos questionários de qualidade de vida, a pequena vantagem notada para o grupo invasivo inicialmente desapareceu; o grupo clínico durante todo o estudo usou maior número de medicamentos antianginosos.

A sobrevida dos grupos invasivos e clínico respectivamente foi de 91,5% versus 95,9% após seis meses, 89,5% versus 93,9% após um ano e 70,6% versus 73% após quatro anos (p = NS).

Os fatores prognósticos independentes de mortalidade de causa cardíaca foram idade acima de 80 anos, insuficiência cardíaca congestiva, fração de ejeção menor ou igual a 45%, duas ou mais comorbidades, e ausência de revascularização no primeiro ano de acompanhamento. Importante ressaltar que a revascularização durante o primeiro ano esteve relacionada a menor mortalidade tanto no grupo total do estudo (p = 0,0027), como no grupo invasivo (p = 0,0015) e clínico (p = 0,0827).

A mensagem deste seguimento de quatro anos é que para pacientes idosos a estratégia invasiva quando comparada a estratégia clínica inicial, traz mais rapidamente alívio dos sintomas, menores taxas de eventos não fatais, principalmente hospitalizações por sintomas refratários com necessidade de revascularização e menor necessidade de medicamentos anti-isquêmicos.

Vale à pena frisar que por se tratar de um estudo do início dos anos 2000 foram utilizados stents não revestidos e o tratamento clínico não foi otimizado como acontece atualmente.

Survival after Coronary Revascularization in the Elderly – Alberta Provincial Project for Outcomes Assessment in Coronary Heart Disease (APPROACH) Investigators[12]

Neste grande registro foram comparadas as características e a evolução em longo prazo de 15.392

pacientes com idades abaixo de 70 anos, 5.198 pacientes com idades entre 70 e 79 anos e 983 pacientes com idades maior que 80 anos submetidos a cinecoronariografia e revascularização percutânea ou cirúrgica ou manutenção em acompanhamento clínico na província de Alberta, Canadá. A análise foi ajustada utilizando-se o *Propensity Score.*

Comparados com os mais jovens, pacientes mais idosos apresentavam mais frequentemente doença vascular cerebral, doença arterial periférica, hipertensão arterial e diabetes melito; eram também mais frequentemente portadores de comprometimento triarterial e de lesão de tronco de coronária esquerda.

A sobrevida ajustada em quatro anos para o grupo submetido à cirurgia de revascularização miocárdica, tratamento percutâneo e tratamento clínico foi para pacientes abaixo de 70 anos, 95%, 93,8% e 90,5% respectivamente; entre 70 e 79 anos 87,3%, 83,9% e 79,1% respectivamente e para pacientes com idades igual ou maior a 80 anos, 77,4%, 71,6% e 60,3%, respectivamente. Nas três faixas etárias a comparação entre qualquer forma de revascularização e tratamento clínico foi estatisticamente significativa, p < 0,0001, em cada uma delas (Tabela 18.1).

Pode-se observar que revascularização (cirúrgica ou percutânea) esteve sempre associada com melhor sobrevida ajustada quando comparada ao tratamento clínico, especialmente em pacientes com idade maior ou igual a 80 anos, com NNT ainda menor quando comparado a pacientes mais jovens: NNT de 5,9 e 8,9 (pacientes com idade igual ou maior a 80 anos) e 23,4 e 33,1 (pacientes com idades abaixo de 70 anos) para tratamento cirúrgico e percutâneo respectivamente *versus* clínico, ou seja, nesse grande registro o paciente mais idoso não só beneficia-se da revascularização como o benefício é maior que para o paciente mais jovem.

Em publicação posterior do mesmo grupo,[13] observou-se também no período de quatro anos significativa melhora de qualidade de vida nas três faixas etárias comparando-se revascularização (cirúrgica ou percutânea) *versus* tratamento clínico, mensurada pelo *Seattle Angina Questionnaire SAQ,* o que é um dado de grande importância no que se refere à decisão de tratamento para o paciente idoso.

PREPARO DO PACIENTE IDOSO PARA CIRURGIA DE REVASCULARIZAÇÃO MIOCÁRDICA

Por se tratar de pacientes idosos o achado de comorbidades será mais frequente, incluindo insuficiência arterial periférica, alterações valvulares, aneurismas de aorta e neoplasias.

É de extrema importância história clínica e exame físico detalhados, incluindo verificação de pulsos arteriais, sopros carotídeos e cuidadosa verificação dos exames subsidiários.

- Exames laboratoriais;
- Raio X de tórax;
- Ecocardiograma transtorácico: é necessário especial atenção para diâmetros de raiz de aorta e aorta ascendente, diâmetros de cavidades e eventuais alterações em válvulas, alterações da função diastólica, além da confirmação da função ventricular sistólica;
- Tomografia de tórax sem contraste: para visibilização do grau de calcificação de aorta ascendente, local que será manipulado durante a cirurgia, com o objetivo de prevenir acidente vascular isquêmico perioperatório;
- Doppler de carótidas e vertebrais para afastar lesões carotídeas significativas.

Tabela 18.1 Sobrevida ajustada em 4 anos para cada grupo etário; p significativo na comparação entre revascularização (qualquer forma) e tratamento clínico em todas as faixas de idade.

Idade	Sobrevida ajustada %			Redução absoluta do risco (vs tratamento clínico) %		NNT	
	Tratamento clínico	Tratamento percutâneo	Tratamento cirúrgico	Tratamento Percutâneo	Tratamento cirúrgico	Tratamento Percutâneo	Tratamento cirúrgico
< 70 a	90,8	93,8	95,0	3,0	4,2	33,1	23,4
70-79 a	79,1	83,9	87,3	4,9	8,2	20,6	12,1
> 80 a	60,3	71,6	77,4	11,3	17,0	8,9	5,9

NNT: número necessário tratar.
Fonte: Adaptada de Graham et al. (2002).[12]

ACIDENTE VASCULAR CEREBRAL

Talvez a complicação mais temida em cirurgia de revascularização no idoso seja a ocorrência de acidente vascular cerebral. Considera-se atualmente que a doença carotídea possa ser responsável por cerca de 30% a 40% dos eventos isquêmicos cerebrais (esse número estimado por estudos que avaliaram tomografia de crânio, ressonância magnética e autopsias),[14] sendo a principal causa desta complicação o grau de calcificação em aorta ascendente que será manipulada durante a cirurgia para canulação, clampeamento e anastomose proximal dos enxertos.

Outras causas relacionadas seriam alterações hemodinâmicas e de ritmo especialmente fibrilação atrial no período perioperatório. A prevalência de doença carotídea se eleva com a idade, assim como a prevalência de doença em aorta.[15]

Tem se dedicado especial atenção ao grau de calcificação em aorta ascendente, especialmente através da tomografia de tórax sem contraste no pré-operatório para o planejamento da cirurgia, incluindo a decisão da indicação desta, que poderá ser modificada em casos de extensa calcificação.

No intra-operatório tem sido fortemente indicado o ecocardiograma epiaórtico, orientando o cirurgião da região da aorta menos acometida por calcificação para manipulação.[16]

Nos casos de doença carotídea a decisão por abordagem carotídea estagiada ou concomitante à cirurgia coronária ou não abordagem, as diretrizes americana[17] e européia[18] são concordantes:

- Abordagem carotídea antes ou concomitante à cirurgia coronária em pacientes sintomáticos, ou seja, com eventos neurológicos nos seis meses prévios à cirurgia (classe IIa, nível de evidência C pela diretriz americana e nível de evidência B pela diretriz europeia).
- Abordagem carotídea duvidosa em pacientes assintomáticos do ponto de vista neurológico, porém com lesão carotídea 70%-99% bilateral ou lesão unilateral com oclusão contralateral (classe IIb, nível de evidência C pela diretriz americana e nível de evidência B pela diretriz europeia).
- Não indicada abordagem carotídea de rotina por ocasião da cirurgia coronária no paciente assintomático do ponto de vista neurológico (classe III, nível de evidência B pela diretriz europeia).

Nos casos nos quais a abordagem da carótida é indicada, a opção por cirurgia estagiada (ou seja, abordar a carótida e em segundo tempo a coronária) ou concomitante à cirurgia coronária, baseia-se no quadro clínico do paciente. Reserva-se a abordagem conjunta quando há instabilidade dos dois territórios e a abordagem estagiada quando há estabilidade do quadro cardíaco.

As diretrizes diferem em relação à solicitação do *doppler* de carótidas no pré-operatório. A diretriz americana de revascularização miocárdica[17] sugere que seja solicitado em pacientes acima de 65 anos, portadores de lesão de tronco de coronária esquerda, doença arterial periférica, evento neurológico prévio, hipertensão arterial, tabagismo ou diabetes melito (classe IIa, nível de evidência C); já a diretriz europeia,[18] baseando-se no fato de que apenas pacientes sintomáticos neurológicos terão indicação de abordagem, indica o *doppler* apenas para pacientes que apresentaram evento neurológico (acidente vascular cerebral ou episódio isquêmico transitório) nos últimos seis meses (nestes casos classe I, nível de evidência B), sendo duvidosa a indicação nos demais casos, ou seja, pacientes sem eventos neurológicos nos últimos seis meses, porém com idades maior ou igual a 70 anos, doença multiarterial, doença arterial periférica ou sopro carotídeo (classe IIb, nível de evidência B).

CIRURGIA SEM CIRCULAÇÃO EXTRACORPÓREA NO IDOSO

Como o paciente idoso apresenta maior número de comorbidades, maior fragilidade, mais frequentemente calcificação em aorta, imaginou-se que a cirurgia sem o uso de circulação extracorpórea pudesse ser uma opção para esta população. Essa ideia foi testada em registros e em algumas análises randomizadas que incluíram idosos.

No estudo *DOORS (On-Pump versus Off-Pump Coronary Artery Bypass Surgery in Elderly Patients – Results From the Danish On-Pump Versus Off-Pump Randomization Study)*[19] foram randomizados 900 pacientes com idades acima de 70 anos para cirurgia sem circulação extracorpórea ou cirurgia convencional. A idade média foi de 75 anos, sendo 77% do sexo masculino. O desfecho composto avaliado de óbito, infarto do miocárdio ou acidente vascular cerebral em 30 dias não diferiu entre os dois grupos, tendo ocorrido em 10,2% e 10,7% dos pacientes com cirurgia com e sem extracorpórea respectivamente, p = 0,83. Não se observou também diferenças significativas na mortalidade em seis meses, 4,7% *versus* 4,2%.

Ambos os grupos mostraram melhora na qualidade de vida.

No estudo *GOPCABE* (*German Off Pump Coronary Artery Bypass Grafting in Elderly Patients*)[20] foram randomizados 2.539 pacientes com idades maior ou igual a 75 anos para cirurgia com ou sem circulação extracorpórea, idade média 78 anos, sendo o desfecho primário composto por óbito, acidente vascular cerebral, infarto do miocárdio, nova revascularização ou nova terapia de reposição renal em 30 dias e um ano após a cirurgia.

Em 30 dias não se observou diferença entre os grupos sem ou com extracorpórea em relação ao desfecho composto, 7,8% *versus* 8,2%, respectivamente, razão de chance 0,95, IC 95% 0,71-1,28 p = 0,74, embora nova revascularização tenha ocorrido mais frequentemente no grupo sem extracorpórea, 1,3% *versus* 0,4%, razão de chance 2,42, IC 95% 1,03-5,72, p = 0,04. Em 12 meses novamente não se observou diferença entre os grupos no desfecho composto, 13,1% *versus* 14%, razão de risco 0,93 IC 95% 0,76-1,16, p = 0,48 ou nos componentes individuais.

No seguimento de cinco anos[21] desse mesmo estudo, não se observou diferença na mortalidade entre os grupos, 31% *versus* 30%, nos grupos sem e com extracorpórea, p = 0,71 ou no composto óbito, infarto do miocárdio ou nova revascularização, 34% *versus* 33%, p = 0,704. Revascularização incompleta ocorreu em 34% e 29% dos pacientes sem e com extracorpórea, p < 0,001. A revascularização incompleta esteve relacionada com maior mortalidade, tanto no grupo sem extracorpórea 72% *versus* 76%, p = 0,02, como no grupo com extracorpórea 72% *versus* 77%, p = 0,03. Para o grupo total a razão de risco para mortalidade total analisando-se revascularização incompleta/revascularização completa, foi de 1,19, IC 95% 1,01-1,39, p = 0,04.

Esse estudo, portanto, não encontrou em até cinco anos diferenças nos desfechos, porém identificou maiores taxas de novas revascularizações no período de 30 dias após a cirurgia para o grupo sem extracorpórea e salientou a relação da revascularização incompleta com maior mortalidade.

No estudo *CORONARY*[22] foram randomizados 4.752 pacientes para cirurgia com e sem circulação extracorpórea. Para seleção, os pacientes deveriam apresentar uma ou mais das seguintes condições: idade maior ou igual a 70 anos, presença de doença arterial periférica, doença cerebrovascular, estenose carotídea igual ou maior que 70% ou insuficiência renal. Pacientes de 60 a 69 anos também eram elegíveis se apresentassem uma das seguintes condições: diabetes melito com necessidade de medicação, revascularização "urgente" (após síndrome coronariana aguda), fração de ejeção menor ou igual a 35%, história recente de tabagismo (um ano). Após início do estudo foram também aceitos pacientes de 55 a 59 anos que apresentassem pelo menos dois fatores de risco listados para aqueles entre 60 e 69 anos. O desfecho avaliado foi o composto de óbito, acidente vascular cerebral não fatal, infarto do miocárdio não fatal ou nova insuficiência renal requerendo diálise em 30 dias.

Foram randomizados 4.752 pacientes, sendo 2.375 e 2.377 pacientes para os grupos sem e com extracorpórea respectivamente. Idade média de 68 anos e 81% do sexo masculino. Em relação aos resultados, não se observou diferença na taxa do evento composto entre os dois grupos, 9,8% *versus* 10,3% (p = 0,59) em 30 dias[22] e 12,1% *versus* 13,3% (p = 0,24) em 12 meses,[23] para abordagem sem e com extracorpórea. Em 30 dias a cirurgia sem extracorpórea diminuiu de forma significativa as taxas de transfusão de sangue, reoperação por sangramento, insuficiência renal aguda e complicações respiratórias. Foi observado maiores taxas de novas revascularizações para o grupo sem extracorpórea em 30 dias 0,7% *versus* 0,2%, p = 0,01 e uma tendência em um ano, 1,4% *versus* 0,8%, p = 0,07. Não houve diferença em um ano nas medidas de qualidade de vida ou função neurocognitiva.

No seguimento de cinco anos[24] não se observou diferença significativa no desfecho composto escolhido para esse período, óbito, acidente vascular cerebral, infarto do miocárdio, insuficiência renal e nova revascularização, que ocorreu em 23,1% e 23,6% dos pacientes submetidos a cirurgia sem e com extracorpórea respectivamente, p = 0,72. O custo entre os dois grupos também não diferiu. Da mesma forma não se observou diferença nas medidas de qualidade de vida.

Embora nesses estudos não se observem diferenças significativas nos desfechos clínicos de cirurgias com e sem extracorpórea, porém maiores taxas de revascularizações incompletas e menores patências no grupo sem extracorpórea,[25] a análise mais aprofundada tem mostrado a importância da experiência do grupo de cirurgia nos resultados da cirurgia sem extracorpórea, podendo esta ser uma possibilidade para pacientes idosos de maior risco em centros com maior experiência nesta técnica.

COMPARAÇÃO TRATAMENTO PERCUTÂNEO VERSUS TRATAMENTO CIRÚRGICO NO IDOSO

Não há estudos randomizados que comparem o tratamento percutâneo *versus* tratamento cirúrgico desenhados especificamente para idosos, porém estão disponíveis algumas subanálises de estudos randomizados maiores dedicadas a essa população. De modo geral nessas avaliações de subgrupos dos estudos randomizados os resultados para idosos parecem ser comparáveis aos encontrados para indivíduos mais jovens.

No estudo *PRECOMBAT*[26] que comparou o tratamento cirúrgico *versus* percutâneo com *stent* farmacológico revestido por Sirolimus em pacientes com lesão de tronco de coronária esquerda ou multiarteriais, foram randomizados 600 pacientes, idade média 62 anos, sendo 278 pacientes com idades maior ou igual a 65 anos. O desfecho composto considerado foi o composto óbito por todas as causas, infarto do miocárdio, acidente vascular cerebral ou nova revascularização no vaso alvoguiada por isquemia. Em cinco anos não houve diferença entre os dois grupos no grupo total do estudo e resultados semelhantes foram verificados nos idosos, 18,8% *versus* 15,8%, p = 0,47, para tratamento percutâneo e cirúrgico respectivamente.

No estudo *BEST*[27] que comparou o tratamento cirúrgico *versus* percutâneo com *stent* farmacológico revestido por Everolimus em pacientes multiarteriais diabéticos, foram randomizados 880 pacientes, idade média 64 anos, sendo 481 pacientes com idades maior ou igual a 65 anos. O desfecho composto considerado foi o composto óbito por todas as causas, infarto do miocárdio, ou nova revascularização no vaso alvo. Em 4,6 anos, o desfecho composto foi mais frequente no grupo percutâneo, quando comparado ao grupo cirúrgico no grupo total do estudo, enquanto nos pacientes idosos não se verificou diferença significativa entre os grupos, 17,9% *versus* 11,9%, respectivamente.

No estudo *EXCEL*,[28] que comparou o tratamento cirúrgico *versus* percutâneo, com *stent* farmacológico revestido por Everolimus, em pacientes com lesão de tronco de coronária esquerda, foram randomizados 1.905 pacientes, idade média 66 anos, sendo 938 pacientes com idades maior ou igual a 67 anos. O desfecho composto considerado foi o composto de óbito por todas as causas, acidente vascular cerebral ou infarto do miocárdio. Em três anos não se verificou diferença significativa entre os grupos no desfecho considerado para o grupo total do estudo, como também para os pacientes idosos, 18,7% *versus* 15%, para os grupos percutâneo e cirúrgico respectivamente.

Na recém-publicada subanálise de mortalidade em 10 anos para pacientes idosos do estudo *SYNTAX*,[29] que comparou tratamento cirúrgico *versus* percutâneo com *stent* farmacológico revestido por Paclitaxel, para pacientes com lesão de tronco de coronária esquerda ou triarteriais, foram avaliados entre os 1.800 pacientes do estudo total, 575 pacientes com idades superiores a 70 anos, idade média 75,8 anos. Não se observou diferença significativa na mortalidade em 10 anos nos grupos percutâneo e cirúrgico para pacientes idosos, 44% *versus* 41,1% ou não idosos 21,1% *versus* 16,6%, respectivamente. Nos idosos a taxa de eventos cardiovasculares maiores (óbito, infarto do miocárdio, acidente vascular cerebral ou nova revascularização), em cinco anos também foi comparável nos dois grupos 39,4% *versus* 35,1%, porém foi mais elevada no grupo percutâneo para pacientes jovens 36,3% *versus* 23%, p interação = 0,043. De forma bastante importante também no grupo de idosos não se observou diferenças entre os grupos percutâneo e cirúrgico, nos questionários de qualidade de vida. Este estudo reforça a possibilidade do tratamento percutâneo para o paciente idoso.

Há também inúmeros registros e estudos retrospectivos comparando tratamento percutâneo e cirúrgico para pacientes idosos, lembrando sempre a possibilidade de vieses nessas análises.

No grande registro *APPROACH*,[13] pacientes com idade igual ou acima de 80 anos tratados com cirurgia de revascularização miocárdica apresentaram sobrevida ajustada superior àqueles pacientes submetidos a tratamento percutâneo, assim como melhor qualidade de vida.

Em análise retrospectiva ajustada, Hannan e colaboradores[30] avaliaram 3.864 pacientes multiarteriais com idades maior ou igual a 75 anos submetidos a tratamento percutâneo com *stent* farmacológico ou a cirurgia de revascularização miocárdica no estado de Nova York entre 2008 e 2010 em relação a três desfechos: mortalidade, composto mortalidade/infarto do miocárdio/acidente vascular cerebral e nova revascularização. Após seguimento médio de 18 meses não se observou diferença significativa entre os grupos na mortalidade RR 0,87-1,30, p = 0,58, no composto óbito/infarto do miocárdio/ acidente vascular cerebral *RR* 1,15 (0,97-1,38), p = 0,12, porém as novas revascularizações foram bem mais frequentes no grupo percutâneo 7,48 (5,61-9,98), p < 0,0001.

Na prática clínica, com o progresso e o sucesso do tratamento percutâneo, ocorrem situações de alto risco cirúrgico para pacientes idosos mais frágeis, com extensa calcificação em aorta e/ou com mais comorbidades onde o tratamento percutâneo é sem dúvida uma importante alternativa.

TIPOS DE ENXERTOS EM IDOSOS

A utilização de enxertos exclusivamente arteriais em idosos permanece controversa, sobretudo no que diz respeito às artérias torácicas internas bilaterais. Em recente publicação, Benjamin Medalion e colaboradores,[31] compararam em 1.045 pacientes idosos, com idades igual ou superior a 70 anos, três associações de enxertos: artéria torácica interna bilateral, artéria torácica unilateral associada a artéria radial e artéria torácica unilateral associada a enxerto venoso de safena.

Em pacientes do sexo feminino, portadores de diabetes, doença pulmonar obstrutiva crônica e em situação de emergência clínica, foi menor a utilização de enxerto bilateral das artérias torácicas internas, comparando-se com os grupos de associação da artéria torácica interna esquerda e artéria radial e enxertos venosos de safena, enquanto que, pacientes com insuficiência cardíaca congestiva e infarto do miocárdio recente foram mais prevalentes na utilização de artéria torácica interna bilateral.

Não houve diferença significativa entre a mortalidade operatória e a incidência de infecções da ferida esternal entre os grupos. O seguimento médio foi de 8,17 ± 4,45 anos.

A sobrevida em 10 anos (curva de Kaplan-Meier) nos grupos de enxerto de artéria torácica interna bilateral e artéria torácica interna com artéria radial foi significativamente maior (p < 0,001) comparado ao grupo com artéria torácica interna e veia safena.

A atribuição ao grupo de enxerto de veia safena também foi associada à diminuição da sobrevida ajustada (p < 0,001) em comparação com os grupos artéria torácica interna bilateral e artéria torácica interna associada a artéria radial (Figura 18.4).

Marcin Kuzmae e colaboradores[32] relataram que pacientes com idade igual ou superior a 80 anos que foram submetidos à cirurgia de revascularização miocárdica isolada apresentaram em 30 dias maiores taxas de reinternação e maior mortalidade nesta, com significância estatística, em comparação com pacientes abaixo dessa faixa etária. As causas mais frequentes

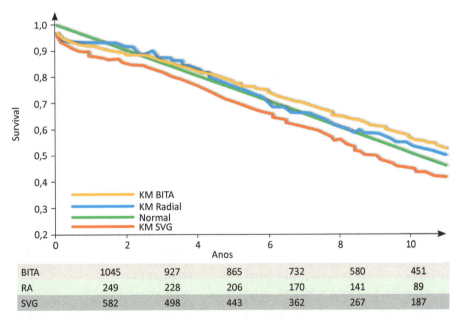

Figura 18.4 Curva de Kaplan-Meier comparando sobrevida de pacientes idosos. KM BITA, curva de sobrevida do grupo BITA (10 anos sobrevida; 95% CI, 52,8-59,2); KM Radial, curva de sobrevida do grupo RA (10 anos de sobrevida; 95% CI, 47,4-60,6); KM SVG, curva de sobrevida do grupo SVG (10 anos de sobrevida; 95% CI, 40,6-49,4).
KM: Kaplan-Meier, BITA: artéria torácica interna bilateral, SVG: enxerto com veia safena, RA: enxerto com artéria radial.
Fonte: Adaptada de Medalion *et al.* (2015).[31]

foram infecção pós-operatória, agudização de insuficiência cardíaca crônica e derrame pleural.

Segundo relato de Zaman e colaboradores,[33] no estudo RAGE, após a realização do cateterismo por via transradial, é necessária a avaliação da artéria radial para que essa possa ser utilizada como enxerto para revascularização miocárdica, uma vez que danos morfológicos e funcionais transitórios ou definitivos, poderiam ser causados.

A despeito da expectativa de vida ter aumentado, pacientes idosos exigem grande atenção e preocupação com infecção, cuja ocorrência tem grande impacto na mortalidade. A escolha de enxertos para pacientes de alto risco para esse tipo de complicação deverá adotar critérios rigorosos, ou poderá não apresentar o benefício desejado.

CONCLUSÕES

A cirurgia de revascularização miocárdica tem sido indicada nos pacientes idosos que compõem cerca de um quarto dos pacientes operados.

Em decorrência da maior morbimortalidade nessa população a decisão deverá ser bastante criteriosa e individualizada.

O tratamento percutâneo poderá ser uma possibilidade em alguns casos e nos pacientes de maior risco para cirurgia convencional a cirurgia sem circulação extracorpórea em grupos de maior experiência também poderá ser uma opção.

A possibilidade de permanência em tratamento clínico otimizado deverá ser sempre considerada nessa população de maior risco.

REFERÊNCIAS BIBLIOGRÁFICAS

1. Virani SS, Alonso A, Aparicio HJ, Benjamin EJ, Bittencourt MS, American Heart Association Council on Epidemiology and Prevention Statistics Committee and Stroke Statistics Subcommittee, et al. Heart Disease and Stroke Statistics-2021 Update: A Report From the American Heart Association. Circulation. 2021; 143(8):e254-e743.
2. https://agenciadenoticias.ibge.gov.br/agencia-noticias/2012-agencia-de-noticias/noticias/29505-expectativa-de-vida-dos-brasileiros-aumenta-3-meses-e-chega-a-76-6-anos-em-2019.
3. Bowdish ME, D'Agostino RS, Thourani VH, Desai N, Shahian DM, Fernandez FG, et al. The Society of Thoracic Surgeons Adult Cardiac Surgery Database: 2020 Update on Outcomes and Research. Ann Thorac Surg 2020; 109(6):1646-1655.
4. Olufajo OA, Wilson A, Zeineddin A, Williams M, Aziz S. Coronary Artery Bypass Grafting Among Older Adults: Patterns, Outcomes, and Trends. J Surg Res 2021; 258:345-351.
5. Amato VL, Timerman A, Paes AT, Baltar VT, Farsky PS, Farran JA, et al. Immediate results of myocardial revascularization. Comparison between men and women. Arq Bras Cardiol. 2004; 83 Spec Nº 14-20.
6. Shahian DM, O'Brien SM, Filardo G, Ferraris VA, Haan CK, Rich JB, et al. The Society of Thoracic Surgeons 2008 Cardiac Surgery Risk Models: Part 1: Coronary Artery Bypass Grafting Surgery. Ann Thorac Surg 2009; 88(1 Suppl):S2-22.
7. Nashef SA, Roques F, Sharples LD, Nilsson J, Smith C, Goldstone AR, et al. EuroScore II. Eur J Cardio-Thorac Surg 2012; 41:734-745. EuroScore II. Eur J Cardio-Thorac Surg 2012; 41(4):734-745.
8. Saxena A, Dinh DT, Yap CH, Reid CM, Billah B, Smith JA, et al. Critical analysis of early and late outcomes after isolated coronary artery bypass surgery in elderly patients. Ann Thorac Surg. 2011; 92(5):1703-1711.
9. TIME Investigators. Trial of invasive versus medical therapy in elderly patients with chronic symptomatic coronary-artery disease (TIME): a randomised trial. Lancet. 2001; 358(9286):951-957.
10. Pfisterer M, Buser P, Osswald S, Allemann U, Amann W, Trial of Invasive versus Medical therapy in Elderly patients (TIME) Investigators, et al. Outcome of elderly patients with chronic symptomatic coronary artery disease with an invasive vs optimized medical treatment strategy: one-year results of the randomized TIME trial. JAMA. 2003; 289(9):1117-1123.
11. Pfisterer M; Trial of Invasive versus Medical therapy in Elderly patients Investigators. Long-term outcome in elderly patients with chronic angina managed invasively versus by optimized medical therapy: four-year follow-up of the randomized Trial of Invasive versus Medical therapy in Elderly patients (TIME). Circulation. 2004; 110(10):1213-1218.
12. Graham MM, Ghali WA, Faris PD, Galbraith PD, Norris CM, Alberta Provincial Project for Outcomes Assessment in Coronary Heart Disease (APPROACH) Investigators, et al. Survival after coronary revascularization in the elderly. Circulation. 2002; 105(20):2378-2384.
13. Graham MM, Norris CM, Galbraith PD, Knudtson ML, Ghali WA; APPROACH Investigators. Quality of life after coronary revascularization in the elderly. Eur Heart J. 2006; 27(14):1690-1698.
14. Naylor AR, Mehta Z, Rothwell PM, Bell PR. Carotid artery disease and stroke during coronary artery bypass: a critical review of the literature. Eur J Vasc Endovasc Surg. 2002; 23(4):283-294.
15. Naylor AR, Ricco JB, de Borst GJ, Debus S, de Haro J, Halliday A, et al. Editor's Choice - Management of Atherosclerotic Carotid and Vertebral Artery Disease: 2017 Clinical Practice Guidelines of the European Society for Vascular Surgery (ESVS). Eur J Vasc Endovasc Surg. 2018; 55(1):3-81.
16. Lawton JS, Tamis-Holland JE, Bangalore S, Bates ER, Beckie TM, Bischoff JM, et al. 2021 ACC/AHA/SCAI Guideline for Coronary Artery Revascularization: A Report of the Ameri-

can College of Cardiology/American Heart Association Joint Committee on Clinical Practice Guidelines. Circulation. 2022; 145(3):e18-e114.
17. Hillis LD, Smith PK, Anderson JL, Bittl JA, Bridges CR, Byrne JG, et al. 2011 ACCF/AHA Guideline for Coronary Artery Bypass Graft Surgery: a report of the American College of Cardiology Foundation/American Heart Association Task Force on Practice Guidelines. Circulation. 2011; 124(23):e652-735.
18. Aboyans V, Ricco JB, Bartelink MEL, Björck M, Brodmann M, ESC Scientific Document Group. 2017 ESC Guidelines on the Diagnosis and Treatment of Peripheral Arterial Diseases, in collaboration with the European Society for Vascular Surgery (ESVS): Document covering atherosclerotic disease of extracranial carotid and vertebral, mesenteric, renal, upper and lower extremity arteries Endorsed by: the European Stroke Organization (ESO)The Task Force for the Diagnosis and Treatment of Peripheral Arterial Diseases of the European Society of Cardiology (ESC) and of the European Society for Vascular Surgery (ESVS). Eur Heart J. 2018; 39(9):763-816.
19. Houlind K, Kjeldsen BJ, Madsen SN, Rasmussen BS, Holme SJ, DOORS Study Group, et al. On-pump versus off-pump coronary artery bypass surgery in elderly patients: results from the Danish on-pump versus off-pump randomization study. Circulation. 2012; 125(20):2431-2439.
20. Diegeler A, Börgermann J, Kappert U, Breuer M, Böning A, GOPCABE Study Group, et al. Off-pump versus on-pump coronary-artery bypass grafting in elderly patients. N Engl J Med. 2013; 368(13):1189-1198.
21. Diegeler A, Börgermann J, Kappert U, Hilker M, Doenst T, Böning A, et al. Five-Year Outcome After Off-Pump or On-Pump Coronary Artery Bypass Grafting in Elderly Patients. Circulation. 2019; 139(16):1865-1871.
22. Lamy A, Devereaux PJ, Prabhakaran D, Taggart DP, Hu S, CORONARY Investigators, et al. Off-pump or on-pump coronary-artery bypass grafting at 30 days. N Engl J Med. 2012; 366(16):1489-1497.
23. Lamy A, Devereaux PJ, Prabhakaran D, Taggart DP, Hu S, CORONARY Investigators, et al. Effects of off-pump and on-pump coronary-artery bypass grafting at 1 year. N Engl J Med. 2013; 368(13):1179-1188.
24. Lamy A, Devereaux PJ, Prabhakaran D, Taggart DP, Hu S, CORONARY Investigators, et al. Five-Year Outcomes after Off-Pump or On-Pump Coronary-Artery Bypass Grafting. N Engl J Med. 2016; 375(24):2359-2368.
25. Deppe AC, Arbash W, Kuhn EW, Slottosch I, Scherner M, Liakopoulos OJ, et al. Current evidence of coronary artery bypass grafting off-pump versus on-pump: a systematic review with meta-analysis of over 16,900 patients investigated in randomized controlled trials†. Eur J Cardiothorac Surg. 2016; 49(4):1031-41; discussion 1041.
26. Ahn JM, Roh JH, Kim YH, Park DW, Yun SC, Lee PH, Chang M, et al. Randomized Trial of Stents Versus Bypass Surgery for Left Main Coronary Artery Disease: 5-Year Outcomes of the PRECOMBAT Study. J Am Coll Cardiol. 2015 ;65(20):2198-2206.
27. Park SJ, Ahn JM, Kim YH, Park DW, Yun SC, BEST Trial Investigators, et al. Trial of everolimus-eluting stents or bypass surgery for coronary disease. N Engl J Med. 2015; 372(13):1204-1212.
28. Stone GW, Sabik JF, Serruys PW, Simonton CA, Généreux P, EXCEL Trial Investigators, et al. Everolimus-Eluting Stents or Bypass Surgery for Left Main Coronary Artery Disease. N Engl J Med. 2016; 375(23):2223-2235.
29. Ono M, Serruys PW, Hara H, Kawashima H, Gao C, SYNTAX Extended Survival Investigators, et al. 10-Year Follow-Up After Revascularization in Elderly Patients With Complex Coronary Artery Disease. J Am Coll Cardiol. 2021; 77(22):2761-2773.
30. Hannan EL, Zhong Y, Berger PB, Walford G, Curtis JP, Wu C, et al. Comparison of intermediate-term outcomes of coronary artery bypass grafting versus drug-eluting stents for patients ≥ 75 years of age. Am J Cardiol. 2014; 113(5):803-808.
31. Medalion B, Mohr R, Ben-Gal Y, Nesher N, Kramer A, Eliyahu S, et al. Arterial coronary artery bypass grafting is safe and effective in elderly patients. J Thorac Cardiovasc Surg. 2015; 150(3):607-612.
32. Kuzma M, Zack C. National Readmission Trends In Elderly Patients Undergoing Coronary Artery Bypass Graft Surgery. J Am Coll Cardiol. 2020, 75(11_Supplement_1):1515.
33. Zaman T, Ali MS, Rahman S, Begum M, Bhuiyan MA. The RAGE Trial (Radial Arterial Graft in the Elderly) - A Pilot Study. CBMJ. 2020; 9(2):8-13.

19

Auristela Isabel de Oliveira Ramos ▸ Dimytri Alexandre Siqueira ▸ Maria Teresa Cabrera Castillo

Estenose Aórtica
Tratamento Cirúrgico, TAVI e Tratamento Paliativo

INTRODUÇÃO

Estima-se que 5% dos pacientes com idade superior a 75 anos apresentam algum grau de estenose aórtica (EAo) e entre estes, 3% têm EAo grave.[1] A degeneração valvar, na população idosa é consequente à calcificação dos folhetos e do anel valvar. A EAo também pode ser secundária à febre reumática e em geral vem associada à doença mitral. Outra etiologia, menos frequente, é a valva aórtica bicúspide, encontrada em 1% da população geral.[1]

Trata-se de uma doença de evolução lenta e progressiva, o início dos sintomas varia de acordo com a etiologia. Na EAo degenerativa (calcífica) os sintomas aparecem entre a sétima e a oitava décadas de vida. A progressão da doença é mais acentuada em pacientes com doença degenerativa e valva calcificada, nos diabéticos, dislipidêmicos e hipertensos.[2]

Ocorre sobrecarga de pressão, imposta pela obstrução fixa na via de saída do ventrículo esquerdo (VE), gerando um gradiente de pressão entre o VE e a aorta (Ao), incrementando a pressão sistólica, diastólica e o tempo de ejeção do VE.

HISTÓRIA NATURAL

Os pacientes com EAo grave, assintomáticos, com função ventricular esquerda normal apresentam boa sobrevida e raramente ocorre morte súbita nesse grupo. Porém, após o aparecimento dos sintomas clássicos, insuficiência cardíaca, síncope ou angina, 50% dos pacientes evoluem para óbito em 2, 3 e 5 anos respectivamente, se mantidos em tratamento clínico.[3]

DIAGNÓSTICO

O diagnóstico da EAo é feito por meio do exame físico e dos exames complementares, sendo o Doppler-ecocardiograma bidimensional colorido, a principal ferramenta para confirmar o diagnóstico clínico, sugerir a etiologia, quantificar o grau da EAo e avaliar a repercussão hemodinâmica sobre o coração.

A EAo é grave quando a área valvar é inferior a 1,0 cm², a velocidade de fluxo é maior que 4 m/s e o gradiente na presença de fração de ejeção (FE) normal é igual ou superior a 40 mmHg; discreta quando a área valvar é igual ou maior que 1,5 cm², o gradiente entre 20 e 40 mmHg e a velocidade de fluxo entre 2,0 e 4,0 m/s.[4]

Para facilitar o manejo e o tratamento dos pacientes com EAo, pode-se classificá-la em estágios A, B, C e D, de acordo com alteração da valva aórtica, gravidade da doença, sintomas e repercussão hemodinâmica.[5] Estágio A se refere aos pacientes com alguma alteração anatômica da valva aórtica, porém sem levar a estenose valvar; no estágio B, a EAo é moderada; no estágio C a EAo é grave, porém os pacientes são assintomáticos, sendo C1 quando a FE do VE é igual ou superior a 50% e C2 inferior a 50%; e no estágio D a EAo é grave e os pacientes são sintomáticos. O estágio D ainda é subdividido em D1: gradiente VE-Ao igual ou superior a 40 mmHg; D2: baixo fluxo/baixo gradiente, FE é menor que 50% e gradiente VE-Ao inferior a 40mmHg; D3 ou EAo paradoxal quando a FE igual ou superior a 50% e o gradiente VE-Ao é inferior a 40mmHg apesar da área valvar estar igual ou menor que 1,0 cm².

No estágio D2, o paciente tem baixo fluxo e baixo gradiente, sendo necessária a realização do Doppler-ecocardiograma com dobutamina para fazer o diagnóstico diferencial entre EAo verdadeira e pseudo-EAo e para avaliar se o VE ainda tem reserva de fluxo.[5] No estágio D3, a cavidade ventricular esquerda é pequena, hipertrófica e o volume sistólico é reduzido; por esta razão, apesar da área valvar ser inferior a 1 cm² e a FE ser normal, o gradiente é menor que 40 mmHg.[5]

INDICAÇÃO DE INTERVENÇÃO VALVAR

A intervenção valvar, cirúrgica ou transcateter (TAVI) deve ser indicada, nos pacientes com EAo importante sintomáticos, estágio D (classe I) e nos pacientes com queda da FE para menos de 50%, independente do aparecimento dos sintomas (classe I).[6-9]

Nos pacientes assintomáticos, estágio C1, a indicação de intervenção pode ser indicada nos pacientes com intolerância ao esforço, aparecimento de sintomas ou queda da pressão arterial, observados durante um teste de esforço.

A cirurgia cardíaca com troca da valva aórtica é o tratamento de escolha nos pacientes jovens (classe I); porém nos pacientes com idade acima de 70 anos as evidências apontam que TAVI pode ser indicado, independente do risco cirúrgico. (classe I).[8]

Nesse grupo de pacientes a decisão entre TAVI e troca valvar cirúrgica se baseia em dados relacionados ao paciente, ao risco da intervenção e à avaliação do aparelho valvar, da aorta torácica e abdominal, dos acessos arteriais ilíacos e femorais, do grau de fragilidade do paciente e da expectativa de vida. Esses dados devem ser avaliados por um grupo de especialistas (Heart Team).

IMPLANTE POR CATETER DE PRÓTESE AÓRTICA

A EAo constitui doença relevante na prática cardiológica e, com o envelhecimento populacional, crescente parcela de idosos irão requerer tratamento definitivo para esta condição. O implante por cateter de prótese aórtica (TAVI do inglês *transcatheter aortic valve implantation*) consiste no implante de uma prótese biológica no anel valvar aórtico valendo-se de técnicas e habilidades fundamentais da cardiologia intervencionista, como punção arterial femoral, manejo de guias intravasculares, cateteres e balões, medidas hemodinâmicas e aquisição de imagens angiográficas. Na atualidade, o TAVI constitui terapêutica segura, eficaz e menos invasiva para portadores de EAo calcificada. Inicialmente proposto para pacientes com risco cirúrgico proibitivo – frequentemente encontrados na prática clínica e que outrora não possuíam alternativa terapêutica para uma doença de alta letalidade –, o procedimento teve comprovada sua eficácia e segurança. Posteriormente, o TAVI foi investigado em pacientes com risco cirúrgico alto e intermediário, constituindo alternativa à cirurgia de troca valvar convencional.[10,11] A publicação de importantes estudos clínicos em pacientes de baixo risco cirúrgico ratificaram a não-inferioridade do TAVI em relação à troca valvar cirúrgica,[12,13] expandindo-se a indicação do tratamento percutâneo a todos os espectros de risco cirúrgico. Em pacientes octogenários, o TAVI revela-se alternativa mais atrativa e eficiente para o tratamento da estenose aórtica importante e sintomática. Diretrizes mais atuais[3,9] ainda divergem quanto à idade mínima em que o TAVI possa ser indicado, uma vez que estudos clínicos que avaliem a durabilidade após 10 anos do implante ainda são escassos.

SELEÇÃO DE PACIENTES

A apropriada indicação do TAVI deve se basear em critérios clínicos e anatômicos, sendo fundamental para o sucesso do procedimento. Esse tratamento deve ser indicado a pacientes com EAo grave e sintomática. O grupo multidisciplinar (*Heart Team*), formado por cardiologistas clínicos e intervencionistas, cirurgiões cardiovasculares e especialistas em imagens) tem como propósito a avaliação de diversos aspectos pertinentes a cada caso, visando tomada de decisão consensual, que define a melhor estratégia para determinado paciente em particular. Em pacientes idosos, particularmente, a avaliação de fragilidade é fundamental, uma vez que evidências atuais apontam sua associação a desfechos adversos em indivíduos submetidos a TAVI, como risco aumentado de queda, incapacitação, institucionalização e mortalidade.[14-16] O estado mental, o adequado suporte social e familiar e a presença de múltiplas comorbidades e polifarmácia são outros aspectos relevantes nos idosos, e podem fornecer estimativas a respeito da resposta ao tratamento indicado (seja TAVI ou cirurgia).[17,18] Desta forma, documento da Sociedade Americana de Cardiologia aconselha que a avaliação de fragilidade e da função cognitiva deveria ser parte integrante do processo de decisão terapêutica em idosos, sendo a incorporação de geriatras no grupo multidisciplinar recomendada.[19]

O processo de seleção pode ser dividido em quatro etapas:

- **Confirmar a gravidade da EAo:** o TAVI deve ser indicado a portadores de EAo de grau importante, conforme achados do ecocardiograma – método de eleição para a avaliação da gravidade da valvopatia.
- **Avaliar se os sintomas apresentados pelo paciente são, de fato, causados pela valvopatia:** de forma similar às recomendações de troca valvar cirúrgica, justifica-se a indicação do TAVI a pacientes sintomáticos, com dispneia classe funcional igual ou superior a II pela NYHA e síncope ou angina atribuídas inequivocamente à doença valvar. Tal avaliação é frequentemente mais difícil em indivíduos idosos, por vezes autolimitados pela doença em questão. Os achados ecocardiográficos de gravidade (como área valvar aórtica inferior a 0,75 cm^2, gradiente transvalvar médio maior que 50 mmHg e/ou velocidade de fluxo aórtico maior que 5 m/s – definidores de EAo crítica) devem ser valorizados na tomada de decisão pelo *Heart Team*, principalmente em idosos assintomáticos.
- **Analisar o risco cirúrgico, a expectativa e a qualidade de vida:** os principais escores utilizados para a estimativa de risco cirúrgico são o EuroSCORE II e o STS, validados em pacientes submetidos não só à cirurgia de troca valvar aórtica, mas à revascularização miocárdica e a outros procedimentos valvares. Diversos fatores também associados à maior morbimortalidade após cirurgias cardíacas não estão incorporados a estes algoritmos, como a presença de hepatopatias, de distúrbios da coagulação e de fragilidade. Assim, a estimativa de mortalidade fornecida por estes escores pode orientar – e não impor – a tomada de decisão pelo *Heart Team*. A idade avançada, por si só, não deve ser fator excludente para TAVI ou cirurgia; contudo, a busca por melhoria na qualidade de vida torna o TAVI uma indicação mais atrativa em pacientes nonagenários, por exemplo.
- **Avaliar se existem critérios anatômicos para o implante:** parâmetros anatômicos específicos – indicadores de que o procedimento é factível, com elevada taxa de sucesso e baixo risco de complicações – devem ser avaliados. Recomenda-se que a análise desses critérios seja realizada de forma complementar através da angiotomografia de aorta total e tomografia de coração. As medidas de anel aórtico e de outras estruturas que formam o complexo aórtico (trato de saída do ventrículo esquerdo, seio de Valsalva, junção sinotubular etc.), a distância do anel valvar aos óstios das coronárias, o grau e o padrão de calcificação valvar e o estado das artérias ilíacas e femorais são os principais parâmetros estudados, sendo relacionados à escolha do tamanho da bioprótese e à possibilidade de sua introdução, posicionamento, liberação e expansão ideais.

ASPECTOS TÉCNICOS DO PROCEDIMENTO

Considerando o envelhecimento populacional e as crescentes indicações do TAVI, muitos centros com alta demanda têm desenvolvido programas destinados a otimizar o procedimento, sem comprometer sua segurança e propiciando alta hospitalar precoce e oportuna. Cunhado da língua inglesa, o termo TAVI "minimalista" (*minimalist approach*) engloba aspectos que ajustam o procedimento no sentido de sua simplificação. Fundamentalmente, tal estratégia tem como propósito minimizar os riscos ao paciente, permitindo-o usufruir dos seus benefícios clínicos, com menor tempo de internação e reabilitação. De fato, a redução do período de internação é mais atrativa nos indivíduos com idade avançada; minimizam a incidência de *delirium*, infecções nosocomiais e iatrogenias.[20-22]

O TAVI minimalista é caracterizado por:

- Realização do procedimento em sala de hemodinâmica convencional;
- Uso de anestesia local – associada ou não à sedação leve consciente, ou seja, prescindindo de anestesia geral;
- Preferencialmente, o procedimento é realizado pela via femoral – menos invasivo e associado a menor morbidade em indivíduos idosos –, com técnica totalmente percutânea (sem necessidade de incisão ou sutura cirúrgica no sítio de punção femoral). Em situações de doença arterial periférica grave, com acometimento obstrutivo das artérias ilíacas e femorais e/ou diâmetro reduzido desses vasos, preconiza-se a realização do TAVI por vias de acesso alternativas: os acessos trans--subclávia, transcarotídeo ou transcaval.
- Monitorização de resultados com ecocardiograma transtorácico, realizado imediatamente após o implante;
- Dispensa de dispositivos invasivos outros como acessos adicionais para pressão arterial invasiva ou veia central, sonda vesical de demora, cateter de Swan-Ganz e marcapasso provisório;
- Curto período de monitorização do ritmo cardíaco, preferencialmente sem a internação em Unidade de Terapia Intensiva. Após a intervenção, os pacientes permanecem internados usualmente por 24-48 horas, sendo avaliados quanto à ocorrência de distúrbios de condução, complicações vasculares, hemorrágicas ou neurológicas. Em geral, indivíduos submetidos ao implante de próteses auto-expansíveis têm maior risco de surgimento de distúrbios de condução, como o bloqueio atrioventricular total. O ECG deve ser avaliado diariamente durante toda a internação.

COMPLICAÇÕES DO TAV

A despeito de representar procedimento menos invasivo e de menor risco do que a cirurgia, o TAVI associa-se à ocorrência de potenciais complicações. Dentre estas, destacam-se a necessidade de marcapasso definitivo, o acidente vascular cerebral (AVC) isquêmico e as complicações vasculares.

- **AVC:** o AVC pós-TAVI associa-se a maior risco de morbimortalidade em curto e longo prazos, e sua fisiopatologia envolve o ateroembolismo de placas presentes na aorta ascendente e no arco aórtico, a embolização de cálcio e de *debris* dos folhetos da valva aórtica e o tromboembolismo proveniente da prótese valvar.[23] Sua incidência varia de 1% a 3%, sendo menor em indivíduos mais jovens e de baixo risco cirúrgico; cerca de 50% dos casos ocorrem nas primeiras 24 horas após o procedimento. O AVC pós-TAVI classificado como subagudo (> 24 horas) ou tardio não estão usualmente relacionados a aspectos técnicos do implante, sendo determinados por fatores de risco do paciente (como fibrilação atrial aguda ou permanente, AVC prévio ou doença arterial periférica).[24] Nos últimos anos, a redução no perfil dos instrumentais e a experiência técnica adquirida determinaram impacto favorável na incidência dessa complicação.
- **Complicações vasculares:** representam uma das complicações mais comuns associadas ao TAVI (cerca de 5%), e podem resultar em significativa morbimortalidade em idosos. Como o acesso transfemoral é a via preferencial para o TAVI, torna-se primordial a determinação pela angiotomografia dos diâmetros das artérias ilíacas e femorais (diâmetro mínimo requerido de 5,5 mm) e presença ou não de calcificações, tortuosidades e estenoses que possam dificultar ou contraindicar o procedimento. A disponibilização de cateteres de menor calibre (14F) e a aplicação de técnica apurada (punção guiada por ultrassom e uso de dispositivos de hemostasia vascular) contribuem para a redução dessas intercorrências. A realização de angiografia de controle ao final do procedimento constitui boa prática, e caso sejam detectadas complicações de via de acesso (como dissecções, estenoses, oclusão ou perfuração do vaso), estas devem ser abordadas de imediato, preferencialmente por técnicas endovasculares.
- **Distúrbios de condução:** o implante da bioprótese leva à compressão dos folhetos nativos, do anel valvar e das estruturas adjacentes. O acometimento do sistema de condução durante seu trajeto pelo septo interventricular pode se associar a bloqueio do ramo esquerdo e/ou bloqueio atrioventricular total. Assim, cerca de 5% a 20% dos pacientes podem requerer o implante de marcapasso definitivo após o TAVI.[25] As taxas de implante de marcapasso definitivo são mais elevadas com determinadas próteses autoexpansíveis, quando comparadas às próteses balões--expansíveis. Fatores como idade avançada,

presença de bloqueio de ramo direito, distúrbios de condução atrioventricular prévios, bem como grau de calcificação valvar podem estar relacionados à maior necessidade de marcapasso definitivo após o procedimento.

TRATAMENTO PALIATIVO

A doença cardiovascular é a principal causa de morte nos países ocidentais e apesar disso poucos pacientes são encaminhados para cuidados paliativos (CP). Não existe consenso sobre quando é o momento certo para encaminhar os pacientes para CP, cujo principal objetivo é melhorar a qualidade de vida do paciente.[26]

A despeito dos avanços no arsenal terapêutico, uma significativa parcela de pacientes fica sem opções terapêuticas curativas sejam elas cirúrgicas e/ou percutâneas como nos pacientes idosos frágeis, com múltiplas cirurgias previas, e múltiplas comorbidades. Cabe à equipe multiprofissional estar atenta e implantar precocemente, junto ao paciente e seus cuidadores, abordagem paliativa e incrementá-las com a progressão da doença que na via final vem a ser a insuficiência cardíaca avançada. **(Quadro 19.1)**.

Os estudos com TAVI demonstraram melhorias na sobrevida e nos sintomas dos pacientes com risco cirúrgico proibitivo. No entanto, permanece um grupo considerável de pacientes que morrem ou não melhoram a qualidade de vida após TAVI. Isso levanta questões importantes sobre a necessidade de identificar e reconhecer o real benefício da intervenção valvar nesse grupo de pacientes.[28] Na população muito idosa, vários fatores além dos contemplados pelos escores precisam ser considerados, entre eles, debilidade física, fragilidade e cognição, com o intuito de evitar o tratamento desnecessário ou fútil. A decisão entre intervir ou não deve incluir planos alternativos para otimizar o estado de saúde do paciente ou, em alguns casos, proporcionar discussões relacionadas aos cuidados de fim de vida **(Quadro 19.2)**.[28]

CONCEITO, PRINCÍPIOS E INDICAÇÕES DE CUIDADOS PALIATIVOS

Conceito

Cuidados paliativos consistem em uma abordagem que melhora a qualidade de vida de pacientes (adultos e crianças) e de suas famílias que enfrentam problemas associados a doenças que ameacem à vida. Previne e alivia o sofrimento por meio da identificação precoce, avaliação correta e tratamento da dor e de outros problemas, sejam eles físicos, psicossociais ou espirituais.[29]

Quadro 19.1 Estágios da insuficiência cardíaca e respectivas fases dos cuidados paliativos.

	Estágios		
	Estágio 1: doença crônica	Estágio 2: cuidado paliativo e de suporte	Estágio 3: cuidado terminal
Objetivos	Tratamento para prolongar a vida Monitoramento Controlar sintomas	Controle otimizado dos sintomas Assegurar qualidade de vida	Controle otimizado dos sintomas Definir e documentar abordagem de reanimação
Classe funcional da NYHA	I-III	III-IV	IV
Nível do atendimento	Ambulatorial	Admissões frequentes	Hospitalizado ou ambulatorial
Profissionais	Especialista em IC	Acrescenta-se equipe de cuidados paliativos e profissional da atenção primária	Abrir canal de acesso aos especialistas e generalistas

NYHA: New York Heart Association, IC: insuficiência cardíaca.
Fonte: Adaptado das recomendações da European Society of Cardiology.[27]

CARDIOLOGIA GERIÁTRICA ▶ DA CLÍNICA À INTERVENÇÃO

Quadro 19.2 Medidas paliativas no paciente com insuficiência cardíaca (adicionais à otimização terapêutica habitual).

Sintomas	Cuidados paliativos
Dispneia e fadiga	Inotrópicos positivos, furosemida em doses liberais, oxigenoterapia em altas doses, morfina, benzodiazepínicos, reabilitação e ventiladores do ambiente
Tosse	Avaliar congestão e rever uso de inibidores da enzima conversora de angiotensina
Depressão	Inibidores seletivos da recaptação da serotonina, evitar antidepressivos tricíclicos, psicoterapia e terapia ocupacional. Se relacionada ao cardioverso desfibrilador implantável, considerar ajustes
Tontura	Ajustar doses de fármacos hipotensores
Edema	Esquemas de diurético em infusão domiciliar, otimização terapêutica para insuficiência cardíaca e cuidados com a pele
Náuseas e vômitos	Avaliar suspensão de ácido acetilsalicílico, considerar uso de agentes pró-cinéticos (metoclopramida e ondansetrona), haloperidol e refeições de pequenos volumes em intervalos menores
Insônia	Avaliar e tratar depressão, ansiedade, nictúria, apneia do sono, *delirium* concomitantes; promover técnicas de higiene do sono
Delírium	Avaliar causas clínicas precipitantes, como distúrbios metabólicos, descompensação cardiovascular, infecção ou efeito adverso de medicação. Minimizar fármacos anticolinérgicos. Baixa dose de antipsicótico, se o sintoma causar risco para o paciente ou seu cuidador

Fonte: Adaptado das recomendações da Canadian Society e Heart Failure Society of America.[27]

Em 2018, Organização Mundial da Saúde (OMS) definiu os CP como uma abordagem que promove a qualidade de vida de pacientes e seus familiares diante de situações que ameaçam a continuidade da vida, por meio da prevenção e alívio do sofrimento. Para tal, requer identificação precoce, avaliação e tratamento impecável da dor e de outras situações angustiantes de natureza física, mental e/ou espiritual.[30]

Princípios

A melhora da qualidade de vida de pacientes e familiares é realizada mediante prevenção e alívio de sofrimento físico, psíquico, social e espiritual.[31] Desse modo, um diagnóstico adequado do sofrimento e suas causas é imprescindível para o adequado manejo nos CP seguindo os princípios que constam no **Quadro 19.3**.

INDICAÇÃO DE CUIDADOS PALIATIVOS (QUADRO 19.4)

Além destas avaliações é importante que tudo seja realizado em conjunto com paciente, família, equipe médica assistente e interdisciplinar, para que a tomada de decisão seja a mais clara possível para todos os envolvidos. Os casos mais difíceis devem ser discutidos junto ao *Heart Team*, associado a uma avaliação pré-operatória impecável, avaliação de funcionalidade e fragilidade do paciente.

Quadro 19.3 Manejo adequado nos cuidados paliativos.

- Promover o alívio da dor e de outros sintomas estressantes
- Reafirmar a vida e encarar a morte como um processo natural
- Não pretender antecipar ou adiar a morte
- Integrar aspectos psicossociais e espirituais ao cuidado
- Oferecer um sistema de suporte que possibilite ao paciente viver tão ativamente quanto possível, até o momento de sua morte
- Abordagem multiprofissional focada nas necessidades dos pacientes e familiares, incluindo o acompanhamento no luto
- Melhorar a qualidade de vida e influenciar positivamente o curso da doença
- Ser iniciado o mais precoce possível, juntamente a outras medidas de prolongamento da vida (como quimioterapia e radioterapia), e incluir todas as investigações necessárias para melhor compreensão e manejo de sintomas

Fonte: Manual de Cuidados Paliativos 2a ed.[31]

ESTENOSE AÓRTICA

Quadro 19.4	Indicações dos cuidados paliativos.
Doenças cardíacas	

- Classe funcional IV pela NYHA
- Fração de ejeção < 20%
- Refratariedade ao tratamento otimizado, incluindo vasodilatadores
- Outros fatores de mau prognóstico: arritmia sintomática resistente, história de parada cardíaca, embolia cardiogênica, história de acidente vascular cerebral

Fonte: Manual de Cuidados Paliativos 2a ed.[31]

AVALIAÇÃO DE RISCO OPERATÓRIO

A indicação da intervenção nos pacientes valvares deve ser sempre baseada na comparação do benefício e do provável risco do procedimento proposto. Para tal fim, alguns escores *online* são utilizados, dentre eles o EuroSCORE II[32] e o STS,[33] validados em diferentes populações, com capacidade preditiva de mortalidade em 30 dias. Pacientes com STS < 4% são convencionalmente considerados de baixo risco cirúrgico, enquanto aqueles com escore entre 4-8% têm risco intermediário e aqueles com escore > 8% têm alto risco. Em relação ao EuroSCORE II, quando menor que 4% o paciente é considerado de baixo risco e, se escore > 4%, risco aumentado. Caso ocorra discrepância entre os escores, devemos utilizar aquele cujo risco estimado foi maior.

Importante ressaltar que ambos os escores não incluem alguns fatores relacionados a desfechos prognósticos, como fragilidade e contraindicações específicas aos procedimentos, como, por exemplo, aorta em porcelana. Além disso, a avaliação do risco não substitui a impressão da avaliação clínica individual e a decisão da intervenção deve ser sempre compartilhada com paciente e familiares.

AVALIAÇÃO DE FRAGILIDADE

Fragilidade denota um estado de vulnerabilidade do idoso, associado à fraqueza física e baixa reserva fisiológica. Tem extrema relevância na avaliação individualizada. É fator prognóstico de eventos, como mortalidade, tempo de hospitalização e declínio funcional, após intervenção cirúrgica ou transcateter.

Vários escores e ferramentas estão disponíveis para a avaliação e a quantificação da fragilidade, através da mensuração de dados relacionados ao estado funcional, às atividades instrumentais diárias, à nutrição, à cognição e à independência para atividades, dentre outros. É importante que a avaliação da fragilidade não seja apenas subjetiva, mas sim um conjunto da impressão clínica associada a várias medidas e escores objetivos.

AVALIAÇÃO FUNCIONAL

O estado funcional é fator prognóstico independente de sobrevida, devendo sempre ser levado em consideração no planejamento de cuidados do doente **(Tabela 19.1)**.[34]

Tabela 19.1	Escala de performance paliativa.				
%	**Deambulação**	**Atividade e evidência da doença**	**Auto-cuidado**	**Ingestão**	**Nível de consciência**
100	Completa	Normal, sem evidência de doença	Completo	Normal	Completa
90	Completa	Normal, alguma evidência de doença	Completo	Normal	Completa
80	Completa	Com esforço, alguma evidência de doença	Completo	Normal	Completa
70	Reduzida	Incapaz para o trabalho, alguma evidência de doença	Completo	Normal ou reduzida	Completa
60	Reduzida	Incapaz de realizar *hobbies*: doença significativa	Assistência ocasional	Normal ou reduzida	Períodos de confusão ou completa

(Continua)

Capítulo 19

Tabela 19.1 Escala de performance paliativa. *(Continuação)*

%	Deambulação	Atividade e evidência da doença	Auto-cuidado	Ingestão	Nível de consciência
50	Sentado ou deitado	Incapacitado para qualquer trabalho: doença extensa	Assistência considerável	Normal ou reduzida	Períodos de confusão ou completa
40	Acamado	Idem	Assistência quase completa	Normal ou reduzida	Períodos de confusão ou completa
30	Acamado	Idem	Dependência completa	Reduzida	Períodos de confusão ou completa
20	Acamado	Idem	Idem	Ingestão limitada a colheradas	Períodos de confusão ou completa
10	Acamado	Idem	Idem	Cuidados com a boca	Confuso ou em coma
0	Morte	—	—	—	—

Fonte: Anderson F, Downing GM, Hill J, et al., 1996.[35]

AVALIAÇÃO PROGNÓSTICA

Definir o prognóstico em doenças progressivas e incuráveis é fundamental para ajudar a identificar quais pacientes são candidatos à terapia de suporte ou à terapia específica, como intervenções cirúrgicas, percutâneas ou outros procedimentos invasivos. Utiliza-se a escala PPI pela sua simplicidade e fácil aplicabilidade **(Tabela 19.2)**.

Cabe ao médico ser claro e assertivo e, ao mesmo tempo, cuidadoso ao comunicar o prognóstico e definir as estratégias de cuidados ao paciente e família para que o processo seja uma valiosa oportunidade de planejamento de questões emocionais, financeiras e logísticas.

ESTRATIFICAÇÃO DO PLANO DE CUIDADOS

Pela definição da OMS para CP, todos os pacientes portadores de doenças graves, progressivas e incuráveis, que ameacem a continuidade da vida, deveriam receber a abordagem dos cuidados paliativos desde o seu diagnóstico **(Quadro 19.5)**.

Tabela 19.2 Palliative Prognostic Index (PPI) – Morita 1999.

Fator	Escore	Escore total	Sobrevida
PPS 10-20%	4,0	Escore < 4,0	> 6 semanas
PPS 30-50%	2,5	Escore > 4,0	< 6 semanas
PPS > 50%	0	Escore > 6,0	< 3 semanas
Delirium	4,0		
Dispneia em repouso	3,5		
Ingesta oral muito reduzida	2,5		
Ingesta oral reduzida	1,0		
Ingesta normal	0		
Edema	1,0		

Fonte: Stone C, Tierman E, Dooley B. 2008.[36]

Quadro 19.5	Plano de cuidados/objetivos de cuidados.
Cuidado paliativo precoce	
Paciente portador de doença que ameaça a vida, mas tem bom estado funcional (PPS > 60%). Nesse momento, é improvável que a morte ocorra em decorrência da doença de base. Em caso de instabilidade clínica aguda, encaminhar para UTI e receber suporte avançado. A prioridade ainda é o tratamento curativo. Prognóstico de meses a anos	
Cuidado paliativo complementar	
Paciente portador de estado funcional intermediário (PPS 40% a 60%). Improvável que o paciente responda de maneira completa ou satisfatória ao tratamento curativo. No entanto, pode se beneficiar de procedimentos ou tratamentos invasivos que proporcionem melhora de sintomas e qualidade de vida, respeitando o desejo do paciente ou de seus representantes legais. A transferência para a UTI deve ser ponderada. Pode ser definido limite de esforços terapêuticos. Prognóstico estimado em semanas ou meses	
Cuidado paliativo predominante	
Paciente em baixo estado funcional (PPS < 40%), com critérios de irreversibilidade da doença de base. Todas as ações devem buscar qualidade de vida e controle dos sintomas desconfortáveis. Não adicionar ou manter terapias fúteis. Não deve ser encaminhado à UTI, respeitando o desejo do paciente e dos familiares. Prognóstico em dias a algumas semanas	
Cuidado paliativo exclusivo (cuidados de fim de vida)	
Baixo estado funcional (PPS < 40%) e declínio rápido e irreversível do estado geral. Evidenciam-se piora do nível de consciência e instabilidade cardiopulmonar. Suspender todas as terapias fúteis, ficando exclusivamente no controle de sintomas. Focar em assistência psicossocial e espiritual. Prognóstico de horas a dias	

UTI: unidade de terapia intensiva.
Fonte: Anderson F, Downing GM, Hill J, *et al.*, 1996.[35]

CONCLUSÕES

A evolução sobre o conceito dos cuidados paliativos demonstra o amadurecimento e a incorporação da filosofia desse cuidar para além da terminalidade. Entretanto, é importante ressaltar que tal prática ainda é carente e tímida em ações que evidenciem coerência e proporcionalidade, respeitando os princípios éticos da autonomia, beneficência e não maleficência, ofertando dignidade na vida e na morte dos pacientes e de todos aqueles que o cercam.

Para que a prática de cuidados paliativos seja coerente e eficaz é necessário implementá-la na formação acadêmica dos profissionais da saúde, mediada por uma transdisciplinaridade consciente que permita aos profissionais capacitação e segurança no suporte ao processo de finitude de seus pacientes e respectivos familiares.[35]

Na área da cardiologia os cuidados paliativos ainda são pouco estudados, é necessário oferecê-los desde o diagnóstico de uma doença potencialmente fatal, possibilitando assim amparar o paciente e sua família em diferentes momentos da evolução de sua doença, hierarquizando e otimizando recursos diagnósticos e terapêuticos, avaliando os benefícios esperados e evitando os possíveis malefícios, para o exercício de um cuidado amplo no alívio do sofrimento.

Previamente, havia uma dicotomização dos cuidados modificadores da doença *versus* cuidados paliativos; agora os cuidados paliativos são considerados como cuidados simultâneos ou complementares, podendo ser indicados em qualquer momento da evolução da doença.[37] Na medida em que ocorre piora do prognóstico e diminuição da possibilidade de realização de tratamentos modificadores, os cuidados paliativos se tornam prioritários, até ficarem exclusivos na proximidade da morte.[38] Essa abordagem deve continuar para os familiares após a morte do paciente, auxiliando no suporte ao luto (Figura 19.1).

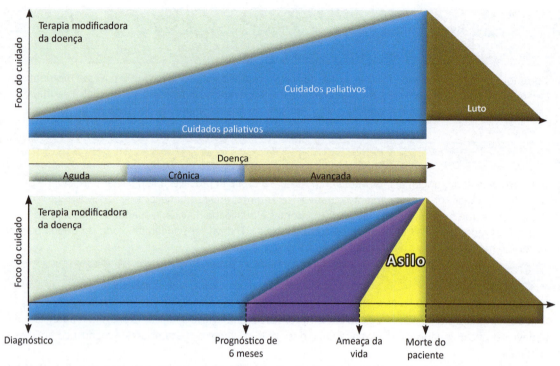
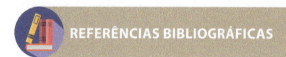

Figura 19.1 Cuidados paliativos de acordo com a evolução da doença.
Fonte: Adaptada de Franck, 2015.[39]

REFERÊNCIAS BIBLIOGRÁFICAS

1. Osnabrugge RL, Mylotte D, Head SJ, Van Mieghem NM, Nkomo VT, LeReun CM, et al. Aortic stenosis in the elderly: disease prevalence and number of candidates for transcatheter aortic valve replacement: a meta-analysis and modeling study. J Am Coll Cardiol. 2013; 62(11): 1002-1012.
2. Yalta K, Palabiyik O, Gurdogan M, Gurlertop Y. Serum copeptin might improve risk stratification and management of aortic valve stenosis: a review of pathophysiological insights and practical implications. Ther Adv Cardiovasc Dis. 2019;13:1753944719826420.
3. Writing Committee Members; Otto CM, Nishimura RA, Bonow RO, Carabello BA, Erwin JP 3rd, et al. 2020 ACC/AHA Guideline for the Management of Patients With Valvular Heart Disease: Executive Summary: A Report of the American College of Cardiology/American Heart Association Joint Committee on Clinical Practice Guidelines. J Am Coll Cardiol. 2021; 77(4):450-500.
4. Baumgartner H, Hung J, Bermejo J, Chambers JB, Edvardsen T, Goldstein S, et al. Recommendations on the Echocardiographic Assessment of Aortic Valve Stenosis: A Focused Update from the European Association of Cardiovascular Imaging and the American Society of Echocardiography. J Am Soc Echocardiogr. 2017; 30(4):372-392.
5. Alkhouli M, Alqahtani F, Ziada KM, Aljohani S, Holmes DR, Mathew V. Contemporary trends in the management of aortic stenosis in the USA. Eur Heart J. 2020; 41(8):921-928.
6. Leon MB, Smith CR, Mack M, Miller DC, Moses JW, PARTNER Trial Investigators, et al. Transcatheter aortic-valve implantation for aortic stenosis in patients who cannot undergo surgery. N Engl J Med. 2010; 363(17):1597-1607.
7. Smith CR, Leon MB, Mack MJ, Miller DC, Moses JW, PARTNER Trial Investigators, et al. Transcatheter versus surgical aortic-valve replacement in high-risk patients. N Engl J Med. 2011; 364(23):2187-2198.
8. Vahanian A, Beyersdorf F, Praz F, Milojevic M, Baldus S, ESC/EACTS Scientific Document Group, et al. 2021 ESC/EACTS Guidelines for the management of valvular heart disease: Developed by the Task Force for the management of valvular heart disease of the European Society of Cardiology (ESC) and the European Association for Cardio-Thoracic Surgery (EACTS). Rev Esp Cardiol (Engl Ed). 2022; 75(6):524.
9. Tarasoutchi F, Montera MW, Ramos AIO, Sampaio RO, Rosa VEE, Accorsi TAD, et al. Update of the Brazilian Guidelines for Valvular Heart Disease – 2020. Arq Bras Cardiol. 2020; 115(4):720-775. English, Portuguese.
10. Reardon MJ, Van Mieghem NM, Popma JJ, Kleiman NS, Søndergaard L, SURTAVI Investigators, et al. Surgical or Transcatheter Aortic-Valve Replacement in Intermediate-Risk Patients. N Engl J Med. 2017; 376(14):1321-1331.
11. Leon MB, Smith CR, Mack MJ, Makkar RR, Svensson LG, PARTNER 2 Investigators, et al. Transcatheter or Surgical Aortic-Valve Replacement in Intermediate-Risk Patients. N Engl J Med. 2016; 374(17):1609-1620.

12. Mack MJ, Leon MB, Thourani VH, Makkar R, Kodali SK, PARTNER 3 Investigators, et al. Transcatheter Aortic-Valve Replacement with a Balloon-Expandable Valve in Low-Risk Patients. N Engl J Med. 2019; 380(18):1695-1705.
13. Popma JJ, Deeb GM, Yakubov SJ, Mumtaz M, Gada H, Evolut Low Risk Trial Investigators, et al. Transcatheter Aortic-Valve Replacement with a Self-Expanding Valve in Low-Risk Patients. N Engl J Med. 2019; 380(18):1706-1715.
14. Thongprayoon C, Cheungpasitporn W, Kashani K. The impact of frailty on mortality after transcatheter aortic valve replacement. Ann Transl Med. 2017; 5(6):144.
15. Stortecky S, Schoenenberger AW, Moser A, Kalesan B, Jüni P, et al. Evaluation of multidimensional geriatric assessment as a predictor of mortality and cardiovascular events after transcatheter aortic valve implantation. JACC Cardiovasc Interv. 2012; 5(5):489-496.
16. Green P, Woglom AE, Genereux P, Daneault B, Paradis JM, Schnell S, et al. The impact of frailty status on survival after transcatheter aortic valve replacement in older adults with severe aortic stenosis: a single-center experience. JACC Cardiovasc Interv. 2012; 5(9):974-81.
17. Kamga M, Boland B, Cornette P, Beeckmans M, De Meester C, Chenu P, et al. Impact of frailty scores on outcome of octogenarian patients undergoing transcatheter aortic valve implantation. Acta Cardiol. 2013; 68(6):599-606.
18. Ungar A, Bramlage P, Thoenes M, Zannoni S, Michel JP. A call to action geriatricians' experience in treatment of aortic stenosis and involvement in transcatheter aortic valve implantation. Eur Geriatr Med. 2013;4(3):176-182.
19. Otto CM, Kumbhani DJ, Alexander KP, Calhoon JH, Desai MY, Kaul S, et al. 2017 ACC expert consensus decision pathway for transcatheter aortic valve replacement in the management of adults with aortic stenosis: a report of the American College of Cardiology Task Force on clinical expert consensus documents. J Am Coll Cardiol. 2017; 69(10):1313-1346.
20. Wood DA, Lauck SB, Cairns JA, Humphries KH, Cook R, Welsh R, et al. The Vancouver 3M (Multidisciplinary, Multimodality, But Minimalist) Clinical Pathway Facilitates Safe Next-Day Discharge Home at Low-, Medium-, and High-Volume Transfemoral Transcatheter Aortic Valve Replacement Centers: The 3M TAVR Study. JACC Cardiovasc Interv. 2019; 12(5):459-469.
21. Barbanti M, Mourik MSV, Spence MS, Iacovelli F, Martinelli GL, Muir DF, et al. Optimising patient discharge management after transfemoral transcatheter aortic valve implantation: The multicentre European FAST-TAVI trial. EuroIntervention. 2019; 15(2):147-154.
22. Lauck SB, Sathananthan J, Park J, Achtem L, Smith A, Keegan P, et al. Post-procedure protocol to facilitate next-day discharge: Results of the multidisciplinary, multimodality but minimalist TAVR study. Catheter Cardiovasc Interv. 2020; 96(2):450-458.
23. Van Mieghem NM, El Faquir N, Rahhab Z, Rodríguez-Olivares R, Wilschut J,Ouhlous M, et al. Incidence and predictors of debris embolizing to the brain during transcatheteraortic valve implantation. JACC Cardiovasc Interv 2015;8:718-724.
24. Nombela-Franco L, Webb JG, de Jaegere PP, Toggweiler S, Nuis RJ, Dager AE, et al. Timing, predictive factors, and prognostic value of cerebrovascular events in a large cohort of patients undergoing transcatheter aortic valve implantation. Circulation. 2012; 126(25):3041-3053.
25. Lilly SM, Deshmukh AJ, Epstein AE, Ricciardi MJ, Shreenivas S, Velagapudi P, et al. 2020 ACC Expert Consensus Decision Pathway on Management of Conduction Disturbances in Patients Undergoing Transcatheter Aortic Valve Replacement: A Report of the American College of Cardiology Solution Set Oversight Committee. J Am Coll Cardiol. 2020; 76(20):2391-2341.
26. Warraich HJ, Wolf SP, Mentz RJ, Rogers JG, Samsa G, Kamal AH. Characteristics and Trends Among Patients With Cardiovascular Disease Referred to Palliative Care. JAMA Netw Open. 2019; 2(5):e192375.
27. Comitê Coordenador da Diretriz de Insuficiência Cardíaca; Rohde LEP, Montera MW, Bocchi EA, Clausell NO, Albuquerque DC, et al. Diretriz Brasileira de Insuficiência Cardíaca Crônica e Aguda. Arq Bras Cardiol. 2018; 111(3):436-539. Portuguese. Erratum in: Arq Bras Cardiol. 2019; 112(1):116.
28. Lindman BR, Alexander KP, O'Gara PT, Afilalo J. Futility, benefit, and transcatheter aortic valve replacement. JACC Cardiovasc Interv. 2014; 7(7):707-716.
29. Arias-Casais N, Garralda E, Rhee JY, Lima L, Pons-Izquierdo JJ, Clark D, et al. EAPC Atlas of Palliative Care in Europe 2019. Vilvoorde: EAPC Press, 2019.
30. World Health Organization. Palliative Care. 2020. Disponível em: https:// www.who.int/newa-room/fact-sheets/ detail/palliative-care.
31. Manual de Cuidados Paliativos 2a ed. www.paliativo.org.br
32. EuroSCORE II (http://www.euroscore.org/calc.html www.paliativo.org.br
33. STS 8 (Society of Thoracic Surgeons. http://riskcalc.sts.org/stswebriskcalc/#/calculate
34. Viganò A, Dorgan M, Buckingham J, Bruera E, Suarez-Almazor ME. Survival prediction in terminal cancer patients: a systematic review of the medical literature. Palliat Med. 2000; 14(5):363-374.
35. Anderson F, Downing GM, Hill J, Casorso L, Lerch N. Palliative performance scale (PPS): a new tool. J Palliat Care. 1996; 12(1):5-11.
36. Stone C, Tierman E, Dooley B. Prospective validation of the palliative prognostic index in patients with câncer. J Pain Symptom Manage. 2008:35;617-622.
37. Krasilic, S. Ensino de cuidados paliativos na graduação: objetivos, situação atual e desafios. Cuidado Paliativo. Academia Nacional de Cuidados Paliativos. 2015; 1(3):18-20.
38. Castilho RK, Da Silva VCS, Pinto CS. Manual de Cuidados Paliativos 3a ed. São Paulo: Atheneu, 2021.
39. Franck, Copyright© 2015, Sociedade Brasileira de Geriatria e Gerontologia (SBGG).

20

Luciana V. Armaganijan ▸ Carlos A. C. Pedra ▸ Guilherme Dagostin de Carvalho

Fibrilação Atrial
Ablação por Cateter e Oclusão do Apêndice Atrial Esquerdo

INTRODUÇÃO

A prevalência da fibrilação atrial (FA) aumenta substancialmente com a idade, ocorrendo em cerca de 1% dos pacientes com idades inferiores a 60 anos e em quase 10% dos pacientes acima de 80 anos.[1]

Diversos mecanismos contribuem para o surgimento e a manutenção da FA. O aumento da massa atrial, a redução da velocidade de condução, a diminuição da refratariedade atrial e o aumento da dispersão atrial colaboram com a fisiopatogenia dessa arritmia. Independentemente do mecanismo, a ocorrência de FA depende da presença de um gatilho (que a inicia), de um substrato (que a perpetua) e de um fator modulador (como inflamação e tono autonômico).

Em pacientes portadores de FA sintomática, o controle do ritmo é preferível ao controle da frequência cardíaca. Naqueles refratários ao tratamento antiarrítmico, a ablação pode ser uma opção em casos selecionados.

A FA está associada a uma incidência cinco vezes maior de acidente vascular cerebral (AVC) com um risco absoluto que varia de 1% a 20% ao ano, dependendo de fatores associados. Idosos acima de 65 anos e, particularmente acima de 75 anos, constituem um grupo mais suscetível a esses eventos cardiovasculares maiores.

Nesse capítulo serão discutidas abordagens intervencionistas para o controle do ritmo (ablação por cateter) e prevenção de tromboembolismo (oclusão percutânea do apêndice atrial esquerdo).

■ ABLAÇÃO POR CATETER

Nas últimas décadas, a terapia percutânea da FA tornou-se um procedimento comumente indicado no tratamento adjunto dessa arritmia em grandes centros com o objetivo primordial de melhora dos sintomas e da qualidade de vida dos seus portadores. No estudo CABANA (*Catheter ABlation versus Antiarrhythmic Drug Therapy for Atrial Fibrillation*), apesar de não reduzir o desfecho composto de morte, AVC incapacitante, sangramento significativo ou parada cardíaca, a ablação por cateter associou-se à melhora significativa dos sintomas quando comparado com o tratamento clínico.[2]

Importância das veias pulmonares no desencadeamento da FA

Diversas técnicas foram desenvolvidas para a ablação percutânea da FA, sendo a maioria direcionada à eliminação dos mecanismos envolvidos com a iniciação e a manutenção da arritmia, essencialmente representados pelos gatilhos e pelo substrato.

Em 1998, Haissaguerre e colaboradores demonstraram a importância de gatilhos oriundos das veias pulmonares (VP) no desenvolvimento e manutenção da FA.[3] Desde então, o isolamento elétrico das VP tornou-se a técnica mais difundida para seu tratamento percutâneo.

O procedimento

A técnica envolve punções venosas profundas em veias femorais seguidas por dupla punção através do septo interatrial para acesso ao átrio esquerdo (AE). Sistemas de mapeamento eletroanatômico e/ou eletrocardiograma intracardíaco (EIC) permitem a realização de uma imagem virtual e tridimensional criada ao toque do cateter com a parede atrial, auxiliando na visibilização de diferentes projeções e facilitando a navegação do cateter no AE e nas VP **(Figura 20.1)**.

O objetivo da intervenção é a desconexão elétrica entre as VP e o AE **(Figura 20.2)**. A forma de energia mais utilizada é a radiofrequência, podendo-se utilizar a crioenergia como alternativa em casos selecionados.

Lesões adicionais eventualmente são aplicadas em outras regiões, procurando-se outros gatilhos para a FA, particularmente em casos de arritmia persistente de longa data.

Manejo periprocedimento
Anticoagulação (ACO)

Com a finalidade de minimizar a ocorrência de eventos tromboembólicos e, apesar de certa variabilidade na conduta, recomenda-se a ablação de FA sem a interrupção de ACO. A terapia anticoagulante oral deve ser iniciada por pelo menos três a quatro semanas antes do procedimento. Quando comparado com o uso ininterrupto de antagonistas da vitamina K (AVK), as taxas de sangramento maior foram significativamente reduzidas com os anticoagulantes de ação direta (DOACs) administrados de forma contínua.[4]

Caso se opte pela suspensão pré-procedimento, a ACO oral é usualmente reiniciada no mesmo dia ou no dia seguinte à ablação. Heparina de baixo peso molecular é administrada geralmente seis horas após o procedimento e mantida até a obtenção de valores desejáveis de RNI (entre 2 e 3) em casos nos quais a varfarina é a opção de anticoagulante.

Recomenda-se a realização de um ecocardiograma transesofágico (ETE) em até 48 horas antes da ablação para exclusão de potenciais trombos no AE, principalmente nos casos de FA persistente e naqueles nos quais a ACO foi suspensa antes do procedimento.

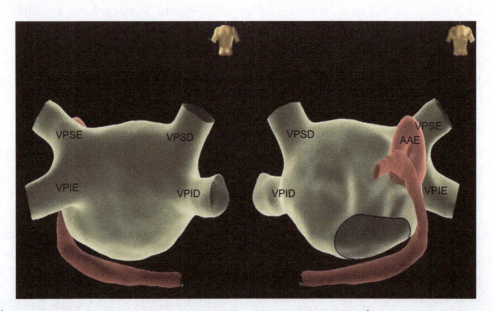

Figura 20.1 Átrio esquerdo e as quatro veias pulmonares em diferentes projeções. À esquerda, projeção póstero-anterior. À direita, projeção ântero-posterior.

VPSD: veia pulmonar superior direita, VPID: veia pulmonar inferior direita, VPSE: veia pulmonar superior esquerda, VPIE: veia pulmonar inferior esquerda, AE: átrio esquerdo.

Fonte: Acervo do autor.

FIBRILAÇÃO ATRIAL

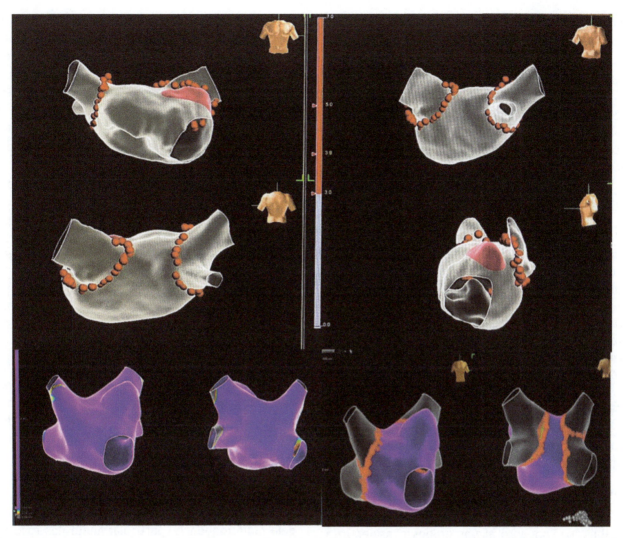

Figura 20.2 Ablação percutânea de fibrilação atrial com desconexão elétrica das veias pulmonares. Os pontos vermelhos representam aplicações de radiofrequência. Na figura inferior, à esquerda, conexão entre o AE e VP, representada pela cor roxa. À direita, mapa de voltagem mostrando cor cinza nas VP ilustrando a desconexão das mostras do AE.
Fonte: Acervo do autor.

No período pós-ablação, recomenda-se o uso de anticoagulante por pelo menos dois meses. Após este intervalo, a decisão de manutenção da ACO é determinada pelo risco de tromboembolismo (de acordo com o escore CHA_2DS_2-VASc), devendo ser mantida indefinidamente naqueles considerados de alto risco.

A **Tabela 20.1** sumariza as recomendações do manejo anticoagulante periprocedimento.

Tabela 20.1 Manejo da terapia anticoagulante periprocedimento.		
Em pacientes com fatores de risco e que não estão em uso de anticoagulação, recomenda-se ACO terapêutica e semanas antes ou ETE	IIa	B
Em pacientes sob uso de warfarina, dabigatrana, rivaroxabana, apixabana ou edoxabana, ablação sem interrupção ACO é recomendada	I	A
Após ablação, recomenda-se warfarina ou DOAC por pelo menos 2 meses. Após esse período, a manutenção é baseada no risco de AVC e não no sucesso ou não do procedimento	I	C

ACO: anticoagulação, ETE: ecocardiograma transesofágico, DOAC: anticoagulantes de ação direta, AVC: acidente vascular cerebral.
Fonte: Adaptada das Diretrizes Europeias sobre Diagnóstico e Manejo da Fibrilação Atrial.[5]

Capítulo 20

Terapia antiarrítmica

Não há consenso quanto à descontinuação de medicamentos antiarrítmicos pré-procedimento, assim como quanto à utilização após a ablação. Geralmente, indica-se o uso por pelo menos dois a três meses pós-ablação e a suspensão após esse período, na ausência de arritmias, considerando-se o risco de recorrência e a acurácia em se determinar episódios recorrentes de FA pós-ablação.

Complicações

Quando realizada por operadores experientes, a ablação por cateter associa-se a baixo risco periprocedimento. As taxas de complicações graves são inferiores a 5%, particularmente nos grandes centros com alto volume de pacientes. Geralmente ocorrem dentro das primeiras 24 horas, entretanto podem aparecer mais tardiamente. Óbito periprocedimento é raro (< 0,2%) e usualmente relaciona-se a tamponamento cardíaco.[5] As principais complicações relacionadas à ablação estão representadas na **Tabela 20.2**.

Desfechos da ablação

Limitações existem quanto à uniformização da técnica empregada, definição de sucesso e rigor do seguimento.

Definição de sucesso

Não há consenso quanto à definição de sucesso da ablação. Enquanto alguns grupos consideram a sobrevida livre de FA, outros utilizam a melhora dos sintomas como critério de sucesso.

Avaliação de recorrência

Considerando-se que grande parte dos pacientes apresenta recorrência de FA sem sintomas, pode ser necessária a avaliação periódica do ritmo com Holter de 24 horas e, eventualmente, monitores de eventos. Monitoração prolongada com dispositivos implantáveis fornece informações mais acuradas sobre a recorrência da FA; entretanto, envolve procedimento invasivo e é limitada a uma pequena parcela de pacientes. A duração dos episódios para definição de recorrência também é variável, de 15 segundos a 10 minutos.

Nos primeiros três meses após a ablação, durante o chamado período de *blanking*, arritmias atriais podem ocorrer e usualmente são transitórias e não preditoras de recorrência. Inflamação atrial transitória pós-ablação e/ou cicatrização incompleta das lesões produzidas constituem os principais mecanismos envolvidos. Dado o caráter transitório, nova ablação não é recomendada durante esse período.

Eficácia da ablação

A ablação da FA é um método efetivo em curto e longo prazos, com taxas de sucesso que variam entre 45% e 95%. Essa ampla variação é resultado das diferentes técnicas empregadas e da variedade de definições de sucesso (período de *blanking*, recorrência tardia, uso de antiarrítmicos etc.).

A recorrência em longo prazo é, geralmente, secundária à reconexão elétrica entre as VP e o AE. O mecanismo também pode envolver cicatrizes criadas pela radiofrequência, particularmente nos casos de ablações mais extensas.

Em geral, as taxas de sucesso da ablação de FA são mais baixas em pacientes com FA de longa data, entre 50% e 70%. Outros preditores de falência da ablação são a presença de cicatriz atrial e o aumento excessivo do AE.

Tabela 20.2 Complicações associadas à ablação percutânea da fibrilação atrial.

Complicação	Taxa
Complicação vascular	2%-4%
Tamponamento cardíaco	1%
Evento tromboembólico	< 1%
Estenose de veia pulmonar	< 1%
Paralisia de nervo frênico permanente	< 1%
Fístula/perfuração atrio-esofágica	< 0,5%
Óbito	< 0,1%
Pneumotórax	NR

Fonte: Adaptada de Diretrizes Europeias sobre Diagnóstico e Manejo da Fibrilação Atrial.[5]

INDICAÇÕES PARA TRATAMENTO PERCUTÂNEO DA FIBRILAÇÃO ATRIAL

A ablação por cateter da FA é um procedimento seguro para a prevenção de recorrências dessa condição e uma alternativa superior aos fármacos antiarrítmicos para a manutenção do ritmo sinusal e o controle dos sintomas.[6]

A ablação como estratégia para controle do ritmo é recomendada em pacientes com FA que sejam intolerantes ao uso de antiarrítmicos da classe I ou III de Vaughan-Williams ou apresentem falência do tratamento medicamentoso, principalmente na forma paroxística ou persistente sem fatores de risco maiores para recorrência (grau de recomendação I, nível de evidência A), bem como em pacientes com FA persistente associada a fatores de risco maiores para recorrência (grau de recomendação I, nível de evidência B).[5]

Em pacientes selecionados e sintomáticos, a ablação pode ser considerada como terapêutica de primeira linha em casos de FA paroxística (classe de recomendação IIa, nível de evidência B) ou persistente sem fatores de risco maiores para recorrência (classe de recomendação IIb, nível de evidência C) como alternativa ao uso de antiarrítmicos, considerando-se a escolha do paciente, o risco e os benefícios esperados.[5] Essa estratégia é corroborada pelos achados do estudo CAPTAF (*Catheter Ablation compared with Pharmacological Therapy for Atrial Fibrillation*) que demonstrou melhora nos sintomas e na qualidade de vida de forma mais significativa no grupo de pacientes submetidos à ablação como terapia inicial em comparação àqueles com tratamento farmacológico, especialmente à custa de uma redução na carga de arritmia.[7]

A seleção adequada do paciente é fundamental para o bom resultado da ablação. Pacientes jovens com FA paroxística constituem o grupo com melhores resultados. A Tabela 20.3 expõe os principais fatores relacionados ao sucesso do procedimento.

Além das variáveis citadas na Tabela 20.3, a presença de alterações estruturais (densidade de gordura epicárdica, por exemplo) bem como de substrato elétrico, alterações morfológicas (como a presença de realce tardio atrial à ressonância magnética) e funcionais (tais quais redução na velocidade de esvaziamento e no *strain* atrial ao ecocardiograma) em exames de imagem associam-se a menores taxas de sucesso e manutenção dos resultados do procedimento.[5]

Uma abordagem multidisciplinar para o manejo de fatores de risco modificáveis é essencial para o bom resultado da ablação em curto e longo prazos. O tratamento agressivo da hipertensão arterial, da diabetes e da dislipidemia, a cessação do tabagismo, a redução da ingestão de álcool, a perda de ao menos 10% do peso corporal (tendo como alvo IMC ≤ 27 kg/m²) e a prática regular de atividades físicas evitam o remodelamento e a progressão da cardiopatia atrial, prevenindo o desenvolvimento de substrato elétrico

Tabela 20.3 Seleção do paciente "ideal" para ablação de FA.

Variável		
Sintomas	Muitos	Poucos
Falha de antiarrítmico classe I/III	≥ 1	0
Tipo de FA	Paroxística	Persistente, longa duração
Idade	< 70 anos	≥ 70 anos
Tamanho AE	< 50 mm	≥ 50 mm
Fração de ejeção	Normal	Reduzida
Insuficiência cardíaca	Não	Sim
Outras doenças cardíacas	Não	Sim
Pneumopatias	Não	Sim
Apneia do sono	Não	Sim
Obesidade	Não	Sim
AVC/AIT prévio	Não	Sim

FA: fibrilação atrial, AE: átrio esquerdo, AVC: acidente vascular cerebral, AIT: acidente isquêmico transitório.
Fonte: Adaptada das Diretrizes Europeias sobre Diagnóstico e Manejo da Fibrilação Atrial.[5]

e anatômico para perpetuação da FA e, assim, reduzem as taxas de recorrência da arritmia após o procedimento.[8]

A FA está associada a risco aumentado de complicações cardiovasculares no primeiro ano após seu diagnóstico e a taxa de sucesso na estratégia no controle de ritmo pode ser mais efetiva quando realizada de maneira precoce.[9,10]

O ensaio clínico randomizado, multicêntrico EAST-AFNET 4[11] teve por objetivo avaliar o desfecho composto de morte por causas cardiovasculares, AVC, hospitalização por insuficiência cardíaca ou síndrome coronária aguda em pacientes diagnosticados com FA nos 12 meses precedentes à randomização. O estudo, que incluiu 2.789 indivíduos, foi interrompido após um tempo médio de seguimento de cinco anos e demonstrou uma redução de eventos da ordem de 21% no grupo de pacientes submetidos ao controle de ritmo quando comparado ao tratamento usual, sugerindo que o restabelecimento do ritmo sinusal no início do curso da doença apresenta maiores taxas de sucesso e reduz complicações cardiovasculares.

Grupos especiais
Idosos

O controle de frequência é tradicionalmente a estratégia escolhida em pacientes idosos; entretanto, a evidência que a sustenta em detrimento do controle de ritmo é escassa na literatura. A ablação por cateter da FA pode ser um método eficaz e seguro em indivíduos idosos selecionados com taxas de sucesso comparáveis a pacientes mais jovens, especialmente nos casos paroxísticos.[12,13]

Disfunção do nó sinusal

Alguns estudos avaliaram o emprego da ablação por cateter da FA no cenário de síndrome taquicardia-bradicardia. Na coorte conduzida por Inada e colaboradores,[14] o procedimento preveniu recorrência da arritmia em 86% dos pacientes avaliados e apenas 8% dos mesmos necessitaram implante de marcapasso após um seguimento médio de 5,8 anos. Assim, o isolamento elétrico das VP deve ser considerado como estratégia para se evitar a indicação de dispositivo cardíaco implantável em pacientes com bradicardia relacionada à FA ou pausas relacionadas à sua reversão (classe de recomendação IIa, nível de evidência C).[5]

Insuficiência cardíaca (IC)

O achado frequente de aumento das dimensões atriais e fibrose atrial em pacientes com IC usualmente associa-se a pior perspectiva de manutenção do ritmo sinusal e o controle de frequência cardíaca geralmente constitui primeira opção pela maioria dos cardiologistas.

O estudo CASTLE AF,[15] entretanto, demonstrou benefícios do tratamento intervencionista em portadores de FA paroxística ou persistente, sintomáticos (média de idade de 65 anos) e com disfunção ventricular (média da fração de ejeção e do diâmetro do átrio esquerdo de 32% e 49 mm, respectivamente). Miocardiopatas isquêmicos compuseram 40% da população. Redução do desfecho composto de mortalidade, piora da IC e reinternação foi observada no grupo ablação, com curvas divergentes ao final de três anos. A redução nas taxas de mortalidade também foi significativamente maior no grupo intervencionista (superior a 30%). Houve melhora significativa da fração de ejeção no grupo ablação em comparação àqueles submetidos ao tratamento farmacológico, verificada desde o final do primeiro ano e sustentada ao longo do seguimento. Vale ressaltar que nesse estudo nenhum paciente apresentava átrio esquerdo maior que 60 mm. A média de ablações por paciente foi de 1,3. Por fim, a taxa de manutenção do ritmo sinusal ao final de três anos foi de 63% no grupo ablação (25% de uso de amiodarona).

Baseada nesses achados, as Diretrizes Europeias para Diagnóstico e Manejo da Fibrilação Atrial mais recentes recomendam a ablação por cateter em casos selecionados com IC e fração de ejeção reduzida com o objetivo de melhora na sobrevida e redução de hospitalização por IC (classe de recomendação IIa, nível de evidência B). As diretrizes indicam a ablação para reversão de disfunção ventricular secundária à taquicardiomiopatia, independentemente dos sintomas (classe I e nível de evidência B).[5]

OCLUSÃO PERCUTÂNEA DO APÊNDICE ATRIAL ESQUERDO NA FA

Durante décadas, os AVK constituíram o único tratamento disponível para a prevenção de AVC em pacientes com FA. Com o advento dos DOACs, esses passaram a ser utilizados como medicamentos preferíveis, dadas as inúmeras vantagens em relação aos AVK incluindo a redução das complicações hemorrágicas e a maior aderência ao tratamento devido a não necessidade de monitoração do RNI. Entretanto, alguns pacientes apresentam contraindicações para a anticoagulação, seja com AVK ou DOACs. Tais limitações motivaram o desenvolvimento de novas estratégias terapêuticas na prevenção de fenômenos tromboembólicos em pacientes com FA. A oclusão percutânea do apêndice atrial esquerdo (AAE) surgiu como uma alternativa de prevenção baseada na demonstração ecocardiográfica e de autópsias da participação dessa estrutura na formação de trombos.[16]

Próteses disponíveis para oclusão percutânea do AAE

A primeira prótese desenhada para oclusão do AAE foi a PLAATO®, posteriormente descontinuada para uso clínico. A prótese WATCHMAN® (Boston Scientific, USA) **(Figura 20.3)** é a que está associada ao maior corpo de evidências na literatura.[17] Ela apresenta vantagens em relação à segurança e à eficácia quando comparada ao uso da varfarina e tem efeito de preenchimento do AEE, funcionando como um filtro para evitar a formação e o deslocamento de possíveis trombos nesse local.

Há cerca de 10 anos, a prótese Amplatzer Cardiac Plug (ACP®, Abbott, USA) foi introduzida no mercado e, posteriormente, redesenhada e renomeada AMULET® **(Figura 20.4)**. Tal dispositivo tem desenho e mecanismo de ação distintos da WATCHMAN® devido à presença de um lobo de ancoragem e preenchimento no interior do AAE e um disco proximal de vedação ostial.[18]

No Brasil, um terceiro dispositivo denominado LAmbre® (Lifetech, China) está disponível **(Figura 20.5)**. Apesar de possuir desenho semelhante à AMULET® e ser implantada por cateteres de menor perfil, tem-se menor experiência clínica com esse dispositivo.[19]

Todos estes dispositivos são formados por uma armação ou rede metálica de nitinol autoexpansível, que colapsam para o interior de cateteres para posterior implante.

Indicações de oclusão percutânea do AAE

Classicamente, a seleção de pacientes para o procedimento se baseia em três critérios:

1. Presença de fibrilação atrial crônica ou paroxística de origem não valvar;
2. Escore CHADS2 ≥ 2;
3. Limitações ao uso de anticoagulação oral.

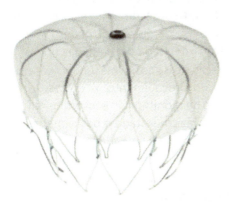

Figura 20.3 Prótese WATCHMAN®. Dispositivo com efeito de preenchimento do AAE e filtragem de trombos.
Fonte: Whang W, Holmes DR, Miller MA, *et al.*, 2018.[17]

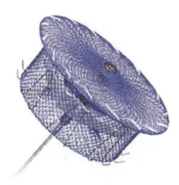
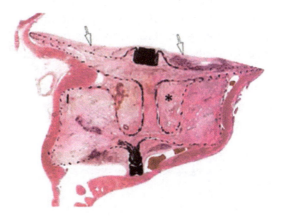

Figura 20.4 Prótese AMULET®. No painel à direita, prótese endotelizada após 90 dias.
Fonte: Lakkireddy D, Thaler D, Ellis CR, *et al.*, 2021.[18]

CARDIOLOGIA GERIÁTRICA ▶ DA CLÍNICA À INTERVENÇÃO

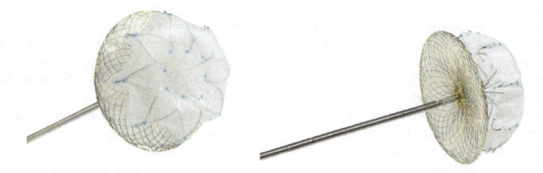

Figura 20.5 Prótese LAmbre®.
Fonte: Alli O, Doshi S, Kar S, *et al.*, 2013.[20]

Recentemente, as indicações têm sido ampliadas e incluem pacientes que optam pelo procedimento devido ao seu estilo de vida e pacientes que são submetidos ao implante percutâneo de valva aórtica ou colocação de *clip* metálico na valva mitral em procedimentos combinados.

As recomendações de oclusão percutânea do AAE de acordo com as Diretrizes Europeias sobre Diagnóstico e Manejo da Fibrilação Atrial estão resumidas na **Tabela 20.4**.[5]

As contraindicações para oclusão do AAE incluem a presença de trombo no interior do apêndice (relativa, já que recentemente foram desenvolvidas técnicas para contornar essa situação), anatomia desfavorável (apêndices muito pequenos e/ou muito rasos) e presença de infecção sistêmica ativa ou endocardite.

Procedimento

O procedimento é geralmente realizado sob anestesia geral e monitoração por ETE. Recentemente, abordagens menos invasivas foram descritas, sem a necessidade de anestesia e ETE, com monitoração realizada exclusivamente por EIC. Ambas as modalidades de imagem auxiliam na definição da anatomia e das dimensões do AAE e na avaliação da presença de trombos em seu interior. Recentemente, a angiotomografia computadorizada pré-procedimento também tem sido empregada para tal finalidade.

Assim como na ablação, o acesso ao AE é realizado por punção transseptal. Um cateter *pigtail* é introduzido no AAE e injeções de contraste são feitas em seu interior para ajudar a definir a anatomia e as dimensões desta estrutura **(Figura 20.6)**. A avaliação das condições hemodinâmicas e do estado volêmico antes e durante procedimento é crucial, uma vez que o jejum e o uso de diuréticos podem interferir na interpretação adequada das medidas do AAE.

A seleção do dispositivo é fundamental para o bom resultado do procedimento. A prótese é implantada com auxílio de monitoração ecocardiográfica e fluoroscopia. Uma vez constatado o posicionamento adequado da prótese, esta é liberada no local **(Figura 20.7)**.

Geralmente não há necessidade de terapia intensiva. No dia seguinte ao procedimento, realiza-se um ecocardiograma transtorácico de controle para avaliação do posicionamento do dispositivo, de derrame pericárdico e do fluxo residual.

Anticoagulação pós-oclusão percutânea do AAE

Alguns centros realizam o procedimento em uso de ACO ininterrupto. A terapia antitrombótica pós-oclusão percutânea do AAE não foi avaliada em estudos clínicos randomizados e é baseada em estudos históricos. O uso do ácido acetil salicílico (AAS) é recomendado indefinidamente. Pacientes tratados com a

Tabela 20.4 Recomendações para oclusão percutânea do apêndice atrial esquerdo.		
	Classe de recomendação	Nível de evidência
Oclusão do AAE pode ser considerada em pacientes com FA e contraindicações para terapia anticoagulante crônica (ex.: sangramento intracraniano sem causa reversível)	IIb	B

Fonte: Adaptada das Diretrizes Europeias sobre Diagnóstico e Manejo da Fibrilação Atrial.[5]

prótese WATCHMAN® requerem o uso de anticoagulação por pelo menos 45 dias, quando se realiza um ETE para detecção de possíveis trombos na prótese e avaliação de fluxos residuais. Em pacientes com alto risco de sangramento, uma alternativa é a dupla antiagregação plaquetária com AAS + clopidogrel por um a seis meses (definitivo pela presença de fluxo residual).[5] O manejo da terapia antitrombótica após oclusão percutânea do AAE está representado na Tabela 20.5.

Complicações

As taxas de sucesso do implante são altas (98%). Ainda que muito baixos, existem riscos associados ao procedimento, que variam entre 1% e 4%, e incluem derrame pericárdico com necessidade de drenagem, embolização da prótese e ocorrência de AVC. A necessidade de cirurgia é excepcional.

Estudos em animais mostraram rápida endotelização dos dispositivos. Os estudos de seguimento, especialmente com a prótese WATCHMAN®, demonstraram menor mortalidade em pacientes com FA tratados com oclusão do apêndice quando comparada ao uso de anticoagulantes. Tal observação se deve ao fato do risco do AVC hemorrágico associado à anticoagulação ser mantida no grupo sob tratamento clinico.[17]

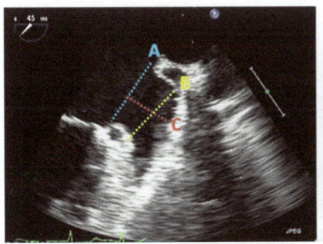
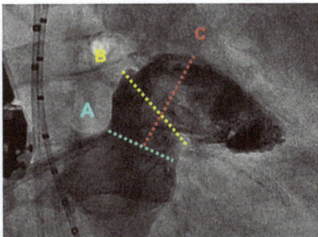

Figura 20.6 Medidas do AAE. O painel à esquerda mostra a imagem do AAE no ecocardiograma transesofágico em uma projeção de eixo curto a 45 graus. O painel à direita mostra o AAE pela angiografia em projeção cranial direita. A linha A azul se refere ao diâmetro do óstio; a linha B em amarelo se refere ao diâmetro do local de implante dentro do AAE; e a linha C em vermelho se refere ao comprimento do AAE.
Fonte: Acervo do autor.

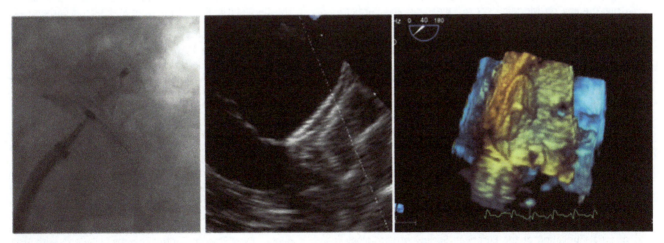

Figura 20.7 Prótese AMULET®. No painel à esquerda a prótese ainda se encontra conectada ao cabo liberador na cineangiografia. No painel central nota-se a prótese já liberada do cabo na projeção de eixo curto do ecocardiograma transesofágico. No painel direito, a prótese é mostrada no ecocardiograma tridimensional.
Fonte: Acervo do autor.

Tabela 20.5	Manejo da terapia antitrombótica pós-oclusão percutânea do AAE.		
Dispositivo	Aspirina	ACO	Clopidogrel
WATCHMAN® e baixo risco de sangramento	75-325 mg/dia indefinidamente	Iniciar varfarina (INR alvo 2-3) ou DOAC após o procedimento e manter por 45 dias ou até fechamento adequado do AAE (confirmado por ETE)	Iniciar 75 mg/dia após a suspensão do ACO e manter por 6 meses
WATCHMAN® e alto risco de sangramento	75-325 mg/dia indefinidamente	Nenhum	75 mg/dia por 1-6 meses de acordo com a presença de fluxo residual (alvo < 5 mm)
ACP/AMULET	75-325 mg/dia indefinidamente	Nenhum	75 mg/dia por 1-6 meses de acordo com a presença de fluxo residual (alvo < 5 mm)

Fonte: Adaptada de Diretrizes Europeias sobre Diagnóstico e Manejo da Fibrilação Atrial.[5]

Outro aspecto importante é a melhora na qualidade de vida nos pacientes submetidos ao procedimento percutâneo, dada a maior segurança para deambulação e consequente maior socialização.[20] Recentemente, demonstrou-se que a prótese AMULET® apresenta resultados clínicos semelhantes à WATCHMAN® com taxas maiores de oclusão determinadas pelo ETEall-cause death, or major bleeding at 12 months.[1]

REFERÊNCIAS BIBLIOGRÁFICAS

1. Go AS, Hylek EM, Phillips KA, Chang Y, Henault LE, Selby JV, et al. Prevalence of diagnosed atrial fibrillation in adults: national implications for rhythm management and stroke prevention: the AnTicoagulation and Risk Factors in Atrial Fibrillation (ATRIA) Study. JAMA. 2001; 285(18):2370-2375.
2. Packer DL, Mark DB, Robb RA, Monahan KH, Bahnson TD, Poole JE, et al. Effect of Catheter Ablation vs Antiarrhythmic Drug Therapy on Mortality, Stroke, Bleeding, and Cardiac Arrest Among Patients With Atrial Fibrillation: The CABANA Randomized Clinical Trial. JAMA. 2019; 321(13):1261.
3. Haïssaguerre M, Jaïs P, Shah DC, Takahashi A, Hocini M, Quiniou G, et al. Spontaneous Initiation of Atrial Fibrillation by Ectopic Beats Originating in the Pulmonary Veins. N Engl J Med. 1998; 339(10):659-666.
4. Cardoso R, Knijnik L, Bhonsale A, Miller J, Nasi G, Rivera M, et al. An updated meta-analysis of novel oral anticoagulants versus vitamin K antagonists for uninterrupted anticoagulation in atrial fibrillation catheter ablation. Heart Rhythm. 2018; 15(1):107-115.
5. Hindricks G, Potpara T, Dagres N, Arbelo E, Bax JJ, Blomström-Lundqvist C, et al. 2020 ESC Guidelines for the diagnosis and management of atrial fibrillation developed in collaboration with the European Association for Cardio-Thoracic Surgery (EACTS): The Task Force for the diagnosis and management of atrial fibrillation of the European Society of Cardiology (ESC) Developed with the special contribution of the European Heart Rhythm Association (EHRA) of the ESC. Eur Heart J. 2021; 42(5):373-498.
6. Arbelo E, Brugada J, Blomström-Lundqvist C, Laroche C, Kautzner J, Pokushalov E, et al. Contemporary management of patients undergoing atrial fibrillation ablation: in-hospital and 1-year follow-up findings from the ESC-EHRA atrial fibrillation ablation long-term registry. Eur Heart J. 2017; 38(17):1303-1316.
7. Blomström-Lundqvist C, Gizurarson S, Schwieler J, Jensen SM, Bergfeldt L, Kennebäck G, et al. Effect of Catheter Ablation vs Antiarrhythmic Medication on Quality of Life in Patients With Atrial Fibrillation: The CAPTAF Randomized Clinical Trial. JAMA. 2019; 321(11):1059.
8. Pathak RK, Middeldorp ME, Lau DH, Mehta AB, Mahajan R, Twomey D, et al. Aggressive risk factor reduction study for atrial fibrillation and implications for the outcome of ablation: the ARREST-AF cohort study. J Am Coll Cardiol. 2014; 64(21):2222-2231.
9. Benjamin EJ, Wolf PA, D'Agostino RB, Silbershatz H, Kannel WB, Levy D. Impact of atrial fibrillation on the risk of death: the Framingham Heart Study. Circulation. 1998; 98(10):946-952.
10. Nattel S, Guasch E, Savelieva I, Cosio FG, Valverde I, Halperin JL, et al. Early management of atrial fibrillation to prevent cardiovascular complications. Eur Heart J. 2014; 35(22):1448-1456.
11. Kirchhof P, Camm AJ, Goette A, Brandes A, Eckardt L, Elvan A, et al. Early Rhythm-Control Therapy in Patients with Atrial Fibrillation. N Engl J Med. 2020; 383(14):1305-1316.
12. Kis Z, Noten AM, Martirosyan M, Hendriks AA, Bhagwandien R, Szili-Torok T. Comparison of long-term outcome between

patients aged < 65 years vs. ≥ 65 years after atrial fibrillation ablation. J Geriatr Cardiol JGC. 2017; 14(9):569-574.
13. Bulava A, Hanis J, Dusek L. Clinical outcomes of radiofrequency catheter ablation of atrial fibrillation in octogenarians- 10-year experience of a one high-volume center. J Geriatr Cardiol JGC. 2017; 14(9):575-581.
14. Inada K, Yamane T, Tokutake K, Yokoyama K, Mishima T, Hioki M, et al. The role of successful catheter ablation in patients with paroxysmal atrial fibrillation and prolonged sinus pauses: outcome during a 5-year follow-up. Eur Eur Pacing Arrhythm Card Electrophysiol J Work Groups Card Pacing Arrhythm Card Cell Electrophysiol Eur Soc Cardiol. 2014; 16(2):208-213.
15. Marrouche NF, Brachmann J, Andresen D, Siebels J, Boersma L, Jordaens L, et al. Catheter Ablation for Atrial Fibrillation with Heart Failure. N Engl J Med. 2018; 378(5):417-427.
16. Turagam MK, Velagapudi P, Kar S, Holmes D, Reddy VY, Refaat MM, et al. Cardiovascular Therapies Targeting Left Atrial Appendage. J Am Coll Cardiol. 2018; 72(4):448-463.
17. Whang W, Holmes DR, Miller MA, Langan M-N, Choudry S, Sofi A, et al. Does Left Atrial Appendage Closure Reduce Mortality? A Vital Status Analysis of the Randomized PROTECT AF and PREVAIL Clinical Trials. J Atr Fibrillation. 2018; 11(4):2119.
18. Lakkireddy D, Thaler D, Ellis CR, Swarup V, Sondergaard L, Carroll J, et al. Amplatzer Amulet Left Atrial Appendage Occluder Versus Watchman Device for Stroke Prophylaxis (Amulet IDE): A Randomized, Controlled Trial. Circulation. 2021; 144(19):1543-1452.
19. Wang G, Kong B, Liu Y, Huang H. Long-Term Safety and Efficacy of Percutaneous Left Atrial Appendage Closure with the LAmbre Device. J Intervent Cardiol. 2020;2020:6613683.
20. Alli O, Doshi S, Kar S, Reddy V, Sievert H, Mullin C, et al. Quality of life assessment in the randomized PROTECT AF (Percutaneous Closure of the Left Atrial Appendage Versus Warfarin Therapy for Prevention of Stroke in Patients With Atrial Fibrillation) trial of patients at risk for stroke with nonvalvular atrial fibrillation. J Am Coll Cardiol. 2013; 61(17):1790-1798.

21

Cecília Monteiro Boya Barcellos ▸ Paulo de Tarso Jorge Medeiros
Eusébio Ramos dos Santos Filho ▸ Remy Nelson Albornoz Vargas

Marcapasso e Ressincronizador na Insuficiência Cardíaca

INTRODUÇÃO

A ideia de tratamento elétrico da insuficiência cardíaca através do uso de marcapasso cardíaco implantável teve início quando Hochleitner e col[1] em 1990 publicou seu trabalho com 16 pacientes refratários ao tratamento otimizado com medicamentos e candidatos a transplante cardíaco. Eles eram submetidos a implante de marcapasso cardíaco de dupla-câmara programado em modo DDD com intervalo atrioventricular curto de 100 ms simulando uma pré-excitação atrioventricular. Ocorreu melhora da classe funcional, dos sintomas e da fração de ejeção do ventrículo esquerdo. Porém os resultados iniciais promissores não mostraram benefícios em médio prazo e o fracasso foi atribuído aos efeitos deletérios da estimulação do ventrículo direito.

Um cirurgião cardíaco, Bakker, introduziu o conceito de ressincronizador, quando avaliou a estimulação biventricular em paciente com miocardiopatia dilatada, insuficiência cardíaca e bloqueio de ramo esquerdo. Porém, como o eletrodo do ventrículo esquerdo era implantado por toracotomia, as taxas de complicações foram elevadas e esta técnica foi desestimulada.

Cazeau e col[2] publicaram em 1996 o comportamento do volume sistólico final após otimizar o intervalo atrioventricular durante a estimulação de quatro diferentes sítios ventriculares: ponta do ventrículo direito, via de saída do ventrículo direito, estimulação simultânea da ponta do ventrículo direito e o ventrículo esquerdo, e a estimulação simultânea da via de saída do ventrículo direito e do ventrículo esquerdo, mostrando que o volume sistólico final era significativamente maior nas estimulações biventriculares e os pacientes melhoravam a classe funcional de insuficiência cardíaca da *New York Heart Association* (NYHA).

Vários trabalhos com a ressincronização cardíaca começaram a ser realizados quando Daubert[3] publicou seus resultados com estimulação biventricular endocavitária via seio coronariano, utilizando dois tipos de eletrodos: um eletrodo unipolar inespecífico no início do estudo, e depois um eletrodo especificamente projetado para ser utilizado no seio coronariano. Em seguida vieram as publicações de vários estudos multicêntricos que demostraram que a terapia de ressincronização cardíaca melhorava o rendimento hemodinâmico do coração, diminuía sintomas, aumentava a fração de ejeção do ventrículo esquerdo, melhorava a qualidade de vida e também reduzia a mortalidade. Esses pacientes apresentavam insuficiência cardíaca refratária à terapêutica otimizada e bloqueio de ramo esquerdo com complexos QRS bem alargados. Com os resultados animadores destas publicações, passaram a ser estudados os benefícios da ressincronização cardíaca em pacientes pouco sintomáticos e com moderado comprometimento da função sistólica ventricular, na prevenção de sintomas e do remodelamento estrutural inverso do coração.[4]

Apesar do aprimoramento da técnica de implante do eletrodo em ventrículo esquerdo, do desenvolvimento dos eletrodos com vários polos de estimulação e com mecanismos de fixação, da utilização de bainhas para cateterizar o seio coronariano, da melhora na seleção do paciente em relação à região a ser utilizada para estimular, cerca de 30% dos pacientes não respondem a esta terapia.[5]

Neste capítulo serão abordadas a indicação, as técnicas de implante utilizadas, a associação ao cardioversor-desfibrilador implantável (CDI), e a programação para tentar diminuir o percentual de não respondedores.

INDICAÇÕES

As indicações de terapia de ressincronização cardíaca são baseadas em conceitos já sedimentados de que os bloqueios da condução ventricular, em especial do ventrículo esquerdo, acarretam dissincronia eletromecânica intraventricular (septo e parede lateral do ventrículo esquerdo) ou interventricular (entre os ventrículos direito e esquerdo). Essa dissincronia pode ser avaliada por método de imagem como o ecocardiograma, a cintilografia cardíaca e a ressonância do coração.

Quando a dissincronia está presente pode haver piora da insuficiência da valva mitral, levando à piora do débito cardíaco, com dilatação do ventrículo esquerdo. A correção deste dissincronismo é o objetivo da utilização do ressincronizador cardíaco.

Dentre os fatores prognósticos de mortalidade na insuficiência cardíaca, por progressão da doença e por causa arrítmica, com piora da qualidade de vida, estão a presença de complexos QRS largos e a dissincronia.[6] As metanálises envolvendo desde os estudos iniciais até os multicêntricos randomizados relatam em torno de 30% a diminuição nas taxas de hospitalização e de mortalidade total.[7]

Após a publicação em 2008 do estudo PROSPECT[8] (*Predictors of Response to CRT*), a indicação da terapia de ressincronização cardíaca em complexos QRS com duração entre 120 a 150 ms, o dissincronismo comprovado por método de imagem ao ecocardiograma ficou controverso. Foram utilizadas 12 formas de se avaliar o dissincronismo ao ecocardiograma (do modo M até a técnica de *strain*, que avalia cada setor da parede ventricular do início da contração ventricular determinando o atraso de contração entre septo e parede posterior do ventrículo). Os resultados finais não mostraram benefícios em selecionar o melhor respondedor por estes métodos ecocardiográficos e houve diferenças significativas operadores-dependentes. Diante disto mesmo estando nas diretrizes atuais a indicação em paciente com QRS inferior à 150 ms, ela é controversa e deve ser avaliada caso a caso.

Com os dados publicados no Europace[9] em 2013, o grande respondedor à terapia de ressincronização cardíaca seria o paciente com complexos QRS com duração >150ms, bloqueio de ramo esquerdo, do sexo feminino e portador de cardiopatia não isquêmica. O respondedor intermediário seria do sexo masculino e portador de cardiopatia isquêmica. O paciente não respondedor ou pouco respondedor seria o com complexo QRS de duração <130 ms e o que não apresenta bloqueio de ramo esquerdo.

Em 2016 a Sociedade Europeia de Cardiologia publicou uma diretriz para diagnóstico e tratamento da insuficiência cardíaca aguda e crônica[10] em que recomenda a terapia de ressincronização cardíaca nos seguintes pacientes.

Classe I com nível de evidência A

1. com insuficiência cardíaca, sintomático, ritmo sinusal, duração do complexo QRS ≥ 150ms, eletrocardiograma com morfologia de bloqueio de ramo esquerdo e fração de ejeção do ventrículo esquerdo ≤ 35%, que estejam com medicação otimizada. A indicação é para: melhorar sintomas e reduzir morbidade e mortalidade.
2. A indicação da terapia de ressincronização cardíaca ao invés da estimulação exclusiva de ventrículo direito é recomendada para pacientes com insuficiência cardíaca independentemente da classe funcional segundo a NYHA que tenham indicação de estimulação ventricular e alto grau de bloqueio atrioventricular para a redução de morbidade, incluindo pacientes com fibrilação atrial.

Classe I com nível de evidência B

Paciente com insuficiência cardíaca e fração de ejeção, sintomático, em ritmo sinusal, com duração do complexo QRS entre 130-149 ms, eletrocardiograma com morfologia de bloquerio completo de ramo esquerdo e fração de ejeção ≤ 35%, com medicação otimizada. A indicação é para melhoria de sintomas e redução de morbidade e mortalidade.

Classe IIa com nível de evidência B

1. A terapia de ressincronização cardíaca pode ser considerada em pacientes sintomáticos, com insuficiência cardíaca, ritmo sinusal, com QRS ≥ 150 ms e complexo QRS com distúrbio da condução intraventricular do estímulo com morfologia outra que não o bloqueio de ramo esquerdo, com fração de ejeção ≤ 35% e com medicação otimizada. A indicação é para melhoria de sintomas e redução de morbidade e mortalidade.
2. A terapia de ressincronização cardíaca pode ser considerada para pacientes com fração de ejeção ≤ 35% em classe funcional III-IV da NYHA, com medicação otimizada, para melhorar sintomas e reduzir morbidade e mortalidade. Se o paciente está em fibrilação atrial e a duração do complexo QRS ≥ 130ms, é necessário se ter uma estratégia para garantir estimulação biventricular ou é esperado que o paciente retorne ao ritmo sinusal.

Classe IIb com nível de evidência B

1. A terapia de ressincronização cardíaca pode ser considerada em pacientes com insuficiência cardíaca sintomática, em ritmo sinusal, com QRS com duração entre 130-149 ms e QRS com morfologia que não seja bloquerio de ramo esquerdo, com fração de ejeção ≤ 35% e com medicação otimizada. A indicação é para melhora de sintomas e redução da morbidade e mortalidade.
2. Pacientes com insuficiência cardíaca e fração de ejeção reduzida que receberam um marcapasso convencional ou um CDI e evoluíram com piora dos sintomas de insuficiência cardíaca, mesmo com medicação otimizada e com alto grau de estimulação de ventrículo direito, podem ser considerados para *upgrade* para terapia de ressincronização cardíaca. Isto não deve ser aplicado a paciente com insuficiência cardíaca controlada.

Classe III com nível de evidência A

A terapia de ressincronização cardíaca está contraindicada em pacientes com duração do QRS < 130ms.

Apesar de estas indicações serem baseadas em mais de 20 anos de estudos e experiência com terapia de ressincronização cardíaca, estão longe de ser um consenso na comunidade médica. Principalmente na realidade brasileira que carece de dispositivos cardíacos para toda a população que poderia ser beneficiada.

RESSONÂNCIA MAGNÉTICA CARDÍACA (RNC) NA INDICAÇÃO DE TERAPIA DE RESSINCRONIZAÇÃO CARDÍACA

Na tentativa de selecionar melhor os pacientes que se beneficiam da terapia de ressincronização cardíaca, de melhorar as taxas de não respondedores e principalmente na identificação de qual paciente se beneficiaria da associação de um CDI, a RNC tem ganhado paulatinamente maior importância na decisão de indicação ou contraindicação para terapia de ressincronização cardíaca, apesar de não figurar ainda em diretrizes.

A RNC fornece informações sobre tamanho, forma e função ventricular, avalia dissincronia interventricular, intraventricular e presença de fibrose.[12] A vantagem do uso da RNC em relação ao ecocardiograma é que sua imagem é altamente reprodutível independente do operador ou do paciente (pacientes com janela acústica ruim ao ecocardiograma se beneficiam da avaliação pela RNC). Sua principal desvantagem é o custo mais alto e não estar disponível em todos os hospitais.

Na doença de Chagas a presença de fibrose na RNC não diferenciou a ocorrência de taquicardia ventricular não sustentada da taquicardia ventricular sustentada, que pode ser precursora de morte súbita.[13,14] Em publicação de Sternick[15] a fibrose miocárdica foi um marcador independente de mortalidade súbita, mesmo com fração de ejeção preservada, fazendo supor que a presença de fibrose é um divisor na indicação ou não da associação da terapia de ressincronização cardíaca CDI nesta população.

A presença de fibrose na RNC nas cardiopatias isquêmicas, associada a seu grau de extensão foi descrita como fator prognóstico tanto de ocorrência de arritmia ventricular, quanto de terapias eficazes do CDI.[16] Em relação às cardiomiopatias não isquêmicas, a presença de fibrose à RNC foi também fator de maior mortalidade tanto arrítmica, quanto total.

Quando se analisa o estudo DANISH[17] o CDI não demostrou benefício ao ser associado à terapia de ressincronização cardíaca nas cardiopatias não isquêmicas; porém, este estudo não avaliou a presença de fibrose à RNC, e isso é um dado a ser questionado pois quando se avalia uma metanálise de vários estudos com RNC, a presença de fibrose foi um marcador de pior prognóstico, com aumento de mortalidade tanto por progressão da insuficiência cardíaca quanto por mortalidade súbita.

A localização e a extensão da fibrose detectada na RNC[18] também são fatores que podem guiar a escolha de pacientes para a indicação da terapia de ressincronização cardíaca e da associação ou não com CDI. Se a fibrose é na parede medial do ventrículo esquerdo a mortalidade arrítmica é significativamente maior. Porém, se a fibrose acomete a parede póstero lateral do ventrículo esquerdo, teoricamente o local de posicionamento do eletrodo, isto é um fator prognóstico de má resposta e de mortalidade por progressão da insuficiência cardíaca.

Em outro estudo envolvendo 45 pacientes,[19] com indicação para terapia de ressincronização cardíaca, todos foram submetidos à avaliação de dissincronia pela RNC e presença ou não de fibrose nas paredes-alvo ao implante do eletrodo de ventrículo esquerdo (lateral ou póstero-lateral). Após 6 meses de seguimento, a sensibilidade da RNC em predizer os respondedores foi de 90% e a especificidade de 59%. Os dados utilizados para predizer a resposta à terapia de ressincronização cardíaca foram a presença de dissincronia cardíaca associada à ausência de fibrose.

Estes dados devem ser reproduzidos em estudos multicêntricos com maior número de pacientes. As metanálises fazem supor que a RNC deva ter cada vez um papel maior na indicação e na seleção do paciente para receber a terapia de ressincronização cardíaca, bem como para associá-la ao CDI.

TÉCNICAS DE IMPLANTE DA TERAPIA DE RESSINCRONIZAÇÃO CARDÍACA

Para a realização do implante do ressincronizador cardíaco, seja ele associado ou não a um CDI utiliza-se a técnica de implante de marcapasso cardíaco, ficando a decisão do cirurgião o implante inicial dos eletrodos em ventrículo direito e átrio direito ou se isto ocorrerá após o implante do eletrodo do ventrículo esquerdo. Quando se utiliza a técnica de implante do eletrodo do ventrículo esquerdo via seio coronariano, sugere-se que o implante do eletrodo de ventrículo direito seja feito primeiro, seja através de dissecção da veia cefálica ou da punção da veia subclávia. Esta sugestão é pelo fato de que durante as manobras para se canular o seio coronariano, devido ao bloqueio de ramo esquerdo pré-existente, pode ocorrer bloqueio inadvertido do ramo direito do feixe de His por trauma e isto levar à assistolia.

Acesso do ventrículo esquerdo pelo seio coronariano

A técnica mais utilizada para a terapia de ressincronização cardíaca é a que utiliza a canulação do seio coronariano através de bainhas que podem ser deflectíveis ou não. A via de acesso ao seio coronariano deve ser exclusiva para o eletrodo, através da punção da veia subclávia esquerda. A fluoroscopia deve estar em oblíqua anterior esquerda em torno de 30 graus para facilitar a visibilização do seio coronariano. A utilização de um cateter de eletrofisiologia deflectível de 6 French pode ser de grande valia para a abordagem do seio coronariano (Figura 21.1). Após a canulação do seio coronariano é feita a injeção de

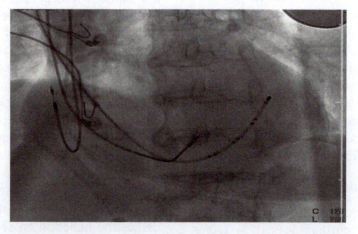

Figura 21.1 Projeção oblíqua anterior esquerda – cateterização do seio coronariano com cateter de eletrofisiologia deflectível. Eletrodos de átrio direito e ventrículo direito posicionados.
Fonte: Acervo do autor.

contraste através de um cateter balão, para que se tenha a visibilização da vascularização do mesmo e se possa escolher a veia alvo, na qual será colocado o eletrodo do ventrículo esquerdo (Figura 21.2).

Dos trabalhos inicias de Cazeau até hoje muito se melhorou em termos de aperfeiçoamento das bainhas e Da utilização de bainhas subseletoras que facilitam locar o eletrodo em veias de difícil acesso.

Os eletrodos atuais que se dispõe possuem mecanismos de fixação passivos e podem ser quadripolares, o que permite grande combinação de programações para evitar a estimulação do nervo frênico, a escolhea do melhor limiar de comando e a possibilidade de combinações de polos para melhorar o sincronismo ventricular (Figura 21.3).

A estimulação de ventrículo esquerdo deve ser realizada na parede lateral (veia lateral ou póstero--lateral). A veia descendente anterior não deve ser utilizada, pois já se evidenciou que não traz benefícios e sua estimulação pode ser prejudicial.

Depende da experiência do cirurgião o sucesso do implante do eletrodo no seio coronariano com esta técnica, isso explica porque as taxas de sucesso são bastante variáveis. Em centros experientes, a falha do implante gira em torno de 10% e os principais motivos são a inexistência de veia lateral e póstero lateral, o calibre pequeno e inadequado da veia cardíaca, e a estimulação frênica que impossibilita a estimulação adequada. A realização do implante de ressincronizador pode ser feita sob sedação ou anestesia geral, na dependência da rotina do serviço.

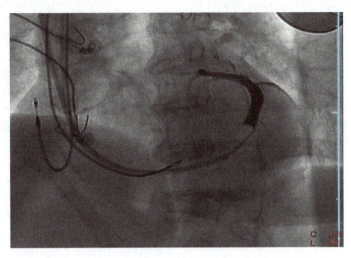

Figura 21.2 Projeção oblíqua anterior esquerda: injeção de contraste para se visibilizar o seio coronariano e suas veias através de cateter balão.
Fonte: Acervo do autor.

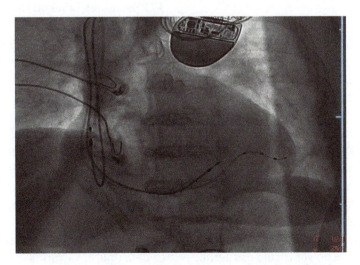

Figura 21.3 Projeção oblíqua anterior esquerda – resultado final com eletrodo multipolar posicionado em veia póstero--lateral do seio coronariano; eletrodos conectados ao gerador de ressincronizador cardíaco.
Fonte: Acervo do autor.

As complicações neste tipo de abordagem são maiores que as do implante de marcapasso convencional. Em geral, o tempo do procedimento é maior, o que aumenta o risco de infecção, além da possibilidade de dissecção do seio coronariano, que é a técnica de escolha para o implante da terapia de ressincronização cardíaca.

Implante epimiocárdico via toracotomia

Essa técnica é uma alternativa ao insucesso do implante do eletrodo de ventrículo esquerdo via seio coronariano. No entanto, principalmente pela gravidade dos pacientes é a que traz maiores taxas de complicações e de mortalidade.

No mesmo ato cirúrgico é realizado o implante dos eletrodos do átrio direito e do ventrículo direito pela via endocárdica convencional, seguido da mini-toracotomia lateral. Uma incisão de aproximadamente 6 a 10 cm é realizada na região anterolateral do 4º ou 5º espaço intercostal esquerdo. Após a abertura do pericárdio o eletrodo ventricular é implantado na parede lateral do ventrículo esquerdo, seguido de tunelização deste eletrodo para a loja subcutânea do gerador localizada normalmente em região infra-clavicular esquerda.

Nesse tipo de procedimento há necessidade de drenagem da cavidade pleural e o paciente deve realizar o pós-operatório sempre em Unidade de Terapia Intensiva.

Estimulação direta do ventrículo esquerdo

Na terapia de ressincronização cardíaca pode haver falha no implante do eletrodo de seio coronariano em até 10% dos casos. Embora o implante epimiocárdico seja a alternativa padrão, devido à morbidade relacionada ao procedimento e à eventual dificuldade técnica, outra alternativa está sendo desenvolvida. A estimulação cardíaca direta do ventrículo esquerdo surgiu como uma alternativa possível e com resultados agudos satisfatórios. Inicialmente descrita por Jais et al.,[20] eles inseriram um fio-guia por via transeptal femoral e utilizaram um sistema de busca via jugular interna para capturar a parte proximal do fio; um introdutor foi então passado até o átrio esquerdo permitindo o implante direto no ventrículo esquerdo. Múltiplas modificações da técnica ocorreram, porém, sempre com abordagem combinada femoral para acesso transeptal e abordagem superior para implante do eletrodo. Os pacientes devem ser mantidos em anticoagulação oral com INR entre 2,5-3,5.

Outra abordagem descrita para implante direto do eletrodo de ventrículo esquerdo é a estimulação transapical ventricular. Uma série de 20 casos de procedimento híbrido foi descrita utilizando acesso ao ápice do ventrículo esquerdo através de minitoracotomia seguida de implante endocárdico no ventrículo esquerdo. O eletrodo de 6 French é levado até a loja do gerador em posição subclavicular.

Uma terceira abordagem descrita para implante é a abordagem septal transventricular que, em teoria, reduziria a incidência de acidente vascular encefálico devido à ausência do eletrodo no átrio esquerdo. Em resumo, a técnica consiste na punção do septo interventricular alto com agulha transeptal utilizando energia de radiofrequência para realização do acesso ao ventrículo esquerdo.

Uma metanálise realizada em relação ao acesso direto do ventrículo esquerdo incluiu 16 estudos, com desfechos clínicos em 262 pacientes (68% do total de pacientes). Respostas positivas após terapia de ressincronização cardíaca (≥ queda na classe funcional da NYHA) ocorreram em 191 pacientes (73% dos pacientes), com resposta estimada global de 82% (95% IC 71-89%)[21]. O estudo ALSYNC[22] descreveu uma taxa de resposta global de 59%, com 60% de falha nos implantes e 52% de não respondedores após 6 meses de seguimento. (28). Resposta ecocardiográfica, definida por aumento maior que 5% na fração de ejeção foi relatada em três estudos, embora tenham incluído 171 pacientes (65% do total de pacientes).

As limitações da técnica incluem complicações tromboembólicas em pacientes com grave disfunção ventricular. Excluindo pacientes com fibrilação atrial a incidência é em torno de 1,5% a 3,5% por 100 pacientes/ano. Após seguimento de médio em longo prazo, Jais et al[20] e Pasquié et al, reportaram ataque isquêmico transitório em 1 de 11 e 1 de 6 pacientes, respectivamente, ambos com interrupção da anticoagulação oral. Para minimizar o risco de tromboembolismo devem-se utilizar eletrodos de poliuretano, que são menos propensos à formação de trombo em comparação com eletrodos de silicone. O estudo WARFCEF[23] randomizou 2305 pacientes com insuficiência cardíaca para utilizar varfarina ou aspirina em pacientes com ritmo sinusal, alguns sob uso de marcapasso ou CDI. Em seguimento de 42±22 meses a taxa de acidente vascular encefálico no braço varfarina foi de 0,84 por 100 pacientes/ano, significativamente menor do que a taxa de acidente vascular encefálico na população com estimulação endocárdica, que foi de 2,5 por 100 pacientes/ano.

Em conclusão, a experiência com implante endocárdico em ventrículo esquerdo sugere que pode ser realizado em serviços com experiência, tem baixa taxa de risco, contudo, sem evidência de maior vantagem sobre o implante convencional via seio coronariano. Pode ser considerada em casos de insucesso do implante através do seio coronariano, seja por limiares de comando elevados, estimulação frênica, deslocamento recorrente do eletrodo ou ausência de sistema venoso adequado.

MANEJO DOS PACIENTES NÃO RESPONDEDORES À TERAPIA DE RESSINCRONIZAÇÃO CARDÍACA

O paciente submetido à terapia de ressincronização cardíaca que não respondeu a esta modalidade terapêutica, deve ser avaliado seguindo alguns tópicos:

a) seleção inapropriada do paciente;
b) área de fibrose pós-infarto do miocárdio na região da veia posterior ou lateral do ventrículo esquerdo;
c) implante do eletrodo do seio coronariano em local inadequado;
d) inibição inapropriada do sistema de estimulação;
e) programação inadequada do intervalo AV e intervalo VV que não diminua o dissincronismo ventricular;
f) perda de comando do eletrodo do ventrículo esquerdo ou do ventrículo direito;
g) colocação do eletrodo do ventrículo direito em local que estimule pouco o ventrículo esquerdo.

Seleção inapropriada do paciente

Apesar de o paciente apresentar bloqueio de ramo esquerdo com duração do complexo QRS superior ou igual a 150 ms e preencher critérios para terapia de ressincronização cardíaca, nem todos apresentam dissincronismo mecânico. O ecocardiograma em várias modalidades técnicas pode refinar o diagnóstico se existe ou não dissincronismo, apesar das discussões a respeito da validação deste método. Outro método cada vez mais utilizado para identificar dissincronismo e presença de fibrose na parede lateral e póstero--lateral do ventrículo esquerdo é a RNC reforçando os dados ecocardiográficos, ou mesmo contraindicando a terapia de ressincronização cardíaca caso mostre fibrose que inviabilize a estimulação do ventrículo esquerdo para melhorar o dissincronismo.

Não se sabe exatamente ainda qual o momento ideal para implantar o sistema de terapia de ressincronização cardíaca. A grande maioria dos pacientes candidatos a essa terapia é encaminhada tardiamente para implante do dispositivo ou os pacientes aguardam muito tempo para serem submetidos ao implante da terapia de ressincronização cardíaca. Talvez esses pacientes estejam sendo tratado tardiamente.

Fibrose pós-infarto do miocárdio

Pacientes que tiveram infarto do miocárdio e que apresentam áreas de fibrose na região da veia cardíaca lateral ou posterior do ventrículo esquerdo, ou seja, parede lateral e póstero-lateral, que são as regiões mais apropriadas e indicadas para a estimulação do ventrículo esquerdo na terapia de ressincronização cardíaca, têm grande chance de serem não respondedores, já que a massa muscular contrátil pode ser insuficiente e a estimulação é feita em uma área fibrótica não estimulável. Nestes casos, além do ecocardiograma, a RNC pode mostrar com precisão áreas que não se contraem na região preconizada para a estimulação do ventrículo esquerdo.[18]

Implante do eletrodo do seio coronariano em local inadequado

O eletrodo do seio coronariano deve ser implantado na veia cardíaca lateral ou posterior. No caso de implante do eletrodo na grande veia cardíaca (região ântero-septal), a estimulação é biventricular, mas não de terapia de ressincronização cardíaca.[24] O posicionamento do eletrodo do ventrículo direito também é importante, e a colocação em região subtricuspídea deve ser evitada.

Inibição inapropriada do sistema de estimulação

A inibição do sistema de estimulação na terapia de ressincronização cardíaca é a maior causa na gênese dos não respondedores. A maioria dos pacientes com indicação para essa terapia, conforme as diretrizes atuais, devem estar em ritmo sinusal e com condução atrioventricular preservada; pode ocorrer inibição na estimulação do ressincronizador por motivos relacionados à programação do gerador ou por mau l funcionamento do mesmo.

As causas dessa inibição inapropriada são:

- diminuição fisiológica do intervalo PR do paciente com o aumento da frequência sinusal e a não diminuição do intervalo atrioventricular do marcapasso, ocorrendo fusão ou pseudo-fusão ventricular ou mesmo inibição do circuito ventricular da terapia de ressincronização cardíaca não ocorrendo a estimulação biventricular do ressincronizador.
- aumento da frequência cardíaca do paciente acima da frequência máxima de deflagração do ressincronizador, inibindo o gerador e a estimulação biventricular,
- ocorrência de fibrilação atrial paroxística. Nesses casos, o gerador fica inibido se o paciente tem condução atrioventricular preservada,
- arritmia ventricular frequente,
- falha de sensibilidade atrial que ocasiona a não deflagração do circuito ventricular do gerador **(Figuras 21.4 e 21.5)**,

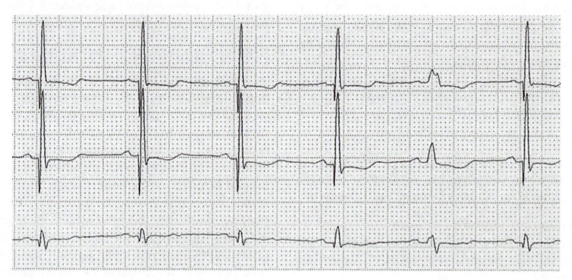

Figura 21.4 Ausência de estimulação no quinto complexo qrs devido à falha de sensibilidade atrial e não deflagração do ressincronizador.
Fonte: Acervo do autor.

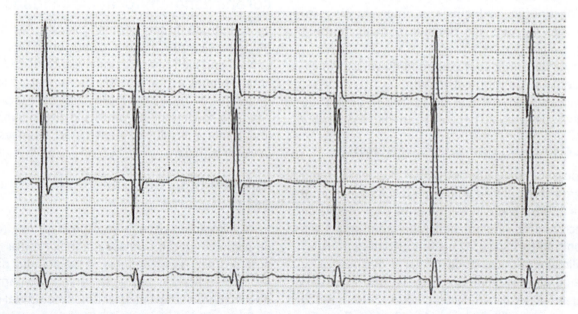

Figura 21.5 100% de estimulação ventricular após reprogamação aumentando-se a sensibilidade atrial.
Fonte: Acervo do autor.

- *oversensing* do canal atrial deflagrando o ressincronizador inapropriadamente, com perda do sincronismo atrioventricular ou *oversensing* do canal ventricular levando a inibição do circuito ventricular e da estimulação biventricular.

Programação do intervalo AV e intervalo VV que não propicie o melhor sincronismo

O sincronismo atrioventricular através da programação do intervalo AV é importante para que a sístole atrial tenha a máxima eficácia para o enchimento do ventrículo esquerdo. O método mais utilizado na prática clínica, e que é imperativo para a programação da terapia de ressincronização cardíaca em paciente não respondedor, para o ajuste do intervalo atrioventricular ideal em repouso é o ecocardiograma e suas várias ferramentas de análise do sincronismo atrioventricular e sua otimização. Na Europa, para se credenciar um Serviço para implante de terapia de ressincronização cardíaca é necessário ter o ecocardiograma disponível para programação.

A programação do intervalo VV (intervalo entre as espículas do ventrículo direito e do ventrículo esquerdo) ideal é discordante nos trabalhos já publicados,[25-27] e não existe um consenso sobre qual ventrículo estimular primeiro e qual intervalo VV a ser programado. Alguns autores preconizam a estimulação simultânea dos ventrículos. Para determinar o intervalo VV ótimo assim como para o intervalo atrioventricular o ecocardiograma é fundamental.

Perda de comando do eletrodo do ventrículo esquerdo

A causa mais frequente de perda de comando do eletrodo do ventrículo esquerdo é o deslocamento do eletrodo, pois os eletrodos para estimulação via seio coronariano não têm fixação ativa.

Aumento de limiar de comando devido à reação inflamatória não é comum, e quando ocorre elevação do limiar, pode ser devido ao posicionamento em área com menor presença de miocárdio viável para adequada estimulação. A correção é o aumento da energia, o que pode eventualmente causar estimulação frênica devido à proximidade do eletrodo do seio coronariano com o nervo frênico. Quando isso ocorre, o desconforto causado ao paciente não permite estimular o ventrículo esquerdo, e a falha de comando não pode ser corrigida por programação.

Distúrbio hidroeletrolítico e alteração metabólica podem aumentar o limiar de comando e ocorrer perda do comando ventricular.

Diagnóstico dos não respondedores

O diagnóstico clínico é feito quando o paciente não melhora em nenhum aspecto ou ocorre piora da insuficiência cardíaca.

O eletrocardiograma pode sugerir a causa da não resposta à terapia de ressincronização cardíaca com os seguintes aspectos:

- ritmo sinusal próprio do paciente com ausência de estimulação biventricular,
- estimulação ventricular similar à estimulação clássica ventricular direita isolada, ou complexo QRS com estimulação biventricular mais largo que o QRS espontâneo,
- presença de pseudo-fusão ou mesmo de fusão ventricular,
- falha de sensibilidade atrial,
- falha de comando biventricular ou de um dos ventrículos, principalmente do ventrículo esquerdo.

Na terapia de ressincronização cardíaca pode ser muito tênue a diferença entre comando biventricular ou comando apenas de um dos ventrículos **(Figuras 21.6 e 21.7)**.

Para melhorar a precisão do diagnóstico de possíveis falhas passíveis de correção em pacientes não respondedores à terapia de ressincronização cardíaca é recomendável um eletrocardiograma de 12 derivações para registro da:

- despolarização com estimulação biventricular,
- despolarização de base sem estimulação,
- despolarização com estimulação apenas do ventrículo direito,
- despolarização com estimulação apenas do ventrículo esquerdo.

Os eletrogramas intracardíacos registrados por telemetria via programador, ajudam a interpretar alterações discretas na morfologia dos complexos QRS. estimulados na terapia de ressincronização cardíaca. Os contadores de eventos com porcentagem de estimulação e de sensibilidade mostram se a estimulação foi realizada 100% do tempo, que é o objetivo da terapia de ressincronização cardíaca. Em caso de pseudo-fusão ou fusão ventricular, esta ajuda fica prejudicada, pois não ocorre efetiva captura biventricular.

CARDIOLOGIA GERIÁTRICA ▶ DA CLÍNICA À INTERVENÇÃO

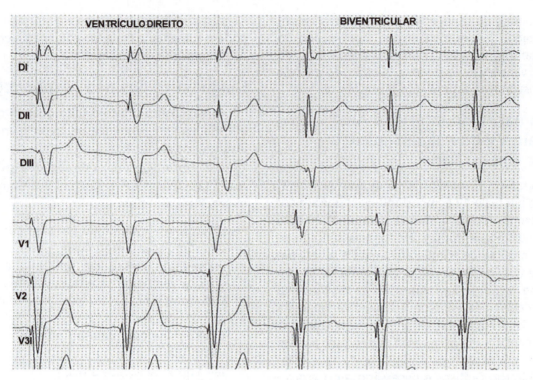

Figura 21.6 Diferença entre a estimulação do ventrículo direito (3 complexos qrs à esquerda do traçado) e biventricular nos 3 complexos qrs da direita do traçado.
Fonte: Acervo do autor.

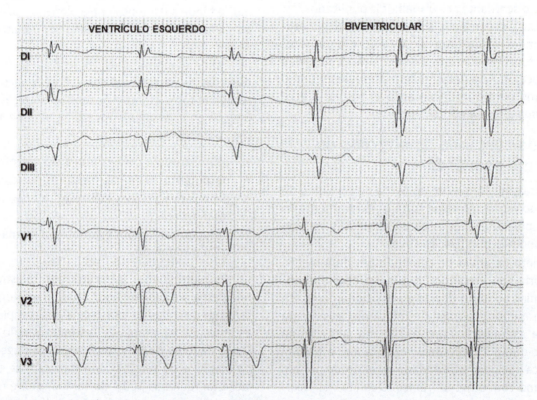

Figura 21.7 Estimulação do ventrículo esquerdo nos 3 complexos qrs da esquerda e estimulação biventricular nos 3 complexos qrs da direita.
Fonte: Acervo do autor.

Como corrigir por programação alterações responsáveis pelos não respondedores

A correção das alterações que podem ser responsáveis pela não resposta à terapia de ressincronização cardíaca vai depender do que se pretende corrigir:

- aumentar a energia de estimulação do ressincronizador no caso de falha de comando de uma das câmaras ventriculares estimuladas. Quando apesar do aumento de energia a falha de comando persistir, mudar o modo de estimulação de bipolar para unipolar ou vice versa. Isto é possível somente nos ressincronizadores sem CDI. Quando o eletrodo ventricular é quadripolar, deve-se testar qual polo é capaz de despolarizar o ventrículo esquerdo.
- aumentar a sensibilidade atrial para corrigir falha de sensibilidade
- encurtar o intervalo atrioventricular para propiciar a efetiva captura biventricular,
- reposicionar ou trocar eletrodo com falha não passível de correção por programação

É fundamental a programação do intervalo atrioventricular para otimizar o sincronismo do átrio esquerdo com o ventrículo esquerdo, proporcionando o melhor enchimento ventricular e a maior diminuição da regurgitação mitral. O ecocardiograma é o método mais utilizado para essa programação.

A programação da frequência máxima de deflagração do ressincronizador deve permitir a estimulação biventricular sincrônica à frequência sinusal do paciente. Nos pacientes que apresentam condução atrioventricular preservada, a elevação fisiológica da frequência sinusal com o concomitante encurtamento do intervalo PR pode inibir a deflagração da estimulação biventricular, ocasionar fusão ou pseudo-fusão ventricular, comprometendo a ressincronização. No caso de bloqueio atrioventricular, se a frequência sinusal ultrapassar a frequência máxima de deflagração do ressincronizador ocorrerá o Wenckebach eletrônico e perda do sincronismo atrioventricular comprometendo a terapia. Para minimizar este efeito, a frequência máxima de deflagração do ressincronizador deve ser programada baseando-se na frequência sinusal já registrada por métodos não invasivos como Holter, teste ergométrico ou teste cardiopulmonar previamente realizados.

A programação do intervalo VV apesar de não existir um consenso sobre como estimular, ou seja, se os ventrículos simultaneamente ou qual ventrículo estimular primeiro e com qual intervalo de tempo um primeiro que o outro ou vice-versa, é racional pensar na melhor sincronia ventricular de acordo com variações desses parâmetros. Na literatura a maioria dos trabalhos indica que a estimulação sequencial biventricular é superior à estimulação simultânea dos ventrículos.

Um sistema desenvolvido pela Abbott/St. Jude chamado de *QuickOpt* é um algoritmo incorporado na terapia de ressincronização cardíaca baseado na despolarização atrial, ventricular direita e esquerda detectada e registrada pelos eletrogramas endocavitários que ajusta automaticamente o intervalo AV estimulado, o intervalo AV após a onda P sinusal detectada e os intervalos VV visando otimizar a ressincronização. Uma publicação recente comparou em 124 pacientes consecutivos, três metodologias para otimizar o intervalo atrioventricular e o intervalo entre os ventrículos (VV) do ressincronizador: ecocardiograma, eletrocardiograma e o QuickOpt. Num seguimento de 48 meses, não houve diferença significativa das três metodologias utilizadas na melhora dos pacientes.[28]

Sugestões para programar um ressincronizador:

- Modo de estimulação:
- DDDR se incompetência cronotrópica, não esquecendo que é um paciente com função ventricular alterada e a frequência máxima não deve ser elevada
- DDD se função sinusal normal
- VVIR se paciente evoluiu para fibrilação atrial
- Frequência mínima:
  - 50 a 40 ppm se função sinusal preservada
  - 60 ppm se sensor ligado
- Intervalo AV ao eletrocardiograma:
  - se detecção da onda P (intervalo PV) que se visualize a P e ocorra a captura completa biventricular. AV com encurtamento dinâmico
  - AV estimulado adicionar 30 a 40 ms do PV
- Frequência máxima:
  - 80% da frequência máxima permitida do paciente e não 120 ppm padrão pois se o ritmo sinusal acelerar e a condução AV intrínseca do paciente está preservada, poderá ocorrer inibição da estimulação biventricular.
  - Período refratário atrial após evento ventricular deve ser dinâmico.

Pode-se considerar bem programado um ressincronizador ao eletrocardiograma quando ele reduzir o QRS intrínseco em aproximadamente 30ms. Mas o ideal é programar com ecocardiograma.

REFERÊNCIAS BIBLIOGRÁFICAS

1. HochleitnerM,Hörtnagl H,Ng CK et al. Usefulness of physiologic dual-chamber pacing in drug-resistant idiopathic dilated cardiomyopathy. Am J cardiol 1990;66(2):198-202.
2. Cazeau S, Ritter P, Lazarus A et al. Multisite pacing for endstage heart failure: early experience. Pacing Clin Electrophysiol 1996;19(11 Pt 2):1748-57.
3. Daubert JC, Ritter P, Le Breton H et al. Permanent left ventricular pacing with transvenous leads inserted in the coronary veins. Pacing Clin Electrophysiol 1998; 21(1 Pt 2):239-45.
4. Linde C, Abraham WT, Gold MR et al. Randomized trial of cardiac resynchronization in midly symptomatic heart failure patients and asymptomatic patients with left ventricular dysfunction and previous heart failure symptoms. J Am Coll Cardiol 2008;52(23):1834-43.
5. Birnie DH, Tang AS. The problem of non-response to cardiac resynchronization therapy. Curr Opin Cardiol 2006; 21(1):20-6.
6. Naccarelli GV, Luck JC, Wolbrette D L e al. Pacing therapy for congestive heart failure: is it ready for prime time? Curr Opin Cardiol 1999;14(1):1-3.
7. Bradley DJ, Bradley EA, Baughman KL et al. Cardiac resynchronization and death from progressive heart failure: a meta-analysis of randomized controlled trials. JAMA 2003;289(6):730-40.
8. Results of the predictors of response to CRT (PROSPECT) trial. Chung ES,Leon AR,Tavazzi L et al. Circulation 2008;117(20):2608-16.
9. 2013 ESC guidelines on cardiac pacing and cardiac resynchronization therapy: the task force on cardiac pacing and resynchronization therapy of the European Society of Cardiology (ESC). Developed in collaboration with the European Heart Rhythm Association (EHRA). European Society of Cardiology (ESC), EuropeanHeartRhythm Association (EHRA),BrignoleM,Auricchio A,Baron-Esquivias G et al. Europace 2013;15(8):1070-118.
10. 2016 ESC Guidelines for the diagnosis and treatment of acute and chronic heart failure The Task Force for the diagnosis and treatment of acute and chronic heart failure of the European Society of Cardiology (ESC) Developed with the special contribution of the Heart Failure Association (HFA) of the ESC. Eur J Heart Fail2016;18(8):891-975.
11. Diretrizes Brasileiras de Dispositivos Cardíacos Eletrônicos Implantáveis (DCEI). Martinelli Filho M, Zimerman LI, Lorga AM et al. Arq Bras Cardiol 2007;89(6):e210-e238.
12. Van de Veire NR, Delgado V, Schuijf JD et al. The role of non-invasive imaging in patient selection. Europace 2009;11(5):32-9.
13. Melendez-Ramirez G,Soto ME,Velasquez Alvarez LC et al. Comparison of the amount and patterns of late enhancement in Chagas disease according to the presence and type of ventricular tachycardia. J Cardiovasc Electrophysiol2019 Jun 6. doi: 10.1111/jce.14015. [Epub ahead of print]. Abstract.
14. Mello RP, Szarf G,Schvartzman PR et al. Delayed enhancement cadiac magnetic resonance imaging can idetify the risk for ventricular tachycardia in chronic Chagas'heart disease. Arq Bras Cardiol2012;98(5):421-30.
15. Sternick EB, Martinelli M, Sampaio R et al. Sudden cardiac death in patients with Chagas heart disease and preserved left ventricular function. J Cardiovasc Electrophysiol2006;17(1):113-6.
16. Ganesan AN,Gunton J,Nucifora G et al. Impact of Late Gadolinium Enhancement on mortalitysudden deathand major adverse cardiovascular events inischemicand nonischemiccardiomyopathy: A systematic review and meta-analysis. Int J Cardiol2018;254:230-237.
17. Kober L, Thune JJ, Nielsen JCet al. Defibrillator implantation in patients with nonischemic systolic heart failure.N Engl J Med2016;375(13):1221–30.
18. Taylor AJ, Elsik M, Broughton A et al. Combined dyssynchrony and scar imaging with cardiac magnetic resonance imaging predicts clinical response and long-term prognosis following cardiac resynchronization therapy. Europace 2010;12(5):708-13.
19. Chalil S,Foley PW,Muyhaldeen SA et al. Late gadolinium enhancement-cardiovascular magnetic resonance as a predictor of response to cardiac resynchronization therapy in patients with ischaemic cardiomyopathy. Europace 2007; 9;1031-1037.
20. Jaïs P, Douard H, Shah DC et al. Endocardial biventricular pacing. Pacing Clin Electrophysiol 1998;21(11):2128–31.
21. Gamble JHP, Herring N, Ginks M et al. Endocardial left ventricular pacing for cardiac resynchronization: systematic review and meta-analysis. Europace 2018;20(1):73-81.
22. Morgan JM, Biffi M, Gellér L et al. ALternate Site cardiac ResYNChronization (ALSYNC): a prospective and multicentre study of left ventricular endocardial pacing for cardiac resynchronization therapy. Eur Heart J2016;37(27): 2118-27.
23. Homma S, Thompson JL, Sanford AR et al. Benefit of warfarin compared with aspirin in heart failure patients in sinus rhythm: a subgroup analysis of WARCEF, a randomized controlled trial. Circ Heart Fail 2013;6(5):988-97.
24. Levine PA. "Cardiac Resynchronization Therapy: evaluation and management of Non-Responders".ISHNE International Society for Holter and Noninvasive Electrocardiology 2009.
25. O'Donnell D,Nadurata V,Hamer A et al. "Long –term variations in Optimal Programming of Cardiac Resynchrzation therapy devices". Pacing Clin Electrophysiol. 2005 Jan;28 Suppl 1:S24-6.
26. Mortensen PT,Sogaard P,Mansour H et al. "Sequential biventricular pacing: evaluation of safety andefficacy". Pacing Clin Electrophysiol2004;27(3):339-45.
27. Vanderheyden M, De Backer T, Rivero-Ayerza Met al "Tailored echocardiographic interventricular delay programming further optimizes left ventricular performance after cardiac resynchronization therapy". Heart Rhythm 2005;2(10):1066-72.
28. Zhang Y,Xing Q,Zhang JH et al. Long-Term Effect of Different Optimizing Methods for Cardiac Resynchronization Therapy in Patients with Heart Failure: A Randomized and Controlled Pilot Study.Cardiology 2019;142(3):158-166.

Estudo Eletrofisiológico na Síncope do Idoso

Ricardo Habib ▶ Cecília Monteiro Boya Barcellos

INTRODUÇÃO

A síncope tem sido um grande problema de saúde pública mundial, motivo de vários modelos de investigação, classificação e definição, visando ao longo dos anos uma melhor compreensão dos processos fisiopatológicos envolvidos em cada uma de suas manifestações para a obtenção de um método diagnóstico preciso e eficaz. É um problema de saúde pública com implicações das mais diversas possíveis. Durante o seu espectro de avaliação diagnóstica para obtenção de uma terapia adequada nos deparamos com uma gama de processos fisiopatológicos envolvidos na sua etiologia que a tornam de manejo complexo e bastante difícil na prática clínica diária. Em função disso, vários trabalhos têm sido desenvolvidos com finalidade de definir padrões de manifestações clínicas, de abordagem diagnóstica e de terapias com intuito de reduzir seus impactos sobre a qualidade de vida e a redução de morte súbita.

DEFINIÇÃO

As Diretrizes da Sociedade Europeia de Cardiologia para Diagnóstico e Manejo da Síncope de 2017 e 2018 tenta definir um quadro sincopal e observar demais quadros que podem ser objeto de confusão diagnóstica. Sendo assim, é importante definir algumas situações.[1-5]

Síncope

Perda abrupta, transitória e completa da consciência, associada à incapacidade de manter o tônus postural, com recuperação rápida e espontânea. O mecanismo presumido é a hipoperfusão cerebral. Não devem estar presentes nenhuma característica clínica de outras causas não sincopais, tais como perda de consciência devido a convulsão, cefaleia, antecedente de trauma ou intoxicação medicamentosa etc.

Perda de consciência

Um estado cognitivo em que falta consciência de si mesmo e da própria situação, com incapacidade de responder a estímulos.

Perda transitória da consciência

Perda autolimitada da consciência que pode ser dividida em causas sincopais e não-sincopais. As não sincopais incluem convulsões, hipoglicemia, condições metabólicas, intoxicação por drogas ou álcool e concussão devido a traumatismo craniano. Nas sincopais presume-se que o mecanismo envolvido seja a hipoperfusão cerebral, enquanto nas condições de não síncope são atribuídas a diferentes mecanismos.

Pré-síncope

Os sintomas que precedem a síncope e que podem incluir tontura extrema, alterações visuais e graus variados de alteração do nível de consciência até a completa perda. A pré-síncope pode progredir para síncope ou pode abortar sem síncope.

Síncope inexplicável (de etiologia indeterminada)

Síncope cuja causa é indeterminada mesmo após uma avaliação inicial detalhada por profissional qualificado para tal. Nessa avaliação é importante observar bem a história clínica pregressa, o exame físico minucioso e a realização de eletrocardiograma (ECG) de repouso inicial.

Intolerância ortostática

Síndrome que consiste em uma constelação de sintomas que incluem tontura frequente, recorrente ou persistente, palpitações, tremores, fraqueza generalizada, visão turva, intolerância ao exercício e fadiga ao levantar. Pode ocorrer com ou sem taquicardia e hipotensão ortostática ou síncope. Esses sintomas estão associados à capacidade reduzida de se manter em posição ereta.

Taquicardia ortostática

Um aumento sustentado na frequência cardíaca de 30 bpm dentro de 10 minutos após passar de uma posição reclinada em repouso, para posição em pé, ou aumento de 40 bpm em indivíduos de 12 a 19 anos de idade.

Hipotensão ortostática

Queda na PA sistólica de 20 mmHg ou PA diastólica de 10 mmHg com mudança de postura em repouso para ereta.

CLASSIFICAÇÃO

A perda transitória de consciência pode ser dividida em causas traumáticas e não traumáticas. As não traumáticas se manifestam dentro de um espectro de quatro grupos que são: síncope, epiléptica, psicogênica e de raras causas. Podendo haver combinações entre elas.[1]

As manifestações dos quadros epilépticos são geralmente confundidas com os quadros sincopais pela perda transitória da consciência, mas possuem um quadro clínico e história pregressa bastante característica. As de origem psicogênica estão relacionais a distúrbios de natureza psicossomática.

A síncope propriamente dita, deve ser classificada considerando-se a patofisiologia envolvida. Desta forma, pode ser classificada conforme mostra a **Figura 22.1**.

Síncope cardíaca (cardiovascular)

A síncope cardíaca[5] é causada por bradicardia, taquicardia ou hipotensão devido a baixo índice cardíaco, obstrução do fluxo sanguíneo, vasodilatação ou dissecção vascular aguda.

O ECG mostra:

- Bradicardia Sinusal persistente < 40 bpm. ou pausas sinusais > 3 s no estado de vigília e na ausência de treinamento físico;
- Bloqueio atrioventricular (BAV) de segundo e terceiro graus;
- Bloqueio de ramos esquerdo (BRE) e bloqueio de ramo direito (BRD) alternados;
- Taquicardia ventricular (TV) ou taquicardia paroxística supraventricular (TPSVS) rápida;
- Episódios de TV polimórfica, intervalo QT longo ou curto.

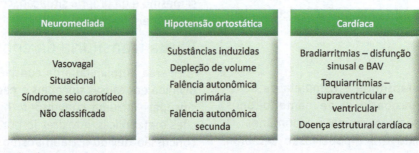

Figura 22.1 Classificação de síncope.
BAV: bloqueio atrioventricular.
Fonte: Brignole M, Moya A, de Lange FJ, et al., 2018.[1]

Síncope de origem cardíaca por bradiarritmia

Ocorre especificamente nos casos de BAV em pacientes idosos. Na abordagem desse grupo de pacientes, vários métodos são indicados de forma não invasiva. Entretanto, cabe-nos avaliar a indicação e as alterações características que definem a conduta desse grupo, baseada no Estudo Eletrofisiológico Invasivo (EEFI). As Diretrizes Europeias para indicação de Dispositivos Cardíacos Eletrônicos Implantáveis (DCEI) definem o papel desse procedimento nesse grupo específico, conforme o **Quadro 22.1**.[2] Nessa avaliação deve-se analisar objetivamente as alterações que caracterizem a disfunção sinusal, os distúrbios de condução do nó AV e do sistema His-Purkinje.

Disfunção sinusal

Observar através de estimulação programada o tempo de recuperação do nó sinusal, presença de bloqueio sinoatrial e a indução ou não de bradi/taquicardia sinusal **(Figura 22.2)**.

Quadro 22.1 Indicação de EEFI na síncope cardíaca.	
Em pacientes com síncope e bloqueio bifascicular, EEFI deve ser considerado quando a síncope permanece inexplicável após avaliação não invasiva ou quando uma decisão imediata sobre o ritmo é necessária devido à gravidade, a menos que empírica. Implante de marca-passo é a preferência (especialmente em pacientes idosos e frágeis).	IIa – B
Em pacientes com síncope e bradicardia sinusal, EEFI pode ser considerado quando testes não invasivos falharam em mostrar uma correlação entre síncope e bradicardia.	IIb – B

Fonte: Glikson M, Nielsen JC, Kronborg MB, *et al*., 2021.[2]

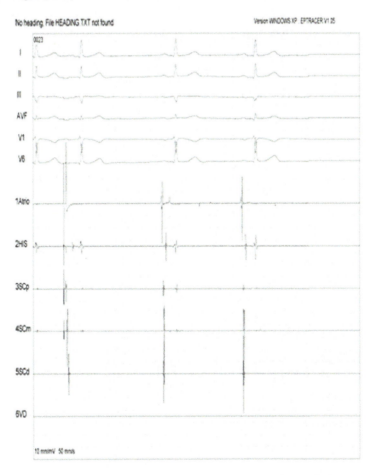

Figura 22.2 Notar que o tempo der do nó sinusal nesse caso está próximo ao limítrofe (1.431 ms) confirmando os indícios de disfunção sinusal. Paciente portador de síncopes na vigília com bradicardia sinusal basal.
Fonte: Acervo do autor.

DISTÚRBIOS DO NÓ AV E NO SISTEMA HIS-PURKINJE

Observar através de EEFI em presença de síncope com bloqueio completo de ramo (BCR) bifascicular, BRE, BRD ou bloqueio de ramo (BR) inespecífico e intervalos HV ≥ 70 ms. Quando os valores de HV ≥ 100 ms após estresse farmacológico com ajmalina, procainamida, flecainide ou disopiramida, demonstra a presença de alteração do sistema His-Purkinje, associado ou não a presença de BAV de II ou III graus por estimulação atrial programada (Figuras 22.3 e 22.4).

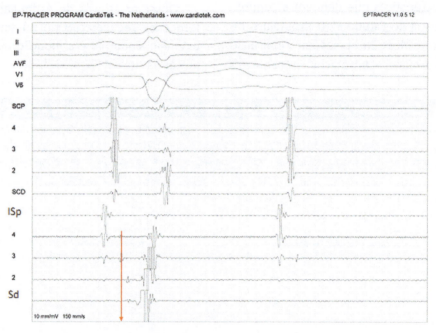

Figura 22.3 Paciente com prolongamento do HV intra-His.
Fonte: Acervo do autor.

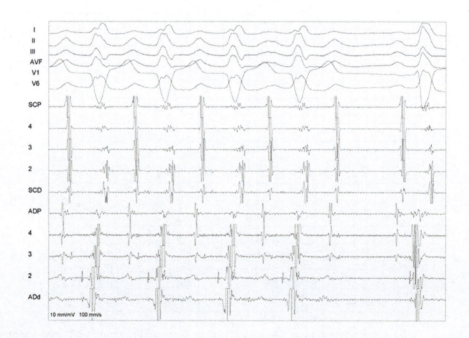

Figura 22.4 Paciente com prolongamento do HV intra-His.
Fonte: Acervo do autor.

Notar nessas figuras a sequência de demonstração do prolongamento HV intra-His ≥ 100 ms denotando alteração do sistema His-Purkinje.

CONCLUSÃO

Nos pacientes com síncope, bradicardia sinusal < 50 bpm, bloqueio sinoatrial, BCR, BAV I grau, BAV total (BAVT), BRE, BRD, BR inespecífico, aumentam as probabilidades de existir a presença de distúrbio de condução do nó sinusal e do sistema His-Purkinje durante EEFI.[3,4] A disfunção confirmada basicamente com a presença de alteração no tempo de recuperação do nó sinusal e interatrial ou indução de síndrome bradi/taqui confirmam o diagnóstico de disfunção sinusal e obtenção de HV ≥ 70 ms ou HV ≥ 100 ms, o distúrbio de condução do sistema His-Purkinje. Temos portanto, uma abordagem diagnóstica de muita precisão na definição de conduta desse grupo de pacientes portadores de síncope, com a definição de uma conduta precisa. Isso reforça a importância na abordagem desse grupo, o uso do EEFI para a confirmação do quadro e indicação de estimulação cardíaca artificial como terapêutica definitiva. Os **Quadros 22.2** a **22.4** mostram as principais indicações segundo a Diretriz da Sociedade Europeia de Cardiologia (ESC) de 2021 para Implante de Marca-passo e Ressincronizadores.[2]

Quadro 22.2 Recomendações da ESC para implante de marca-passo em bloqueios de ramo.		
Em pacientes com síncope inexplicável e bloqueio, o marca-passo é indicado na presença de HV basal de > 70 ms, ou bloqueio intra ou infra-hissiano de terceiro grau durante a estimulação atrial incremental, ou resposta anormal ao teste farmacológico.	I	B
A estimulação é indicada em pacientes com BBC com ou sem sintomas.	I	C
A estimulação pode ser considerada em pacientes selecionados com síncope inexplicável e bloqueio bifascicular sem SEP (idosos, frágeis, de alto risco e/ou síncope recorrente).	IIB	B
O MP não é recomendado para assintomáticos com BRC ou bloqueio bifascicular.	III	B

BRC: bloqueio de ramo coompleto, MP: marca-passo, SEP: sem estudo eletrofisiologico.
Fonte: Glikson M, Nielsen JC, Kronborg MB, *et al*., 2021.[2]

Quadro 22.3 Recomendações da ESC para implante de marca-passo em bloqueios atrioventriculares.		
A estimulação é indicada em pacientes em SR com permanente ou paroxistica de terceiro ou segundo grau tipo 2. Intranodal 2:1, ou BAV de alto grau, independentemente de sintomas	I	C
Estimulação é indicada em pacientes com arritmia atrial (principalmente FA) e permanente ou paroxistica BAV de terceiro ou alto grau, independentemente sintomas	I	C
Em paciente com FA permanete que necessitam demarca-passo, estimulação ventricular com resposta em ferquência função é recomendada	I	C
A estimulação deve ser considerada em pacientes com BAV II Grau que causa sintomas ou está localizado a nivel intra ou infra-His observavel no EEFI	IIa	c
Em pacientes com BAV, DDD deve ser preferido sobre estimulação ventricular de câmara única para evitar síndrome do marca-passo e para melhorar a qualidade de vida	IIa	A
O implante de marca-passo definitivo deve ser considerado para pacientes com sintomas persistentes semelhantes aos da síndrome do marca-passo e claramente atribuível a BAV de primeiro grau (PR > 0,3 s).	IIa	C
A estimulação não é recomendada em pacientes com BAV devido a causas transitórias que podem ser corrigidas e prevenidas	III	C

FA: fibrilação atrial.
Fonte: Glikson M, Nielsen JC, Kronborg MB, *et al*., 2021.[2]

CARDIOLOGIA GERIÁTRICA ▶ DA CLÍNICA À INTERVENÇÃO

Quadro 22.4 Recomendações da ESC para implante de marca-passo em disfunção sinusal.

Recomendação	Classe	Nível
Em pacientes com DNS o MP modo DDD, com programação de ritmo para minimização de condução ventricular é recomendado.	I	A
O MP é indicado na DNS quando os sintomas podem ser claramente atribuído a bradiarritmias	I	B
O MP está indicado em doentes sintomáticos com a forma de bradicardia/taquicardia da DNS para corrigir bradiarritmias e permitir tratamento farmacológico, a menos que a ablação da taquiarritmia seja preferida	I	B
Em pacientes que apresentam incompetência cronotrópica e têm sintomas claros durante o exercício, MP modo DDD com estimulação de resposta em frequência deve ser considerado.	IIa	B
A ablação de FA deve ser considerada como uma estratégia para evitar o implante de MP em pacientes com bradicardia relacionada á FA ou pré-automaticidade sintomática pausa, após a conversão AF, levando-se em conta a situação clínica	IIa	B
Em pacientes com bradicardia/taquicardia variante da DNS a programação com uso de MP DDD antitaquicardia atrial pode ser considerado	IIa	C
Em pacientes com síncope, a estimulação cardíaca pode ser considerado para reduzir a síncope recorrente quando pausa(s) assintomática(s) >6 s devido à parada sinusal está documentado	IIb	B
MP pode ser considerada em DNS quando os sintomas são provavelmente decorrentes de bradiarritmias, quando a evidência não é conclusiva	IIb	c
A estimulação não é recomendada em pacientes com bradiarritmias relacionados a DNS que são assintomáticos ou devido a causas transitórias que podem ser corrigidas e prevenidas	III	c

DNS: disfunção do nó sinusal, MP: marca-passo.
Fonte: Glikson M, Nielsen JC, Kronborg MB, *et al.*, 2021.[2]

REFERÊNCIAS BIBLIOGRÁFICAS

1. Brignole M, Moya A, de Lange FJ, Deharo JC, Elliott PM, ESC Scientific Document Group, et al. 2018 ESC Guidelines for the diagnosis and management of syncope. Eur Heart J. 2018; 39(21):1883-1948. Matthew J. Reed (UK), Ciara P. Rice (Ireland), Richard Sutton (Monaco), Andrea Ungar (Italy), and J. Gert van Dijk (The Netherlands).
2. Glikson M, Nielsen JC, Kronborg MB, Michowitz Y, Auricchio A, ESC Scientific Document Group, et al. 2021 ESC Guidelines on cardiac pacing and cardiac resynchronization therapy. Eur Heart J. 2021; 42(35):3427-3520.
3. Boulé S, Ouadah A, Langlois C, Botcherby EJ, Verbrugge E, Huchette D, et al. Predictors of advanced His-Purkinje conduction disturbances in patients with unexplained syncope and bundle branch block. Can J Cardiol. 2014; 30(6):606-611.
4. Roca-Luque I, Oristrell G, Francisco-Pasqual J, Rodríguez-García J, Santos-Ortega A, Martin-Sanchez G, et al. Predictors of positive electrophysiological study in patients with syncope and bundle branch block: PR interval and type of conduction disturbance. Clin Cardiol. 2018; 41(12): 1537-1542.
5. Shen WK, Sheldon RS, Benditt DG, Cohen MI, Forman DE, Goldberger ZD, et al. 2017 ACC/AHA/HRS Guideline for the Evaluation and Management of Patients With Syncope: A Report of the American College of Cardiology/American Heart Association Task Force on Clinical Practice Guidelines and the Heart Rhythm Society. J Am Coll Cardiol. 2017; 70(5):e39-e110. Erratum in: J Am Coll Cardiol. 2017; 70(16):2102-2104.

23

Akash K. Prakasan ▸ Fabio H. Rossi ▸ Nilo M. Izukawa

Doença da Carótida
Fatores que Influenciam na Tomada de Decisão para Endarterectomia Carotídea *Versus* Implante de *Stent* em Idosos

INTRODUÇÃO

A intervenção sobre a região carotídea talvez seja a mais auditada doença no âmbito cirúrgico. Pelo menos cinco trabalhos com nível de evidência IA norteiam (até hoje) as diretrizes internacionais para tratamento em pacientes sintomáticos e assintomáticos. Porém, desde que os primeiros trabalhos foram publicados, a angioplastia de carótida tem se tornado uma alternativa viável com potenciais benefícios sobre a endarterectomia de carótida. Não menos que oito estudos randomizados falharam em demonstrar esse benefício potencial na prática clínica.[1] Alguns trabalhos inclusive, questionam se isso será demonstrado em algum tempo.

O acidente vascular cerebral (AVC) isquêmico é a causa mais comum de déficit neurológico na população idosa. É a terceira causa de morte nos EUA, além de causar incapacidade física em grande número de pacientes, o que gera inúmeros transtornos sociais e econômicos para os familiares e para o governo.

Estima-se que cerca de 70% desses eventos isquêmicos sejam causados por doença no território cerebrovascular extracraniano (incluindo trombos intracardíacos, placas na aorta ascendente, no arco aórtico e em territórios carotídeo e vertebro-basilar). A aterosclerose em bifurcação carotídea responde apenas por cerca de 15% a 20% de todos os eventos isquêmicos. O AVC silencioso tem incidência relatada de 10% a 15% e pode ser uma causa importante de declínio cognitivo e demência.[1,2,3]

A indicação da intervenção carotídea já se encontra bem documentada na literatura especializada, inclusive por grandes estudos bem conduzidos, que demonstram a diminuição dos riscos de AVC e de óbito em estenoses carotídeas sintomáticas e assintomáticas, em pacientes até 75 anos.

Muitos dos grandes estudos, tanto de endarterectomia como de angioplastia com *stent*, excluíram octogenários dos braços do tratamento, pelo fato da idade ser considerada um fator de risco independente para complicações nas intervenções carotídeas. Com o aumento da expectativa de vida, os idosos são o grupo populacional em maior crescimento nos países industrializados, ficando cada vez mais frequente esse tipo de desafio na prática clínica.

O estudo de Rotterdam foi um dos maiores estudos de base populacional na Holanda para confirmar o aumento da incidência de AVC com o aumento da idade, com um pico de ocorrência nas idades entre 75 e 79 anos, diminuindo após 85 anos de idade.[2] Dois estudos, entretanto, mostraram que em média 80% dos octogenários sobrevivem pelo menos 4 anos após a endarterectomia e que a grande maioria está livre de AVC em 5 a 10 anos de acompanhamento. A probabilidade de viver o suficiente para se beneficiar de uma endarterectomia carotídea não é prejudicada por ser muito idoso. Pacientes idosos com estenose carotídea sintomática tratada pelo melhor tratamento clínico disponível, tem maior risco de eventos cerebrovasculares futuros. Portanto, é racional pensar em oferecer qualquer revascularização carotídea, seja cirúrgica ou endovascular, aos octogenários para diminuir esse risco relativamente alto de AVC.[4,5,6]

Quando se aborda o território carotídeo, um ponto relevante está na definição de doentes sintomáticos e assintomáticos. São considerados sintomáticos aqueles com estenose carotídea com repercussão hemodinâmica (> 70% de estenose) e história de AVC ou ataque isquêmico transitório (AIT) há menos de 6 meses. Logo, são considerados assintomáticos os pacientes sem sintomas isquêmicos relacionados à doença carotídea nos últimos 180 dias. Essa divisão pesará na decisão sobre abordagem carotídea nos pacientes que também necessitam de revascularização miocárdica, pois doentes sintomáticos carotídeos apresentam um maior risco de AVC e maior benefício quando submetidos à revascularização carotídea.[7,8,9]

Pacientes sintomáticos

As diretrizes da American Heart Association/American Stroke Association (AHA/ASA) indicam que a endarterectomia deve ser realizada por cirurgião com experiência e com taxa de AVC/morte inferior a 6% para pacientes com estenose grave (70%-99%) e um AVC ou AIT relacionado à estenose carotídea nos 6 meses anteriores (classe I, recomendação de nível A). Para pacientes com sintomas recentes e estenose de 50%-69%, a endarterectomia é recomendada dependendo de fatores como idade, sexo, gravidade dos sintomas e comorbidades (classe I, nível A). Para pacientes com estenose menor que 50%, não há evidência do benefício. As diretrizes da AHA/ASA indicam que a angioplastia com *stent* não é inferior à endarterectomia e pode ser considerada em pacientes com estenose sintomática superior a 70% nos quais a estenose é de difícil acesso cirúrgico ou que têm comorbidades médicas significativas (classe IIb, nível B). Ressaltando que tais benefícios se baseiam em profissionais que realizam o procedimento e têm uma taxa de AVC/morte periprocedimento inferior a 4%-6% (classe IIa, nível B).[1]

Resultados do estudo SPACE (*Stent-Protected Percutaneous Angioplasty of the Carotid Artery versus Endarterectomy*) mostraram taxa combinada de 5,9% de AVC e morte após endarterectomia de carótida para pacientes sintomáticos com menos de 75 anos de idade com estenose carotídea.[10] A taxa entre aqueles com mais de 75 anos de idade foi menor do que a relatada para pacientes sintomáticos nos estudos NASCET (*North American Symptomatic Carotid Endarterectomy Trial*)[11] e ECST (*European Carotid Surgery Trial*),[12] o que indica que a terapia cirúrgica tornou-se mais segura com o tempo ou que os riscos inerentes a essas coortes diferiram de maneira importante.

Vários relatórios apontam para maiores riscos de complicações entre pacientes mais velhos submetidos à endarterectomia de carótida, mas outros sugerem que pacientes com 75 anos ou mais com poucos fatores de risco cardiovascular enfrentam riscos de AVC perioperatório e morte comparáveis aos pacientes mais jovens.[1] Nesses pacientes de maior idade, quando submetidos a correção endovascular, parece haver uma maior taxa de complicações perioperatórias. A explicação para esse aumento nos eventos adversos maiores após angioplastia carotídea em comparação com endarterectomia é mal definida. As características anatômicas podem desempenhar papel importante na ocorrência de eventos adversos maiores. Os octogenários têm incidência aumentada de fatores de risco anatômicos complexos em comparação com pacientes mais jovens[13] Lam e colaboradores[14] descreveram várias dessas características, apontando que os octogenários têm uma incidência aumentada de alongamento desfavorável do arco, calcificação do arco, estenose de origem da artéria carótida comum, tortuosidade das artérias carótidas comum e interna. O aumento do conteúdo de cálcio do arco e os arcos aórticos do tipo II podem ser marcadores de potencial aumentado para embolização durante a manipulação endovascular que atravessa o arco aórtico.[12,14,15] A taxa de eventos embólicos durante angioplastia com stent é considerada decrescente quando um dispositivo de proteção embólica é usado, mas a manipulação preliminar de dispositivos intervencionistas através de um arco aórtico calcificado pode já ter contribuído para lesões cerebrais, antes da colocação de tal dispositivo. Outra explicação pode ser encontrada nas características da placa no local alvo. Não há dados disponíveis na literatura atual relatando características específicas da placa carotídea em octogenários, mas foi relatado que a estabilidade da placa diminui com a idade.[16]

A endarterectomia pode ser uma melhor opção para os pacientes sintomáticos com mais de 75 anos, levando em consideração diversos aspectos clínicos (quanto ao risco cirúrgico) e radiológicos. É fundamental que se reconheça que a endarterectomia de carótida, mesmo em mãos de cirurgiões experientes, não é um procedimento isento de problemas. A taxa de complicação em pacientes sintomáticos do serviço em que o paciente for operado deve ter índice menor que 6%; se este parâmetro de referência não puder ser alcançado, o benefício da intervenção será perdido. Portanto, identificar os pacientes com maior risco de eventos recorrentes é clinicamente relevante. Ainda não se tem respostas consistentes, mas devem ser analisados os subgrupos dos diversos trabalhos. A intervenção tem sido frequentemente adiada devido à percepção de que isso reduz o risco do procedimento. No entanto, há evidências crescentes de que a endarterectomia confere benefício máximo se realizado com menos de 14 dias, e há evidências convincentes de que o risco de AVC precoce e recorrente após o início do AIT pode ser muito maior do que antes sugerido. Estudos contemporâneos de história natural relatam que a incidência de AVC recorrente após o ataque isquêmico transitório varia de 5% a 8% em 48 horas, 4% a 17% em 72 horas, 8% a 22% em 7 dias e 11% a 25% em 14 dias.[15,17]

Pacientes assintomáticos

Apesar de mais controverso, as diretrizes da ASA/AHA indicam realizar endarterectomia de carótida em pacientes assintomáticos com estenose maior que 70%, com risco perioperatório baixo de AVC, infarto do miocárdio e morte, sendo razoável a escolha por angioplastia com stent em casos cirúrgicos desfavoráveis.[1]

ACAS (*Asymptomatic Carotid Atherosclerosis Study*), ACST-1 (*Asymptomatic Carotid Surgery Trial*)[8] e VACS (*Veterans Affairs Cooperative Study*) são os únicos ensaios clínicos randomizados para comparar endarterectomia com o melhor tratamento clínico disponível, mas eles recrutaram pacientes de 1983 a 2003 quando, na maioria das vezes, não se utilizava estatinas e havia uma carga tabágica maior que a atual, levantando questões sobre se os dados permaneceriam relevantes na era moderna.[17] Vários estudos sugerem que o risco anual de AVC pode ser menor do que quando ACAS e ACST-1 estavam recrutando pacientes. Em uma metanálise de 41 estudos, a taxa de AVC ipsilateral foi de 2,3/100 pessoas-ano em estudos que concluíram o recrutamento antes de 2000, em comparação com 1,0/100 pessoas-ano em estudos concluídos entre 2000 e 2010 (p < 0,001).[16,18] O declínio de 39% no AVC ipsilateral por década foi atribuído a melhorias no tratamento clínico e na cessação do tabagismo.

Em 2009, um artigo publicado por Anne Abbot[19] levanta a questão quanto às evidências sobre o tratamento clínico utilizado nos grandes estudos. O trabalho tenta agregar múltiplos trabalhos, a maioria com braços únicos, conduzidos por um período de 30 anos, demonstrando diminuição nas taxas de AVC ao longo do tempo. Essa revisão sistemática, reacende uma nova etapa nas discussões, que o tratamento clínico isolado seria o melhor tratamento na prevenção nos pacientes assintomáticos carotídeos pela evolução da terapia medicamentosa atualmente prescrita.

De qualquer forma, mesmos que os pacientes assintomáticos tenham um risco menor, cerca de 80% desses pacientes desenvolvem AVC sem sintomas prévios e o potencial benefício de intervenção, na forma de endarterectomia ou angioplastia, em pacientes assintomáticos pode ser importante.

A necessidade de identificar os pacientes assintomáticos em relação ao risco elevado de AVC também não deve ser exagerada. Pois mesmo se fosse possível identificar e operar todos os pacientes com estenose assintomática entre 60%e99% na população em geral, menos de 5% de todos os eventos seriam prevenidos. Os custos de triagem e intervenção, no entanto, seriam astronômicos. Sendo assim, é importante destacar alguns pontos.

GRAU DE ESTENOSE

Infelizmente, nem o estudo ACAS nem ACST foram capazes de dar uma resposta definitiva. Ao contrário das suposições anteriores aos estudos, não houve qualquer relação da gravidade da estenose e risco aumentado de

AVC (ao contrário dos pacientes sintomáticos).[7,8] Apesar disso, alguns defensores da intervenção apontam que seria quase antiético não intervir em pacientes com estenose entre 80% e 99%, em oposição aos 60% e 79%. Essa conclusão não é, no entanto, apoiada por qualquer estudo da evolução natural da doença.

SEXO

O benefício das mulheres com a intervenção profilática é duvidoso. Segundo o ACAS, a endarterectomia não conferiu benefício às mulheres, mesmo com exclusão do risco operatório. O ACST, porém, demonstrou benefício da endarterectomia em mulheres após 5 anos.

IDADE

O estudo NASCET excluiu inicialmente pacientes com 80 anos ou mais e, embora o ECST tenha estudado pacientes de qualquer idade, não está claro quantos pacientes dessa faixa etária foram realmente incluídos.[11]

Em uma revisão de mais de 2.500 procedimentos de endarterectomia de carótida realizados em octogenários, a taxa combinada de AVC perioperatório e mortalidade foi de 3,45% Estudos de bancos de dados administrativos mostraram aumento da mortalidade perioperatória com o aumento da idade. Uma avaliação cuidadosa do paciente é obrigatória quando a intervenção é contemplada em octogenários. Se um idoso candidato à endarterectomia de carótida está clinicamente apto, a intervenção não deve ser negada. Como o benefício é acumulado ao longo de 1 a 2 anos após a cirurgia, o ideal é que esses pacientes tenham uma expectativa de vida que exceda esse período.

ACIDENTE VASCULAR CEREBRAL – HEMISFÉRICO X OCULAR

Os dados sugerem que o risco de recorrência do AVC quando por embolização para a retina apresentam um risco menor. No NASCET, o risco de AVC recorrente entre pacientes tratados clinicamente que apresentam cegueira monocular transitória foi menor do que naqueles que apresentam AIT hemisférico (10% *versus* 20% ao longo de 3 anos, razão de risco ajustada de 0,53, 95%, intervalos de confiança 0,30-0,94).[3] O risco de eventos isquêmicos subsequentes foi maior em indivíduos com cegueira monocular transitória tratados clinicamente, se eles tivessem fatores de risco coexistentes, incluindo idade superior a 75 anos, doença vascular periférica sintomática e 80%-94% de estenose da carótida interna sem circulação colateral adequada. Consequentemente, entre os pacientes com cegueira monocular transitória, a endarterectomia foi benéfica apenas quando a estenose da carótida interna (> 50%) estava associada a esses fatores de risco de AVC.

CARACTERÍSTICA DA PLACA

No estudo NASCET, embora os pacientes não tenham sido randomizados prospectivamente com base na ulceração da placa, uma análise *post-hoc* revelou que a presença de ulceração, determinada por angiografia, aumentou significativamente o risco de AVC em pacientes tratados clinicamente com estenose grave em até três vezes.[20] Entretanto, a detecção de ulceração da placa carotídea por duplex carotídeo e angiografia é atualmente insatisfatória. Melhorias futuras nas tecnologias de imagem podem permitir a identificação mais precisa da ulceração e de outras características da placa, o que pode resultar em uma prevenção mais eficiente do AVC. A ressonância magnética de alta resolução de placas ateroscleróticas tem sido usada para determinar a composição das placas com alto grau de confiabilidade. Além da ulceração, características adicionais de uma placa vulnerável, como hemorragia intraplaca, núcleo lipídico-necrótico e cápsulas fibróticas calcificadas, podem ser identificadas com precisão. Processos biológicos, como inflamação e neovascularização, podem ser identificados por ressonância magnética. O grande desafio para o futuro é a identificação de subgrupos de pacientes assintomáticos que se beneficiarão de uma intervenção. Uma série de técnicas tem-se mostrado promissoras (ressonância magnética de alta resolução, análise computacional de medida do GSM [*gray scale median*] do ultrassom, imagem cintilográfica, doppler transcraniano, biomarcadores plasmáticos etc.), porém nenhuma convincente para ampla utilização na prática clínica.

SUBOCLUSÃO CARÓTIDA

Cerca de 7,6% da população do NASCET foi diagnosticada como tendo suboclusão e observou-se que o risco de recorrência de AVC nesse grupo foi significativamente menor do que no grupo de estenose de 90% a 94% (11% *versus* 35%). A razão para o baixo risco de AVC nesse grupo não é clara, mas poderia ser devido à boa circulação colateral do lado oposto ou da artéria carótida externa ipsilateral. Sendo assim, o benefício de tratamento nessas condições, não parece ser convincente.[11]

DOENÇA DA CARÓTIDA

CONCLUSÕES

A decisão do tratamento do território carotídeo em pacientes idosos deve ser individualizada e cuidadosa. Alguns pacientes certamente se beneficiariam de uma opção cirúrgica, se seu estado fisiológico atual for aceitável e seu desejo de evitar um possível AVC no futuro próximo for claro. Diante disso, e em boa concordância com as baixas taxas de complicações perioperatórias de muitas séries institucionais, acredita-se que a endarterectomia continua a ser a melhor opção terapêutica em pacientes idosos saudáveis com estenose carotídea sintomática de alto grau; porém, o tratamento endovascular pode ser uma opção em casos bem selecionados. Nos casos assintomáticos, essa seleção deve ser ainda mais criteriosa quanto à necessidade e o tipo de abordagem.

O grau de estenose, apesar de ser o parâmetro atualmente utilizado, tem sido um fator prognóstico inadequado de eventos vasculares futuros. A placa carotídea pode ser um fator importante para melhorar a previsão do risco de AVC. No futuro, uma avaliação da placa parece ser o caminho mais provável a ser utilizado para uma medicina personalizada e assertiva no tratamento dos pacientes idosos.

Como os riscos individuais são diferentes de acordo com o método de tratamento e a incidência de AVC tem diminuído com a terapia medicamentosa avançada e evolução dos dispositivos médicos, deve-se intervir com parcimônia e bom senso. As diretrizes atuais certamente serão alteradas no futuro, principalmente com desenvolvimento tecnológico e gerenciamento médico intensivo desses pacientes. A **Figura 23.1** mostra o algoritmo adaptado do Management of Atherosclerotic Carotid and Vertebral Artery Disease: 2017 Clinical Practice Guidelines of the European Society for Vascular Surgery (ESVS), que descreve um fluxograma das condutas baseadas em evidências atuais.

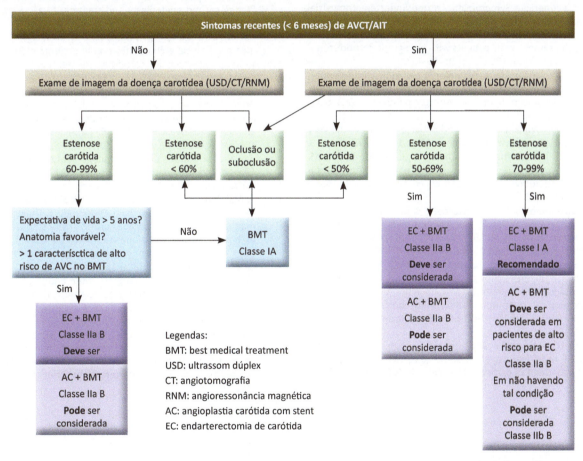

Figura 23.1 Algoritmo modificado da Sociedade Europeia de Cirurgia Vascular (2017) com as condutas baseadas em evidências atuais para tratamento das doenças carotídeas.

AVC: acidente vascular cerebral, AIT: acidente isquêmico transitório, BMT: (*best medical treatment*), melhor tratamento clínico disponível.
Fonte: Naylor AR, Ricco JB, de Borst GJ, *et al.*, 2018.[17]

REFERÊNCIAS BIBLIOGRÁFICAS

1. Brott TG, Halperin JL, Abbara S, Bacharach JM, Barr JD, Bush RL, et al. 2011 ASA/ACCF/AHA/AANN/AANS/ACR/ASNR/CNS/SAIP/SCAI/SIR/SNIS/SVM/SVS guideline on the management of patients with extracranial carotid and vertebral artery disease: executive summary. A report of the American College of Cardiology Foundation/American Heart Association Task Force on Practice Guidelines, and the American Stroke Association, American Association of Neuroscience Nurses, American Association of Neurological Surgeons, American College of Radiology, American Society of Neuroradiology, Congress of Neurological Surgeons, Society of Atherosclerosis Imaging and Prevention, Society for Cardiovascular Angiography and Interventions, Society of Interventional Radiology, Society of NeuroInterventional Surgery, Society for Vascular Medicine, and Society for Vascular Surgery. Circulation. 2011; 124(4):489-532. Erratum in: Circulation. 2011; 124(4):e145. Dosage error in article text.

2. Hollander M, Koudstaal PJ, Bots ML, Grobbee DE, Hofman A, Breteler MM. Incidence, risk, and case fatality of first ever stroke in the elderly population. The Rotterdam Study. J Neurol Neurosurg Psychiatry. 2003; 74(3):317-321.

3. North American Symptomatic Carotid Endarterectomy Trial Collaborators; Barnett HJM, Taylor DW, Haynes RB, Sackett DL, Peerless SJ, et al. Beneficial effect of carotid endarterectomy in symptomatic patients with high-grade carotid stenosis. N Engl J Med. 1991; 325(7):445-453.

4. Schneider JR, Droste JS, Schindler N, Golan JF. Carotid endarterectomy in octogenarians: comparison with patient characteristics and outcomes in younger patients. J Vasc Surg. 2000; 31(5):927-935.

5. Perler BA, Williams GM. Carotid endarterectomy in the very elderly: is it worthwhile? Surgery. 1994; 116(3):479-483.

6. Norman PE, Semmens JB, Laurvick CL, Lawrence-Brown M. Long-term relative survival in elderly patients after carotid endarterectomy: a population-based study. Stroke. 2003; 34(7):e95-e98.

7. Endarterectomy for asymptomatic carotid artery stenosis. Executive Committee for the Asymptomatic Carotid Atherosclerosis Study. JAMA. 1995; 273(18):1421-1418.

8. Halliday A, Mansfield A, Marro J, Peto C, Peto R, MRC Asymptomatic Carotid Surgery Trial (ACST) Collaborative Group, et al. Prevention of disabling and fatal strokes by successful carotid endarterectomy in patients without recent neurological symptoms: randomised controlled trial. Lancet. 2004; 363(9420):1491-502. Erratum in: Lancet. 2004; 364(9432):416.

9. Brott TG, Hobson RW 2nd, Howard G, Roubin GS, Clark WM, CREST Investigators, et al. Stenting versus endarterectomy for treatment of carotid-artery stenosis. N Engl J Med. 2010; 363(1):11-23. Erratum in: N Engl J Med. 2010; 363(5):498. Erratum in: N Engl J Med. 2010; 363(2):198.

10. Eckstein HH, Ringleb P, Allenberg JR, Berger J, Fraedrich G, Hacke W, et al. Results of the Stent-Protected Angioplasty versus Carotid Endarterectomy (SPACE) study to treat symptomatic stenoses at 2 years: a multinational, prospective, randomised trial. Lancet Neurol. 2008; 7(10):893-902. Erratum in: Lancet Neurol. 2009; 8(2):135.

11. Morgenstern LB, Fox AJ, Sharpe BL, Eliasziw M, Barnett HJ, Grotta JC. The risks and benefits of carotid endarterectomy in patients with near occlusion of the carotid artery. North American Symptomatic Carotid Endarterectomy Trial (NASCET) Group. Neurology. 1997; 48(4):911-915.

12. Randomised trial of endarterectomy for recently symptomatic carotid stenosis: final results of the MRC European Carotid Surgery Trial (ECST). Lancet. 1998; 351(9113):1379-1387.

13. Rajamani K, Chaturvedi S. Stroke prevention-surgical and interventional approaches to carotid stenosis. Neurotherapeutics. 2011; 8(3):503-514.

14. Lam RC, Lin SC, De Rubertis B, Hynecek R, Kent KC, Faries PL. The impact of increasing age on anatomic factors affecting carotid angioplasty and stenting. J Vasc Surg. 2007; 45(5):875-880.

15. Bazan HA, Pradhan S, Mojibian H, Kyriakides T, Dardik A. Increased aortic arch calcification in patients older than 75 years: implications for carotid artery stenting in elderly patients. J Vasc Surg. 2007; 46(5):841-845.

16. van Oostrom O, Velema E, Schoneveld AH, de Vries JP, de Bruin P, Seldenrijk CA, et al. Age-related changes in plaque composition: a study in patients suffering from carotid artery stenosis. Cardiovasc Pathol. 2005; 14(3):126-134.

17. Naylor AR, Ricco JB, de Borst GJ, Debus S, de Haro J, Halliday A, et al. Editor's Choice - Management of Atherosclerotic Carotid and Vertebral Artery Disease: 2017 Clinical Practice Guidelines of the European Society for Vascular Surgery (ESVS). Eur J Vasc Endovasc Surg. 2018; 55(1):3-81.

18. Hadar N, Raman G, Moorthy D, O'Donnell TF, Thaler DE, Feldmann E, et al. Asymptomatic carotid artery stenosis treated with medical therapy alone: temporal trends and implications for risk assessment and the design of future studies. Cerebrovasc Dis. 2014; 38(3):163-173.

19. Abbott AL. Medical (nonsurgical) intervention alone is now best for prevention of stroke associated with asymptomatic severe carotid stenosis: results of a systematic review and analysis. Stroke. 2009; 40(10):e573-e583.

20. Eliasziw M, Streifler JY, Fox AJ, Hachinski VC, Ferguson GG, Barnett HJ. Significance of plaque ulceration in symptomatic patients with high-grade carotid stenosis. North American Symptomatic Carotid Endarterectomy Trial. Stroke. 1994; 25(2):304-308.

24

Heloisa Maria Khader

Hipertensão Pulmonar em Idosos
Impacto da Idade no Diagnóstico e nas Opções de Terapia

INTRODUÇÃO

A hipertensão pulmonar (HP) é um termo amplo que significa aumento da pressão que ocorre nas artérias dos pulmões, afetando o lado direito do coração. Essa condição é um importante problema de saúde global, que acomete todas as faixas etárias. Estima-se que atualmente a prevalência de HP é de 1% da população global.

A prevalência é maior em indivíduos com 65 anos, devido à presença de causas cardíacas e pulmonares de HP. Globalmente, a doença do lado esquerdo do coração é a principal causa de HP, seguida da doença pulmonar, especialmente doença pulmonar obstrutiva crônica (DPOC). A HP abrange diversos subtipos de doenças e atualmente, é classificada em cinco grupos, conforme diretrizes apresentadas no Simpósio Mundial de HP, em Nice, em 2018 **(Tabela 24.1)**.[1-3]

- **Grupo I:** Hipertensão Arterial Pulmonar.
- **Grupo II:** Hipertensão Pulmonar devido à doença cardíaca esquerda.
- **Grupo III:** Hipertensão Pulmonar devido a doenças pulmonares e/ou hipoxia.
- **Grupo IV:** Hipertensão Pulmonar Tromboembólica Crônica e devido a outras obstruções da artéria pulmonar.
- **Grupo V:** Hipertensão Pulmonar com mecanismos multifatoriais ou desconhecidos.

Atualmente, somente os Grupos I e IV possuem terapêutica específica para a abordagem da HP. Independentemente dos esforços de classificação, a HP continua sendo um desafio clínico devido à sua patogênese complexa, limitadas terapias específicas para doenças e disparidades de saúde, ainda mais quando diagnosticada na terceira idade. O objetivo desse capítulo é discutir essa doença rara na população idosa.

Tabela 24.1 Classificação clínica de hipertensão pulmonar (Organização Mundial da Saúde).

Grupo I – Hipertensão arterial pulmonar (HAP)
- HAP idiopática
- HAP hereditária (BMPR2, ALK1, endoglina, SMAD9, caveolina-1, KCNK3, desconhecida)
- Induzida por medicamentos e toxinas
- Associada a: (I) doença do tecido conjuntivo, (II) infecção por HIV, (III) hipertensão portal, (IV) doença cardíaca congênita, (V) esquistossomose
- Doença pulmonar veno-oclusiva e/ou hemangiomatose capilar pulmonar
- Hipertensão pulmonar persistente do recém-nascido

Grupo II – Hipertensão pulmonar por doença cardíaca esquerda
- Disfunção sistólica do ventrículo esquerdo
- Disfunção diastólica do ventrículo esquerdo
- Doença valvar
- Obstrução da via de entrada/saída, congênita/adquirida do coração esquerdo e cardiomiopatias congênitas

Grupo III – Hipertensão pulmonar devido a doenças pulmonares e/ou hipóxia
- Doença de obstrução pulmonar crônica
- Doença pulmonar intersticial

Outras doenças pulmonares com padrão misto, restritivo e obstrutivo
- Distúrbio respiratório do sono
- Distúrbios da hipoventilação alveolar
- Exposição crônica a grandes altitudes
- Doença pulmonar do desenvolvimento

Grupo IV – Hipertensão pulmonar tromboembólica crônica

Grupo V – Hipertensão pulmonar com mecanismos multifatoriais pouco claros
- Distúrbios hematológicos: anemia hemolítica crônica, distúrbios mieloproliferativos, esplenectomia
- Distúrbios sistêmicos: sarcoidose, histiocitose pulmonar, linfangioleimiomatose
- Distúrbios metabólicos: doença de armazenamento de glicogênio, doença de Gaucher, hipotireoidismo
- Outros: obstrução tumoral, mediastinite fibrosante, insuficiência renal crônica, hipertensão pulmonar segmentar

Grupo I – Hipertensão arterial pulmonar (HAP)

Definida por pressão arterial pulmonar média em repouso (mPAP) maior que 20 mmHg e pressão capilar pulmonar (PCWP) inferior ou igual a 15 mmHg.[3]

O primeiro caso relatado de HAP ocorreu em 1891, quando o médico alemão E. Romberg publicou a descrição de um paciente que na autópsia apresentava espessamento da artéria pulmonar, mas sem nenhuma doença cardíaca ou pulmonar que pudesse ter causado o quadro. Em 1951, três casos foram relatados por D.T. Dresdale nos EUA e a doença foi originalmente chamada de hipertensão pulmonar primária.

A HAP sempre foi considerada como uma doença que acometia predominantemente mulheres jovens, em torno dos 40 anos. No entanto, vem sendo cada vez mais diagnosticada em idade mais avançada, inclusive em indivíduos idosos.[1]

A HAP se caracteriza pelo aumento da resistência vascular pulmonar, causando remodelamento do leito arterial pulmonar, ou seja, uma alteração das estruturas vasculares pré-capilar.

A HAP é um subtipo relativamente raro de HP,[1] que pode ocorrer em decorrência com várias doenças, incluindo doença do tecido conjuntivo, cardiopatia congênita, infecções, como infecção pelo vírus da imunodeficiência humana e esquistossomose, hipertensão da veia porta, anemia hemolítica crônica e mutações genéticas. A exposição a medicamentos ou a toxinas também pode estar relacionada ao desenvolvimento da HAP, porém a maioria dos casos de HAP é de origem idiopática.[1-3]

Vários fatores de risco para o desenvolvimento de HAP foram identificados e são definidos como qualquer fator ou condição suspeita de desempenhar um papel predisponente ou facilitador no desenvolvimento da doença. Os fatores de risco foram classificados como definitivos, prováveis ou possíveis, com base na força de sua associação com HAP e seu provável papel causal.[4]

Uma ligação etiológica entre a exposição a agentes anorexígenos como fenfluramina e a dexfenfluramina como fatores de risco definitivos conhecidos para HAP, como foi demonstrada entre as décadas de 70 e 80.[5,6] Apesar dessas moléculas terem sido retiradas do mercado há vários anos, o benfluorex, uma molécula que compartilha características estruturais e farmacológicas semelhantes aos anorexígenos, foi amplamente prescrito até recentemente como um antidiabético oral, uma classe de tratamento que tende a ser prescrita para pacientes idosos.

Um estudo recente sugere uma ligação etiológica entre o benfluorex e o desenvolvimento de HAP. Os dados do registro francês mostraram que os pacientes que apresentavam HAP relacionada ao benfluorex tinham entre 51 e 61 anos.[7] O tempo entre a primeira exposição e o diagnóstico de HAP variou entre 5 e 12 anos, sugerindo que novos casos incidentes podem ser esperados nos próximos anos, principalmente em idosos.

Grupo II – Hipertensão pulmonar por doença cardíaca esquerda

Em 2013, o Global Burden of Disease Study reportou 61,7 milhões de casos de insuficiência cardíaca (IC) em todo o mundo, o que representou quase o dobro desde 1990. Na Europa e nos EUA, 80% dos pacientes com IC têm idade ≥ 65 anos.[1]

Esse subtipo de HP pode se apresentar isolado ou combinado à HAP com componente pré-capilar, e é uma complicação frequente principalmente na IC com fração de ejeção preservada (ICFEP), podendo estar combinada em até 50% dos casos. A prevalência da HP aumenta com a gravidade das doenças valvares do lado esquerdo, sendo encontrada em 60% a 70% dos pacientes com doença valvar mitral grave e sintomática e em até 50% daqueles com estenose aórtica sintomática.[1,8,9]

Os estágios mais avançados de doenças cardíacas que afetam o coração esquerdo podem causar HP através do refluxo de fluido para o leito venoso pulmonar, ou seja dos vasos sanguíneos pós-capilar. Esse tipo de HP às vezes também é chamado de hipertensão venosa pulmonar.[7,9-11]

A hipertensão venosa pulmonar pode levar ao acúmulo de sangue no pulmão, o que coloca o indivíduo afetado em maior risco de desenvolver derrames pleurais e edema pulmonar. Assim como a HAP, a hipertensão venosa pulmonar também pode causar pressão alta na artéria pulmonar, dificuldade para respirar, fadiga e tosse. Essas doenças cardíacas incluem a cardiopatia isquêmica, as doenças valvares e a cardiomiopatia.[9]

Em idosos, a HP pode ser mais difícil de avaliar já que disfunção diastólica é muito comum nessa faixa etária e às vezes a IC pode ter sido tão sintomática, fazendo com que a dispneia não fosse reconhecida pela HP ou ainda considerada como relacionada à idade.[7] Nessa condição, as avaliações ecocardiográficas revelam aumento do átrio esquerdo, hipertrofia do ventrículo esquerdo ou índices de pressão de enchimento elevados, apesar de a confiabilidade ter sido recentemente questionada.[9]

A HP secundária à ICFEP (HP-ICFEP) está associada a várias doenças cardiovasculares e fatores de risco muito frequentes, como idade avançada, sexo feminino, hipertensão sistêmica, doença arterial coronariana, diabetes mellitus, cardiomiopatia hipertrófica ou restritiva e obesidade.[10]

Um estudo transversal sugeriu que a HAP e a HP-ICFEP poderiam ser melhor diferenciadas com mais precisão usando modelagem preditiva. Idade avançada, presença de hipertensão arterial e doença coronariana, ausência de dilatação atrial direita, pressão sistólica aórtica mais elevada, pressão atrial esquerda média mais elevada e débito cardíaco mais elevado sugerem mais HP-ICFEP do que a HAP.[12-16]

A principal estratégia no gerenciamento de HP-doença do coração esquerdo é otimizar o tratamento da doença cardíaca subjacente. No entanto, uma sequência fisiopatológica evoluindo com cardiopatia do lado esquerdo, causando sobrecarga da circulação pulmonar, gerando a distensão crônica do coração direito (em repouso ou exercício), está presente em muitos pacientes.[1,10] Como a deterioração da função do ventrículo direito ao longo do tempo está associada a resultados ruins na ICFEP, preservar a função do ventrículo direito deve ser considerada uma meta importante do tratamento. Os diuréticos permanecem a pedra angular da terapia médica na presença de retenção de líquidos devido à HP por doença do coração esquerdo.

Há evidências limitadas e conflitantes para o uso de medicamentos aprovados para HAP em pacientes com HP grupo II. Alguns medicamentos podem ter efeitos variáveis e potencialmente prejudiciais em tais pacientes e, portanto, não são indicados no HP por doença do coração esquerdo.[1]

Diferenciar a HAP da HP com IC é um dos desafios diagnósticos mais significativos em pacientes idosos com HP. A HP associada à ICFEP é cada vez mais reconhecida como causa de HP em pacientes idosos, pois o aumento da pressão diastólica do ventrículo esquerdo é comum nessa população. A HP associada à IC é categorizada como HP do grupo II, e muitas vezes é denominada "HP pós-capilar". Em contrapartida, a HAP é categorizada como grupo I e é muitas vezes denominada "HP pré-capilar".

Embora esses dois tipos de HP exijam que a PAPm exceda 20 mmHg, sua fisiopatologia é bastante diferente. No primeiro caso, a HP é resultado da pressão hidrostática elevada no átrio esquerdo, que é transmitida passivamente de volta à circulação pulmonar. Na HAP a elevação da pressão e da resistência vascular pulmonar é causada por vasculopatia pulmonar verdadeira.[1] O critério para diferenciar HP pré e pós-capilar é a pressão pulmonar capilar encunhada (PCWP), que se encontra < 15 mmHg na pré-capilar e > 15 mmHg na pós-capilar.[1]

Grupo III – Hipertensão pulmonar associada a doenças pulmonares e/ou hipóxia

A HP leve é comum na doença pulmonar parenquimatosa e intersticial avançada. Estudos relataram que 1% a 5% dos pacientes com DPOC avançada com insuficiência respiratória crônica ou candidatos à cirurgia de redução de volume pulmonar ou transplante de pulmão apresentam PAPm de 35 a 40 mmHg.[1]

Na fibrose pulmonar idiopática, PAPm ≥ 25 mmHg foi relatada em 8% a 15% dos pacientes na investigação inicial, com maior prevalência na doença avançada (30%-50%) e em estágio final (60%).[1]

Hipertensão arterial pulmonar: impacto da idade no diagnóstico

Na última década, as características clínicas e demográficas dos pacientes com HAP idiopática (HAPI) mudaram, especialmente nos países industrializados. Em vários registros contemporâneos, a idade média dos pacientes diagnosticados com HAPI é de 60 anos ou mais. Uma considerável parte desses pacientes idosos apresenta comorbidades cardiopulmonares, tornando a distinção da HAPI com as HP dos grupos II e III bastante desafiadora.[1]

Entre os pacientes idosos diagnosticados com HAPI, duas apresentações fenotípicas surgiram:

1. **Fenótipo do coração esquerdo:** consiste em idosos, principalmente pacientes do sexo feminino com fatores de risco para ICFEP (por exemplo, hipertensão, obesidade, diabetes ou doença cardíaca coronária, 30% desses pacientes têm história de fibrilação atrial), mas com HP pré-capilar associada à pós-capilar.[1,17,18]
2. **Fenótipo cardiopulmonar:** consiste em pacientes idosos, predominantemente do sexo masculino, que têm baixa capacidade de difusão pulmonar do dióxido de carbono (pressão expiratória final de dióxido de carbono – $PETCO_2$ em torno 45% do valor previsto), são frequentemente hipoxêmicos, têm histórico significativo de tabagismo e têm fatores de risco para doença do coração esquerdo.[1,17,18]

O diagnóstico da HAP é complexo e fica ainda mais com o avançar da idade dos pacientes e a associação de comorbidades, como, por exemplo, hipertensão arterial sistêmica, cardiopatia isquêmica, dislipidemia, diabetes e arritmia, ocasionando a busca a vários especialistas, que resulta em atrasos na confirmação do diagnóstico.[11] Diferenciar os sinais clínicos de HAP daqueles relacionados ao envelhecimento ou comorbidades aumentam o tempo necessário para diagnóstico.

Em todos os registros, a duração média entre início dos sintomas e confirmação diagnóstica da HAP variou de 24 a 36 meses.[1,12,13] O registro do Reino Unido e Irlanda evidenciou que a duração média dos sintomas antes do diagnóstico em pacientes mais velhos foi o dobro em relação aos pacientes mais jovens (24 *versus* 12 meses).[12]

É importante diferenciar o tipo de HP para fazer um diagnóstico correto, analisando as possíveis causas secundárias mais comumente vistas nas populações mais velhas, como doença arterial coronariana, disfunção diastólica do ventrículo esquerdo ou dispneia por DPOC.[1,14,15]

Pacientes idosos apresentam características clínicas, hemodinâmicas e sobrevida piores em comparação com os pacientes mais jovens.[8,14,15] A menor sobrevida em idosos pode refletir a maior prevalência de doenças cardiovasculares associadas ou o retardo do diagnóstico da HAPI.

As alterações fisiológicas dos sistemas cardiovascular e respiratório relacionadas à idade devem ser lembradas quando há suspeita de HP em idosos, visto que o declínio progressivo da função pulmonar com o envelhecimento, bem como o enrijecimento vascular do leito pulmonar, foi demonstrado. Observa-se ainda a diminuição da complacência do coração esquerdo, levando à disfunção diastólica progressiva do ventrículo esquerdo. Devido a essas alterações, a mPAP mostra um aumento significativo relacionado à idade.[1,14-16]

Dessa forma, o envelhecimento normal pode levar a um superdiagnóstico de HP ou subestimar o diagnóstico da HAP nessa população. A principal questão do diagnóstico de HAP em idosos é diferenciar a potencial doença vascular pulmonar das consequências esperadas do envelhecimento e das causas frequentes de HP secundária à IC esquerda ou doença pulmonar.

O diagnóstico da HAP em pacientes idosos deve seguir o recomendado nas diretrizes atuais para HAP, mas com considerações adicionais específicas para pacientes idosos.[1,13,14,18] As diretrizes recomendam as seguintes provas diagnósticas: exame clínico, eletrocardiograma, radiografia de tórax, teste de função pulmonar, teste de caminhada de seis minutos, gasometria arterial, ecocardiograma, cintilografia pulmonar de ventilação/perfusão e tomografia computadorizada de alta resolução antes da confirmação por cateterismo cardíaco direito. Em pacientes idosos, os desafios na realização de alguns desses exames precisam ser levados em consideração.[19,20]

ECOCARDIOGRAFIA

A ecocardiografia é uma ferramenta vital para o rastreamento e monitoramento da HP. Dada a natureza heterogênea da HP e a geometria peculiar do ventrículo direito, não há um parâmetro ecocardiográfico que informe de forma confiável a situação da HP e a etiologia subjacente.[1] Na **Tabela 24.2** encontram-se alguns achados ecocardiográficos que permitem uma estimativa de pressão e dos sinais de sobrecarga e/ou disfunção do ventrículo direito.[1]

No entanto, a medida de certos parâmetros ecocardiográficos pode ser menos confiável em pacientes

Tabela 24.2 Achados ecocardiográficos na HP.

Achados ecocardiográficos	Janela acústica
VD aumentado	Paraesternal eixo longo
VD dilatado com razão > 1,0 VD/VE basal	Quatro câmaras
Abaulamento do septo interventricular deixando o VE com o formato da letra D que leva a uma diminuição do índice de excentricidade do VE	Paraesternal eixo curto
Veia cava inferior distendida com colapsabilidade a inspiração diminuída	Subcostal
Ejeção pulmonar (tempo de aceleração) pela via de saída do VD < 105 ms com "entalhe" mesossistólico é indicativo de HP pré-capilar	Paraesternal eixo curto
FAC < 35%	Quatro câmaras
TAPSE < 18 mm	Quatro câmaras
S' < 9,5 cm/s	Quatro câmaras
AD >18 cm^2	Quatro câmaras
Aumento da velocidade (pico sistólico de regurgitação tricuspidea) (> 2,8 m/s)	Quatro câmaras
PSVD (gradiente de pressão de regurgitação tricúspide + pressão do AD estimada)	Quatro câmaras
Presença de derrame pericárdico	Quatro câmaras
	Paraesternal eixo curto
	Subcostal

VD: ventrículo direito, VE: ventrículo esquerdo, AD: átrio direito, PSVD: pressão sistólica do ventrículo direito.
Fonte: European Heart Journal (2022).[1]

mais velhos. A fibrilação atrial, frequentemente observada em pacientes idosos com comorbidades cardíacas e valvares pode complicar as análises ecocardiográficas, reduzindo a confiabilidade das medidas do tamanho atrial e das estimativas de pressões de enchimento do ventrículo esquerdo e velocidades do anel mitral.[9]

CATETERISMO CARDÍACO DIREITO

Um estudo de 2018 concluiu que o cateterismo cardíaco direito (CCD) pode ser utilizado no diagnóstico de HP independente da idade. No entanto, certas dificuldades podem ocorrer no registro e interpretação de resultados de CCD em pacientes idosos. Como exemplo, a PAPm ≥ 20 mmHg, que pode ser encontrada em 1 de cada 250 indivíduos saudáveis com idade igual ou superior a 50 anos, em comparação com apenas 1 em 5.000 sujeitos mais jovens.[13]

A medida da pressão de oclusão da artéria pulmonar (PCWP) permite a diferenciação entre HAP (HP pré-capilar) de HP por ICFEP, comum em pacientes idosos e naqueles com classificação de HP grupo II (pós-capilar).

No entanto, a PCWP pode ser falsamente baixa ou normal em pacientes que apesar da pressão diastólica final elevada do ventrículo esquerdo (PDFVE) está com doses otimizadas de diuréticos. Portanto, muitas vezes é necessário usar exercício ou prova volêmica durante o CCD para determinar as verdadeiras propriedades resistivas dos vasos pulmonares. No entanto, medir a PCWP durante o teste de esforço é um procedimento complexo e, além disso, como a capacidade de exercício e a mobilidade podem ser reduzidas em idosos, a prova de fluidos pode ser preferível.[16]

Em pacientes com PCWP aumentada, o gradiente pulmonar diastólico pode ser usado para ajudar a distinguir pacientes com um componente pré-capilar verdadeiro em um cenário pós-capilar. Da mesma forma, o gradiente de pressão transpulmonar pode ser usado para discriminar entre HP "passiva" e HP "reativa", mas isso pode ser influenciado pelas características da circulação pulmonar e rigidez vascular relacionada à idade e, portanto, deve ser interpretado com cautela.[1,14,15]

TRATAMENTO DA HAP NO PACIENTE IDOSO

A HAP é uma doença progressiva e há maior deterioração como consequência de diagnóstico tardio ou incorreto, pois pode resultar na escolha de tratamento inadequado, visto que terapias para o tratamento da HAP são contraindicadas para a HP dos grupos II e III.[13,14] Na Tabela 24.3 estão listados alguns medicamentos específicos para HAP em idosos.[16]

Tabela 24.3	Medicamentos específicos para HAP.
Medicamentos	Consideração geriátrica
Sildenafila	Os estudos clínicos não incluíram um número suficiente de indivíduos com 65 anos ou mais para determinar se eles respondem de forma diferente dos indivíduos mais jovens
Tadalafila	Não foram observadas diferenças gerais na segurança entre indivíduos com mais de 65 anos de idade em comparação com indivíduos mais jovens ou com mais de 75 anos de idade
Riociguat	Não foram observadas diferenças gerais na segurança ou eficácia entre idosos e sujeitos mais jovens
Bosentana	Nenhuma evidência conclusiva de ensaios clínicos
Ambrisentana	As melhorias na distância percorrida com volibris foram menores para pacientes idosos (idade ≥ 65) do que pacientes mais jovens
	O edema periférico foi maior em pacientes idosos (idade ≥ 65 anos) do que em pacientes mais jovens recebendo volibris comparado ao placebo
Mactitentana	Não foram observadas diferenças gerais na segurança ou eficácia entre os mais idosos e os mais jovens
Epoprostenol/ iloprost/ treprostinil	Nenhuma evidência conclusiva de ensaios clínicos ou experiência clínica. Em geral, a dosagem para um paciente idoso deve ser cautelosa, geralmente começando na extremidade inferior da faixa de dosagem, refletindo a maior frequência de diminuição da função hepática, renal, ou função cardíaca e de doença concomitante ou outra terapia medicamentosa
Selexipag	Não foram observadas diferenças gerais entre esses indivíduos e indivíduos mais jovens, e outras experiências clínicas relatadas não identificaram diferenças nas respostas entre idosos e pacientes mais jovens

Fonte: Örem C., 2017.[16]

A falta de evidências sólidas para o tratamento de pacientes idosos com HAP e comorbidades cardiopulmonares tornam as recomendações de tratamento desafiadoras, e os pacientes devem ser orientados adequadamente.[15] Na ausência de evidências sobre estratégias de tratamento nesses pacientes, a estratificação de risco é de utilidade limitada para orientar a tomada de decisão terapêutica. Decisões adicionais de tratamento devem ser tomadas individualmente.[12]

Os pacientes idosos com HAP são tipicamente menos responsivos à terapia, talvez devido ao diagnóstico tardio ou por apresentar medidas hemodinâmicas menos graves associadas a pior comprometimento funcional do que adultos mais jovens com HAP, sugerindo que um mecanismo ligeiramente diferente de progressão da doença pode estar em ação, sendo essa uma possível razão para uma resposta mais pobre ao tratamento de HAP em populações mais velhas.[16]

Assim, o diagnóstico e o tratamento da HP no idoso é bastante complexa, necessitando planos terapêuticos individualizados, com monitoramento e ajustes regulares.

REFERÊNCIAS BIBLIOGRÁFICAS

1. European Heart Journal (2022) 00, 1–114 2022 ESC/ERS Guidelines for thediagnosisandtreatmentofpulmonaryhypertensionhttps://doi.org/10.1093/eurheartj/ehac237
2. Schermuly RT, Ghofrani HA, Wilkins MR, Grimminger F. Mechanisms of disease: pulmonary arterial hypertension. Nat Rev Cardiol. 2011; 8(8):443-455.
3. Simonneau G, Gatzoulis MA, Adatia I, Celermajer D, Denton C, Ghofrani A, et al. Updated clinical classification of pulmonary hypertension. J Am Coll Cardiol 2013; 62(25 Suppl):D34-D41.
4. Huang WC, Hsu CH, Sung SH, Ho WJ, Chu CY, Chang CP, TSOC pulmonary hypertension committee, et al. 2018 TSOC guideline focused update on diagnosis and treatment of pulmonary arterial hypertension. J Formos Med Assoc 2019; 118(12):1584-1609.
5. Rich S, Dantzker DR, Ayres SM, Bergofsky EH, Brundage BH, Detre KM, et al. Primary pulmonar hypertension. A National prospective study. Ann Intern Med 1987; 107(2):216-223.
6. Badesch DB, Raskob GE, Elliott CG, Krichman AM, Farber HW, Frost AE, et al. Pulmonary arterial hypertension: baseline characteristics from the REVEAL Registry. Chest. 2010; 137(2):376-387.
7. Frachon I, Etienne Y, Jobic Y, Le Gal G, Humbert M, Leroyer C. Benfluorex and unexplained valvular heart disease: a case-control study. PLoS One. 2010; 5(4):e10128.
8. Redfield MM, Jacobsen SJ, Burnett JC Jr, Mahoney DW, Bailey KR, Rodeheffer RJ. Burden of systolic and diastolic ventricular dysfunction in the community: appreciating the scope of the heart failure epidemic. JAMA. 2003; 289(2):194-202.
9. Bhella PS, Pacini EL, Prasad A, Hastings JL, Adams-Huet B, Thomas JD, et al. Echocardiographic indices do not reliably track changes in left-sided filling pressure in healthy subjects or patients with heart failure with preserved ejection fraction. Circ Cardiovasc Imaging. 2011; 4(5):482-489.
10. Thenappan T, Shah SJ, Gomberg-Maitland M, Collander B, Vallakati A, Shroff P, et al. Clinical characteristics of pulmonary hypertension in patients with heart failure and preserved ejection fraction. Circ Heart Fail. 2011; 4(3):257-265.
11. Lador F, Herve P. A practical approach of pulmonary hypertension in the elderly. Semin Respir Crit Care Med. 2013; 34(5):654-664.
12. Chen CY, Hung CC, Chiang CH, Tsa YC, Fu YJ, Wang CL, et al. Pulmonary arterial hypertension in the elderly population. J Chin Med Assoc. 2022; 85(1):18-23.
13. Berra G, Noble S, Soccal PM, Beghetti M, Lador F. Pulmonary hypertension in the elderly: a different disease? Breathe (Sheff). 2016; 12(1):43-49.
14. Rothbard N, Agrawal A, Fischer C, Talwar A, Sahni S. Pulmonary arterial hypertension in the elderly: Clinical perspectives. Cardiol J. 2020;27(2):184-193.
15. Sitbon O, Howard L. Management of pulmonary arterial hypertension in patients aged over 65 years. Eur Heart J Suppl. 2019; 21(Suppl K):K29-K36.
16. Örem C. Epidemiology of pulmonary hypertension in the elderly. J Geriatr Cardiol. 2017; 14(1):11-16.
17. Kovacs G, Olschewski H. The definition of pulmonary hypertension: history, practical implications and current controversies. Breathe (Sheff). 2021; 17(3):210076.
18. Lador F, Herve P. A practical approach of pulmonary hypertension in the elderly. Semin Respir Crit Care Med. 2013; 34(5):654-664.
19. Herve P, Lau EM, Sitbon O, Savale L, Montani D, Godinas L, et al. Criteria for diagnosis of exercise pulmonary hypertension. Eur Respir J. 2015; 46(3):728-737.
20. Lador F, Hervé P, Bringard A, Günther S, Garcia G, Savale L, et al. Non-Invasive Determination of Cardiac Output in Pre-Capillary Pulmonary Hypertension. PLoS One. 2015; 10(7):e0134221.

25

Andrea Sousa Abizaid ▸ Marinella Patrizia Centemero ▸ Rui Fernando Ramos

Terapia Antiplaquetária em Idosos

INTRODUÇÃO

Com o aumento da expectativa de vida nos dias atuais, principalmente nos países em desenvolvimento, houve expressivo crescimento da população idosa, sendo a doença arterial coronária (DAC) a manifestação mais comum e a principal causa de morte nessa população.[1]

Assim sendo, o grupo de pacientes idosos com DAC, incluindo a doença coronária estável e a síndrome coronária aguda (SCA) constitui um quadro habitual da prática clínica. Vale ressaltar que essa população idosa frequentemente apresenta comorbidades associadas, além de serem submetidos com frequência a intervenções coronárias percutâneas (ICP). Isso eleva o risco tanto para eventos trombóticos como hemorrágicos, que podem afetar a resposta às terapias antitrombóticas indicadas na prevenção de eventos isquêmicos recorrentes.[2,3] Dessa forma, compreender o impacto da idade na segurança e eficácia dos diferentes esquemas antitrombóticos se torna essencial no tratamento da DAC nessa população.

Neste capítulo serão abordadas as recomendações atuais do uso da terapia antitrombótica nos pacientes idosos com DAC crônica e aguda.

MECANISMOS DA TROMBOSE E DE SANGRAMENTO

A idade avançada representa uma condição em que tanto os eventos trombóticos como os hemorrágicos estão marcadamente aumentados, como consequência direta não apenas da idade, mas também pela presença de fatores de risco como diabetes mellitus, hipertensão arterial e falência renal, que interferem diretamente no balanço da coagulação.

Primeiramente, o dano vascular e a disfunção endotelial são mais comuns nos idosos, favorecendo a criação de um estado pró-trombótico com consequente maior adesão e agregação plaquetária. Além disso, o estresse oxidativo também é mais comum na população idosa devido à má regulação metabólica e à depleção de substâncias antioxidativas, aumentando ainda mais o risco trombótico.[4-6]

Devem-se também levar em consideração as comorbidades frequentemente encontradas nesta faixa etária, quais sejam: anemia, câncer, doenças inflamatórias, uso excessivo de anti-inflamatórios nãoesteróides e o risco aumentado de quedas.[7] Além disso, mudanças na funcionalidade dos órgãos, má aderência medicamentosa e interação de fármacos relacionadas à polifarmácia podem afetar a resposta farmacocinética e farmacodinâmica dos medicamentos antitrombóticos.

TERAPIA ANTIPLAQUETÁRIA ORAL

Aspirina e os inibidores da $P2Y_{12}$ (clopidogrel, prasugrel e ticagrelor) são os antiplaquetários mais comumente utilizados. Eles podem ser usados sozinhos, ou seja, como monoterapia, ou em combinação, como terapia antiplaquetária dupla (DAPT) em pacientes com SCA ou submetidos à ICP.[8]

ESTRATIFICAÇÃO DE RISCO

A estratificação de risco envolve determinar o risco de um paciente apresentar sangramento ou evento trombótico, levando-se em consideração as características clínicas, anatômicas e do procedimento.

O Academic Research Consortium (ARC) propôs alguns anos atrás um consenso para a definição de alto risco de sangramento (20 critérios clínicos avaliados). Para ser considerado como alto risco de sangramento os pacientes deveriam preencher pelo menos um critério maior, dentre eles: anemia moderada a grave (Hb < 11), uso de anticoagulante oral, presença de malignidade ativa, doença renal crônica avançada (TFG < 30), cirurgia planejada ou trombocitopenia (< 100 mil); ou se apresentassem dois critérios menores do ARC, dentre eles: idade > 75 anos, doença renal crônica moderada (TFG entre 30-59), anemia moderada (Hb entre 11-11,9), acidente vascular cerebral (AVC) isquêmico prévio ou sangramento espontâneo prévio. Chama a atenção que pela definição da ARC, apenas o fato de os pacientes terem idade > 75 anos, sem outras comorbidades, não serem considerados de alto risco de sangramento.[9]

Assim sendo, o critério ARC (como o escore PARIS) identifica de maneira adequada, os pacientes considerados de alto risco de sangramento; entretanto, eles não podem ser utilizados para avaliar a duração da DAPT.[9,10]

Nos últimos anos, vários escores de risco foram desenvolvidos com o intuito de maximizar a proteção isquêmica e minimizar os riscos de sangramento adaptando para cada indivíduo a duração da DAPT.

Os pacientes idosos com DAC apresentam um risco aumentado de sangramento que pode diminuir o benefício isquêmico da terapia antitrombótica. Além disso, o sangramento está comprovadamente associado à maior mortalidade, sendo assim, todo o esforço deve ser feito para se manter um risco-benefício favorável ao uso da terapia antitrombótica.[11]

A estratificação de risco, principalmente na população idosa, deve guiar o manuseio da terapia antitrombótica, sendo que as diretrizes atuais apontam que o risco de sangramento é mais relevante quando comparado ao risco isquêmico.[8,12]

Escores de risco

Os escores de risco se tornaram uma ferramenta útil e promissora para a classificação de risco de sangramento com a DAPT para esse grupo de pacientes. O motivo para isso justifica-se pelo fato de as causas de sangramento serem multifatoriais e muito heterogêneas, além do fato de muitas vezes a idade cronológica não refletir a idade biológica dessa população.[13]

Escore Precise-DAPT

O escore Precise-DAPT possibilita a identificação de pacientes que apresentam risco maior de sangramento dentro do primeiro ano após ICP, tornando possível uma conduta mais individualizada em relação ao tipo e à duração da DAPT.

Para desenvolver o escore Precise-DAPT, os investigadores utilizaram dados individuais de pacientes de oito estudos multicêntricos que incluíram um total de 14.963 pacientes em uso de DAPT (clopidogrel mais aspirina, na maioria) após implante de *stents* coronários.[14] Foram pesquisados fatores prognósticos de sangramento maior e menor que ocorreram fora do período hospitalar, entre sete dias e um ano, após o procedimento índex. Ocorreram 12,5 sangramentos maiores ou menores nesse período para cada 1.000 pacientes tratados e foram fortemente associados com as cinco variáveis incluídas no escore de risco:

- **Sangramento prévio:** HR 4,14 (95% IC 1,22-14,02);
- **Idade:** HR 1,34 (95% IC 1,11-1,48);
- **Contagem de células brancas:** HR 1,06 (95% IC 0,99-1,13);
- *Clearance* **de creatinina:** HR 0,90 (95% IC 0,82-0,99);
- **Hemoglobina basal:** HR 0,67 (95% IC 0,53-0,84).

O escore apresentou um valor discriminatório moderado para sangramentos até um ano após ICP, com a c-index de 0,73 e 0,71 para sangramento maior e menor respectivamente.[15] Esse achado foi consistente, independente da apresentação ou do tratamento seja com clopidogrel ou ticagrelor, embora o desempenho tenha sido um pouco pior com o uso do prasugrel e melhor para aqueles pacientes tratados com inibidores da bomba de prótons.

Os autores também concluíram que para os pacientes classificados como de alto risco para sangramento (precise-DAPT > 25), a duração da DAPT entre 12-24 meses foi associada com mais sangramentos (NNT de 38), porém sem benefício isquêmico quando comparado com a duração de 3-6 meses. Por outro lado, para os pacientes não considerados de alto risco para sangramento (Precise-DAPT < 25), a terapia longa de DAPT confere um benefício isquêmico sem incremento de sangramento com NNT de 65.[15]

A validação retrospectiva do Precise-DAPT especificamente em pacientes idosos (idade > 75 anos) e naqueles que utilizam anticoagulantes orais, mostrou valor discriminatório menor do que aquele encontrado na população geral.

Escore DAPT

O escore DAPT foi derivado de 11.648 pacientes incluídos no DAPT *trial* que toleraram a terapia dupla durante o primeiro ano após ICP e que não tiveram nenhum evento cardíaco maior ou nenhum sangramento nesse período. É um escore de risco combinado (isquêmico e hemorrágico) que tem a finalidade de predizer quais pacientes irão se beneficiar do prolongamento da DAPT (mais do que 30 meses).

Entre os pacientes com escore alto (> 2) o tratamento estendido com DAPT (12-30 meses) resultou em redução nos eventos isquêmicos (NNT 34) sem incremento no sangramento, concluindo um benefício clínico líquido. Entre os pacientes com escore baixo (< 2) o tratamento prolongado com DAPT foi associado com um aumento moderado a grave nos sangramentos (NNT 64), sem redução nos eventos isquêmicos.[16]

O escore DAPT apresentou, portanto, um bom valor preditivo para eventos isquêmicos (c-0,70) e moderado para eventos hemorrágicos (c-0,68) na população estudada.[17]

Comparando os escores de risco

O escore Precise-DAPT talvez seja o escore mais fácil e prático de se utilizar e com certeza é uma ferramenta útil na decisão do tempo de tratamento com DAPT.

Por outro lado, o escore DAPT norteia os clínicos a selecionarem quais pacientes que completaram um ano de terapia dupla sem eventos e que possam se beneficiar de uma terapia prolongada com DAPT. Como esse escore não pode ser utilizado para estabelecer a duração apropriada da DAPT antes de um ano, o escore Precise-DAPT se complementa a este.[18]

Assim sendo, ambos escores são fáceis de serem utilizados e não apresentam custos, facilitando assim o uso abrangente dessas ferramentas na prática clínica, mesmo entre não cardiologistas.

Até o momento, apesar do escore Precise-DAPT ser o único que recebeu validação em estudos clínicos randomizados, sua aplicabilidade em pacientes idosos ainda é questionável. Guerrero e colaboradores reportaram recentemente que a vasta maioria dos pacientes idosos tem valores do Precise-DAPT acima do valor de corte recomendado para risco de sangramento, sugerindo que a identificação de diferentes valores de corte nos pacientes com idade avançada seja recomendada.[19]

Além disso, devem-se levar em consideração outras medidas que podem atenuar a incidência de sangramentos nos idosos, incluindo a preferência pelo acesso radial em pacientes submetidos a ICP, uso contínuo de inibidores da bomba de prótons, a não utilização de anti-inflamatórios não-esteroides, controle dos fatores de risco, assim como acompanhamento clínico rigoroso. Já foi demonstrado que o uso rotineiro dos inibidores da bomba de prótons em pacientes idosos que fazem uso de antiagregantes protege de maneira significativa os sangramentos advindos de lesões gastroduodenais.[20]

Assim sendo, a individualização da DAPT certamente representa a maneira mais segura e a estratégia mais eficaz na população idosa. Estudos futuros irão nortear a melhor maneira de estratificar esses pacientes e consequentemente aplicar a melhor terapia voltada para eles.

TERAPIA ANTIPLAQUETÁRIA EM IDOSOS NA DAC ESTÁVEL

Os idosos formam um subgrupo crescente de portadores de síndrome coronária crônica (SCC), a qual geralmente está associada a outras comorbidades, além da fragilidade natural associada à idade, o que envolve grandes desafios no seu tratamento.

Os idosos apresentam concomitantemente risco elevado de eventos trombóticos e hemorrágicos e dessa forma, algumas estratégias têm sido sugeridas para minimizar especialmente os sangramentos, que elevam a mortalidade.

Os escores de risco para sangramento após intervenção ICP, apontam a idade como um dos principais fatores predisponentes. Portanto, nesse subgrupo, devem-se considerar algumas questões:

- Potência dos antiplaquetários utilizados, especificamente dos inibidores da $P2Y_{12}$;
- Redução do tempo de DAPT;
- Troca de um inibidor da $P2Y_{12}$ mais potente para um menos potente, geralmente em SCA;
- Retirada da aspirina e manutenção apenas do inibidor da $P2Y_{12}$.

INIBIDORES DA $P2Y_{12}$

Na SCC, o inibidor da $P2Y_{12}$ mais utilizado é o clopidogrel, sendo o único aprovado para o tratamento de portadores de quadros estáveis e submetidos à ICP com implante de *stents* coronários.[21] Vários estudos comprovaram sua segurança e eficácia na prevenção de eventos isquêmicos, assim como quando utilizado como monoterapia em pacientes estáveis alérgicos à aspirina e mantidos em tratamento clínico.[3,22]

Entretanto, em idades mais avançadas (≥ 75 anos), a dose preconizada de ataque de clopidogrel (600 mg) associada a 300 mg de aspirina em pacientes estáveis submetidos à ICP *ad hoc* ou em SCA, resultou em taxas de sangramentos totais (maior, menor e mínimo) significativamente maiores em relação ao grupo mais jovem (< 75 anos), respectivamente, 16% *versus* 6%, p = 0,001. Esses resultados enfatizam a necessidade de individualizar o tratamento em idosos, provavelmente utilizando doses de ataque menores de ambos os antiplaquetários e estimulando o uso de inibidores de bomba de próton para a prevenção de lesões gastrointestinais, fonte frequente de sangramentos nesse subgrupo.[23,24]

Comparativamente aos mais modernos inibidores da $P2Y_{12}$ como o ticagrelor e o prasugrel, ambos utilizados em SCA, o clopidogrel, cuja potência em termos de antiagregação plaquetária é menor, apresenta taxas de sangramento significativamente reduzidas, como demonstrado nos estudos TRITON TIMI 38 e PLATO.[25,26]

No estudo POPular AGE (*Ticagrelor or Prasugrel Versus Clopidogrel in Elderly Patients With an Acute Coronary Syndrome and a High Bleeding Risk: Optimization of Antiplatelet Treatment in High-Risk Elderly*), envolvendo pacientes com idade superior a 70 anos, o clopidogrel reduziu significativamente os eventos combinados (isquêmicos e hemorrágicos = benefício clínico líquido) devido à diminuição dos sangramentos e não mostrou diferenças na ocorrência de eventos cardíacos maiores, comparativamente aos outros dois inibidores da $P2Y_{12}$.[27]

Por outro lado, há que se considerar que os idosos também tem risco maior de eventos isquêmicos (morte, infarto agudo do miocárdio [IAM] e AVC). Consequentemente, o prolongamento da DAPT (além de um ano) em pacientes estáveis com o intuito de reduzir os eventos isquêmicos em médio prazo foi pesquisado em três estudos, nos quais pacientes idosos foram incluídos: DAPT, PEGASUS-TIMI 54 e THEMIS.

- **Estudo DAPT:** randomizou quase 10.000 pacientes um ano após ICP, sem sangramentos nesse período, em dois grupos: apenas aspirina *versus* aspirina + clopidogrel (65%) ou prasugrel (35%) com seguimento de 30 meses. Houve redução relativa de risco de eventos isquêmicos em 29%, particularmente da trombose do *stent* (redução de 71%), às custas de elevação expressiva de sangramentos (61%) no grupo com DAPT prolongada. Esses achados foram independentes da idade (< 75 anos / ≥ 75 anos), entretanto, os benefícios na prevenção de eventos cardíacos da DAPT prolongada foram atenuados e as taxas de sangramentos foram mais elevadas em pacientes ≥ 75 anos.[28]
- **Estudo PEGASUS-TIMI 54:** randomizou mais de 20.000 pacientes com infarto prévio (um a três anos) para dois grupos: apenas aspirina *versus* aspirina + ticagrelor (60-90 mg) com acompanhamento por três anos. Observou-se redução relativa de risco de eventos cardíacos em 15% e expressiva elevação de 132% de eventos hemorrágicos no grupo que recebeu ticagrelor associado à aspirina, independente da faixa etária (< 75 anos / ≥ 75 anos).[29]
- **Estudo THEMIS:** randomizou mais de 19.000 pacientes portadores de diabetes e SCC, sem eventos cardíacos prévios para dois grupos: apenas aspirina *versus* aspirina + ticagrelor 60 mg, com seguimento clínico de 54 meses. Houve redução relativa de risco de eventos cardíacos em 10% e elevação de 2,3 vezes nos eventos hemorrágicos no grupo que recebeu ticagrelor associado à aspirina. Nos pacientes ≥ 75 anos, não houve redução significativa dos eventos cardíacos e os sangramentos foram mais frequentes em todas as faixas etárias naqueles que receberam ticagrelor.[30]

Resumindo, a DAPT prolongada com clopidogrel, prasugrel ou ticagrelor em pacientes estáveis reduz os eventos isquêmicos às custas de aumento significativo de sangramentos. Essa relação risco/benefício é ainda mais desfavorável em faixas etárias avançadas, portanto não deve ser implementada nesse subgrupo, exceto em casos selecionados.

REDUÇÃO DO TEMPO DE DAPT COM RETIRADA DOS INIBIDORES DA P2Y$_{12}$ E MANUTENÇÃO DA ASPIRINA

A maior predisposição à ocorrência de hemorragias em idosos reduz o benefício líquido da DAPT. Dessa forma, outra estratégia para minimizar esse problema seria a redução do tempo da DAPT (três a seis meses) após ICP em SCC e (seis a 12 meses) em SCA.

Vale ressaltar que atualmente os *stents* farmacológicos disponíveis são bastante eficazes com redução significativa da reestenose. São também muito seguros, com taxas muito baixas de trombose ($\leq$ 0,5%). Isso se deve a vários fatores, como: as ligas metálicas de platina e cromo-cobalto que tornaram as hastes muito finas, a presença de polímeros biocompatíveis ou bioabsorvíveis, a menor quantidade de fármacos imunossupressores e finalmente a liberação abluminal (somente para a parede do vaso-alvo), que contribuíram de forma decisiva para a maior segurança destes *stents*.

As evidências científicas que pesquisaram a segurança e a eficácia da redução do tempo de utilização da DAPT derivam de vários estudos randomizados e metanálises, os quais não foram especificamente designados para avaliar os idosos, mas que os incluíram como subgrupo de grande interesse. Eles compararam duas estratégias, a DAPT curta (três a seis meses) *versus* DAPT padrão (12 meses). Sumarizando seus resultados, não houve diferenças significativas entre as duas estratégias em relação ao chamado benefício líquido, ou seja, o composto de eventos cardiovasculares maiores (morte, AVC e IAM) e sangramentos.[31]

Em 2015, Urban e colaboradores realizaram estudo randomizado, duplo cego, comparando *stents* não farmacológicos *versus stents* farmacológicos sem polímero e com eluição de biolimus em 2.466 pacientes com alto risco de sangramentos. Todos os pacientes receberam DAPT por um mês e os desfechos primários de segurança incluíram morte cardíaca, IAM e trombose do *stent* e o desfecho de eficácia, a necessidade de nova intervenção clinicamente guiada. A média de idade foi de 75 anos, sendo 2/3 acima de 75 anos e 1/3 em uso de anticoagulantes orais. Seus resultados revelaram que os *stents* farmacológicos sem polímero foram significativamente superiores ao *stents* não farmacológicos tanto nos desfechos de segurança (9,4% x 12,9%, p = 0,005 para superioridade) quanto de eficácia (5,1% x 9,8%, p < 0,001) ao final de um ano. Como esperado numa população de alto risco, as taxas de sangramento foram altas e similares em ambos os grupos mesmo com duração ultracurta da DAPT: 7,2% com sangramentos categorizados como moderados e graves.[32]

Esse estudo sugere então que a DAPT por um mês utilizando *stents* farmacológicos sem polímero em pacientes idosos com alto risco de sangramento é viável e não compromete a segurança e a eficácia da ICP.[32]

No estudo SENIOR, que envolveu pacientes $\geq$ 75 anos e tratados com *stents* farmacológicos (everolimus com polímero bioabsorvível *versus stents* não farmacológicos), a DAPT foi mantida por um mês em SCC e seis meses em SCA. Seus resultados mostraram que essa estratégia foi segura, com redução de 29% de eventos como morte total, IAM, AVC e nova revascularização em um ano. Sangramentos ocorreram em 5% dos pacientes em ambos os grupos (RR 0,90 [0,51-1,54]; p = 0,68) assim como a trombose dos *stents* foi rara: 1% (RR 0,38 [0,00-1,48]; p = 0,13) em um ano nos dois grupos.[33]

No estudo MASTER DAPT, 4.579 pacientes de alto risco para sangramentos tratados com *stent* Ultimaster (*stent* farmacológico com sirolimus e polímero biodegradável) em diversos cenários clínicos (SCA e SCC) e angiográficos, foram randomizados após 30 dias de DAPT padrão para interrupção precoce da DAPT e tratamento com apenas um antiplaquetário (aspirina ou clopidogrel) por 11 meses ou cinco meses se o paciente estivesse em uso de anticoagulantes orais (ACO) *versus* DAPT por dois meses (se paciente em ACO) ou cinco meses (sem ACO), seguido por tratamento com apenas um antiplaquetário até completar 11 meses.[34]

A idade média dos pacientes foi de 76 anos, com predomínio do sexo masculino, aproximadamente 20% com doença renal crônica (DRC) e cerca de 35% dos pacientes com fibrilação atrial (FA) em uso de ACO. Seus resultados revelam que o benefício líquido (composto por morte global, IAM, AVC e sangramentos maiores ou clinicamente relevantes) foi semelhante nos dois grupos, respectivamente, 7,5% para DAPT ultracurta (um mês) *versus* 7,7% para DAPT curta (dois a cinco meses) ao final de um ano.[34]

Sangramentos maiores ou clinicamente relevantes ocorreram em 6,5% dos pacientes que receberam DAPT por apenas um mês e 9,4% naqueles que receberam DAPT por dois a cinco meses (diferença −2,82 pontos percentuais; 95% IC −4,40 −1,24; p < 0,001 por superioridade).[34]

Analisando individualmente cada evento adverso, o grupo que recebeu a DAPT por somente um mês, apresentou taxas percentualmente menores de todos os eventos isquêmicos e hemorrágicos, exceto IAM e trombose do *stent*, que ocorreram mais frequentemente nesse grupo, embora em níveis muito baixos e sem significância estatística.

MUDANÇA DE UM INIBIDOR DA P2Y$_{12}$ MAIS POTENTE PARA UM MENOS POTENTE

Essa estratégia geralmente é utilizada em pacientes com SCA que estão em tratamento com aspirina e prasugrel ou ticagrelor, portanto será abordada no item referente à terapia antiplaquetária nas SCA.

SUSPENSÃO DA ASPIRINA NA DAPT E MANUTENÇÃO APENAS DO INIBIDOR DA P2Y$_{12}$

A utilização da aspirina, que sempre foi a pedra angular do tratamento da doença aterosclerótica coronária, em quadros estáveis e instáveis e constituindo componente fundamental da DAPT após ICP, tem sido debatida. Esse questionamento se refere a dois fatos: menor efeito antitrombótico comparativamente aos mais potentes inibidores da P2Y$_{12}$ e sua nítida relação com a ocorrência de sangramentos, particularmente os gastrointestinais.

A suspensão precoce da aspirina com efeito benéfico em termos de redução de sangramentos após ICP foi extensamente estudada em pacientes com FA e que utilizavam ACO.

Estudos randomizados como WOEST, PIONEER – AF PCI, RE-DUAL PCI, AUGUSTUS e ENTRUST AF-PCI, demonstraram que a retirada precoce da aspirina após ICP em pacientes tratados com ACO, preferivelmente os de ação direta, associados ao um dos inibidores da P2Y$_{12}$, geralmente o clopidogrel, apresentavam taxas significativamente menores de sangramentos quando comparados àqueles pacientes tratados com a terapia tripla convencional (DAPT + ACO). De modo geral, esses estudos não demonstraram aumento de eventos cardiovasculares maiores, embora não tivessem poder estatístico para avaliar esses desfechos.[35]

Algumas metanálises englobando de forma variada os estudos mencionados demonstraram de forma consistente o benefício na redução dos sangramentos, entretanto em algumas delas verifica-se tendência ao aumento de trombose dos *stents* e mesmo IAM, embora com percentuais bastante reduzidos. Vale ressaltar que, em alguns estudos a dose padrão dos ACO diretos para a prevenção de AVC e de outros eventos tromboembólicos relacionados à FA não foi utilizada. Nos idosos, considera-se que esta dose pode ser ajustada de acordo com a faixa etária (em geral ≥ 80 anos) e a função renal (em geral *clearence* de creatinina < 15-50 mL/min) para a prevenção de AVC.[36]

Nas situações em que o paciente foi submetido à ICP e não tem indicação para uso de ACO, a retirada da aspirina após curto período de DAPT e a continuação apenas com os inibidores da P2Y$_{12}$ foi recentemente analisada em cinco estudos: GLOBAL LEADERS, STOPDAPT2, SMART- CHOICE, TWILIGHT e TICO. Nesses estudos, nos quais a DAPT foi mantida por períodos variáveis de um a três meses, sendo substituída posteriormente pela monoterapia com um dos inibidores da P2Y$_{12}$ (clopidogrel, prasugrel ou ticagrelor), houve significativa redução dos sangramentos e taxas similares de eventos isquêmicos comparativamente ao tratamento padrão (aspirina + P2Y$_{12}$) por 12 meses. Esses resultados se mantiveram em todas as faixas etárias , e os benefícios líquidos aparentemente foram maiores nos idosos.[35]

A exceção foi o Global Leaders, que não mostrou redução dos sangramentos. Esse estudo incluiu mais de 15.000 pacientes com SCC ou SCA e comparou duas estratégias de antiagregação plaquetária após ICP com *stent* liberador de biolimus. O grupo experimental foi DAPT com aspirina e ticagrelor por um mês, com suspensão da aspirina e monoterapia apenas do ticagrelor por 23 meses *versus* grupo padrão que foi DAPT com aspirina + ticagrelor (SCA) ou clopidogrel (SCC) por 12 meses, seguido de monoterapia com aspirina por mais 12 meses. O desfecho primário composto por morte por todas as causas ou IAM não fatal ocorreu em 3,8% no grupo experimental e 4,4% no grupo DAPT padrão (p = 0,073). Quanto aos sangramentos graus 3 ou 5 (classificados pelo BARC), também não ocorreram diferenças significativas entre os dois grupos, respectivamente, 2% *versus* 2,1%, p = 0,77.

Um tema muito interessante para discussão refere-se à suspensão ultraprecoce da aspirina, logo após ICP, seguida por monoterapia com inibidores da P2Y$_{12}$ desde a alta hospitalar, denominada de *aspirin-free*. Essa estratégia pode ser muito favorável em subgrupos de pacientes propensos a eventos hemorrágicos como os idosos.

Dois estudos pesquisam a factibilidade da monoterapia com prasugrel ou ticagrelor *versus* a DAPT padrão em pacientes com DAC estável (ASET) e SCA (NEO-MINDSET):

No ASET Pilot Trial (Acetyl Salicylic Elimination Trial), estudo piloto de prova de conceito, multicêntrico (nove centros no Brasil), aberto, de braço único, foram incluídos 201 portadores de SCC, submetidos ao implante com sucesso de *stents* farmacológicos com everolimus em lesões não complexas (SYNTAX escore < 23). Todos os pacientes apresentavam baixo risco isquêmico e de sangramento e estavam em uso de DAPT (aspirina e clopidogrel) imediatamente antes da ICP. Prasugrel em dose de ataque foi administrado na sala de cateterismo logo após o procedimento com sucesso e constituiu o único antiplaquetário que os pacientes receberam nos três meses subsequentes. Após esse período, o prasugrel era substituído pela aspirina em monoterapia ou mesmo DAPT, de acordo com a decisão do médico assistente. Os desfechos primários isquêmicos foram morte cardíaca, IAM e trombose do *stent* e os desfechos hemorrágicos primários incluíram os sangramentos classificados como graus 3 e 5 (BARC) foram avaliados em três meses. Seus resultados revelaram que todos os pacientes completaram o estudo até os quatro meses, sem intercorrências, exceto um paciente que morreu três dias após a ICP. Os desfechos primários isquêmicos e hemorrágicos ocorreram nesse único paciente (0,5%): mulher de 68 anos, em uso crônico de clopidogrel, submetida à ICP de uma lesão no terço médio da coronária direita, que evoluiu com níveis pressóricos elevados e apresentou quadro compatível com AVC hemorrágico confirmado por tomografia cerebral. Após a neurocirurgia, houve deterioração neurológica importante e a paciente faleceu três dias após a ICP. O evento foi adjudicado como morte cardíaca, sangramento BARC grau e AVC hemorrágico. Os autores concluíram que a monoterapia com prasugrel, sem aspirina, é factível e segura após ICP com sucesso numa população altamente selecionada com SCC e baixa complexidade anatômica.[37]

Atualmente está em curso o estudo NEO MINDSET, que pretende incluir 3.400 pacientes em 35 centros brasileiros, comparando a DAPT com aspirina e potentes inibidores da P2Y$_{12}$ (prasugrel ou ticagrelor) *versus* monoterapia com prasugrel ou ticagrelor, em pacientes com SCA, sem limite de idade, e randomizados até 96 horas do início do quadro clínico. Todos esses pacientes serão submetidos à ICP com sucesso de todas as lesões passíveis de tratamento percutâneo. O acompanhamento clínico será realizado tendo como objetivo avaliar não inferioridade para eventos isquêmicos (morte por todas as causas, IAM, AVC e revascularização de urgência) e superioridade para a ocorrência de eventos hemorrágicos (BARC graus 2, 3 ou 5) ao final de um ano.

TERAPIA ANTIPLAQUETÁRIA EM IDOSOS NA SCA

A terapia antiplaquetária dupla é o tratamento padrão do uso de antiplaquetários no manejo da SCA, independentemente da idade dos pacientes. Todos os medicamentos antiplaquetários amplificam de forma variada o risco de sangramento maior relacionado à idade, e principalmente em pacientes com idade ≥ 75 anos. Essa população é mal representada em estudos randomizados.[38] Assim, o balanço risco/benefício do tratamento antiplaquetário único ou combinado em pacientes idosos com SCA vem de análises de subgrupos, *post-hoc*, metanálises ou registros, com limitações metodológicas. Em pacientes com alto risco cardiovascular em prevenção cardiovascular com aspirina, como na SCA, a idade é fator de risco independente de sangramento extracraniano maior com risco relativo de 2,15; IC: 95% 1,93-2,39 e hemorragia intracraniana com RR 1,59; IC 95%: 1,33-1,90.[39] Em particular, o risco de hemorragia digestiva alta aumenta acentuadamente após os 70 anos,[39] especialmente em associação com história de distúrbios gastrointestinais ou uso de anti-inflamatórios não esteroides (AINEs).[40] Consequentemente, o risco absoluto de sangramento da aspirina em baixas doses é, aproximadamente, duas vezes maior em pessoas idosas do que em pessoas mais jovens, em ambos os sexos. No entanto, o benefício da aspirina isolada claramente supera os riscos em indivíduos idosos.

ANTIPLAQUETÁRIOS EM PACIENTES COM SCA SEM SUPRADESNIVELAMENTO DO SEGMENTO ST (SCASSSST)

Clopidogrel

O clopidogrel é um tienopiridínico indicado em pacientes com SCAsSSST para ser utilizado em até 12 meses após um episódio agudo.[41] O estudo CURE avaliou a associação do clopidogrel/aspirina *versus* aspirina/placebo em pacientes com SCAsSSST com até 24 horas de evolução e mostrou uma redução de 20% na incidência do objetivo composto de morte cardiovascular, IAM não fatal e AVC não fatal (9,3% *versus* 11,4%) com risco relativo de 0,81 (IC: 95% 0,72-0,90, p < 0,001).[42] No entanto, houve maior incidência de sangramento maior no grupo clopidogrel/aspirina em comparação ao grupo placebo/aspirina (3,7% *versus* 2,7%; risco relativo 1,38 (IC 95% 1,13-1,67; p = 0,001); porém, os eventos hemorrágicos com risco de vida não foram diferentes entre os grupos (2,2% *versus* 1,8%; p = 0,13). Nesse estudo 6.208 (49%) dos pacientes tinham idade ≥ 65 anos e apresentaram um valor absoluto de eventos semelhante (2,0% *versus* 2,2%), e uma redução de risco relativo menor (13,1% *versus* 28,9%) no grupo clopidogrel/aspirina em relação aos mais jovens. Nos 2.658 pacientes submetidos à ICP no estudo PCI-CURE,[43] o grupo clopidogrel mostrou redução de risco relativo de 31% de morte cardiovascular/IAM em 12 meses na população geral. No subgrupo de pacientes com idade ≥ 65 anos os resultados foram semelhantes (3,9% *versus* 3,5%) com reduções relativas menores (20,7% *versus* 39,8%) em relação ao objetivo primário quando comparado aos pacientes com idade inferior a 65 anos. Embora um benefício maior no grupo clopidogrel não tenha sido demonstrado nos idosos, nos subgrupos de pacientes de alto risco submetidos à ICP ou naqueles com revascularização miocárdica prévia houve tendência ao benefício.[44]

O estudo CURE foi realizado utilizando dose de ataque de 300 mg de clopidogrel seguida por dose de manutenção de 75 mg/dia; no entanto a dose de ataque recomendada atualmente em pacientes que serão submetidos à ICP é de 600 mg. Comparada à dose de ataque de 300 mg, a dose de 600 mg parece produzir atividade antiplaquetária máxima mais rapidamente em duas a três horas, possui maior efeito antiplaquetário, diminui a probabilidade de resistência ao clopidogrel e pode melhorar os resultados.

Uma potencial interação farmacológica deve ser avaliada em pacientes em uso concomitante de terapia antiplaquetária dupla e uso de inibidores seletivos de recaptação da serotonina (ISRS), muitas vezes prescritos em idosos após episódio de SCA. O uso de ISRS diminui a concentração intragrânulos de serotonina levando à diminuição da agregação plaquetária.[45]

Uma análise retrospetiva em 27.000 pacientes com idade média de 72 anos em uso de terapia antiplaquetária isolada ou dupla, mostrou que a adição de um ISRS aumentou a taxa sangramento em 57% nesses pacientes, HR 1,57 (IC 95%; 1,07-2,32).[46] Além disso, somente a idade aumentou o risco de sangramento neste grupo de pacientes em 22% a cada 10 anos de faixa etária. Portanto, em idosos em uso de terapia antiplaquetária dupla em longo prazo, ou mesmo antitrombóticos triplos, o risco subjacente de sangramento deve ser cuidadosamente considerado ao escolher os medicamentos antidepressivos.

No estudo TRYLOGY–ACS os pacientes com idade ≥ 85 anos[47] mostraram uma taxa de sangramento duas a três vezes maior do que os pacientes com idade <75 anos (6,6% *versus* 1,8%,). Este dado é importante porque deve-se sempre considerar a idade dos pacientes quando se prescreve a terapia antiplaquetária.

Quando os estudos e metanálises incluem pacientes com idade ≥ de 65 anos considerados como idosos o objetivo de segurança é melhor, com diminuição de sangramento. Quando os estudos incluem pacientes com idade ≥ 75 anos os resultados são totalmente diferentes em relação à segurança, à eficácia e ao benefício líquido. Portanto, quando se avalia um estudo de pacientes idosos, a idade de inclusão e a idade média dos pacientes incluídos têm impacto importante no resultado e devem ser sempre considerados.

Prasugrel

O Prasugrel age no bloqueio da ligação de adenosina difosfato para o receptor plaquetário $P2Y_{12}$, e estudos iniciais demonstraram um início de ação mais rápido e graus mais elevados de inibição plaquetária.[48] Além disso, prasugrel suprimiu efetivamente a atividade plaquetária em um número maior de pacientes do que o clopidogrel. Isso pode ocorrer porque o metabólito ativo do prasugrel requer apenas uma etapa, enquanto o ativo metabólito do clopidogrel requer duas etapas, a maioria das quais resulta na formação de metabólitos inativos. O ensaio clínico que avaliou o papel do prasugrel na SCA foi o TRITON-

-TIMI38[25] que comparou o uso do prasugrel *versus* clopidogrel em 13.608 pacientes com SCA de risco moderado a alto, em uso de aspirina, com indicação de ICP. O prasugrel foi administrado em dose de ataque de 60 mg seguida de dose de manutenção de 10 mg/dia e o clopidogrel foi administrado com dose de ataque de 300 mg seguida de dose de manutenção de 75 mg/dia. Esse estudo mostrou redução de risco relativo de 19%, HR: 0,81(IC 95%: 0,73-0,90) no desfecho primário de morte cardiovascular, IAM não fatal ou AVC não fatal no grupo prasugrel em relação ao grupo clopidogrel. Entretanto, houve aumento do risco de sangramento maior, avaliado pelo escore TIMI de sangramento, não relacionado à cirurgia de revascularização miocárdica no grupo prasugrel (2,4% *versus* 1,8%; HR,1,32 (IC95%:1,03-1,68). A análise *post hoc* identificou três grupos de pacientes que apresentaram benefício clínico nulo ou dano clínico no braço prasugrel:

1. Pacientes com AVC ou ataque isquêmico transitório prévio,
2. Idosos com idade ≥ 75 anos;
3. pacientes com baixo peso (≤ 60 kg).

Dos pacientes incluídos nesse estudo, 1.809 (13%) tinham idade ≥ 75 anos. A avaliação deste subgrupo de pacientes mostrou resultado neutro em relação ao objetivo primário de 9,9% *versus* 12,1% à custa de aumento de sangramento não relacionado à cirurgia de revascularização miocárdica (CRM) de (2,4% *versus* 1,8%). Não foi demonstrado nenhum benefício clínico de morte cardiovascular, IAM, AVC e sangramento maior TIMI não relacionado à CRM no grupo prasugrel *versus* o grupo clopidogrel HR: 0,99 (IC95%: 0,81-1,21; p = 0,92) nesses pacientes. Isto devido às maiores taxas de sangramento maior não relacionado à CRM (4,3% 3,3%).

Um subestudo de farmacocinética do estudo TRITON-TIMI 38 mostrou que pacientes idosos em uso de 10 mg de prasugrel são expostos a níveis mais elevados de seu metabólito ativo, provavelmente levando a maior risco de sangramento, e concluiu que uma dose reduzida de prasugrel de 5 mg/dia poderia diminuir o risco de sangramento, mantendo sua eficácia nesses subgrupos de pacientes.[49] Portanto, a dose de prasugrel de 10 mg/dia não deve ser administrada a pacientes com idade ≥ 75 anos.

O estudo TRILOGY-ACS randomizou 9.326 pacientes com SCAsSSST em uso de aspirina, para o uso de prasugrel *versus* clopidogrel e tratados clinicamente. Desses, 2.083 (22%) pacientes apresentavam idade ≥ 75 anos e receberam a dose reduzida de prasugrel de 5 mg/dia. A dose reduzida de prasugrel mostrou segurança comparável à do clopidogrel em relação ao sangramento, porém sem eficácia. Não houve diferenças em relação a eventos isquêmicos.[50]

O estudo Elderly ACS 2 randomizou 1.443 pacientes com idade ≥ 75 anos portadores de SCAsSSST e submetidos a ICP, para o uso de prasugrel 5 mg/dia *versus* clopidogrel 75 mg/dia. A taxa de eventos cardiovasculares maiores e de complicações hemorrágicas foram semelhantes em ambos os grupos. Não houve benefício do uso de prasugrel 5 mg/dia em relação ao uso do clopidogrel nesse estudo.[51]

O estudo ANTARTIC randomizou pacientes com idade ≥ 75 anos com IAM com supradesnivelamento do segmento ST (cSSST) ou SCAsSSST submetidos à ICP para receber a dose de 5 mg/dia de prasugrel diariamente *versus* prasugrel 5 mg/dia com monitoração da função plaquetária após 14 dias do início da medicação. Após monitoração, cerca de 45% dos pacientes apresentaram ação antiplaquetária diminuída com uso de 5 mg/dia de prasugrel e então, os pacientes receberam clopidogrel 75 mg/dia ou prasugrel 10 mg/dia. Esse estudo não mostrou nenhuma diferença entre os grupos.[52]

Os estudos que avaliaram o uso da dose de 5 mg/dia de prasugrel em relação ao uso de clopidogrel 75 mg/dia não mostraram nenhuma superioridade em relação a segurança e a eficácia em pacientes com idade ≥ 75 anos. Esses pacientes devem ser tratados com clopidogrel 75 mg/dia associado à aspirina quando houver indicação para terapia antiplaquetária dupla. A dose de 5 mg/dia de prasugrel pode ser utilizada em pacientes não respondedores ao clopidogrel.

Ticagrelor

O ticagrelor é um inibidor de ligação reversível do receptor plaquetário $P2Y_{12}$, recomendado em preferência ao clopidogrel em pacientes com SCAsSSST.[41] O medicamento original e seu metabólito ativo são eliminados principalmente pelo metabolismo hepático e excreção biliar.

O estudo PLATO randomizou 18.624 pacientes com SCAsSSST em uso de aspirina para o uso do ticagrelor *versus* clopidogrel, por um período de até 12 meses. O grupo ticagrelor mostrou redução do desfecho primário de morte cardiovascular, IAM ou AVC

(9,8% *versus* 11,7%), e redução de morte por qualquer causa (4,5% *versus* 5,9%). Houve aumento de sangramento maior avaliado pelo escore TIMI de sangramento não relacionado à cirurgia de revascularização miocárdica (2,8% *versus* 2,2%), embora o desfecho primário de segurança de sangramento maior tenha sido avaliado pelo escore PLATO de sangramento, que não mostrou diferença entre os dois grupos de tratamento (11,6% *versus* 11,2%).[53] Um subestudo do estudo PLATO avaliou a utilização do ticagrelor *versus* clopidogrel em 2.878 (15,5%) pacientes com idade ≥ 75 anos e comprovou benefício semelhante ao estudo principal nos idosos como foi encontrado para a população principal do estudo. No entanto, a taxa de sangramento maior não relacionado à revascularização foi mais elevada 8,3% *versus* 7,1% e ocorreu com mais frequência, principalmente nos pacientes mais idosos, em relação ao grupo clopidogrel.[26] Vale salientar que o ticagrelor aumenta significativamente a frequência de dispneia e pausas sinoatriais *versus* clopidogrel, sem interação com a idade dos pacientes.

O estudo POPULAR AGE randomizou 1.002 pacientes com idade ≥ 70 anos com SCAsSSST em uso de aspirina para o uso de clopidogrel *versus* ticagrelor/prasugrel. Cerca de 98% dos pacientes incluídos no grupo ticagrelor/prasugrel receberam ticagrelor e 2% receberam prasugrel. Os pacientes do braço clopidogrel apresentaram um risco significativamente menor de sangramento maior ou menor, avaliado pelo escore PLATO de sangramento em comparação ao grupo ticagrelor/prasugrel (18% *versus* 24%), enquanto o benefício clínico líquido co-primário de morte por todas as causas, IAM, AVC e sangramento maior e menor pelo escore PLATO não mostrou diferença entre os grupos, 28% *versus* 32%.[27]

O registro sueco SWEDEHEART avaliou 14.005 pacientes com idade ≥ 80 anos após um episódio de IAM após alta hospitalar. Desses pacientes, 8.434 (60,2%) receberam clopidogrel e 5.571 (39,8%) receberam ticagrelor no período de 2010 a 2017. A incidência do desfecho isquêmico primário de morte, IAM ou AVC foi semelhante em ambos os grupos HR 0,97 (IC95%: 0,88-1,06). No entanto, a readmissão por sangramento foi muito maior nos pacientes tratados com ticagrelor HR: 1,48 (IC 95%:1,25-1,76). Os pacientes do grupo ticagrelor apresentaram aumento de 17% na mortalidade e de 48% na readmissão por sangramento, mas apresentaram diminuição de IAM de 22% e de 28% na incidência de AVC. Comparado com o grupo ticagrelor, os pacientes que receberam clopidogrel eram mais idosos, tinham mais comorbidades, incluindo insuficiência cardíaca, eventos cardiovasculares ou cerebrovasculares, comprometimento da função renal e menos intervenções coronárias.[54]

Os resultados do estudo PLATO *versus* os resultados dos estudos POPULAR AGE indicam que nem todos os idosos são iguais, vários outros fatores além da idade influenciam o risco de sangramento e eventos trombóticos. Portanto, uma abordagem mais individualizada para determinar a estratégia antiplaquetária mais benéfica pode ser necessária nesse grupo de pacientes.

Existe a necessidade de se avaliar adequadamente a escolha de regimes antiplaquetários específicos para os pacientes idosos com SCA em diferentes perfis. Uma estratificação de risco mais cautelosa, baseada em pontuações e avaliação cuidadosa de outras doenças coexistentes, comorbidades, condições gerais de saúde que impactam no risco trombótico e/ou hemorrágico, deve conduzir uma escolha mais ponderada na prática clínica. Embora as Diretrizes recomendem o uso de ticagrelor ou prasugrel como a primeira opção na população total de pacientes com SCA,[38] existe falta de dados e de representação em estudos clínicos de pacientes idosos.

Estratégias de redução de sangramento, como terapia antiplaquetária dupla com menor duração, troca do inibidor $P2Y_{12}$ e uma abordagem sem aspirina podem ser opções de tratamento a serem consideradas em pacientes idosos. Medidas de acompanhamento próximas junto com estratégias médicas que podem minimizar o risco de sangramento (por exemplo, evitar uso de anti-inflamatórios não esteroides, usar inibidores da bomba de prótons, controle de fatores de risco) devem ser implementadas.

Inibidores da glicoproteína (IGP) IIb/IIIa

Em relação ao uso de inibidores da glicoproteína IIb/IIIa, poucos estudos relataram a segurança em relação à faixa etária dos pacientes, embora tenham relatado dados de eficácia. Os estudos incluíram pacientes mais jovens, a idade média dos participantes nos estudos variou entre 59 e 61 anos, com cerca de somente 10% dos pacientes com idade ≥ 75 anos.[55] O estudo EARLY ACS que comparou o uso da eptifibatida na sala de emergência *versus* o uso da eptifibatida na sala de hemodinâmica randomizou 9.406 pacientes, dos quais 2.380 (25,3%) tinham idade > 75 anos e o sangramento TIMI maior não relacionado à cirurgia de revascularização miocárdica aumentou com a idade com *Odds Ratio* ajustado para faixa de 10 anos, OR: 1,54 (IC 95% 1,24-1,92).[55] Em termos de eficácia, um efeito dependente da idade foi mostrado nos pacientes recrutados no estudo ISAR REACT-2,[56] que avaliou o uso de abciximab ou placebo associado ao uso do clopidogrel 600 mg e aspirina 500 mg antes da ICP. Usando um ponto de corte de 70 anos, o abciximab não reduziu a incidência de desfechos maiores em 30 dias (RR 1,1; IC95% 0,72-1,69) em pacientes idosos, enquanto mostrou claro benefício em pacientes com < 70 anos. Além disso, pacientes idosos em uso do abciximab não mostraram diferença no sangramento maior, embora o número de eventos tenha sido baixo em cada subgrupo. Mas, os pacientes idosos receberam significantemente mais transfusões sanguíneas do que o grupo placebo (5% *versus* 2,4%, p = 0,04) e a maioria dos eventos hemorrágicos maiores ocorreu no quartil de pacientes com idade ≥ 80 anos. Os IGP IIb/IIIa como classe de medicamentos são marcadores independentes de sangramento maior não relacionado à cirurgia de revascularização miocárdica em 30 dias pós-SCA. Em pacientes idosos ≥ 80 anos o uso de IGP IIb/IIIa aumenta o sangramento maior em cerca de 5% comparado a aumento de 1% em pacientes com idade < 60 anos.[57]

Portanto, há uma tendência consistente em diferentes grandes estudos para um aumento de sangramento maior associado ao uso de IGP IIb/IIIa em idosos com dados inconsistentes sobre benefícios. O uso desta medicação em população idosa (≥ 75 anos) deve ser indicado com cautela pelo seu possível malefício.[3]

TERAPIA ANTIPLAQUETÁRIA NO IAMCSSST
Tratados com terapia fibrinolítica
Aspirina

A utilização da aspirina em pacientes com IAMcSSST tratados com terapia fibrinolítica foi avaliada no estudo ISIS-2;[58] foram randomizados 17.187 pacientes para um grupo: com uso isolado de estreptoquinase; com uso isolado de aspirina; com a associação de aspirina e estreptoquinase; e um grupo placebo. O estudo mostrou diminuição de mortalidade de 25%, 23% e 42% nos três grupos respectivamente. Existem poucas contraindicações à utilização da aspirina no cenário do IAMcSSST, destacando-se a hipersensibilidade conhecida, úlcera péptica ativa, discrasia sanguínea ou hepatopatia grave. A idade não é uma contraindicação para seu uso. A aspirina deve ser administrada a todos os pacientes com IAMcSSST, o mais precocemente possível após seu diagnóstico, na dose de ataque de 160 a 325 mg. A terapia deve ser mantida sem interrupção, na dose diária de 81-100 mg ao dia indefinidamente.[59]

Clopidogrel

Dois estudos clínicos randomizados avaliaram o uso de clopidogrel em pacientes em uso de terapia fibrinolítica e aspirina e demonstraram benefícios da terapia antiplaquetária dupla, nessa situação.

O estudo CLARITY incluiu 3.491 pacientes em uso de aspirina, com idade ≤ 75 anos e randomizou para o uso de placebo ou clopidogrel. No grupo clopidogrel todos os pacientes receberam a dose de ataque de 300 mg seguida de 75 mg/dia até a realização da angiografia coronária ou placebo. Dos pacientes incluídos nesse estudo, 99,7% receberam terapia fibrinolítica. O grupo clopidogrel mostrou redução significativa de 36% do desfecho combinado de artéria culpada ocluída na cinecoronariografia, morte ou IAM recorrente antes da cineangiocoronariografia, com baixa taxa de sangramento em ambos os grupos. Nesse estudo, 1.015 pacientes tinham idade > 65 e ≤ 75 anos, e apresentaram redução de 22% de eventos primários, mas sem significância estatística.[60] O estudo COMMIT/CCS-2 randomizou 45.852 pacientes e avaliou o uso da dupla antiagregação plaquetária com uso de aspirina/clopidogrel *versus* aspirina/placebo. Nesse estudo foram incluídos pacientes com até 24 horas de evolução do evento agudo; dos quais cerca de 5% foram submetidos à ICP primária e 50% receberam terapia fibrinolítica. O grupo clopidogrel 75 mg/dia não recebeu dose de ataque da medicação *versus* placebo. O braço clopidogrel mostrou redução de 9% (9,2% *versus* 10,1% p = 0,002) no desfecho primário combinado de morte, IAM ou AVC, sem aumento das taxas de sangramento. O tempo de tratamento com clopidogrel foi de 28 dias. Dos pacientes, 11.934 (26%) apresentavam idade ≥ 70 anos e apresentaram resultados semelhantes em relação à eficácia e à segurança semelhantes ao estudo total.[61]

Em relação ao uso de terapia antiplaquetária dupla em pacientes que receberam terapia fibrinolítica o antiplaquetário deve ser o clopidogrel o segundo antiplaquetário. Em pacientes com idade ≥ 75 anos que receberam terapia fibrinolítica a dose de ataque de clopidogrel não deve ser administrada, somente clopidogrel 75 mg/dia. Em pacientes com idade ≤ 74 anos que receberam terapia fibrinolítica a dose de ataque de 300 mg de clopidogrel deve ser administrada seguida da dose de 75 mg/dia. Em pacientes com idade ≥ 75 anos que não receberam fibrinolítico a dose de ataque de clopidogrel deve ser administrada.

Ticagrelor

O ticagrelor em pacientes em uso de terapia fibrinolítica foi avaliado no TREAT *study*, que comparou o uso do ticagrelor *versus* clopidogrel em pacientes com idade < 75 anos. Foi um estudo de não inferioridade e o grupo ticagrelor foi não inferior ao uso de clopidogrel nesses pacientes. Não houve diferença em relação ao sangramento entre os grupos.[62]

Como este estudo mostrou igualdade entre ticagrelor e clopidogrel o clopidogrel continua sendo o medicamento de escolha para pacientes com IAMcSSST e que receberam terapia fibrinolítica.

O Prasugrel nunca foi avaliado em associação à terapia fibrinolítica.

Submetidos a ICP primária

Clopidogrel

O estudo CURRENT-OASIS 7[63] incluiu 25.086 pacientes com SCA e programação de realização de ICP dos quais 7.275 (29%) pacientes apresentavam IAMcSSST. Este estudou comparou a dose de ataque de 600 mg de clopidogrel, seguida de 150 mg/dia por seis dias, seguida pela dose de 75 mg/dia comparada ao tratamento padrão com clopidogrel, com dose de ataque de 300 mg, seguida de 75 mg/dia. Houve redução significativa do desfecho primário em 30 dias de seguimento, principalmente guiada por redução de IAM não fatal e trombose de *stent*, à custa de maior incidência de sangramento maior, não fatal. Dos pacientes, 9.321 (9,4%) apresentavam idade > 65 anos e o resultado desse subgrupo de pacientes foi semelhante ao do estudo total.

Ticagrelor

O uso de ticagrelor não foi avaliado no IAMcSSST em pacientes idosos, seus dados são de análise de subgrupos de estudos.

A eficácia e a segurança desse medicamento em pacientes com SCA foram avaliadas no estudo PLATO.[53] O diagnóstico de IAMcSSST foi confirmado em 38% dos pacientes, IAMsSSST em 43% dos pacientes e angina instável em 17% dos pacientes. Entre os 7.544 pacientes com IAMcSSST submetidos à ICP primária ocorreu redução do objetivo primário em 10,8% *versus* 9,4% (HR 0,87; IC95% 0,75-1,01; p = 0,07) consistente com o estudo total. Nessa análise de pacientes com IAMcSSST houve 2.596 (34,4%) pacientes com idade ≥ 65 anos que não apresentaram diferença significativa; 14,3% *versus* 16,7% (HR 0,86; IC 95% 0,70-1,05) no grupo ticagrelor em relação ao grupo clopidogrel.[64]

O uso do ticagrelor pré-hospitalar *versus* hospitalar (laboratório de hemodinâmica) foi avaliado no estudo ATLANTIC[65] e não mostrou diferença entre os dois braços em relação ao objetivo primário de resolução do segmento ST e Fluxo TIMI 3 na cineangiocoronariografia. O uso do ticagrelor pré-hospitalar não se mostrou mais efetivo do que o uso do ticagrelor no hospital.

O estudo ATLANTIC-Elderly[66] avaliou 304 pacientes com idade ≥ 75 anos e não demonstrou nenhuma interação entre o momento de administração do ticagrelor e a idade. Mas os pacientes idosos apresentaram menor taxa de sucesso na ICP, maior mortalidade em 30 dias, provavelmente devido a comorbidades e possível subtratamento dessa população.

Recomenda-se como posologia do ticagrelor a dose de ataque de 180 mg, seguida da dose de manutenção de 90 mg, duas vezes ao dia. Não são necessários ajustes de dose em tratamento de idosos, nem para pacientes com alteração da função renal.

Prasugrel

O prasugrel em pacientes com IAMcSSST foi comparado ao clopidogrel em pacientes no estudo TRITON-TIMI 38. Esse estudo avaliou 13.608 pacientes, dos quais 3.534 (25,9%) eram portadores de IAMcSSST. A análise específica do sub-grupo de pacientes com IAMcSSST submetidos à ICP primária demonstrou superioridade do prasugrel em relação ao clopidogrel.[67] As incidências do desfecho composto de óbito cardiovascular, reinfarto ou AVC aos 30 dias e 15 meses, nos grupos prasugrel e clopidogrel foram, respectivamente, de 6,5% *versus* 9,5% (p < 0,002) e 10% *versus* 12,4% (p = 0,022). O prasugrel também foi superior ao clopidogrel em relação à trombose de *stent* com incidências de 1,6% *versus* 2,8%, respectivamente, aos 15 meses de seguimento, p = 0,023.

A dose de 600 mg de clopidogrel, raramente foi administrada antes da cinecoronariografia e limitada à dose de 300 mg, o que pode ter contribuído para as diferenças na eficácia e na segurança. Em relação ao sangramento, o grupo prasugrel apresentou aumento de 32% (p = 0,03) no risco de sangramento maior pelo escore TIMI.

Os pacientes com idade ≥ 75 anos não demonstraram benefício no estudo total com o uso de prasugrel 10 mg/dia e essa dose não pode ser administrada em pacientes com essa idade. A dose de 5 mg/dia foi estudada em pacientes com SCAsSSST e não foi superior ao clopidogrel 75 mg/dia.[66]

Portanto, o ticagrelor apresenta-se como uma opção em associação ao AAS na dupla antiagregação plaquetária em pacientes com IAMcSSST em programação de ICP primária. Recomenda-se como posologia a dose de ataque de 180 mg, seguida da dose de manutenção de 90 mg, duas vezes ao dia. Não são necessários ajustes de dose em tratamento de idosos, nem para pacientes com alteração da função renal. No entanto, como não há informações disponíveis em relação ao tratamento de pacientes em programa de hemodiálise, não é recomendada sua administração nessa situação.

Inibidores da glicoproteína IIb/IIIa

Com o uso rotineiro de dupla antiagregação plaquetária e com o advento da ICP primária com *stent*, várias controvérsias surgiram quanto ao emprego dos inibidores da GP IIb/IIIa no IAMcSSST. Os inibidores da GP IIb/IIIa não mostraram benefício quando administrados na sala de emergência em relação à sua administração no laboratório de hemodinâmica em relação à eficácia e aumentaram a incidência de sangramento. Utilizar o IGP IIb/IIIa como terapia de resgate em pacientes com evidência de trombos extensos, *no reflow* e outras complicações trombóticas é razoável, embora não existam estudos que tenham avaliado seu uso nessas situações. Não existe evidências para recomendar seu uso de rotina na ICP primária.[59]

DURAÇÃO DA DAPT

Em pacientes com SCA com ou sem supradesnivelamento do segmento ST a duração da terapia antiplaquetária dupla é de 12 meses. Em pacientes com alto risco de sangramento a duração da terapia é de seis meses, segundo as diretrizes.[38,41,59]

CONCLUSÃO

Os idosos (principalmente acima de 75 anos) formam um subgrupo peculiar, nem sempre adequadamente representados nos estudos. Eles apresentam risco elevado de eventos isquêmicos e hemorrágicos, além de potenciais complicações relacionadas tanto ao tratamento farmacológico quanto aos procedimentos invasivos diagnósticos e terapêuticos.

Desta forma, é necessária a avaliação criteriosa, conjuntamente com o paciente e sua família, de todas as nuances envolvidas no tratamento clínico e percutâneo, analisando cuidadosamente a relação risco/benefício.

De um modo geral, o tempo de DAPT após ICP pode ser abreviado (um a seis meses), considerando que o risco hemorrágico pode suplantar o risco de eventos isquêmicos. A proteção gástrica com inibidores de bomba de prótons é aconselhável naqueles propensos a sangramentos, nos que já os apresentaram e nos pacientes em uso de múltiplos medicamentos (polifarmácia).

Novas estratégias como as que suspendem a aspirina muito precocemente (ainda na fase hospitalar) após ICP com a utilização apenas dos novos e potentes inibidores da $P2Y_{12}$ devem ser adequadamente avaliadas. A inclusão de pacientes idosos nesses estudos randomizados é fundamental!

REFERÊNCIAS BIBLIOGRÁFICAS

1. Benjamin EJ, Muntner P, Alonso A, Bittencourt MS, Callaway CW, Carson AP, et al. Heart disease and stroke statistics-2019 update: a report from the American heart association. Circulation. 2019;139(10):e56-e528.
2. Capodano D, Angiollilo DJ. Antithrombotic therapy in the elderly. J Am Coll Cardiol. 2010;56(21):1683-1692.
3. Andreotti F, Rocca B, Husted S, Ajjan RA, ten Berg J, Cattaneo M, et al. Antithrombotic therapy in the elderly: expert position paper of the European Society of Cardiology Working Groupon Thrombosis. Eu Heart J. 2015;36(46):3238-3249.
4. Mari D, Ogliari G, Castaldi D, Vitale G, Bollini EM, Lio D. Hemostasis and ageing. Immun Ageing. 2008;5:12.

5. Brandes RP, Fleming I, Busse R. Endothelial aging. Cardiovasc Research. 2005;66(2):286-294.
6. Iyer KS, Dayal S. Modulators of platelet function in aging. Platelets. 2020;31(4):474-482.
7. Veltkamp R, Rizos T, Horstmann S. Intracerebral bleeding in patients on atithrombotic agents. Semin Thromb Hemost. 2013;39(8):963-971.
8. Capodano D, Alfonso F, Levine GN, Valgimigli M, Angiolillo DJ, et al. ACC/AHA versus ESC guidelines on dual antiplatelet therapy: JACC guideline comparison. J Am Coll Cardiol. 2018; 72(23 Pt A):2915-2931.
9. Urban P, Mehran R, Colleran R, Angiolillo DJ, Byrne RA, Capodanno D, et al. Defining high bleeding risk in patients undergoing percutaneous coronary intervention. Circulation. 2019;140(3):240-261.
10. Joyce LC, Baber U, Claessen BE, Sartori S, Chandrasekhar J, Cohen DJ, et al. Dual-antiplatelet therapy cessation and cardiovascular risk in relation to age: analysis from the Paris Registry. JACC Cardiovasc Interv. 2019;12(10):983-992.
11. Capodanno D, Morice MC, Angiolillo DJ, Bhatt DL, Byrne RA, et al. Trial design principles for patients at high bleeding risk undergoing PCI: JACC scientific expert panel. J Am Coll Cardiol. 2020;76(12):1468-1483.
12. Collet JP, Thiele H, Barbato E, et al. 2020 ESC guidelines for the management of acute coronary syndromes in patients presenting without persistent ST-segment elevation. Eu Heart J. 2020;32:2999-3054.
13. Montalto C, Crimi G, Morici N, Piatti L, Grosseto D, Sganzerla P, et al. Bleeding risk prediction in elderly patients managed invasively for acute coronary syndromes: External validation of the PRECISE-DAPT and PARIS scores. Int J Cardiol. 2021;328:22-28.
14. Costa F, van Klaveren D, James S, Heg D, Räber L, Feres F, et al. Derivation and validation of the predicting bleeding complications in patients undergoing stent implantation and subsequent dual antiplatelet (PRECISE-DAPT) score: a pooled analysis of individual-patient datasets from clinical trials: Lancet. 2017; 389(10073):1025-1034.
15. Capodano D, Angiolillo DJ. Tailoring duration of DAPT with risk scores. Lancet. 2017;389(10073):987-989.
16. Capodano D. Risk stratification with the DAPT score: carefully read the instruction and use as intended. Throm Haemost. 2017; 117(10):1836-1839.
17. Ueda P, Jernberg T, James S, Alfredsson J, Erlinge D, Omerovic E, et al. External Validation of the DAPT Score in a Nationwide Population. J Am Coll Cardiol. 2018; 72(10):1069-1078.
18. Boudreau R, Fu AYN, Barry QS, Clifford CR, Chow A, Tran U, et al. Outcomes in patients stratified by PRECISE-DAPT versus DAPT scores after percutaneous coronary intervention. Am J Cardiol. 2021;161:19-25.
19. Guerrero C, Ariza-Solé A, Formiga F, Martínez-Sellés M, Vidán MT, Aboal J, et al. Applicability of the PRECISE-DAPT score in elderly patients with myocardial infarction. J Geriatr Cardiol. 2018;15(12):713-717.
20. Moayyedi P, Elkelboom JW, Bosch J, Connolly SJ, Dyal L, Shestakovska O, et al. Pantoprazole to prevent gastroduodenal events in patients receiving rivaroxaban and/or aspirin in a randomized, double-blind, placebo-controlled trial. Gastroenterology. 2019; 157(2): 403-412.e5.
21. Capodanno D, Alfonso F, Levine GN, Valgimigli M, Angiolillo DJ. ACC/AHA versus ESC guidelines on dual antiplatelet therapy: JACC guideline comparison. J Am Coll Cardiol 2018;72 (23 Pt A): 2915-2931.
22. Lopes RD, Alexander KP. Antiplatelet therapy in older adults with non-ST-segment elevation acute coronary syndrome: considering risks and benefits. Am J Cardiol. 2009; 104(5 Suppl):16C-21C..
23. Cay S, Cagirci G, Aydogdu S, Balbay Y, Sen N, Maden O, et al. Safety of clopidogrel in older patients: a nonrandomized, parallel-group, controlled, two-centre study. Drugs Aging. 2011; 28(2):119-129.
24. Vaduganathan M, Bhatt DL, Cryer BL, Liu Y, Hsieh WH, COGENT Investigators, et al. Proton-pump inhibitors reduce gastrointestinal events regardless of aspirin dose in patients requiring dual antiplatelet therapy. JACC 2016; 67(14): 1661-71.
25. Wiviott SD, Braunwald E, McCabe CH, Montalescot G, Ruzyllo W, Gottlieb S, et al. Prasugrel versus clopidogrel in patients with acute coronary syndromes. N Engl J Med. 2007; 357(20):2001-2015.
26. Husted S, James S, Becker RC, Horrow J, Katus H, Storey RF, et al. Ticagrelor versus clopidogrel in elderly patients with acute coronary syndromes: a substudy from the prospective randomized PLATelet inhibition and patient Outcomes (PLATO) trial. Circ Cardiovasc Qual Outcomes. 2012; 5(5):680-688.
27. Gimbel M, Qaderdan K, Willemsen L, Hermanides R, Bergmeijer T, de Vrey E, et al. Clopidogrel versus ticagrelor or prasugrel in patients aged 70 years or older with non-ST-elevation acute coronary syndrome (POPular AGE): the randomized, open-label, non-inferiority trial. Lancet. 2020; 395(10233):1374-1381.
28. Mauri L, Kereiakes DJ, Yeh RW, Driscoll-Shempp P, Cutlip DE, Steg PG, et al. Twelve or 30 months of dual antiplatelet therapy after drug- eluting stents. N Engl J Med. 2014;371(23):2155-2166.
29. Bonaca MP, Bhatt DL, Cohen M, Steg PG, Storey RF, Jensen EC, et al. Long- term use of ticagrelor in patients with prior myocardial infarction. N Engl J Med. 2015; 372(19):1791-1800.
30. Steg PG, Bhatt DL, Simon T, et al. Ticagrelor in patients with stable coronary disease and diabetes. N Engl J Med. 2019; 381:1309–20.
31. Khan SU, Singh M, Valavoor S, Khan MU, Lone AN, Khan MZ, et al. Dual Antiplatelet therapy after percutaneous coronary intervention and drug-eluting stents: a systematic review and network meta-analysis. Circulation 2020; 142(15):1425-1436.
32. Urban P, Meredith IT, Abizaid A, Pocock SJ, Carrié D, Naber C, et al. Polymer-free drug-coated coronary stents in patients at high bleeding risk. N Engl J Med. 2015; 373(21):2038-2047.
33. Varenne O, Cook S, Sideris G, Kedev S, Cuisset T, Carrié D, et al. Drug- eluting stents in elderly patients with coronary artery disease (SENIOR): a randomised single- blind trial. Lancet. 2018;391(10115):41-50.
34. Valgimigli M, Frigoli E, Heg D, Tijssen J, Jüni P, MASTER DAPT Investigators, et al. Dual Antiplatelet Therapy after PCI in Patients at High Bleeding Risk. N Engl J Med. 2021; 385(18):1643-1655.
35. Capranzano, Angiolillo. Antithrombotic Management of Elderly Patients With CAD. JACC: cardiovascular interventions. 2021; 14(7):723-38.
36. Centemero M, Tanajura LFL, Feres F. Antithrombotic therapy in patients with atrial fibrillation undergoing percutaneous coronary intervention: triple versus dual therapy. J Transcat Intervent. 2021;29:eA202015.
37. Kogame N, Guimarães PO, Modolo R, De Martino F, Tinoco J, Ribeiro EE, et al. Aspirin-Free Prasugrel Monotherapy Following Coronary Artery Stenting in Patients With Stable CAD: The ASET Pilot Study. JACC Cardiovasc Interv. 2020; 13(19):2251-2262.

38. Roffi M, Patrono C, Collet JP, Mueller C, Valgimigli M, Andreotti F, et al. 2015 ESC Guidelines for the management of acute coronary syndromes in patients presenting without persistent ST-segment elevation: Task Force for the Management of Acute Coronary Syndromes in Patients Presenting without Persistent ST-Segment Elevation of the European Society of Cardiology (ESC). Eur Heart J. 2016; 37(3):267-315.

39. Antithrombotic Trialists' (ATT) Collaboration; Baigent C, Blackwell L, Collins R, Emberson J, Godwin J, et al. Aspirin in the primary and secondary prevention of vascular disease: collaborative metaanalysis of individual participant data from randomised trials. Lancet. 2009; 373(9678):1849-1860.

40. Coxib and traditional NSAID Trialists' (CNT) Collaboration; Bhala N, Emberson J, Merhi A, Abramson S, Arber N, et al. Vascular and Upper gastrointestinal effects of non-steroidal anti-inflammatory drugs: meta-analyses of individual participant data from randomised trials. Lancet. 2013; 382(9894):769-779.

41. Nicolau JC, Feitosa Filho GS, Petriz JL, Furtado RHM, Précoma DB, Lemke W, et al. Diretrizes da Sociedade Brasileira de Cardiologia sobre Angina Instável e Infarto Agudo do Miocárdio sem Supra desnível do Segmento ST. Arq Bras Cardiol. 2021; 117(1):181-264.

42. Yusuf S, Zhao F, Mehta SR, Chrolavicius S, Clopidogrel in Unstable Angina to Prevent Recurrent Events Trial Investigators, et al. Effects of clopidogrel in addition to aspirin in patients with acute coronary syndromes without ST-segment elevation. N Engl J Med. 2001; 345(7):494-502.

43. Mehta SR, Yusuf S, Peters RJ, Bertrand ME, Clopidogrel in Unstable angina to prevent Recurrent Events trial (CURE) Investigators, et al. Clopidogrel in Unstable angina to prevent Recurrent Events trial (CURE) Investigators. Effects of pretreatment with clopidogrel and aspirin followed by long term therapy in patients undergoing percutaneous coronary intervention: the PCI-CURE study. Lancet. 2001; 358(9281):527-533.

44. Budaj A, Yusuf S, Mehta SR, Fox KA, Tognoni G, Clopidogrel in Unstable angina to prevent Recurrent Events (CURE) Trial Investigators, et al. for the Clopidogrel in Unstable angina to prevent Recurrent Events (CURE) trial Investigators. Benefit of clopidogrel in patients with acute coronary syndromes without ST-segment elevation in various risk groups. Circulation. 2002; 106(13):1622-1626.

45. Hoirisch-Clapauch S, Nardi AE, Gris JC, Brenner B. Are the antiplatelet and profibrinolytic properties of selective serotonina reuptake inhibitors relevant to their brain effects? Thromb Res.2014; 134(1):11-16.

46. Labos C, Dasgupta K, Nedjar H, Turecki G, Rahme E. Risk of bleeding associated with combined use of selective serotonin reuptake inhibitors and antiplatelet therapy following acute myocardial infarction. CMAJ. 2011; 183(16):1835-1843.

47. Roe MT, Goodman SG, Ohman EM, Stevens SR, Hochman JS, Gottlieb S, et al. Elderly patients with acute coronary syndromes managed without revascularization: insights into the safety of long-term dual antiplatelet therapy with reduced-dose prasugrel versus standard-dose clopidogrel. Circulation. 2013; 128(8):823-833.

48. Wiviott SD, Antman EM, Winters KJ, Weerakkody G, Murphy SA, JUMBO-TIMI 26 Investigators, et al. Randomized comparison of prasugrel (CS-747, LY640315), a novel thienopyridine P2Y12 antagonist, with clopidogrel in percutaneous coronary intervention: results of the Joint Utilization of Medications to Block Platelets Optimally (JUMBO)-TIMI 26 trial. Circulation. 2005; 111(25):3366-3373.

49. Rieseyer JS, Salazar DE, Weerakkody GJ, Ni L, Wrishko RE, Ernest CS 2nd, et al Relationship be-tween exposure to prasugrel active metabolite and clinical outcomes in the TRITON-TIMI 38 substudy. J Clin Pharmacol. 2012; 52(6):789-797.

50. Roe MT, Goodman SG, Ohman EM, Stevens SR, Hochman JS, Gottlieb S, et al. Elderly patients with acute coronary syndromes managed without revas-cularization: insights into the safety of long-term dual antiplatelet therapy with reduced-dose prasugrel versus standard-dose clopidogrel. Circulation. 2013; 128(8):823-833.

51. Savoitto S, Ferri LA, Piatti L, Grosseto D, Piovaccari G, Elderly ACS 2 Investigators, et al. Elderly ACS 2 Investigators. Comparison of reduced-dose prasugrel and standard-dose clopidogrel in elderly patients with acute coronary syndromes undergoing early percutaneous revascularization. Circulation. 2018; 137(23):2435-2445.

52. Cayla G, Cuisset T, Silvain J, Leclercq F, ANTARCTIC investigators, et al. Platelet function monitoring to adjust antiplatelet therapy in elderly patients stented for an acute coronary syndrome (ANTARCTIC): an open-label, blinded-endpoint, randomised controlled superiority trial. Lancet. 2016; 388(10055):2015-2022.

53. Wallentin L, Becker RC, Budaj A, Cannon CP, Emanuelsson H, PLATO Investigators, et al. Ticagrelor versus clopidogrel in patients with acute coronary syndromes. N Engl J Med. 2009; 361(11):1045-1057.

54. Szumer K, Montez-Rath ME, Alfredsson J, et al. Comparison between ticagrelor and clopidogrel in elderly patients with an acute coronary syndrome: insights from the swede heart registry. Circulation. 2020; 142(18):1700-1708.

55. Rocca B, Husted S. Safety of Antithrombotic Agents in Elderly Patients with Acute Coronary Syndromes. Drugs Aging. 2016; 33(4):233-248.

56. Ndrepepa G, Kastrati A, Mehilli J, Neumann FJ, ten Berg J, Bruskina O, et al. Age-dependent effect of abciximab in patients with acute coronary syndromes treated with percutaneous coronary interventions. Circulation. 2006; 114(19):2040-2046.

57. Mehran R, Pocock SJ, Nikolsky E, Clayton T, Dangas GD, Kirtane AJ, et al. A risk score to predict bleeding in patients with acute coronarysyndromes. J Am Coll Cardiol. 2010; 55(23):2556–2566.

58. Randmised trial of intravenous streptokinase, oral aspirin, both, or neither among 17,187 cases of suspected acute myocardial infarction: ISIS-2. ISIS-2 (Second International Study of Infarct Survival) Collaborative Group. Lancet. 1988; 2(8607):349-360.

59. Ibanez B, James S, Agewall S, Antunes MJ, Bucciarelli-Ducci C, ESC Scientific Document Group, et. al. 2017 ESC Guidelines for the management of Acute myocardial infarction in patients presenting with ST-segment elevation. The Task Force for the management of acute myocardial infarction in patients presenting with ST-segment elevation of the European Society of Cardiology (ESC). Eur Heart J. 2018; 39(2):119-177.

60. Sabatine MS, Cannon CP, Gibson CM, López-Sendón JL, CLARITY-TIMI 28 Investigators, et al. Addition of clopidogrel to aspirin and fibrinolytic therapy for myocardial infarction with ST-segment elevation. N Engl J Med. 2005; 352(12):1179-1189.

61. Chen ZM, Jiang LX, Chen YP, Xie JX, Pan HC, COMMIT (Clopidogrel and Metoprolol in Myocardial Infarction Trial) collaborative group, et al. Addition of clopidogrel to aspirin in 45,852 patients with acute myocardial infarction: randomized placebo-controlled trial. Lancet. 2005; 366(9497):1607-1621.

62. Berwanger O, Nicolau JC, Carvalho AC, Jiang L, Goodman SG, Nicholls SJ, et al. Ticagrelor vs Clopidogrel After Fibrinolytic

Therapy in Patients With ST-Elevation Myocardial Infarction. A Randomized Clinical Trial. JAMA. 2018;3(5):391-399.
63. CURRENT-OASIS 7 Investigators; Mehta SR, Bassand JP, Chrolavicius S, Diaz R, Eikelboom JW, et al. Dose comparisons of clopidogrel and aspirin in acute coronary syndromes. N Engl J Med. 2010; 363(10):930-942. Erratum in: N Engl J Med. 2010; 363(16):1585.
64. Steg PG, James S, Harrington RA, Ardissino D, Becker RC, Cannon CP, et al. Ticagrelor Versus Clopidogrel in Patients With ST-Elevati on Acute Coronary Syndromes Intended for Reperfusion With Primary Percutaneous Coronary Intervention A Platelet Inhibition and Patient Outcomes (PLATO) Trial. Subgroup Analysis. Circulation. 2010; 122(21):2131-2141.
65. Montalescot G, van t Hof AW, Lapostolle F, Silvain J, Lassen JF, Bolognese L, et al. Prehospital Ticagrelor in ST-Segment Elevation Myocardial Infarction. N Engl J Med. 2014; 371(11):1016-1127.
66. Yan Y, Cayla G, Silvain J, Lapostolle F, Ecollan P, ATLANTIC Investigators, et al. Impact of age on the effect of pre-hospital P2Y12 receptor inhibition in primary percutaneous coronary intervention for ST-segment elevation myocardial infarction: the ATLANTIC Elderly analysis. Euro Intervention. 2018; 14(7):789-797.
67. Montalescot G, Wiviott SD, Braunwald E, Murphy SA, Gibson CM, TRITON-TIMI 38 investigators, et al. Prasugrel compared with clopidogrel in patients undergoing percutaneous coronary intervention for ST-elevation myocardial infarction (TRITON-TIMI 38): double-blind, randomised controlled trial. Lancet. 2009; 373(9665):723-731.

26

Idelzuita Leandro Liporace ▸ Carlos Gun ▸ Ari Timerman

Terapia Anticoagulante em Idosos
Eficácia *Versus* Segurança

INTRODUÇÃO

O envelhecimento da população mundial é um fenômeno que ocorre como consequência do aumento da expectativa de vida.[1] Em 2050, estima-se que 4,4% da população estará com mais de 80 anos.[2] No Brasil, dados do IBGE demonstram um aumento significativo da população idosa no Brasil entre os anos de 2020 e 2050 **(Figura 26.1)**.[3]

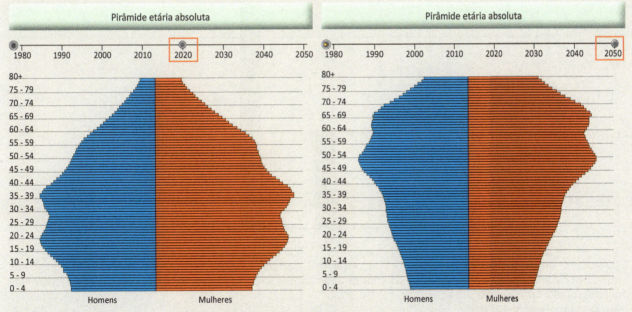

Figura 26.1 Pirâmide etária absoluta no Brasil em 2020 e 2050.
Fonte: Instituto Brasileiro de Geografia e Estatística – IBGE. Projeção da População.[3]

CARDIOLOGIA GERIÁTRICA ▶ DA CLÍNICA À INTERVENÇÃO

A incidência de fibrilação atrial (FA) aumenta constantemente com a idade, variando de aproximadamente 0,1% em adultos com menos de 49 anos a 10% em idosos com idade superior a 80 anos **(Figura 26.2)**.[4] O risco de acidente vascular encefálico (AVE) também eleva-se exponencialmente com a idade, e a presença de FA aumenta a taxa de AVE tromboembólico em cinco vezes, sendo a prevenção em pacientes idosos com FA de importância crucial **(Figura 26.3)**.[6]

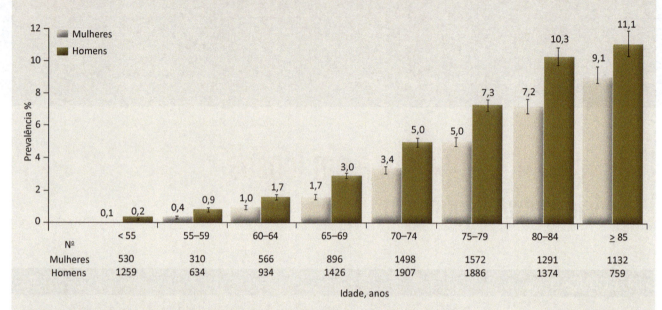

Figura 26.2 Prevalência da fibrilação atrial de acordo com a idade. As barras indicam os intervalos de confiança (95%) e os números indicam o número de homens e mulheres com FA em cada categoria.
Fonte: Adaptada de Go et al. (2001).[4]

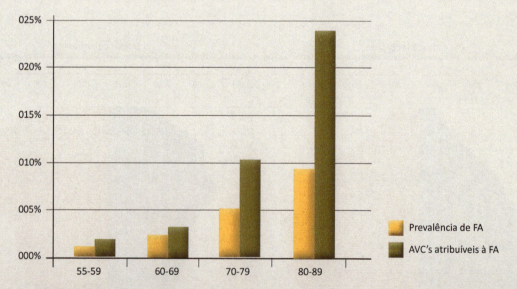

Figura 26.3 Aumento da prevalência de fibrilação atrial (FA) e acidente vascular encefálico (AVE = AVC) com a idade. Estudo de Framingham – 5.070 pessoas em 34 anos de acompanhamento. O porcentual de AVE atribuível à FA aumenta dramaticamente com a idade.
Fonte: Adaptada de Wolf *et al.* (1991).[6]

A idade é um fator de risco forte e independente para AVE e sangramento em pacientes com FA.[7] A anticoagulação oral está associada a um benefício clínico líquido em pacientes idosos, apesar do elevado risco de sangramento.[8]

A prescrição de anticoagulantes em pacientes com idade avançada é desafiadora. Entretanto, a contraindicação não deve ser pautada na idade cronológica do paciente, mas principalmente no grau de fragilidade do indivíduo, no risco de queda, no grau de cognição ou na demência. A abordagem por uma equipe multidisciplinar, incluindo avaliação geriátrica global é recomendada, como também, a presença de uma rede de apoio, composta por familiares e cuidadores será de grande importância para o sucesso do tratamento.

HISTÓRICO

A varfarina, um antagonista da vitamina K (AVK), utilizada há mais de 70 anos na prática médica, inicialmente indicada para indivíduos com tromboembolismo venoso (TEV) ou em portadores de próteses mecânicas, passou a ser utilizada em pacientes com FA, após ter a eficácia demonstrada em diversos ensaios clínicos realizados na década de 90. Esses estudos revelaram uma redução de aproximadamente 64% na incidência de eventos tromboembólicos com varfarina quando comparada ao placebo ou ao antiagregante plaquetário.[9]

A segurança da anticoagulação com varfarina está intimamente relacionada com a manutenção do nível do tempo de protrombina (TP) dentro da faixa terapêutica, mas características farmacocinéticas e farmacodinâmicas inerentes a este fármaco tornam o alcance desse objetivo desafiador na prática diária.[10]

Na última década ocorreu o desenvolvimento de substâncias com resposta anticoagulante mais previsível, os anticoagulantes orais de ação direta (DOACs). No Brasil, atualmente, estão aprovados e comercializados, o inibidor do fator II ativado (dabigatrana) e os inibidores do fator X ativado (rivaroxabana, apixabana e edoxabana).

As Diretrizes da Sociedade Europeia de Cardiologia (ESC) para o manejo da FA, de 2020, recomenda para a prevenção de AVE em pacientes com FA, a utilização preferencialmente dos DOACs sobre os AVK, sem restrições de idade.[11]

O advento dos DOACs melhorou a taxa de prescrição dos anticoagulantes em pessoas com idade avançada. Entretanto, observa-se que ainda há uma subutilização de até 30% entre os pacientes com alto risco de AVE.[12] O subtratamento de pacientes idosos é um fator significativo de morbidade e mortalidade evitáveis.[13]

DOACS E ANTICOAGULAÇÃO NO IDOSO

Os ensaios clínicos com DOACs na FA (RE-LY, ROCKET-AF, ARISTOTLE e ENGAGE-AF) incluíram um número significativo de idosos, definido como indivíduos com idade igual ou maior de 75 anos. Do total de 71.683 pacientes, a frequência de idosos variou de 31% a 43% nos estudos, perfazendo mais de 27.000 pessoas **(Tabela 26.1)**.[14]

As taxas de AVE foram igualmente reduzidas em grupos com idade mais avançada tratados com DOACs em comparação com AVK. É importante ressaltar que a redução do risco absoluto nessa população foi maior com o uso de DOACs em comparação com AVK, resultando em número menor necessário para tratar em comparação com os pacientes mais jovens.[14]

Tabela 26.1 Ensaios clínicos com Anticoagulantes de Ação Direta (DOACs) em pacientes com fibrilação atrial e número de idosos por estudo.

Estudos	RE-LY	ROCKET-AF	ARISTOTLE	AVERROES	ENGAGE-AF
Número de pacientes	Dabigatrana	Rivaroxabana	Apixabana	Apixabana	Edoxabana
Total	18.113	14.264	18.201	5.599	21.105
≥ 75 anos (%)	7.258 (40)	6.229 (44)	5.678 (31)	1.898 (34)	8.474 (40)
≥ 85 anos (%)	722 (4)	663 (4,6)	2.436 (13)	366 (7)	844 (4)

Fonte: Adaptada de Eikelboom et al. (2011)[15]; Halperin et al. (2014)[16]; Halvorsen et al. (2014)[17]; Ng et al. (2016)[18]; Giugliano et al. (2013).[19]

Enquanto o sangramento intracraniano permanece menos frequente com o uso de todos os DOACs em comparação com AVK, um efeito significativo da idade no aumento do sangramento maior extracraniano foi observado com a dose mais alta de dabigatrana.[20] Por outro lado, não se observou interação da idade nas taxas de sangramento maior extracraniano com apixabana, edoxabana ou rivaroxabana. Além disso, sangramento maior foi menos frequente com apixabana e edoxabana em comparação com AVK mesmo em grupos com idade mais avançada.[14]

Idosos com FA têm resultados mais favoráveis com o uso de anticoagulantes em comparação àqueles sem uso, e os desfechos são mais favoráveis com DOACs do que com AVKs. Portanto, os DOACs são preferíveis de acordo com as diretrizes atuais.[11,21]

O ensaio ELDERCARE-AF representa o único estudo controlado por placebo investigando um DOAC (edoxabana em dose muito baixa, 15 mg uma vez ao dia) em pacientes idosos com FA considerados inadequados para a terapia padrão. Nesse ensaio (conduzido no Japão e restrito a pacientes japoneses) o uso de edoxabana 15 mg uma vez ao dia resultou em uma redução do risco absoluto de acidente vascular cerebral em 4,4%/ano (P < 0,001), ao custo de um aumento não significativo de 1,5% ao ano de sangramento importante.[22]

Assim, não está claro se essas descobertas se aplicam em populações não japonesas. Se confirmado em outras etnias, tal estratégia poderia constituir uma alternativa em pacientes idosos considerados inadequados ou de maior risco para terapia com DOACs nas doses terapêuticas, já aprovadas.

O uso da dose mais baixa (30 mg/15 mg) *versus* um regime de dose mais alta de edoxabana (60 mg/30 mg) no ENGAGEAF-TIMI 48 resultou em um risco 43% maior de AVC isquêmico, enquanto o risco de AVC incapacitante ou fatal foi semelhante entre as duas doses e o risco de sangramento importante ou de ter um desfecho primário pré-definido (AVC, embolia sistêmica, sangramento importante, ou morte) foi menor com o regime de dose mais baixa de edoxabana. Esses resultados foram consistentes e ainda mais pronunciados para o desfecho líquido primário; (P interação = 0,077) em pacientes com idade ≥ 75 anos *versus* < 75 anos.[23]

RISCO DE SANGRAMENTOS EM IDOSOS

O estudo SAFIR, publicado em 2020, avaliou o risco de sangramento em pacientes geriátricos (≥ 80 anos) franceses com FA não valvar em duas coortes prospectivas. Os resultados demonstraram que arivaroxabana esteve associada a taxas mais baixas de sangramento maior, sangramento fatal e de hemorragia intracraniana em comparação com os AVKs. O local mais comum de sangramento foi o trato gastrointestinal (3,0% no grupo rivaroxabana *versus* 3,7% no grupo AVK). Não houve diferença significativa nas taxas de mortalidade entre as coortes.[24]

Em pacientes mais idosos, a incidência de angiopatia amiloide cerebral e microsangramentos são mais prevalentes e sua presença aumenta o risco de hemorragias intracerebrais. Os microsangramentos cerebrais são marcadores de doença de pequenos vasos e podem ser identificados em sequências de ressonância magnética cerebral, que pode ser útil na avaliação do risco de sangramento intracraniano em pessoas idosas, especialmente com história anterior de hemorragia intracerebral.[25]

Embora a prevalência de microsangramentos cerebrais seja semelhante, foi relatado mais frequentemente em pacientes tratados com AVK em comparação com DOAC. Conforme indicado em 2020 nas Diretrizes de FA da ESC, a anticoagulação não deve ser suspensa puramente com base na presença de microsangramentos.

FRAGILIDADE

A síndrome de fragilidade é uma condição associada ao envelhecimento e é definida como uma deterioração na capacidade fisiológica de órgãos e sistemas, com consequente impacto na resposta a eventos estressores.

Estados de fragilidade e pré-fragilidade são comuns com o avançar da idade e aumentam as considerações específicas sobre o risco-benefício da anticoagulação. Consenso de especialistas defende avaliação geriátrica ampla em todos os idosos com fragilidade.[26]

Fragilidade e déficit cognitivo estão associados a maior mortalidade e subutilização do anticoagulante. Entretanto, estudos observacionais demonstraram que os benefícios da anticoagulação foram mantidos mesmo em pacientes nessas condições clínicas. Ferramentas de previsão podem ajudar a identificar os pacientes menos prováveis para se beneficiarem da terapia anticoagulante devido à mortalidade precoce, mas evidências robustas para identificar indivíduos que, a priori, não deveriam receber anticoagulação estão atualmente ausentes.[23]

A fragilidade está associada à perda de peso e ao risco para deterioração da função renal. Como resultado, os pacientes precisam ser pesados e sua função renal monitorada regularmente para garantir uma dosagem segura de DOAC.[23]

Existem diversos instrumentos para rastrear a síndrome de fragilidade na prática clínica e podem ser utilizados por profissionais de saúde devidamente treinados. A **Tabela 26.2** mostra uma de escala de fragilidade do Canadian Study of Health and Aging (CHSA). Nesse contexto, pode não haver benefício para o uso de anticoagulante em estados de fragilidade acentuada ou quando a expectativa de vida provavelmente esteja limitada.

RISCO DE QUEDA

Idosos têm maior probabilidade de queda. A prevalência anual de quedas por todas as causas em indivíduos com mais de 75 anos pode chegar a 25% e de quedas não acidentais em 8%.[28]

São fatores de risco elevado para quedas: presença de história anterior de uma ou mais quedas, fraqueza em membros inferiores, equilíbrio ruim, deficiência cognitiva, hipotensão ortostática, uso de medicamentos psicotrópicos, artrite grave e tontura. O risco de queda pode ser estimado por meio de métodos simples ou por ferramentas mais sofisticadas **(Tabela 26.3)**.

Muitos profissionais não iniciam ou descontinuam a anticoagulação oral em idosos por medo de quedas. Entretanto, este não pode ser o motivo para contraindicar o uso de anticoagulantes e precauções para evitar a queda deverão ser implementadas, tais como: ajustes de fatores ambientais (evitar o uso de escadas, retirada de móveis e tapetes, colocação de barras de apoio etc.), desprescrição de fármacos que

Tabela 26.2 Escala de fragilidade do Canadian Study of Health and Aging (CHSA).

1. Muito em forma	Pessoas robustas, ativas, enérgicas e motivadas.
	Essas pessoas exercitam-se regularmente
	Estão entre os melhores para sua idade
2. Em forma	Pessoas que não apresentam sintomas de doença
	São ativos, mas são menos ativos do que a categoria 1
	Exercitam-se ou são muito ativos ocasionalmente
3. Bem controlado	Pessoas cujos problemas médicos são bem controlados, mas não são ativos regularmente
	Fazem uma caminhada rotineira
4. Vulnerável	Embora não dependa de outras pessoas para ajuda diária, muitas vezes os sintomas limitam as atividades
	Uma queixa comum é "abrandar" e/ou apresentar cansaço durante o dia
5. Fragilidade leve	Essas pessoas muitas vezes apresentam lentidão mais evidente e precisam de ajuda com finanças, transporte, trabalho doméstico pesado, medicamentos etc
	Normalmente, a fragilidade leve prejudica progressivamente as compras e as caminhadas ao ar livre sozinho, preparação de refeições e trabalhos domésticos
6. Fragilidade moderada	As pessoas precisam de ajuda em todas as atividades externas e para cuidar da casa.
	Muitas vezes têm problemas com escadas e precisam de ajuda para tomar banho e podem precisar de assistência mínima (indicação, espera)
6. Fragilidade grave	Totalmente dependente de cuidados pessoais, qualquer que seja a causa (física ou cognitiva)
	Parecem estáveis e não apresentam um risco elevado de morte (expectativa de vida > 6 meses)
7. Fragilidade muito grave	Completamente dependente, chegando ao fim da vida. Normalmente, eles não podem se recuperar até mesmo de uma doença menor
8. Doença terminal	Aproximando-se do fim da vida
	Esta categoria se aplica a pessoas com expectativa de vida < 6 meses

Fonte: Adaptada de Rockwood *et al.* (2005).[27]

Tabela 26.3 Sugestão para avaliação do risco de quedas.

Avaliação do risco de quedas					
Avaliação da probabilidade de quedas (1 ponto para cada sim)	Quedas anteriores	sim			não
	Fármacos > 4	sim			não
	Psicotrópicos	sim			não
	Baixa acuidade visual	sim			não
	Sensibilidade diminuída	sim			não
	Pé em frente e próximo ao outro (< 10 s)	sim			não
	Subir no degrau alternando o pé (> 10 s)	sim			não
	Sentar-se e ficar de pé (> 12 s)	ssim			não
Pontuação		0–1	2–3	4–5	6
Probabilidade de queda por ano		7%	13%	27%	49%

Fonte: Adaptada de Tiedemann et al. (2010).[29]

possam favorecer a ocorrência de quedas (hipotensores, psicotrópicos etc.) e realização de fisioterapia para melhora do equilíbrio e da força muscular.

A taxa de quedas aumenta com polifarmácia e em indivíduos institucionalizados.[30] As quedas têm sido frequentemente consideradas uma contraindicação para anticoagulação devido ao risco de hemorragia intracraniana.[31]

Um modelo analítico de decisão publicado em 1999 demonstrou que um paciente teria que cair 295 vezes para que o risco de um hematoma subdural o benefície de anticoagulação com AVK.[32] Esses cálculos de visão geral vêm com limitações relevantes e é incerto se elas se traduzem na situação atual. No entanto, dado o risco ainda menor de sangramento intracraniano em comparação com AVK, o "número necessário para cair" seria ainda maior com o uso de DOACs. A questão das quedas em pacientes tratados com DOAC foi analisada especificamente em subanálises de dois ensaios de fase III.

No ENGAGE-AF com edoxabana pacientes do estudo foram classificados prospectivamente como risco de queda "elevado" ou "baixo" pela presença de fatores de risco conhecidos e comorbidades. Pacientes com risco aumentado de queda eram mais propensos a experimentar fratura óssea, sangramento grave ou sangramento com risco de vida e morte. Os resultados de benefícios clínicos líquidos foram maiores com edoxabana em pacientes com risco aumentado de queda em comparação com AVK. A edoxabana também esteve associada a risco reduzido de hemorragia intracraniana grave.[23]

No estudo ARISTOTLE, os pacientes com histórico de quedas eram mais velhos e com maior probabilidade de ter demência e doença cerebrovascular. Esses indivíduos tinham risco aumentado de sangramento importante e sangramento intracraniano, bem como de morte, mas a segurança e a eficácia da apixabana sobre a varfarina não foi afetada pelo estado de queda. Entre os pacientes com história de quedas nenhum sangramento subdural foi registrado com apixabana.[31]

Isso também se reflete em dados observacionais que indicam resultados melhores com DOACs versus AVK em pacientes com risco de queda. No entanto, também foram relatadas hemorragias intracranianas mais tardias em pacientes com DOACs.

O risco de queda por si só não é uma contraindicação para o uso de anticoagulantes, mas devem ser tomadas precauções e os fatores de risco modificáveis para sangramento deverão ser removidos (incluindo, uso concomitante de antiplaquetários). Além disso, intervenções para evitar quedas deverão ser instituídas em todos os pacientes para reduzir o risco de mais quedas.

COMPROMETIMENTO COGNITIVO E DEMÊNCIA

Comprometimento cognitivo leve, bem como demência (comprometimento cognitivo grave o suficiente para comprometer o funcionamento social e/ou ocupacional) é comum em grupos de idade mais avançada.[34]

A FA em si é um fator de risco para demência e, reciprocamente, evidências encorajadoras indicam que o uso de anticoagulantes pode estar associado a um risco reduzido de demência.[35] A redução do risco pode ser semelhante com AVK e DOAC; no entanto, tempo na faixa terapêutica (TTR) baixo foi associado à demência em pacientes tratados com AVK.[36]

Os AVCs isquêmicos ou hemorrágicos são eventos significativos em pacientes com demência, levando à perda da cognição, ao declínio funcional, à perda de independência e à institucionalização em comparação com pacientes sem demência. FA em pacientes com demência requer, portanto, avaliação igualmente rigorosa para prevenção de AVC.[37]

Ao considerar a anticoagulação em um paciente com demência, deve-se levar em consideração fatores como aderência e segurança. Todos os pacientes com demência devem ter uma avaliação cuidadosa da sua capacidade de compreensão em relação aos riscos de AVC e sangramento.

A adesão à ingestão do anticoagulante é de importância crucial. Ambas as situações, demências e a necessidade de duas doses por dia do medicamento, demonstraram afetar a adesão aos DOACs; como tal, medicamentos de uma única tomada diária, caixas de comprimidos semanais, lembretes ou embalagem blister podem ser úteis para aumentar a adesão ao tratamento.[38]

O supervisionamento da medicação para pacientes com demência pode garantir maior adesão.[39] Telemedicina pode melhorar a adesão ao tratamento na demência e outras tecnologias assistivas podem ser úteis nessa população. É aconselhável reavaliar regularmente a função cognitiva em pacientes idosos com FA, especialmente considerando sua capacidade de aderir ao regime de anticoagulação prescrita.

REFERÊNCIAS BIBLIOGRÁFICAS

1. Ferrucci L, Giallauria F, Guralnik JM. Epidemiology of aging. Radiol Clin North Am. 2008; 46(4):643-52, v.
2. 2019 UNDoEaSADWpp. https://population.un.org/wpp/Download/Probabilistic/Population/ (29 August 2020, date lastaccessed).
3. IBGE (Instituto Brasileiro de Geografia e Estatística). Projeção da População. Disponível em: http://www.ibge.gov.br/home/estatistica/populacao/projecao_da_populacao/2008/piramide/piramide.shtm/ (Acesso em 24/10/2021).
4. Go AS, Hylek EM, Phillips KA, Chang Y, Henault LE, Selby JV, et al. Prevalence of diagnosed atrial fibrillation in adults: national implications for rhythm management and stroke prevention: the An Ticoagulation and Risk Factors in Atrial Fibrillation (ATRIA) Study. JAMA. 2001; 285(18):2370-2375.
5. Zoni-Berisso M, Lercari F, Carazza T, Domenicucci S. Epidemiology of atrial fibrillation: European perspective. Clin Epidemiol. 2014; 6:213-220
6. Wolf PA, Abbott RD, Kannel WB. Atrial fibrillation as an independent risk factor for stroke: the Framingham Study. Stroke. 1991; 22(8):983-988.
7. Mitrousi K, Lip GYH, Apostolakis S. Age as a risk factor for stroke in atrial fibrillation patients: implications in thromboprophylaxis in the era of novel oral anticoagulants. JAtrFibrillation. 2013; 6(1):783.
8. Karamichalakis N, Georgopoulos S, Vlachos K, Liatakis I, Efremidis M, Sideris A, et al. Efficacy and safety of novel anticoagulants in the elderly. J Geriatr Cardiol. 2016; 13(8):718-723.
9. Risk factors for stroke and efficacy of antithrombotic therapy in atrial fibrillation. Analysis of pooled data from five randomized controlled trials. Arch Intern Med. 1994; 154(13):1449-1457. Erratum in: Arch Intern Med 1994; 154(19):2254.
10. Hirsh J, Fuster V, Ansell J, Halperin JL; American Heart Association/American College of Cardiology Foundation. American Heart Association/American College of Cardiology Foundation guide to warfarin therapy. J Am Coll Cardiol. 2003; 41(9):1633-1652.
11. Hindricks G, Potpara T, Dagres N, Arbelo E, Bax JJ, ESC Scientific Document Group, et al. 2020 ESC guidelines for the diagnosis and management of atrial fibrillation developed in collaboration with the European association for Cardio-Thoracic surgery (EACTS). Eur Heart J. 2021; 42(5):373-398. Erratum in: Eur Heart J. 2021; 42(5):507. Erratum in: Eur Heart J. 2021; 42(5):546-547. Erratum in: Eur Heart J. 2021; 42(40):4194.
12. Gage BF, Boechler M, Doggette AL, Fortune G, Flaker GC, Rich MW, et al. Adverse outcomes and predictors of under use of antithrombotic therapy in medicare beneficiaries with chronic atrial fibrillation. Stroke.2000;31(4):822-827.
13. Gladstone DJ, Bui E, Fang J, Laupacis A, Lindsay MP, Tu JV, et al. Potentially preventable strokes in high-risk patients with atrial fibrillation who are not adequately anticoagulated. Stroke. 2009; 40(1):235-240.
14. Steffel J, Collins R, Antz M, Cornu P, Desteghe L, External reviewers, et al. 2021 European Heart Rhythm Association Practical Guide on the Use of Non-Vitamin K Antagonist Oral Anticoagulants in Patients with Atrial Fibrillation. Europace. 2021; 23(10):1612-1676. Erratum in: Europace. 2021 Jun 28.
15. Eikelboom JW, Wallentin L, Connolly SJ, Ezekowitz M, Healey JS, Oldgren J, et al. Risk of bleeding with 2 doses of dabigatran compared with warfarin in older and younger patients with atrial fibrillation: an analysis of the randomized evaluation of long-term anticoagulant therapy (RE-LY) trial. Circulation. 2011; 123(21):2363-2372.

16. Halperin JL, Hankey GJ, Wojdyla DM, Piccini JP, Lokhnygina Y, ROCKET AF Steering Committee and Investigators. Efficacy and safety of rivaroxaban compared with warfarin among elderly patients with nonvalvular atrial fibrillation in the Rivaroxaban Once Daily, Oral, Direct Factor Xa Inhibition Compared With Vitamin K Antagonism for Prevention of Stroke and Embolism Trial in Atrial Fibrillation (ROCKET AF). Circulation. 2014; 130(2):138-146. Erratum in: Circulation. 2018; 138(25):e783.
17. Halvorsen S, Atar D, Yang H, De Caterina R, Erol C, Garcia D, et al. Efficacy and safety of apixaban compared with warfarin according to age for stroke prevention in atrial fibrillation: observations from the ARISTOTLE trial. Eur Heart J. 2014; 35(8):1864-1872.
18. Ng KH, Shestakovska O, Connolly SJ, Eikelboom JW, Avezum A, Diaz R, Lanas F, et al. Efficacy and safety of apixaban compared with aspirin in the elderly: a subgroup analysis from the AVERROES trial. Age Ageing. 2016; 45(1):77-83.
19. Giugliano RP, Ruff CT, Braunwald E, Murphy SA, Wiviott SD, ENGAGE AF-TIMI 48 Investigators. Edoxaban versus warfarin in patients with atrial fibrillation. N Engl J Med. 2013; 369(22):2093-2104.
20. Graham DJ, Reichman ME, Wernecke M, Zhang R, Southworth MR, Levenson M, et al. Cardiovascular, bleeding, and mortality risks in elderly Medicare patients treated with dabigatranor warfarin for nonvalvular atrial fibrillation. Circulation. 2015; 131:157-164.
21. January CT, Wann LS, Calkins H, Chen LY, Cigarroa JE, Cleveland JC Jr, et al. 2019 AHA/ACC/HRS focused update of the 2014 AHA/ACC/HRS Guideline for the management of patients with atrial fibrillation: report of the American College of Cardiology/American Heart Association Task Force on Clinical Practice Guidelines and the Heart Rhythm Society in Collaboration With the Society of Thoracic Surgeons. Circulation. 2019; 140:e125-151.
22. Okumura K, Akao M, Yoshida T, Kawata M, Okazaki O, Akashi S, et al. Low dose edoxaban in very elderly patients with atrial fibrillation. N Engl J Med. 2020; 383:1735-1745.
23. Steffel J, Ruff CT, Yin O, Braunwald E, Park J-G, Murphy SA, et al. Randomized, double-blind comparison of half-dose versus full-dose edoxaban in 14,014 patients with atrial fibrillation. J Am Coll Cardiol. 2021; 77:1197-1207.
24. Hanon O, Vidal J, Jean-Sébastien Vidal, Pisica-Donose G, Orvoën G, SAFIR study group, et al. Bleeding risk with rivaroxaban compared with vitamin K antagonists in patients aged 80 years or older with atrial fibrillation. Heart. 2021;107(Issue 17):1376-1382.
25. Soo Y, Abrigo J, Leung KT, Liu W, Lam B, Tsang SF, et al. Correlation of non-vitamin K antagonist oral anticoagulant exposure and cerebral microbleeds in Chinese patients with atrial fibrillation. J Neurol Neurosurg Psychiatry. 2018; 89(7):680-686.
26. Hanon O, Assayag P, Belmin J, Collet JP, Emeriau JP, Fauchier L, French Society of Cardiology, et al. Expert consensus of the French Society of Geriatrics and Gerontology and the French Society of Cardiology on the management of atrial fibrillation in elderly people. Arch Cardiovasc Dis 2013; 106(5):303-323.
27. Rockwood K, Song X, MacKnight C, Bergman H, Hogan DB, McDowell I, et al. A global clinical measure of fitness and frailty in elderly people, CMAJ. 2005;173(5):489-495.
28. Bhangu J, King-Kallimanis BL, Donoghue OA, Carroll L, Kenny RA. Falls, non-accidentalfallsandsyncope in community-dwellingadultsaged 50 yearsandolder: implications for cardiovascular assessment. PLoSOne 2017;12(7):e0180997.
29. Tiedemann A, Lord SR, Sherrington C. The development and validation of a brief performance-based fall risk assessment tool for use in primary care. J Gerontol A Biol Sci Med Sci. 2010; 65(8):896-903.
30. Rubenstein LZ. Falls in older people: epidemiology, risk factors and strategies for prevention. Age Ageing. 2006; 35 Suppl 2:ii37-ii41.
31. Hylek EM, D'Antonio J, Evans-Molina C, Shea C, Henault LE, Regan S. Translating the results of randomized trials into clinical practice: the challenge of warfarin candidacy among hospitalized elderly patients with atrial fibrillation. Stroke. 2006; 37(4):1075-1080.
32. Man-Son-Hing M, Nichol G, Lau A, Laupacis A. Choosing antithrombotic therapy for elderly patients with atrial fibrillation who are at risk for falls. Arch Intern Med. 1999; 159(7):677-685.
33. Rao MP, Vinereanu D, Wojdyla DM, Alexander JH, Atar D, Hylek EM, et al. Clinical outcomes and history of fall in patients with atrial fibrillation treated with oral anticoagulation: insights from the ARISTOTLE trial. Am J Med. 2018; 131(3):269-275.e2.
34. Hugo J, Ganguli M. Dementia and cognitive impairment: epidemiology, diagnosis, and treatment. Clin Geriatr Med. 2014; 30(3):421-442.
35. Friberg L, Andersson T, Rosenqvist M. Less dementia and stroke in low-risk patients with atrial fibrillation taking oral anticoagulation. Eur Heart J. 2019; 40(28):2327-2335.
36. Bunch TJ, May HT, Bair TL, Crandall BG, Cutler MJ, Day JD, et al. Atrial fibrillation patients treated with long-term warfarin anticoagulation have higher rates of all dementia types compared with patients receiving long-term warfarin for other indications. JAHA. 2016; 5(7):e003932.
37. Garcia-Ptacek S, Contreras Escamez B, Zupanic E, Religa D, von Koch L, Johnell K, et al. Pre stroke mobility and dementia as predictors of stroke outcomes in patients over 65 years of age: a cohort study from the Swedish Dementia and Stroke Registries. J Am Med Dir Assoc. 2018; 19(2):154-161.
38. Garcia-Ptacek S, Contreras Escamez B, Zupanic E, Religa D, von Koch L, Johnell K, et al. Prestroke Mobility and Dementia as Predictors of Stroke Outcomes in Patients Over 65 Years of Age: A Cohort Study From The Swedish Dementia and Stroke Registries. J Am Med Dir Assoc. 2018; 19(2):154-161.
39. El-Saifi N, Moyle W, Jones C, Alston-Knox C. Determinants of medication adherence in older people with dementia from the caregivers' perspective. Int Psychogeriatr. 2019; 31(3):331-339.

Hipercolesterolemia nas Idades Avançadas

Andre Arpad Faludi ▸ Daniel Branco de Araujo ▸ Natasha Soares Simões dos Santos

INTRODUÇÃO

O aumento da expectativa de vida está associado à maior prevalência de condições crônicas não transmissíveis, elevando o risco de doença cardiovascular aterosclerótica à medida que o indivíduo envelhece.[1] Aos 65 anos, estima-se que as mulheres terão mais 20 anos de vida e os homens mais 17 anos.[1] Dessa forma, o manejo das doenças cardiovasculares (DCV) e dos fatores de risco tornam-se cada vez mais importantes para uma qualidade de vida adequada nesse grupo de pacientes.[2]

A hipercolesterolemia é um fator de risco prevalente em pacientes idosos. As opções farmacológicas para o tratamento são seguras e eficazes, sendo prescritas em idosos de acordo com o risco cardiovascular e a recomendação das diretrizes atuais.[3-5]

Nesse grupo etário, outros aspectos devem ser considerados, como: a farmacocinética das medicações, as interações farmacológicas, os efeitos adversos, a etiologia da dislipidemia e a falta de evidências científicas do benefício do tratamento em determinadas faixas etárias.[2]

O tratamento e o manejo da hipercolesterolemia no idoso possuem particularidades, sendo sempre um tema de debate.

EPIDEMIOLOGIA

Estudos epidemiológicos revelam uma tendência a diminuição do colesterol da lipoproteína de baixa densidade (LDL-c) com o envelhecimento, principalmente entre a sexta e a sétima década. Nos mais idosos, o colesterol tende a se estabilizar em um platô ou até apresentar uma queda.[2] Apesar desses fatores, a prevalência de hipercolesterolemia é alta nos idosos, predominantemente no sexo feminino. Aproximadamente 25% dos homens e 42% das mulheres apresentam colesterol total (CT) superior a 240 mg/dL.[3]

CLASSIFICAÇÃO ETIOLÓGICA

- **Causa primária:** alteração de origem genética.
- **Causa secundária:** estilo de vida inadequado, comorbidades associadas ou uso de medicações.

LABORATORIAL

- **Hipercolesterolemia isolada:** aumento isolado do LDL-c (LDL-c ≥ 160 mg/dL).
- **Hipertrigliceridemia (TG) isolada:** aumento isolado dos triglicérides (TG) (≥ 150 mg/dL em jejum ou ≥ 175 mg/dL, se a amostra for obtida sem jejum).

- **Hiperlipidemia mista:** aumento do LDL-c (LDL-c ≥ 160 mg/dL) e dos TG (TG ≥ 150 mg/dL em jejum ou ≥ 175 mg/dL, se a amostra for obtida sem jejum). Se TG ≥ 400 mg/dL, o cálculo do LDL-c pela fórmula de Friedewald é inadequado, devendo-se considerar a hiperlipidemia mista quando o não HDL-c ≥ 190 mg/dL.
- **Lipoproteína de alta densidade (HDL-c) baixa:** redução do HDL-c (homens < 40 mg/dL e mulheres < 50 mg/dL) isolada ou em associação ao aumento de LDL-c ou de TG.

FISIOPATOLOGIA
Metabolismo lipídico
Aspectos gerais

Os lípides biologicamente mais relevantes são os fosfolípides, o colesterol, os TG e os ácidos graxos (AG).[3]

Os fosfolípides são responsáveis pela estrutura básica das membranas celulares. O colesterol é precursor dos hormônios esteroides, dos ácidos biliares e da vitamina D. Já os TG são formados a partir de três AG ligados a uma molécula de glicerol e são uma das formas de armazenamento energético do organismo, sendo depositados nos tecidos adiposo e muscular. Em relação aos AG, podem ser saturados (sem duplas ligações entre seus átomos de carbono), mono ou poli-insaturados (classificados pelo número de ligações duplas em sua cadeia).[3]

As lipoproteínas permitem a solubilização e o transporte dos lípides. São compostas por lípides e proteínas denominadas apolipoproteínas (apos). As apos têm diversas funções: formação intracelular das partículas lipoproteicas (apos B100 e B48), atuação como ligantes a receptores de membrana (apos B100 e E) ou cofatores enzimáticos (apos CII, CIII e AI).[3]

As lipoproteínas são separadas em dois grupos:

1. **Ricas em TG, maiores e menos densas:** quilomícrons e lipoproteínas de densidade muito baixa (VLDL-c).
2. **Ricas em colesterol:** LDL-c, HDL-c, lipoproteínas de densidade intermediária (IDL-c) e a lipoproteína (a), que resulta da ligação covalente de uma partícula de LDL-c à Apo (a).[3]

Metabolismo das Lipoproteínas
Via Intestinal

A maior parte das gorduras ingeridas são os TG. Após ingestão, as lipases pancreáticas hidrolizam os TG em AG, monoglicerídeos e diglicerídeos. Os sais biliares liberados na luz intestinal emulsificam estes e outros lípides da dieta e da circulação entero-hepática, com a formação de micelas. A proteína Niemann-Pick C1-like 1 (NPC1-L1), parte de um transportador de colesterol intestinal e, situada na membrana apical do enterócito promove a passagem do colesterol através da borda em escova dessa célula, facilitando a absorção intestinal do colesterol. Após a absorção intestinal, as partículas lipídicas, particularmente os AG, são utilizadas na produção de quilomícrons. Esses são secretados pelas células intestinais para o interior do sistema linfático, onde alcançam a circulação através do ducto torácico. Durante a circulação, os quilomícrons são hidrolisados pela lipase lipoproteica (LPL), sendo liberados AG e glicerol do core e de colesterol não esterificado da superfície dessas partículas. Após esse processo, os AG são capturados por células musculares e adipócitos (reservatórios de TG). Por fim, remanescentes de quilomícrons e AG são capturados pelo fígado, sendo utilizados na formação de VLDL-c.[3]

Via hepática

O transporte de lípides de origem hepática ocorre por meio das VLDL-c, IDL-c e LDL-c. As VLDL-c são montadas e secretadas no fígado, sendo liberadas na circulação periférica. A montagem dessas partículas requer a ação de uma proteína intracelular, a chamada proteína de transferência de TG microssomal (MTP). Na circulação, os TG das VLDL-c são hidrolisados pela LPL, os AG são liberados e redistribuídos para os tecidos, sendo armazenados (tecido adiposo) ou prontamente utilizados (músculos esqueléticos). Por ação da LPL, as VLDL-c, progressivamente depletadas de TG, transformam-se em remanescentes, também removidos pelo fígado por receptores específicos. Uma parte das VLDL-c dará origem às IDL-c, que são removidas rapidamente do plasma. O processo de catabolismo continua e inclui a ação da lipase hepática, resultando na formação das LDL-c. Durante a hidrólise das VLDL-c, estas lipoproteínas estão sujeitas a trocas lipídicas com as HDL-c e as LDL-c. Por ação da proteína de transferência de ésteres de colesterol (CETP), as VLDL-c trocam TG por ésteres de colesterol com as HDL-c e LDL-c (**Figura 27.1**).

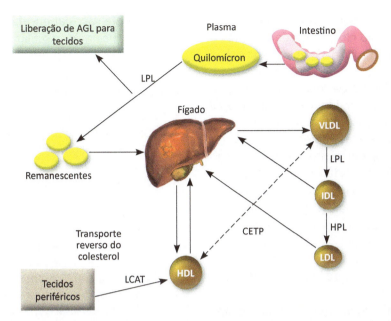

Figura 27.1 Ciclos de transporte de lípides no plasma. As lipoproteínas participam de três ciclos básicos de transporte de lípides no plasma: (1) ciclo exógeno, no qual as gorduras são absorvidas no intestino e chegam ao plasma, sob a forma de quilomícrons, e, após degradação pela lipase lipoproteica (LPL), ao fígado ou a tecidos periféricos; (2) ciclo endógeno, em que as gorduras do fígado se direcionam aos tecidos periféricos; a lipoproteína de densidade muito baixa (VLDL) é secretada pelo fígado e, por ação da LPL, transforma-se em lipoproteína de densidade intermediária e, posteriormente, em LDL, a qual carrega os lípides, principalmente o colesterol, para os tecidos periféricos; (3) transporte reverso do colesterol, em que as gorduras, principalmente o colesterol dos tecidos, retornam para o fígado; as HDL nascentes captam colesterol não esterificado dos tecidos periféricos pela ação da lecitina-colesterol aciltransferase (LCAT), formando as HDL maduras; por meio da CETP, ocorre também a transferência de ésteres de colesterol da HDL para outras lipoproteínas, como as VLDL.

AGL: ácidos graxos livres, HPL: lipase hepática, CETP: proteína de transferência de ésteres de colesterol.

Fonte: Adaptada da Atualização da Diretriz Brasileira de Dislipidemias e Prevenção da Aterosclerose, 2017.[3]

ALTERAÇÕES E MECANISMOS ESPECÍFICOS DA DISLIPIDEMIA EM PACIENTES IDOSOS

Uma característica da hiperlipidemia do idoso é que raramente ocorrem grandes elevações de CT, TG e LDL-c, alterações mais encontradas nas dislipidemias de origem genética. As elevações nesse grupo são geralmente discretas a moderadas. Além disso, são frequentes as dislipidemias secundárias ao hipotireoidismo, à diabetes melito, à intolerância à glicose, à obesidade, à síndrome nefrótica e ao uso de medicamentos (diuréticos tiazídicos e bloqueadores beta-adrenérgicos não seletivos).[3]

Níveis mais altos de colesterol são observados em adultos de meia-idade e pacientes no início da terceira década. No entanto, com o envelhecimento, essa relação enfraquece, podendo até estar invertida, fenômeno denominado *paradoxo do colesterol*. Nesse cenário, levantou-se a hipótese que baixos níveis de colesterol na velhice estariam relacionados ao aumento da mortalidade. Nesse contexto, deve-se considerar que níveis séricos baixos podem ser marcadores de alterações no metabolismo do colesterol, sendo um indicador subclínico de doença, como o câncer. A inflamação é mediada por interleucinas (IL-6) que aumentam os receptores disponíveis de LDL-c, diminuindo seu nível sérico, sendo esses os fatores relacionados ao pior prognóstico. As evidências atuais demonstram que mesmo níveis muito baixos (0,5-1,0 mmol/L) são suficientes para funções celulares.[6]

Em pacientes maiores que 85 anos, a literatura é discordante. Alguns estudos demonstraram que pacientes com maiores níveis de colesterol tiveram menor mortalidade em comparação aos com menores níveis. Esse resultado paradoxal pode estar associado a um marcador do envelhecimento, refletindo um melhor estado nutricional e menor fragilidade.[7]

É importante relembrar que o envelhecimento influencia a farmacocinética e a farmacodinâmica das medicações, podendo aumentar os níveis séricos e consequentemente, maior prevalência de efeitos colaterais.

Esse cenário ocorre devido a diversos mecanismos como declínio da taxa de filtração glomerular, diminuição da função hepática e menor capacidade de metabolização do fármaco. Além disso, a redução dos níveis séricos de albumina leva ao aumento da concentração livre do medicamento. A massa corporal também influencia na absorção, a redução da massa magra resulta em diminuição da distribuição de medicamentos hidrofílicos, enquanto o aumento da gordura corporal pode levar ao aumento na distribuição de substâncias lipofílicas.[7]

Outra avaliação fundamental no paciente idoso é a fragilidade. Os pacientes mais frágeis, geralmente, são os de maior risco cardiovascular. Por outro lado, são também os mais suscetíveis aos eventos adversos e às reações medicamentosas. Nesses casos deve-se balancear o benefício e o risco do início da medicação (Figura 27.2).[2]

Assim, a avaliação cuidadosa é fundamental, deve-se rever a dose da medicação prescrita, a possibilidade de interação medicamentosa, atentar ao aparecimento de efeitos colaterais e avaliar a fragilidade de cada paciente.

CLASSIFICAÇÃO DO RISCO CARDIOVASCULAR

A classificação do risco cardiovascular é utilizada para determinar o alvo do LDL-c a ser alcançado com o tratamento, possibilitando a associação de medicações quando necessário.

A Diretriz Brasileira de Dislipidemia utiliza o Escore de Risco Global (ERG) para essa avaliação. Por meio dele, é estimado o risco de infarto agudo do miocárdio, acidente vascular encefálico, insuficiência cardíaca ou insuficiência vascular periférica em 10 anos.[8] Os pacientes são estratificados em baixo risco, risco intermediário, alto risco ou muito alto risco, com diferentes metas de LDL-c a serem alcançadas.[3]

- **Muito alto risco:** os pacientes de muito alto risco apresentam doença aterosclerótica significativa (coronária, cerebrovascular ou vascular periférica) ou obstrução ≥ 50% em qualquer território arterial.[3]
- **Alto Risco:** aqueles classificados como alto risco são alvos de prevenção cardiovascular primária e apresentam doença aterosclerótica na forma subclínica (DASC) documentada por método diagnóstico (ultrassonografia de carótidas com presença de placa aterosclerótica, índice tornozelo-braquial < 0,9, escore de cálcio arterial coronariano > 100 ou presença de placas na angiotomografia de coronárias, aneurisma de aorta abdominal, doença renal crônica com taxa de filtração glomerular < 60 mL/min e não dialíticos, LDL-c ≥ 190 mg/dL, diabetes mellitus (DM) tipos 1 ou 2 com LDL-c entre 70 e 189 mg/dL e com presença de estratificadores de risco (ER) ou DASC.[3]
- **Risco Intermediário**: os pacientes de risco intermediário possuem ERG entre 5% e 20% no sexo masculino e entre 5% e 10% no sexo feminino ou DM sem os critérios de ER ou DASC.[3]
- **Baixo Risco:** os de baixo risco cardiovascular apresentam risco estimado em 10 anos < 5%.[3]

TRATAMENTO

A primeira escolha para o tratamento dos pacientes com dislipidemia são as estatinas devido à sua

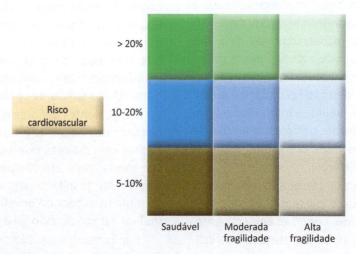

Figura 27.2 Avaliação risco cardiovascular e fragilidade.
As tonalidades mais caras apresentam-se a favor do tratamento, enquanto as mais escuras contraindicam o início da terapia.
Fonte: Adaptada de Berlotti et al. (2019).[2]

segurança e eficácia. Atuam inibindo a coenzima A (HMG-CoA)-redutase e assim, a biossíntese do colesterol.[4] A redução do colesterol intracelular promove aumento da expressão dos receptores de LDL-c na superfície do hepatócito, aumentando a captação do LDL-c da circulação, diminuindo sua concentração plasmática.[4] Além disso, ocorre redução de outras lipoproteínas contendo ApoB e partículas ricas em TG.[4]

A prescrição da estatina diminui com o aumento da idade.[4] Apesar dos trabalhos terem aumentado a inclusão de participantes idosos ao longo do tempo, essa população ainda é sub-representada nos estudos, limitando as evidências de eficácia e segurança, sendo um motivo para a baixa prescrição da medicação.[9]

Uma metanálise avaliou os efeitos da estatina em diferentes idades. Foram avaliados 186.854 participantes de 28 ensaios clínicos, sendo que 14.483 (8%) eram > 75 anos. No geral, a terapia com estatina reduziu 21% dos principais eventos vasculares por redução de 1,0 mmol/L no LDL-c, demonstrando os benefícios na população idosa. A redução dos eventos vasculares foi semelhante, independentemente da idade, nos pacientes com doença vascular preexistente (prevenção secundária). Nos casos de prevenção primária, os benefícios observados nos idosos foram menores.[10]

As Diretrizes são bem estabelecidas em relação ao tratamento de pacientes maiores que 75 anos em prevenção secundária. Em relação a prevenção primária, as recomendações possuem menor impacto devido a menores evidências na literatura (Tabela 27.1).[3,5,11]

A magnitude de redução do LDL-c depende da dose e da estatina utilizada. As estatinas podem ser classificadas de acordo com sua potência na redução do LDL-c: **alta** > 50%; **moderada** entre 30% e 50% e **baixa** < 30% (Figura 27.3).[3,5]

As diretrizes de tratamento de dislipidemia recomendam a redução de mais de 50% do valor basal do LDL-c nos pacientes de alto risco e muito alto risco.[3,4] Em relação à meta em valores absolutos, a diretriz europeia orienta LDL-c ≤ 55 mg/dL. Em pacientes que apresentaram o segundo evento aterosclerótico em menos de 2 anos, podem-se considerar alvos ainda mais baixos (≤ 40 mg/dL).[4] A diretriz brasileira orienta como alvo para esse grupo LDL-c ≤ 50mg/dL.[3] Nos pacientes de alto risco, as duas diretrizes consideram a meta ≤ 70 mg/dL e nos de risco intermediário, ≤ 100 mg/dL.[3,4] Para pacientes de baixo risco, o alvo da diretriz brasileira de LDL-c é ≤ 130 mg/dL, enquanto que a europeia considera níveis ≤ 116 mg/dL.[3,4]

Tabela 27.1 Recomendações para o tratamento de dislipidemia em idosos por diferentes diretrizes.		
Diretriz Brasileira 2017	**ESC 2021**	**AHA 2018**
Prevenção primária		
Após os 75 anos, as doses de hipolipemiantes devem ser individualizadas de acordo com a presença de comorbidades, a expectativa de vida e o uso de polifarmácia (I)	Pode-se considerar o tratamento com estatina em pacientes de alto risco cardiovascular (IIb)	Avaliar riscos x benefícios na decisão de iniciar ou manter a medicação
Prevenção secundária		
Realizar mesmo tratamento dos pacientes jovens (I)	Realizar mesmo tratamento dos pacientes jovens (I) Deve-se começar com baixas doses se alteração da função renal e/ou possibilidade de interações medicamentosas (I)	Razoável iniciar estatina de intensidade moderada ou alta após avaliação da redução de risco CV, efeitos adversos, interação medicamentosa, fragilidade e preferência do paciente (IIa) Pacientes que toleraram estatina em moderadas/altas doses, reavaliar mesmos critérios descritos na introdução para manter a medicação (IIa)

CV: cardiovasculares, ESC: Sociedade Europeia de Cardiologia, AHA: Sociedade Americana de Cardiologia.
Fonte: Faludi AA, Izar MCO, Saraiva JFK. *et al.*, 2017.[3] Grundy SM, Stone NJ, Bailey AL. *et al.*, 2019.[5] Visseren FLJ, Mach F, Smulders YM. *et al.*,2021.[11]

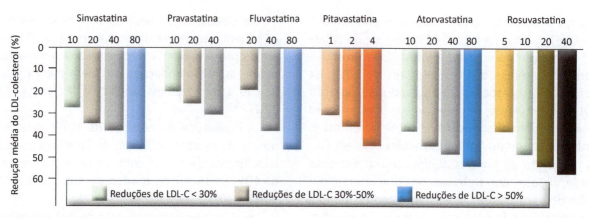

Figura 27.3 Reduções do LDL-c com as estatinas e as doses.
Fonte: Adaptada de Faludi et al. (2017).[3]

A estratégia medicamentosa inicial do tratamento da dislipidemia será o início com estatina. De acordo com a evolução do LDL-c e a meta individual, pode ser necessária a associação com ezetimibe.[4] Em casos específicos, em que o paciente permanece fora do alvo apesar da dupla terapia, a introdução de inibidores da pró-proteína convertase subtilisina/kexina tipo 9 (PCSK9) pode ser considerada **(Figura 27.4)**.[4]

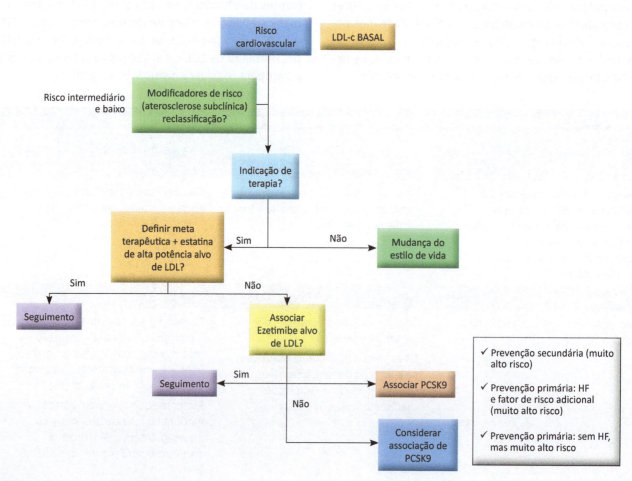

Figura 27.4 Fluxograma do tratamento.
Fonte: Adaptada de Mach et al. (2020).[4]

EFEITOS COLATERAIS

Sintomas musculares relacionados a estatina

Os efeitos colaterais mais comuns nos idosos são as miopatias relacionadas às estatinas, seja as mialgias (sem elevação de creatina quinase – CK) ou as miopatias (elevação de CK associada). O quadro de mialgia é dose dependente, deve-se questionar sobre o histórico de intolerância, iniciar a estatina em baixas doses e realizar titulação cuidadosa. Nos estudos prévios, a maioria dos quadros estava associado ao uso de sinvastatina, fato que levou o FDA a não recomendar o uso de sinvastatina 80 mg/dia.[7]

Nos idosos vulneráveis, o cuidado deve ser redobrado, pois efeitos colaterais musculares podem contribuir para a sarcopenia, predispor a fragilidade, quedas e aumento da morbidade. Os estudos não possuem evidências concretas que a estatina possui efeito na fragilidade e na função física; porém, recomenda-se a avaliação individual, de acordo com a funcionalidade e os sintomas associados.[6]

Alteração hepática

A doença hepática associada ao uso de estatinas é mais rara que o quadro muscular.[7]

A atividade da alanina aminotransferase (ALT) é geralmente usada para avaliar dano hepatocelular. Elevações leves da ALT ocorrem em 0,5% a 2% dos pacientes em uso da medicação, sendo mais comum nos casos de altas dosagens ou no uso de estatinas potentes. A definição de elevação clinicamente significante é o aumento de três vezes o valor de referência, em duas ocasiões consecutivas.[4] O aumento das transaminases hepáticas geralmente tem resolução espontânea ou após a suspensão da medicação.[6]

A progressão para insuficiência hepática é extremamente rara, não sendo recomendada a dosagem de ALT de rotina.[4]

Aumento do risco de diabetes mellitus

Estudos demonstram aumento do risco de diabetes devido ao uso de estatina, relacionado à dose utilizada. Observa-se que a cada 255 pacientes tratados por 4 anos, um caso novo é diagnosticado. Por outro lado, a redução absoluta no risco de DCV em pacientes de alto risco supera o pequeno aumento na incidência de diabetes.[4]

Os grupos de maior risco são: idosos, pacientes com excesso de peso e aumento de resistência à insulina.[4]

Alteração cognitiva

Diversos estudos avaliaram a associação entre estatina e alterações cognitivas, sendo essa relação descartada.[12] A alteração cognitiva leve é comum em idosos; pacientes que apresentam sintomas e estão em uso da medicação devem ser avaliados, visto que outros fatores podem estar contribuindo para os sintomas.[12]

Zhou e colaboradores avaliaram 18.846 pacientes maiores de 65 anos por 4,7 anos. O uso de estatina não esteve relacionado ao aumento da incidência de demência, alteração cognitiva leve ou declínio cognitivo.[13]

Interações medicamentosas

Algumas medicações podem aumentar ou diminuir o nível sérico da estatina, podendo contribuir para os efeitos colaterais. Nos pacientes idosos deve-se avaliar as possíveis interações medicamentosas devido à polifármacia prescrita para a maioria dos casos **(Tabela 27.2)**.[3,4]

Tabela 27.2 Medicamentos com potencial interação com estatinas metabolizadas pelo citocromo P4503A4, aumentando risco de miopatia e rabdomiólise.

Agentes anti-infecciosos	Antagonistas canais de cálcio	Outros
itraconazol	Verapamil	Ciclosporina
Cetoconazol	Diltiazem	Amiodarona
Eritromicina	Anlodipina	Suco de *grapefruit*
Claritromicina		Genfibrozila
Inibidores de Protease		Fluoxetina
		Varfarina

Fonte: Adaptada de Faludi *et al.* (2017)[3] e Mach *et al.* (2020).[4]

CONCLUSÃO

O tratamento da dislipidemia no idoso é um tópico de divergência na literatura. As diretrizes recomendam o tratamento para maiores de 75 anos em casos de prevenção secundária. Em relação à prevenção primária, as evidências apresentam menor impacto de recomendação, devendo-se avaliar individualmente cada caso, os benefícios do início e da manutenção da medicação.

Além disso, existe uma grande variabilidade entre os pacientes idosos, sendo necessária uma visão mais ampla dessa população Algumas particularidades como fragilidade, polifarmácia, comorbidades associadas e expectativa de vida devem ser analisadas e pesadas no tratamento da hipercolesterolemia desse grupo.

REFERÊNCIAS BIBLIOGRÁFICAS

1. Mortensen MB, Falk E. Primary Prevention With Statins in the Elderly. J Am Coll Cardiol. 2018; 71(1):85-94.
2. Bertolotti M, Lancellotti G, Mussi C. Management of high cholesterol levels in older people. Geriatr Gerontol Int. 2019; 19(5):375-383.
3. Faludi AA, Izar MCO, Saraiva JFK, Chacra APM, Bianco HT, Afiune A et al. Atualização da Diretriz Brasileira de Dislipidemias e Prevenção da Aterosclerose – 2017. Arq Bras Cardiol. 2017; 109(2 Supl 1):1-76. Portuguese. Erratum in: Arq Bras Cardiol. 2017; 109 (5):499.
4. Mach F, Baigent C, Catapano AL, Koskinas KC, Casula M, ESC Scientific Document Group. 2019 ESC/EAS Guidelines for the management of dyslipidaemias: lipid modification to reduce cardiovascular risk. Eur Heart J. 2020 Jan 1;41(1):111-188. Erratum in: Eur Heart J. 2020; 41(44):4255.
5. Grundy SM, Stone NJ, Bailey AL, Beam C, Birtcher KK, Blumenthal RS, et al. 2018 AHA/ACC/AACVPR/AAPA/ABC/ACPM/ADA/AGS/APhA/ASPC/NLA/PCNA Guideline on the Management of Blood Cholesterol: Executive Summary: A Report of the American College of Cardiology/American Heart Association Task Force on Clinical Practice Guidelines. Circulation. 2019; 139(25):e1046-e1081. Erratum in: Circulation. 2019; 139(25):e1178-e1181.
6. Strandberg TE. Role of Statin Therapy in Primary Prevention of Cardiovascular Disease in Elderly Patients. Curr Atheroscler Rep. 2019; 21(8):28.
7. Ruscica M, Macchi C, Pavanello C, Corsini A, Sahebkar A, Sirtori CR. Appropriateness of statin prescription in the elderly. Eur J Intern Med. 2018; 50:33-40.
8. D'Agostino RB Sr, Vasan RS, Pencina MJ, Wolf PA, Cobain M, Massaro JM, et al. General cardiovascular risk profile for use in primary care: the Framingham Heart Study. Circulation. 2008; 117(6):743-753.
9. Khan SU, Khan MZ, Raghu Subramanian C, Riaz H, Khan MU, Lone AN, et al. Participation of Women and Older Participants in Randomized Clinical Trials of Lipid-Lowering Therapies: A Systematic Review. JAMA Netw Open. 2020; 3(5):e205202.
10. Cholesterol Treatment Trialists' Collaboration. Efficacy and safety of statin therapy in older people: a meta-analysis of individual participant data from 28 randomised controlled trials. Lancet. 2019; 393(10170):407-415.
11. Visseren FLJ, Mach F, Smulders YM, Carballo D, Koskinas KC, ESC Scientific Document Group. 2021 ESC Guidelines on cardiovascular disease prevention in clinical practice. Eur Heart J. 2021; 42(34):3227-3337.
12. Adhyaru BB, Jacobson TA. Safety and efficacy of statin therapy. Nat Rev Cardiol. 2018; 15(12):757-769.
13. Zhou Z, Ryan J, Ernst ME, Zoungas S, Tonkin AM, Woods RL, ASPREE Investigator Group. Effect of Statin Therapy on Cognitive Decline and Incident Dementia in Older Adults. J Am Coll Cardiol. 2021; 77(25):3145-3156.

28

Adriana Bertolami ▸ Marcelo Chiara Bertolami

Manejo do Diabete no Idoso Cardiopata

INTRODUÇÃO

Com o crescimento da pandemia de diabetes tipo 2 e como as pessoas com diabetes têm vivido mais, a prevalência do diabetes entre os idosos tem crescido. Os idosos constituem significativa proporção de todas as pessoas com diabetes. Mais de um quarto das pessoas com mais de 65 anos têm diabetes e metade dos idosos tem pré-diabetes[1,2] e acredita-se que o número de idosos vivendo com diabetes deva crescer rapidamente nas próximas décadas.

Os idosos podem parecer uma classe distinta e homogênea de indivíduo, entretanto, na realidade esse grupo é tão heterogêneo como qualquer outro. Enquanto muitos são tão fisicamente bem-condicionados como os mais jovens, outros experimentam desafios e limitações relacionadas ao envelhecimento.[3] Frequentemente, os idosos apresentam comorbidades e particularmente o grupo com diabetes tem mais chance de conviver com outras doenças, particularmente as doenças cardíacas. O manejo do paciente com diabetes e cardiopatia é o tema que será desenvolvido nesse capítulo. Diante dos resultados de múltiplos estudos envolvendo medicamentos mais recentes para o tratamento do diabetes (agonistas dos receptores do GLP-1 e inibidores dos SGLT2), atualmente a visão do tratamento do diabetes deixou de ser glucocêntrica para focar na prevenção cardiovascular,[4] o que é válido para muitos idosos portadores de diabetes e que têm boa expectativa de vida.

RISCO CARDIOVASCULAR EM IDOSOS COM DIABETES

Idosos com diabetes têm maiores chances de morte prematura, distúrbios funcionais, perda muscular acelerada e doenças coexistentes, tais como hipertensão arterial, doença coronária e acidente vascular encefálico do que os idosos sem diabetes.[5]

Os idosos com diabetes têm risco do desenvolvimento de complicações macrovasculares similar aos mais jovens com diabetes. Entretanto, seu risco absoluto de doença cardiovascular é muito maior do que o dos adultos mais jovens.[6] Assim como nos pacientes mais jovens com diabetes tipo 2, a redução de risco deve focar nas seguintes áreas:

- Interrupção do tabagismo;
- Tratamento da hipertensão arterial;
- Tratamento da dislipidemia;
- Terapia com aspirina (quando tolerada);
- Exercícios.

Pacientes idosos provavelmente obterão maior redução de morbidade e de mortalidade com a redução do risco cardiovascular com o tratamento da hipertensão e a redução lipídica com estatinas, do que pelo controle glicêmico rígido.[7,8]

Tanto o diabetes como o avançar da idade são fatores de risco maiores para doença arterial coronária (DAC). Assim, não é surpresa que a DAC é de longe a maior causa de morte em idosos com diabetes. Há poucos dados focando especificamente redução de risco cardiovascular ótima em pacientes idosos. Benefícios da redução lipídica e do controle da pressão arterial têm sido extraídos de estudos envolvendo idosos com e sem diabetes e de estudos em portadores de diabetes que incluíram alguns idosos.[8] Assim como para o controle glicêmico, o benefício da redução de risco cardiovascular depende da fragilidade do paciente, da saúde geral e do período de sobrevivência projetado.

O METABOLISMO DA GLICOSE CONFORME A IDADE

O diabetes é uma doença do metabolismo da glicose. Entretanto, em geral não se leva em conta que o metabolismo da glicose varia com a idade também em indivíduos normais. A homeostase ou o balanço da glicose depende da secreção adequada de insulina pelo pâncreas e da adequada sensibilidade dos receptores da insulina a esse hormônio. Tanto a secreção da insulina como a sensibilidade tecidual são prejudicadas com o avançar da idade. Vários fatores frequentemente encontrados nos idosos contribuem ou são associados com a resistência à insulina. Eles incluem obesidade central, induzida por vários fatores ambientais, secreção de arginina/vasopressina ou seu fragmento C-terminal (copeptina). A deficiência de vitamina D e a hipomagnesemia também têm sido incriminadas na patogênese do diabetes do idoso. A secreção da insulina também é prejudicada com o avançar da idade.[3] Assim, o aumento de 1% a 2% mg na glicose sanguínea de jejum é observada em cada década. Aumento de 15% nas taxas de glicose pós-prandial ou após sobrecarga também é observado após a terceira década da vida.[3]

RASTREAMENTO

O rastreamento do diabetes é importante em idosos. A alta prevalência de diabetes nesse grupo etário sugere a necessidade de medidas mais intensas de detecção de casos. Os critérios diagnósticos do diabetes são similares entre idosos e jovens. Entretanto, as estratégias de rastreamento e a semiologia podem variar. O rastreamento entre idosos deve ser feito anualmente e o rastreamento oportunista também é recomendado. Isso significa que a glicemia deve ser verificada sempre que um idoso se submeter a exame de sangue de rotina ou por indicação médica. O teste de glicemia após sobrecarga ou pós-prandial pode ser melhor estratégia do que a glicemia de jejum. A hemoglobina glicada que avalia o controle da glicemia nos 3 meses precedentes é parâmetro globalmente aceito para o diagnóstico do diabetes. Entre os idosos, entretanto, tem utilidade limitada no diagnóstico, isso ocorre porque situações que afetam o tempo de vida das hemácias (anemia, doenças agudas) ocorrem frequentemente nos idosos.[9]

SINTOMAS

Na pessoa saudável a glicose é reabsorvida pelos rins para assegurar taxas normais da glicose no sangue. Na pessoa portadora de diabetes a glicose é excretada pelos rins se a glicemia ultrapassa determinado nível, termo designado como limiar renal. O limiar renal da glicose aumenta com a idade e os mecanismos da sede são perturbados. Assim, os sintomas de poliúria e polidipsia podem não estar presentes em idosos com diabetes. Os pacientes podem se apresentar com fadiga fácil, infecções recorrentes ou refratárias, perda de peso ou complicações vasculares crônicas. A maioria das síndromes geriátricas pode ser devida ao diabetes. As síndromes geriátricas são situações clínicas comumente encontradas que têm importante impacto na funcionalidade e na qualidade de vida dos idosos. Elas incluem úlceras de pressão, incontinência urinária, quedas, declínio funcional e delírio. Outras síndromes geriátricas aceitas incluem demência, dificuldades da audição e da visão, sarcopenia, má-nutrição, fragilidade, imobilidade e distúrbios da marcha (Tabela 28.1). Fatores de risco como idade avançada, distúrbios cognitivo funcional e da mobilidade contribuem para a maioria das síndromes geriátricas.[3] O diabetes pode exacerbar todas essas síndromes (Tabela 28.1), tanto diretamente por seus sintomas e complicações ou por retardar a resolução de outras comorbidades.

AVALIAÇÃO

Três aspectos específicos necessitam atenção no contexto do diabetes na população geriátrica: neurocognitivo, hipoglicemia e aspectos psicossociais.

Tabela 28.1 Síndromes geriátricas em idosos com diabetes.[3]
Hiperglicemia/Descompensação metabólica
Hipoglicemia
Distúrbios cognitivos
Distúrbios motores funcionais
Quedas
Distúrbios visuais
Distúrbios auditivos
Distúrbios psicossociais
Polifarmácia
Dependência

OBJETIVOS DO TRATAMENTO

Os principais objetivos ao cuidar do idoso portador de diabetes é obter conforto, ótima qualidade de vida, resolução de sintomas e evitar complicações agudas. Assim, metas numéricas não são tão importantes como o bem-estar sem sintomas. As metas de hemoglobina glicada podem ser relaxadas para 7,5%, 8,0% ou 8,5% para indivíduos ativos, razoavelmente saudáveis e pacientes terminais, respectivamente.[10]

O manejo de distúrbios metabólicos associados é parte do cuidado adequado. Isso inclui foco na pressão arterial, no peso e nas taxas lipídicas. O controle da pressão arterial é importante, mas as metas da pressão arterial podem ser relaxadas para 150 x 90 mmHg em pessoas com expectativa de vida limitada e múltiplas comorbidades.[10] Aqui também a ênfase é na manutenção de vida livre de sintomas evitando-se a hipotensão postural iatrogênica.[11]

METAS DE TRATAMENTO (ADA – 2021)[10]

Pacientes idosos saudáveis com poucas doenças crônicas coexistentes e função cognitiva e estado funcional intactos devem ter metas glicêmicas mais baixas, tais como hemoglobina glicada de 7,0% a 7,5%, enquanto os com múltiplas comorbidades, distúrbios cognitivos ou dependência funcional devem ter metas menos rigorosas, tais como hemoglobina glicada de 8,0% a 8,5%.

As metas glicêmicas para alguns idosos podem ser relaxadas como parte do cuidado individualizado, mas a hiperglicemia que leva a sintomas ou ao risco de complicações da hiperglicemia aguda deve ser evitada em todos os pacientes.

O rastreamento de complicações do diabetes deve ser individualizado em idosos. Atenção particular deve ser dada a complicações que possam levar a distúrbios funcionais.

O tratamento da hipertensão para metas pressóricas individualizadas é indicado para a maioria dos idosos.

O tratamento de outros fatores de risco deve ser individualizado em idosos considerando-se o tempo para obtenção de benefícios. A terapia de redução lipídica e com aspirina pode beneficiar aqueles com expectativa de vida pelo menos igual aos dos indivíduos envolvidos nos estudos de prevenção primária ou secundária.

MEDIDAS DE ESTILO DE VIDA

Na população idosa o diabetes é associado com força muscular reduzida, qualidade muscular pobre e perda acelerada da massa muscular, o que pode resultar em sarcopenia e/ou osteopenia.[12,13] O diabetes é também reconhecido como fator independente para fragilidade. A fragilidade é caracterizada por declínio na capacidade física e aumento no risco de maus resultados em saúde devidos à vulnerabilidade fisiológica e estressores funcionais ou psicológicos. O consumo nutricional inadequado, particularmente de proteínas pode aumentar o risco de sarcopenia e fragilidade em idosos. O manejo da fragilidade no diabetes inclui nutrição ótima com adequado consumo de proteínas em combinação com programa de exercícios que inclui treinamento aeróbico e de resistência.[14,15]

Muitos idosos com diabetes tipo 2 também têm sobrepeso ou obesidade e se beneficiarão de intervenção intensiva sobre o estilo de vida. O estudo The Look Action for Health in diabetes (Look AHEAD) incluiu pacientes entre 45 e 75 anos de idade e requeria que os pacientes fossem capazes de realizar um teste de exercício máximo.[16,17] Embora o estudo não tenha atingido seu objetivo primário de redução de eventos cardiovasculares, a intervenção intensiva sobre o estilo de vida teve múltiplos benefícios clínicos que são importantes para a qualidade de vida de idosos. Os benefícios incluíram perda de peso, melhora da capacidade física, aumento do HDL-colesterol, diminuição da pressão arterial sistólica, redução das taxas de HbA1c e redução da circunferência da cintura.[18] Adicionalmente, vários subgrupos incluindo participantes que perderam pelo menos 10% do peso corpóreo após 1 ano, mostraram redução de eventos cardiovasculares.[19] Houve melhora do controle dos fatores de risco com redução da necessidade de medicamentos anti-hipertensivos, estatinas e insulina.[20] Em análise com estratificação por idade, os mais idosos que participaram do estudo (60 anos até os primeiros anos dos 70) tiveram benefícios similares em comparação com os mais jovens.[21,22] Além disso, a intervenção sobre o estilo de vida produziu benefícios sobre eventos relevantes relacionados ao envelhecimento como melhor funcionalidade física e qualidade de vida.[23-26]

Diante desses dados, o consumo nutricional e de proteínas otimizado é recomendado para idosos, exercícios regulares, incluindo atividades aeróbicas, exercícios para manutenção do peso e/ou treinos de resistência devem ser encorajados para todos os idosos que possam se engajar com segurança em tais atividades.

Para idosos com diabetes tipo 2 com excesso de peso ou obesidade e capacidade de se exercitar com segurança, intervenção intensiva no estilo de vida deve ser considerada focando em mudanças alimentares, atividade física e modesta perda de peso (5% a 7%) pelos seus benefícios na qualidade de vida, na mobilidade e na funcionalidade física e para controle dos fatores de risco cardiometabólicos.

TERAPIA MEDICAMENTOSA
Metformina

A metformina é uma biguanida que tem sido utilizada há anos como terapia de primeira linha para o tratamento do diabetes tipo 2. Entretanto, algumas diretrizes mais recentes, como a da Sociedade Europeia de Cardiologia (ESC) recomendam para portadores de diabetes tipo 2 com doença cardiovascular estabelecida ou alto risco para esse problema que a primeira medicação seja ou um análogo de GLP-1 ou um inibidor de SGLT2, deixando a metformina como segunda opção caso necessário para controle da glicemia.[27]

A metformina reduz a liberação hepática de glicose e aumenta a sensibilidade à insulina com redução da hemoglobina glicada de aproximadamente 1,5%.[28] Em função de sua eficácia no controle glicêmico, a possibilidade de ajudar na perda de peso corpóreo e de não provocar hipoglicemia é indicada também para pacientes acima de 65 anos.[29] Infelizmente, até hoje há poucos estudos clínicos randomizados especialmente delineados para idosos para avaliação de agentes hipoglicemiantes orais. O UK Prospective Diabetes Study foi o primeiro estudo em larga escala a mostrar benefício cardiovascular com a metformina, com 36% de redução relativa de risco na mortalidade total e 39% do risco relativo de infarto do miocárdio. Esse estudo acompanhou indivíduos de meia idade com diabetes tipo 2 de início recente e excluiu pacientes acima de 65 anos.[30]

A metformina é contraindicada em pacientes com insuficiência renal com taxa de filtração glomerular estimada de 30 mL/min/1,73 m² ou menos ou que apresentem intolerância gastrintestinal ao medicamento. Deve ser usada com cautela em pacientes com alteração da função hepática ou insuficiência cardíaca congestiva em função do maior risco de acidose lática.

Embora considerado efeito colateral raro, com menos de um caso para 100.000 pacientes tratados, a acidose lática pode ocorrer em certas condições, tais como injúria renal aguda, insuficiência cardíaca, uso de contraste ou na vigência de doenças agudas que possam comprometer a função renal ou hepática. Em função de incerteza da evolução do paciente, recomenda-se que o uso da metformina seja suspenso em pacientes hospitalizados. A deficiência de vitamina B12 é vista mais comumente em idosos por causa de mudanças da dieta e pode ser precipitada pelo uso prolongado da metformina, de forma que é recomendada a determinação anual das taxas séricas dessa vitamina quando do uso continuado de metformina.[31] Adicionalmente a metformina pode causar efeitos colaterais gastrintestinais e redução do apetite que podem ser problemáticos para idosos. A redução da dose ou suspensão do seu uso pode ser necessária em pacientes que se queixam de efeitos colaterais gastrintestinais persistentes.[10]

SULFONILUREIAS E GLINIDAS

As sulfonilureias agem sobre receptores das células beta pancreáticas aumentando a secreção de insulina.[32] As glinidas (repaglinida e nateglinida) são estruturalmente diferentes das sulfoniulreias, mas agem de forma similar ligando-se aos mesmos receptores, embora com menor afinidade.[33] Elas têm menor duração de ação e são empregadas às refeições para tratar a hiperglicemia pós-prandial. Ambas as classes reduzem a hemoglobina glicada entre 1% e 1,5%, mas são associadas com potencial hipoglicemia prolongada e ganho de peso. Diante do risco muito aumentado de causarem hipoglicemia devem ser evitadas ou utilizadas com muito cuidado por idosos, uma vez que são disponíveis no Sistema Único de Saúde (SUS). Antes do início de seu uso deve-se realizar importante aconselhamento e educação para os pacientes sobre esse problema e eles devem ter monitoração mais frequente da glicemia.

TIAZOLIDINEDIONAS OU GLITAZONAS

Exercem seus efeitos periféricos sobre um receptor nuclear (*peroxi some proliferator-activated receptor-gama*), desencadeando a cascata para aumentar a sensibilidade à insulina.[31] As glitazonas reduzem a hemoglobina glicada entre 0,5% e 1% sem risco de hipoglicemia.

Embora possam trazer benefícios cardiovasculares modestos, seu uso é limitado por ganho de peso e retenção de fluidos. Mostrou-se também que elas aumentam a perda óssea e o risco de fraturas em mulheres, o que aumenta o risco de osteoporose em idosos.

INIBIDORES DA A-GLUCOSIDADE (ACARBOSE)

Atuam localmente no intestino fino pelo bloqueio da quebra de oligossacarídeos, trissacarídeos e dissacarídeos, o que reduz a absorção de carboidratos, resultando em modesta diminuição dos açúcares pós-prandiais, com redução da hemoglobina glicada de aproximadamente 0,5% a 1,0%.[34] A utilização desses agentes é limitada principalmente por sua baixa eficácia e má tolerabilidade devido a para-efeitos gastrintestinais, incluindo flatulência e diarreia. Os pacientes que forem usar esses medicamentos devem ser aconselhados a tratar qualquer episódio de hipoglicemia com tabletes de glicose, que são monossacarídeos ao invés de sacarose (açúcar de mesa, sucos etc.) porque a quebra da sacarose é inibida por esses produtos.

INIBIDORES DA DIPEPTIL PEPTIDASE-4 (DPP-4) (GLIPTINAS)

As incretinas como o peptídeo semelhante ao glucagon 1 (GLP-1) e o peptídeo insulinotrópico glicose-dependente (GIP) reduzem os açúcares sanguíneos por vários mecanismos, incluindo aumento da secreção da insulina dependente da glicose, diminuição das taxas de glucagon, retardo do esvaziamento gástrico e indução de saciedade.[35] As gliptinas bloqueiam a enzima responsável pela inativação e degradação das incretinas e reduzem a hemoglobina glicada em 0,5% a 1,0%, sem risco de aumento de peso ou hipoglicemia. Embora os estudos mostrem que as gliptinas são neutras quanto a efeitos cardiovasculares, têm sido descritos aumento do risco de hospitalização por insuficiência cardíaca com o uso de saxagliptina e alogliptina. Esta classe de medicamentos geralmente é bem tolerada. Têm sido sugeridas associações com pancreatite e artralgia idiopática, mas não há relação causa-efeito evidente. Segundo os dados de diversos estudos com essa classe de medicamentos não parece haver interação de acordo com os grupos etários.[36-38] Entretanto, o desafio na interpretação dessas análises estratificadas pela idade envolvendo essa classe de produtos e outros estudos com objetivos cardiovasculares é o de que a maioria delas, apesar de serem pré-especificadas, não têm poder para detectar diferenças.[10]

INIBIDORES DOS COTRANSPORTADORES 2 DE SÓDIO E GLICOSE (ISGLT-2) (GLIFOZINAS)

Funcionam inibindo a proteína 2 transportadora de sódio e glicose que reabsorve glicose pelos rins; consequentemente facilitando a excreção urinária do excesso de glicose e diminuindo a hemoglobina glicada em aproximadamente 0,8% a 1%.[39] Elas também reduzem a absorção de sódio, o que leva a alterações do balanço de fluidos, com benefícios observados em portadores de insuficiência cardíaca por redução das hospitalizações por exacerbações desse problema. Além disso, mostrou-se que esses agentes reduzem as complicações renais do diabetes, e também são associados com modesta redução do peso. Estão associados com maior incidência de infecções urinárias e do trato genital bem como a depleção de volume e diminuição da densidade mineral óssea. Embora raros, há casos descritos de cetoacidose euglicêmica em pacientes com diabetes em tratamento com esses produtos.

Análises estratificadas dos estudos com essa classe de fármacos indicam que pacientes idosos têm benefícios similares ou até maiores do que os mais jovens.[40-42] Publicação de revisão e metanálise brasileira mostrou efeitos similares dessa classe medicamentosa sobre controle glicêmico, pressão arterial e perda de peso semelhantes entre idosos e os mais jovens.[43] Um estudo envolveu população chinesa geriátrica portadora de doença arterial coronária e mostrou diminuição de morte cardiovascular, infarto e acidente vascular encefálico não fatais, mas não da mortalidade por todas as causas nesse grupo etário.[44] Estudos com esses produtos estão em andamento envolvendo especificamente os idosos.[45]

Enquanto os benefícios dessa classe de fármacos têm evoluído, deve-se levar em conta que efeitos colaterais como a depleção de volume podem ser mais comuns entre idosos.[10]

AGONISTAS DO RECEPTOR DO PEPTÍDEO 1 SEMELHANTE AO GLUCAGON (AGONISTAS DO GLP-1)

As incretinas têm sido estudadas por décadas pelos seus efeitos sobre a homeostase da glicose[35] antes que o primeiro agonista do receptor do GLP-1 surgisse como clinicamente disponível nos Estados Unidos em 2005. Tem sido mostrado que essa classe de medicamentos tem efeitos cardiovasculares benéficos e é preferível em pacientes obesos por seus efeitos na perda de peso.[46] Eles parecem aumentar o risco de pancreatite e são contraindicados em pacientes com histórico de carcinoma medular da tireoide. Para alguns pacientes a sua rota de administração (injeções subcutâneas) pode ser uma limitação. Diante disso, foi lançado em alguns países o primeiro da classe para uso oral (semaglutida oral). Outro problema pode ser a tolerabilidade em função de efeitos colaterais gastrointestinais, particularmente náuseas e diarreia. Não produzem hipoglicemia, mas quando associadas a sulfonilureias ou à insulina, deve-se ficar alerta uma vez que essas outras medicações podem levar a esse problema.

Até o momento dispõem-se apenas de subanálises que avaliaram idosos incluídos em grandes estudos envolvendo esta classe de medicamentos, como é o caso do LEADER com liraglutida,[47] dos estudos SUSTAIN com semaglutida,[48] do HARMONY com albiglutida[49] e do REWIND com dulaglutida.[50] Nessas análises *post-hoc* não foram encontradas diferenças nas respostas dos idosos em comparação com os mais novos. Enquanto as evidências do emprego em idosos dessa classe de produtos continuam a crescer há uma série de questões práticas que devem ser levadas em consideração em idosos:[10] são medicamentos injetáveis (com exceção da semaglutida oral, ainda não disponível no Brasil), o que requer habilidades visuais, motoras e cognitivas para administração apropriada. Em função de seus possíveis efeitos colaterais gastrintestinais (náuseas, vômitos e diarreia), os agonistas do receptor de GLP-1 podem não ser os preferidos em idosos que estejam sofrendo perda de peso de origem não esclarecida.

Insulina

A terapia com insulina tem base na habilidade do paciente idoso administrar a insulina em si mesmo ou com assistência de seu cuidador. Isso requer que os pacientes ou seus cuidadores tenham boas habilidades visual, motora e cognitiva.

As doses de insulina devem ser adequadas para que se atinjam as metas glicêmicas individuais e para evitar hipoglicemia. A terapia com injeção uma vez ao dia de insulina basal está associada a mínimos efeitos colaterais e pode ser opção razoável em muitos idosos, enquanto esquema com múltiplas doses pode ser muito complexo para os mais velhos com complicações avançadas do diabetes, doenças crônicas coexistentes ou limitada capacidade funcional.

IMPORTÂNCIA DA HIPOGLICEMIA EM IDOSOS

O tratamento de pacientes idosos com diabetes tipo 2 é complexo porque eles representam um grupo muito heterogêneo com grande espectro de comorbidades, habilidades funcionais, estado socioeconômico e expectativa de vida. Idosos com diabetes tipo 2 têm maior risco da recorrência de hipoglicemia, condição associada com acentuada morbidade e mortalidade uma vez que seu mecanismo contra-regulatório à hipoglicemia é atenuado e episódios recorrentes de hipoglicemia podem levar ao não reconhecimento destes.

Em adição, a polifarmácia, resultado de múltiplas comorbidades crônicas (incluindo doença cardíaca, acidente vascular encefálico e doença renal crônica) pode aumentar o risco de hipoglicemia grave, especialmente em pacientes usando sulfonilureias ou insulina.

Frequentemente, os sinais de hipoglicemia são inespecíficos (sudorese, tontura, confusão, distúrbios visuais) e são confundidos com sintomas neurológicos ou demência.

As consequências da hipoglicemia incluem alterações cognitivas agudas e em longo prazo, arritmias cardíacas e infarto do miocárdio, quedas graves, fragilidade e morte, frequentemente resultando em hospitalização, que trazem alto custo econômico.

A Associação Americana de Diabetes recentemente adicionou novas recomendações a respeito da hipoglicemia em idosos, chamando atenção para:[10]

- Como idosos com diabetes têm maior risco de hipoglicemia do que os mais jovens, episódios de hipoglicemia devem ser questionados e medidas para resolvê-los devem ser tomadas nas visitas de rotina.
- Prescrever sempre que possível farmacoterapia individualizada com agentes redutores da glicose com baixo risco de hipoglicemia e comprovada segurança cardiovascular.
- Evitar o excesso de tratamento e usar regimes de terapia simplificados ao mesmo tempo mantendo as metas de hemoglobina glicada.
- Pacientes idosos podem ser estratificados para futuro risco de hipoglicemia por meio do emprego de calculadoras de risco validadas, por exemplo, com Kaiser Hypoglycemia Model.[51]

Assim, as metas glicêmicas podem ser relaxadas em populações idosas como parte do cuidado individualizado e os médicos devem tomar decisões de tratamento que melhor se encaixem com as circunstâncias de seus pacientes.

Importante passo para diminuir o risco de hipoglicemia é determinar se o paciente está pulando refeições ou inadvertidamente está repetindo doses de suas medicações.

CONSIDERAÇÕES ESPECIAIS PARA IDOSOS COM DIABETES TIPO 1

Devido em parte ao sucesso do moderno manejo do diabetes, pacientes com diabetes tipo 1 têm vivido por mais tempo e a população desses pacientes acima dos 65 anos de idade tem aumentado.[52-54]

Muitas das recomendações encontradas neste capítulo envolvendo a avaliação e a personalização das metas e dos tratamentos são aplicáveis a idosos portadores de diabetes tipo 1. Entretanto, essa população tem desafios únicos e requerem considerações distintas de tratamento.[55] A insulina é terapia essencial para preservação da vida em pacientes com diabetes tipo 1, de modo diferente do que para aqueles com diabetes tipo 2. Para evitar a cetoacidose diabética, idosos com diabetes tipo 1 necessitam de alguma forma de insulina basal mesmo quando eles não são capazes de ingerir refeições. A insulina pode ser administrada por bomba de insulina ou injeções. A monitorização contínua da glicose pode ser crucial para a melhora da hemoglobina glicada, reduzindo a variabilidade glicêmica e o risco de hipoglicemia.[56]

Em pacientes idosos com diabetes tipo 1 a administração de insulina pode se tornar mais difícil à medida que complicações, dificuldades cognitiva e funcional aparecem. Isso salienta a importância dos cuidadores nas vidas desses pacientes. Muitos idosos com diabetes tipo 1 requerem alocação em locais de cuidados em longo prazo (asilos, condomínios residenciais especializados) e infelizmente muitas vezes esses pacientes encontram provedores que não estão familiarizados com bombas de insulina ou monitorização contínua da glicemia. Alguns cuidadores podem desconhecer a distinção entre diabetes 1 e 2. Nessas situações o paciente ou seus familiares podem estar mais acostumados com o manejo do diabetes do que os cuidadores, o que requer contínua educação desses funcionários.

TERAPIA BASEADA EM METAS

Idosos portadores de diabetes que não atingem as metas glicêmicas com intervenções sobre o estilo de vida e metformina isolada devem acrescentar ao seu tratamento outro agente oral ou injetável e/ou insulina.[57] A Associação Americana de Diabetes recomenda que seja seguido algoritmo com base em metas, o que permite ao médico a identificação das metas para o paciente e a seleção de medicamentos que mais chance têm de atingir essas metas quando se considera o controle glicêmico levando em conta também os benefícios cardiovasculares, evitando hipoglicemia, promovendo emagrecimento ou neutralidade, além de capacidade de compra do paciente. Quando da escolha de agente de segunda linha para idosos com diabetes que têm alto risco de hipoglicemia é recomendável que secretagogos da insulina como as sulfonilureias e a insulina exógena sejam evitadas o mais que possível.

Para pacientes com doença cardiovascular estabelecida ou alto risco de seu desenvolvimento, os inibidores do SGLT2 ou os análogos do GLP-1 com benefícios cardiovasculares comprovados são recomendados como agentes de primeira ou segunda linha.[58] Os inibidores dos SGLT2 devem ser preferidos em pacientes com insuficiência cardíaca ou doença renal (se a taxa de filtração glomerular permitir > 30 mL/

min/1,73 m².²⁷ Se existirem limitações econômicas as sulfonilureias e glitazonas podem ser utilizadas.

O início com dupla terapia oral deve ser considerado em idosos com diabetes tipo 2 recentemente diagnosticado e com hemoglobina glicada > 8,5% e 9% e insulinoterapia quando a hemoglobina glicada for significativamente aumentada (> 10%) ou as taxas glicêmicas forem muito altas (> 300 mg/dL).[59]

O tratamento deve ser monitorado a cada 3 a 6 meses e intensificado conforme o necessário, após a revisão das potenciais barreiras para obtenção do controle glicêmico alvo.

REFERÊNCIAS BIBLIOGRÁFICAS

1. Laiteerapong N, Huang ES. Diabetes in Older Adults. In: Cowie CC, Casagrande SS, Menke A, Cissell MA, Eberhardt MS, Meigs JB, et al. editors. Diabetes in America. 3rd ed. Bethesda (MD): National Institute of Diabetes and Digestive and Kidney Diseases (US); 2018 Aug. Chapter 16.
2. National Diabetes Statistics Report: estimates of diabetes and its burden in the United States. U.S. Department of Health and Human Services. Centers for Disease, Control and Prevention, 2020.
3. Kalra S, Sharma SK. Diabetes in the Elderly. Diabetes Ther. 2018; 9(2):493-500.
4. Skrha J Jr. Diabetes, Lipids, and CV Risk. Curr Atheroscler Rep. 2021; 23(3):8.
5. Noale M, Limongi F, Maggi S. Epidemiology of Cardiovascular Diseases in the Elderly. Adv Exp Med Biol. 2020; 1216:29-38.
6. Bethel MA, Sloan FA, Belsky D, Feinglos MN. Longitudinal incidence and prevalence of adverse outcomes of diabetess mellitus in elderly patients. Arch Intern Med. 2007; 167(9):921-927.
7. Action to Control Cardiovascular Risk in diabetess Study G, Gerstein HC, Miller ME, Byington RP, Goff DC Jr, Bigger JT, et al. Effects of intensive glucose lowering in type 2 diabetes. N Engl J Med. 2008; 358(24):2545-2559.
8. Emdin CA, Rahimi K, Neal B, Callender T, Perkovic V, Patel A. Blood pressure lowering in type 2 diabetes: a systematic review and meta-analysis. JAMA. 2015; 313(6):603-615.
9. Bajwa SJ, Sehgal V, Kalra S, Baruah MP. Management of diabetess mellitus type-2 in the geriatric population: Current perspectives. J Pharm Bioallied Sci. 2014; 6(3):151-7.
10. American diabetess A. 12. Older Adults: Standards of Medical Care in diabetes-2021. Diabetes Care. 2021; 44(Suppl 1):S168-S179.
11. Rich MW, Chyun DA, Skolnick AH, Alexander KP, Forman DE, Kitzman DW, et al. Knowledge Gaps in Cardiovascular Care of the Older Adult Population: A Scientific Statement From the American Heart Association, American College of Cardiology, and American Geriatrics Society. J Am Coll Cardiol. 2016; 67(20):2419-2440.
12. Park SW, Goodpaster BH, Strotmeyer ES, de Rekeneire N, Harris TB, Schwartz AV, et al. Decreased muscle strength and quality in older adults with type 2 diabetes: the health, aging, and body composition study. Diabetes. 2006; 55(6):1813-1818.
13. Park SW, Goodpaster BH, Strotmeyer ES, Kuller LH, Broudeau R, Kammerer C, et al. Accelerated loss of skeletal muscle strength in older adults with type 2 diabetes: the health, aging, and body composition study. Diabetes Care. 2007; 30(6):1507-1512.
14. Villareal DT, Chode S, Parimi N, Sinacore DR, Hilton T, Armamento-Villareal R, et al. Weight loss, exercise, or both and physical function in obese older adults. N Engl J Med. 2011; 364(13):1218-1229.
15. Villareal DT, Aguirre L, Gurney AB, Waters DL, Sinacore DR, Colombo E, et al. Aerobic or Resistance Exercise, or Both, in Dieting Obese Older Adults. N Engl J Med. 2017; 376(20):1943-1955.
16. Curtis JM, Horton ES, Bahnson J, Gregg EW, Jakicic JM, Regensteiner JG, et al. Prevalence and predictors of abnormal cardiovascular responses to exercise testing among individuals with type 2 diabetes: the Look AHEAD (Action for Health in diabetess) study. Diabetess Care. 2010; 33(4):901-907.
17. Look Ahead Research G, Bray G, Gregg E, Haffner S, Pi-Sunyer XF, Wagen Knecht LE, et al. Baseline characteristics of the randomised cohort from the Look AHEAD (Action for Health in diabetess) study. Diab Vasc Dis Res. 2006; 3(3):202-215.
18. Look ARG, Wing RR, Bolin P, Brancati FL, Bray GA, Clark JM, et al. Cardiovascular effects of intensive lifestyle intervention in type 2 diabetes. N Engl J Med. 2013; 369(2):145-154.
19. Look ARG, Gregg EW, Jakicic JM, Blackburn G, Bloomquist P, Bray GA, et al. Association of the magnitude of weight loss and changes in physical fitness with long-term cardiovascular disease outcomes in overweight or obese people with type 2 diabetess: a post-hoc analysis of the Look AHEAD randomised clinical trial. Lancet Diabetes Endocrinol. 2016; 4(11):913-921.
20. Gregg EW, Chen H, Wagenknecht LE, Clark JM, Delahanty LM, Bantle J, et al. Association of an intensive lifestyle intervention with remission of type 2 diabetes. JAMA. 2012; 308(23):2489-2496.
21. Rejeski WJ, Bray GA, Chen SH, Clark JM, Evans M, Hill JO, et al. Aging and physical function in type 2 diabetess: 8 years of an intensive lifestyle intervention. J Gerontol A Biol Sci Med Sci. 2015; 70(3):345-353.
22. Espeland MA, Rejeski WJ, West DS, Bray GA, Clark JM, Peters AL, et al. Intensive weight loss intervention in older individuals: results from the Action for Health in diabetess Type 2 diabetess mellitus trial. J Am Geriatr Soc. 2013; 61(6):912-922.
23. Houston DK, Neiberg RH, Miller ME, Hill JO, Jakicic JM, Johnson KC, et al. Physical Function Following a Long-Term Lifestyle Intervention Among Middle Aged and Older Adults With Type 2 diabetess: The Look AHEAD Study. J Gerontol A Biol Sci Med Sci. 2018; 73(11):1552-1559.
24. Simpson FR, Pajewski NM, Nicklas B, Kritchevsky S, Bertoni A, Ingram F, et al. Impact of Multidomain Lifestyle Intervention on Frailty Through the Lens of Deficit Accumulation in Adults

with Type 2 Diabetess Mellitus. J Gerontol A Biol Sci Med Sci. 2020; 75(10):1921-1927.
25. Espeland MA, Gaussoin SA, Bahnson J, Vaughan EM, Knowler WC, Simpson FR, et al. Impact of an 8-Year Intensive Lifestyle Intervention on an Index of Multimorbidity. J Am Geriatr Soc. 2020; 68(10):2249-2256.
26. Gregg EW, Lin J, Bardenheier B, Chen H, Rejeski WJ, Zhuo X, et al. Impact of Intensive Lifestyle Intervention on Disability-Free Life Expectancy: The Look AHEAD Study. Diabetes Care. 2018; 41(5):1040-1048.
27. Cosentino F, Grant PJ, Aboyans V, Bailey CJ, Ceriello A, Delgado V, et al. 2019 ESC Guidelines on diabetess, pre-diabetes, and cardiovascular diseases developed in collaboration with the EASD. Eur Heart J. 2020; 41(2):255-323.
28. DeFronzo RA, Goodman AM. Efficacy of metformin in patients with non-insulin-dependent diabetess mellitus. The Multicenter Metformin Study Group. N Engl J Med. 1995; 333(9):541-549.
29. Viollet B, Guigas B, Sanz Garcia N, Leclerc J, Foretz M, Andreelli F. Cellular and molecular mechanisms of metformin: an overview. Clin Sci (Lond). 2012; 122(6):253-270.
30. Effect of intensive blood-glucose control with metformin on complications in overweight patients with type 2 diabetes (UKPDS 34). UK Prospective Diabetes Study (UKPDS) Group. Lancet. 1998; 352(9131):854-865. Erratum in: Lancet 1998; 352(9139):1558.
31. Tekin Z, Zimmerman RS. Noninsulin Diabetes Therapies in Older Adults. Clin Geriatr Med. 2020; 36(3):385-394.
32. Aguilar-Bryan L, Nichols CG, Wechsler SW, Clement JPt, Boyd AE 3rd, Gonzalez G, et al. Cloning of the beta cell high-affinity sulfonylurea receptor: a regulator of insulin secretion. Science. 1995; 268(5209):423-426.
33. Fuhlendorff J, Rorsman P, Kofod H, Brand CL, Rolin B, MacKay P, et al. Stimulation of insulin release by repaglinide and glibenclamide involves both common and distinct processes. Diabetes. 1998; 47(3):345-351.
34. Hoffmann J, Spengler M. Efficacy of 24-week monotherapy with acarbose, glibenclamide, or placebo in NIDDM patients. The Essen Study. Diabetess Care. 1994; 17(6):561-566.
35. Baggio LL, Drucker DJ. Biology of incretins: GLP-1 and GIP. Gastroenterology. 2007; 132(6):2131-2157.
36. Leiter LA, Teoh H, Braunwald E, Mosenzon O, Cahn A, Kumar KM, et al. Efficacy and safety of saxagliptin in older participants in the SAVOR-TIMI 53 trial. Diabetes Care. 2015; 38(6):1145-1153.
37. Green JB, Bethel MA, Armstrong PW, Buse JB, Engel SS, Garg J, et al. Effect of Sitagliptin on Cardiovascular Outcomes in Type 2 Diabetess. N Engl J Med. 2015; 373(3):232-242.
38. White WB, Cannon CP, Heller SR, Nissen SE, Bergenstal RM, Bakris GL, et al. Alogliptin after acute coronary syndrome in patients with type 2 Diabetess. N Engl J Med. 2013; 369(14):1327-1335.
39. Vasilakou D, Karagiannis T, Athanasiadou E, Mainou M, Liakos A, Bekiari E, et al. Sodium-glucose cotransporter 2 inhibitors for type 2 diabetes: a systematic review and meta-analysis. Ann Intern Med. 2013; 159(4):262-274.
40. Zinman B, Wanner C, Lachin JM, Fitchett D, Bluhmki E, Hantel S, et al. Empagliflozin, Cardiovascular Outcomes, and Mortality in Type 2 Diabetess. N Engl J Med. 2015; 373(22):2117-2128.
41. Cahn A, Mosenzon O, Wiviott SD, Rozenberg A, Yanuv I, Goodrich EL, et al. Efficacy and Safety of Dapagliflozin in the Elderly: Analysis From the DECLARE-TIMI 58 Study. Diabetes Care. 2020; 43(2):468-475.
42. Elmore LK, Baggett S, Kyle JA, Skelley JW. A review of the efficacy and safety of canagliflozin in elderly patients with type 2 diabetes. Consult Pharm. 2014; 29(5):335-346.
43. Cintra R, Moura FA, Carvalho LSF, Barreto J, Tambascia M, Pecoits-Filho R, et al. Inhibition of the sodium-glucose cotransporter 2 in the elderly: clinical and mechanistic insights into safety and efficacy. Rev Assoc Med Bras (1992). 2019; 65(1):70-86.
44. Xu H, Cao WZ, Bai YY, Cao RH, Tian L, Cao F, et al. Effects of sodium-glucose cotransporter 2 inhibitors on cardiovascular outcomes in elderly patients with comorbid coronary heart disease and diabetes mellitus. J Geriatr Cardiol. 2021; 18(6):440-448.
45. Yabe D, Shiki K, Suzaki K, Meinicke T, Kotobuki Y, Nishida K, et al. Rationale and design of the EMPA-ELDERLY trial: a randomised, double-blind, placebo-controlled, 52-week clinical trial of the efficacy and safety of the sodium-glucose cotransporter-2 inhibitor empagliflozin in elderly Japanese patients with type 2 diabetes. BMJ Open. 2021; 11(4):e045844.
46. Zander M, Madsbad S, Madsen JL, Holst JJ. Effect of 6-week course of glucagon-like peptide 1 on glycaemic control, insulin sensitivity, and beta-cell function in type 2 diabetes: a parallel-group study. Lancet. 2002; 359(9309):824-830.
47. Gilbert MP, Bain SC, Franek E, Jodar-Gimeno E, Nauck MA, Pratley R, et al. Effect of Liraglutide on Cardiovascular Outcomes in Elderly Patients: A Post Hoc Analysis of a Randomized Controlled Trial. Ann Intern Med. 2019; 170(6):423-426.
48. Warren M, Chaykin L, Trachtenbarg D, Nayak G, Wijayasinghe N, Cariou B. Semaglutide as a therapeutic option for elderly patients with type 2 diabetes: Pooled analysis of the SUSTAIN 1-5 trials. Diabetes Obes Metab. 2018; 20(9):2291-2297.
49. Hernandez AF, Green JB, Janmohamed S, D'Agostino RB Sr., Granger CB, Jones NP, et al. Albiglutide and cardiovascular outcomes in patients with type 2 diabetes and cardiovascular disease (Harmony Outcomes): a double-blind, randomised placebo-controlled trial. Lancet. 2018; 392(10157):1519-1529.
50. Riddle MC, Gerstein HC, Xavier D, Cushman WC, Leiter LA, Raubenheimer PJ, et al. Efficacy and Safety of Dulaglutide in Older Patients: A post hoc Analysis of the REWIND trial. J Clin Endocrinol Metab. 2021; 106(5):1345-1351.
51. Karter AJ, Warton EM, Lipska KJ, Ralston JD, Moffet HH, Jackson GG, et al. Development and Validation of a Tool to Identify Patients With Type 2 diabetes at High Risk of Hypoglycemia-Related Emergency Department or Hospital Use. JAMA Intern Med. 2017; 177(10):1461-1470.
52. Livingstone SJ, Levin D, Looker HC, Lindsay RS, Wild SH, Joss N, et al. Estimated life expectancy in a Scottish cohort with type 1 diabetes, 2008-2010. JAMA. 2015; 313(1):37-44.
53. Miller RG, Secrest AM, Sharma RK, Songer TJ, Orchard TJ. Improvements in the life expectancy of type 1 diabetes: the Pittsburgh Epidemiology of diabetess Complications study cohort. Diabetes. 2012; 61(11):2987-2992.
54. Bullard KM, Cowie CC, Lessem SE, Saydah SH, Menke A, Geiss LS, et al. Prevalence of Diagnosed Diabetes in Adults by Diabetes Type - United States, 2016. MMWR Morb Mortal Wkly Rep. 2018; 67(12):359-361.
55. Heise T, Nosek L, Ronn BB, Endahl L, Heinemann L, Kapitza C, et al. Lower within-subject variability of insulin detemir in comparison to NPH insulin and insulin glargine in people with type 1 diabetes. Diabetes. 2004; 53(6):1614-1620.
56. Ruedy KJ, Parkin CG, Riddlesworth TD, Graham C, Group DS. Continuous Glucose Monitoring in Older Adults With Type 1 and Type 2 Diabetess Using Multiple Daily Injections of Insu-

lin: Results From the DIAMOND Trial. J Diabetes Sci Technol. 2017; 11(6):1138-1146.
57. American Diabetes Association. 12. Older Adults: Standards of Medical Care in Diabetes-2021. Diabetes Care. 2021; 44(Suppl 1):S168-S179.
58. Palmer SC, Tendal B, Mustafa RA, Vandvik PO, Li S, Hao Q, et al. Sodium-glucose cotransporter protein-2 (SGLT-2) inhibitors and glucagon-like peptide-1 (GLP-1) receptor agonists for type 2 diabetes: systematic review and network meta-analysis of randomised controlled trials. BMJ. 2021; 372:m4573.
59. American Diabetes A. 9. Pharmacologic Approaches to Glycemic Treatment: Standards of Medical Care in diabetess-2021. Diabetes Care. 2021; 44(Suppl 1):S111-S124.

29

Rafaela Andrade Penalva Freitas ▸ Luiz Fernando Leite Tanajura

Disfunção Renal no Idoso Cardiopata

INTRODUÇÃO

O envelhecimento é um processo biológico natural e inevitável, que resulta em mudanças estruturais e funcionais em muitos sistemas orgânicos. O rim, por exemplo, perde sistematicamente a função e sofre alterações anatômicas com o avançar da idade, comprometendo sua atuação de eliminar líquido e escórias oriundas do metabolismo.[1]

A taxa de filtração glomerular (TFG) é a soma das taxas de filtração de todos os néfrons funcionantes; assim, fornece uma medida aproximada do número de néfrons que de fato atuam. As unidades de filtragem do rim, os glomérulos, filtram aproximadamente 180 litros por dia (125 mL/min) de plasma. O valor normal da TFG depende da idade, do sexo e da superfície corporal e é de aproximadamente 130 e 120 mL/min/1,73m² para homens e mulheres, respectivamente, com variação considerável mesmo entre indivíduos normais.[2] Aproximadamente metade dos adultos com idade acima de 70 anos tem uma TFG medida ou estimada (eTFG) < 60 mL/min/1,73 m², o que expõe a abrangência do tema.[3] Assim, a doença renal crônica (DRC), diagnosticada por eTFG, é em grande parte um problema de adultos de faixas etárias mais elevadas, e as populações com maior prevalência de idosos experimentarão uma frequência maior dessa afecção.[4]

AVALIAÇÃO DA FUNÇÃO RENAL

Normalmente, os rins executam uma série de processos essenciais, entre eles:

1. Participam da manutenção do equilíbrio extracelular necessário para o funcionamento adequado das células. Isso é obtido pela excreção de alguns dos produtos residuais do metabolismo (ureia, creatinina e ácido úrico), ajustando especificamente a excreção urinária de água e eletrólitos para corresponder à ingestão líquida e à produção endógena;[5]

2. São capazes de regular individualmente a excreção de água e de solutos como sódio, potássio e hidrogênio, principalmente por meio de mudanças na reabsorção ou na secreção tubular;

3. São responsáveis pela secreção de hormônios que participam da regulação da hemodinâmica renal e sistêmica (renina, prostaglandinas e bradicinina), produção de glóbulos vermelhos (eritropoetina) e metabolismo ósseo.

No paciente com doença renal, algumas ou mesmo todas estas funções podem estar comprometidas, em situações mais extremas, podem estar totalmente ausentes.[5]

Os métodos mais comuns utilizados para estimar a TFG são a medição das equações de liberação e estimativa da creatinina, baseadas no valor da creatinina sérica, como a equação de Cockcroft-Gault, a equação de estudo Modificação da Dieta em Doença Renal (MDRD) e a equação da Epidemiologia da Doença Renal Crônica (CKD-EPI), que foi desenvolvida em 2009 e posteriormente revisada em 2021.[6]

CRESCIMENTO DA POPULAÇÃO IDOSA NO BRASIL

A população idosa no Brasil deverá aumentar cerca de 15 vezes entre 1950 e 2025. Estima-se que, em números absolutos, o país terá a sexta maior população de gerontes do mundo em 2025. Em valores relativos, o percentual populacional de brasileiros com 65 anos ou mais de idade aumentará de 5,1% em 2020 para 14,2% em 2050. Essa transição epidemiológica favorece o aumento da prevalência de doenças crônico-degenerativas e de neoplasias. Trata-se de uma tendência mundial, pois é observada em muitos outros países.[7]

As doenças cardiovasculares (DCV) são as principais causas de morbidade e mortalidade em todo o mundo, sendo a doença arterial coronariana (DAC) sua principal etiologia.[8] Segundo dados da Organização Mundial da Saúde, estima-se que 17,9 milhões de pessoas morreram de DCV em 2016, o que representa quase um terço de todas as mortes no mundo naquele período.[9] Publicação da American Heart Association (AHA) evidenciou que 47,7% das mortes de causa cardiovascular nos Estados Unidos da América ocorreram devido à DAC.[10] No Brasil, segundo o Sistema Único de Saúde, no ano de 2017 ocorreram 115.058 mortes por DAC, o que representa 8,7% do total de óbitos do país; estas constatações demonstram como é essencial e relevante estabelecer cuidados apropriados na prevenção, na avaliação e no tratamento da DAC.[11]

A cineangiocoronariografia ou angiografia coronária é uma técnica de referência para o diagnóstico e a escolha da melhor opção terapêutica para portadores de DAC. Consiste na inserção de cateteres específicos para medidas de pressão e obtenção de imagens seletivas das câmaras cardíacas e da árvore coronariana.[12] É estimado que o número de cateterismos cardíacos diagnósticos e terapêuticos nos países ocidentais seja, respectivamente, de 6.000 e 2.000 procedimentos por milhão de habitantes por ano.[13] Observa-se que o número de exames de imagem realizados tem aumentado progressivamente e a população submetida a eles é cada vez mais idosa e com mais comorbidades.[14]

Apesar dos potenciais benefícios para elucidação diagnóstica e decisão da melhor conduta, a necessidade de administração de contraste iodado pode causar uma entidade denominada nefropatia induzida por contraste, potencialmente grave, e que por isso requer uma séria de cuidados por parte do cardiologista.[15,16]

NEFROPATIA INDUZIDA POR CONTRASTE (NIC)

A NIC traduz o desenvolvimento de disfunção renal aguda ou piora de insuficiência renal crônica após a administração de contraste iodado endovenoso ou intra-arterial, na ausência de outras causas identificáveis de insuficiência renal aguda (IRA).[16] É definida como elevação de 25% ou mais no valor da creatinina basal (mensurada antes da realização do procedimento) ou um aumento absoluto no valor deste metabólito de no mínimo 0,5 mg/dL (44 umol/L) entre dois e sete dias após a exposição ao contraste.[14]

Anteriormente havia outras definições,[17] por exemplo, o grupo KDIGO (Kidney Disease Improving Global Outcomes) propôs o termo lesão renal aguda induzida por contraste e sugeriu uma definição com base no nível de creatinina plasmática que aumentasse uma vez e meia ou mais sobre o valor basal em sete dias após a exposição ao meio de contraste ou um aumento no nível de creatinina plasmática de pelo menos 0,3 mg/dL acima do nível basal, dentro de 48 horas após a exposição, ou ainda um volume urinário inferior a 0,5 mL por quilograma de peso por hora que persistisse por pelo menos seis horas após a infusão do contraste iodado.[18] Historicamente, outras definições já haviam sido propostas pelas classificações RIFLE[19] e AKIN.[20] Quanto maior a gravidade da IRA, por qualquer dos três critérios, maiores seriam a morbidade, a mortalidade, os custos hospitalares e o risco de diálise.[17,21]

A Tabela 29.1 discrimina as definições de IRA de acordo com os critérios KDIGO,[18] RIFLE[19] e AKIN.[20]

A Tabela 29.2 apresenta as especificações dos estágios de gravidade de IRA de acordo com os critérios KDIGO,[18] RIFLE[19] e AKIN.[20]

DISFUNÇÃO RENAL NO IDOSO CARDIOPATA

Tabela 29.1 Definição de IRA de acordo com os critérios RIFLE, AKIN e KDIGO.

Critério	RIFLE	AKIN	KDIGO
Definição de IRA	Aumento de creatinina ≥ 50% em 7 dias	Aumento de creatinina ≥ 0,3 mg/dL ou ≥ 50% em 48 horas	Aumento de creatinina ≥ 0,3 mg/dL em 48 horas ou ≥ 50% em 7 dias

mg/dL: miligrama por decilitro, IRA: insuficiência renal aguda, RIFLE: risk, injury, failure, loss of kidney function, end-stage renal disease, AKIN: acute kidney injury network, KDIGO: kidney disease improving global outcomes.

Fonte: Kidney Disease: Improving Global Outcomes KDIGO. 2012.[18] Bellomo R, Ronco C, Kellum JA, et al., 2004.[19] Mehta RL, Kellum JA, Shah SV, et al., 2007.[20]

Tabela 29.2 Classificação da IRA de acordo com os diferentes estágios pelos critérios RIFLE,[19] AKIN[20] e KDIGO.[18]

Critério	RIFLE	AKIN	KDIGO
Estágios de gravidade da IRA	**Risco** Aumento da creatinina ≥ 1,5x ou redução > 25% na TFGe ou Débito urinário < 0,5 mL/kg/h por 6h	**Estágio 1** Aumento da creatinina entre 1,5-2,0x ou ≥ 0,3md/dL ou Débito urinário < 0,5mL/kg/h por > 6h	**Estágio 1** Aumento da creatinina entre 1,5-1,9x em até 7 dias ou ≥ 0,3md/dL em até 48h ou Débito urinário < 0,5 mL/kg/h por 6-12h
	Lesão Aumento da creatinina ≥ 2x ou redução > 50% na TFGe ou Débito urinário < 0,5 mL/kg/h por 12h	**Estágio 2** Aumento da creatinina 2-3x Ou Débito urinário < 0,5mL/kg/h por >12h	**Estágio 2** Aumento da creatinina entre 2,0-2,9x ou Débito urinário < 0,5 mL/kg/h por ≥ 12h
	Falência Aumento da creatinina ≥ 3x ou redução > 75% na TFGe ou Creatinina ≥ 4,0mg/dL ou Débito urinário < 0,3mL/kg/h por 24h ou anúria por 12h	**Estágio 3** Aumento da creatinina > 3x ou creatinina ≥ 4,0 mg/dL ou Débito urinário < 0,5 mL/kg/h > 24h ou anúria por 12h	**Estágio 3** Aumento da creatinina ≥ 3,0x ou Creatinina ≥ 4,0 mg/dL ou início de diálise ou Débito urinário < 0,5 mL/kg/h ≥ 24h ou anúria ≥ 12h

RIFLE: risk, injury, failure, loss of kidney function, end-stage renal disease, AKIN: Acute kidney injury network, KDIGO: kidney disease improving global outcomes, TFGe: taxa de filtração glomerular estimada.

A NIC não representa necessariamente uma condição clínica benigna, apesar do fato que, na maioria das vezes, a IRA tende a ser reversível e não oligúrica.[22]

HISTÓRICO

Na década de 1950, foram relatados casos iniciais de NIC em pacientes com doença renal pré-existente, submetidos à pielografia por meio de administração intravenosa de meios de contraste iodados, o que foi associado à alta incidência de lesão renal aguda e outros efeitos adversos. Posteriormente, observou-se o mesmo com outras intervenções que utilizavam esses contrastes, como a cinecoronariografia e, mais contemporaneamente, as intervenções coronárias percutaneas.[23]

EPIDEMIOLOGIA

A incidência de NIC é inferior a 2% na população que é exposta aos meios de contraste. Contudo, em pacientes considerados de alto risco para desenvolver esta complicação, sua incidência pode ser superior a 30%, dependendo do número de fatores de risco individualmente presentes.[14,16,24]

Pacientes de alto risco para desenvolver NIC são os que apresentam ao menos uma das seguintes características: idade maior que 70 anos, diabetes melito, doença renal crônica não dialítica, insuficiência cardíaca, choque cardiogênico ou intervenções em casos de urgência/emergência.[24,25] Interroga-se se alguns meios de contraste acarretariam ou não maior chance de desenvolver NIC do que outros; neste contexto, o estudo clínico IDPC, realizado no Instituto Dante Pazzanese de Cardiologia, primeiro estudo brasileiro randomizado com grande número de participantes a comparar diferentes meios de contraste quanto à prevenção de NIC após intervenção coronária percutânea (ICP) ou cateterismo diagnóstico, não ratificou tal possibilidade.[25]

FISIOPATOLOGIA

Embora os mecanismos fisiopatológicos pelos quais os meios de contraste causam lesão renal não tenham sido completamente elucidados, efeitos diretos e indiretos, bem como as alterações hemodinâmicas oriundas dos procedimentos, têm sido implicados. A fisiopatologia da NIC apresenta-se como resultado de uma combinação sinérgica entre lesão tubular por toxicidade do contraste e isquemia medular renal. A administração do contraste, além do efeito tóxico direto sobre o túbulo renal, altera fatores que regulam a hemodinâmica do orgão como prostaglandinas, óxido nítrico e adenosina, podendo causar isquemia concomitante. A medula renal externa possui pressão parcial de oxigênio relativamente baixa, que, quando associada à demanda metabólica aumentada, torna-se particularmente suscetível aos efeitos hemodinâmicos dos componentes do contraste.[26]

A **Figura 29.1** apresenta de forma esquemática a fisiopatologia da NIC.

PREVENÇÃO

Pelo claro potencial de comprometer a função renal em curto e em longo prazos, as medidas de prevenção da NIC são essenciais nos casos mais predispostos. São medidas baseadas na correção dos fatores que levam ao desenvolvimento da complicação, sendo subdivididas em: escolha de meios de contraste menos nefrotóxicos, que devem ser administrados com parcimônia; melhora do estado clínico dos pacientes por meio de hidratação adequada antes e após o procedimento; uso de medicamentos que reduzem a vasoconstricção renal e o estresse oxidativo; suspensão temporária de fármacos com potencial efeito nefrotóxico ou de gerar queda na filtração glomerular e, mais recentemente, uso do ultrassom intracoronário ao invés da angiografia convencional em casos de ICP.[15,27]

Escolha dos meios de contraste

Os meios de contraste são utilizados há mais de 60 anos na radiologia. São compostos químicos administrados no organismo por meio de diferentes vias, que permitem melhorar a qualidade de imagem de diversas estruturas, para diferenciar tecidos sadios de doentes e, no caso da cardiologia intervencionista, proporcionar um melhor delineamento de estruturas cardíacas, como seus vasos e câmaras.[25,28]

Atualmente, todos os contrastes utilizados são à base de iodo orgânico, o qual, devido ao seu número atômico elevado e versatilidade química, provou ser de excelente aplicabilidade para opacificação intravascular. Classificam-se em: alta osmolaridade, baixa osmolaridade e isosmolares, conforme apresentado na **Tabela 29.3**. Os de alta osmolaridade devem ser evitados nos casos com maior predisposição para desenvolver NIC, devendo ser dada preferencia aos dois outros tipos.[28]

O estudo randomizado IDPC, envolvendo 2.268 pacientes, comparou os meios de contraste iodixanol (iso-osmolar) e ioxaglato (baixa osmolaridade) quanto à prevenção de NIC após ICP ou cateterismo diagnóstico. O principal achado dessa investigação é que não houve diferença significativa entre esses meios de contraste quanto ao desenvolvimento de NIC em uma população de alto risco para desenvolver esta complicação. Da mesma forma, não houve diferença significativa nos eventos adversos combinados (óbito ou hemodiálise) durante a fase hospitalar e até 30 dias após procedimento. Desta forma, até o momento, é incerto se a escolha do meio de contraste de fato é capaz de prevenir a NIC ou suas consequências.[25,28]

Hidratação

A expansão do volume intravenoso usando cristaloides sempre foi considerada como a principal estratégia para a prevenção de NIC. O embasamento teórico para justificar sua administração é aumentar o fluxo tubular do filtrado glomerular, minimizando assim o período de contato efetivo entre o meio de contaste e as células epiteliais tubulares. O cristaloide mais utilizado na atualidade é o soro fisiológico a 0,9%. Vale ressaltar que tentativas de utilizá-lo mais diluído, a 0,45%, não se mostraram efetivas.[28,29]

Em pacientes portadores de DRC e cardiopatia, a hidratação endovenosa é realizada na dose de 0,5 a 1,0 mL/kg/min, de acordo com a presença ou não de disfunção do ventrículo esquerdo, conhecida previamente através do ecocardiograma transtorácico, ou de determinadas valvopatias graves. Quando a taxa de filtração glomerular é inferior a 45 mL/min, a internação do paciente ocorre na véspera ao procedimento e a hidratação é realizada 12 horas antes e por 12 horas adicionais após o procedimento. Em situações em que a taxa de filtração glomerular encontra-se no intervalo entre 45-60 mL/min, a hidratação pode ser realizada quatro horas antes e quatro horas após o exame.[28]

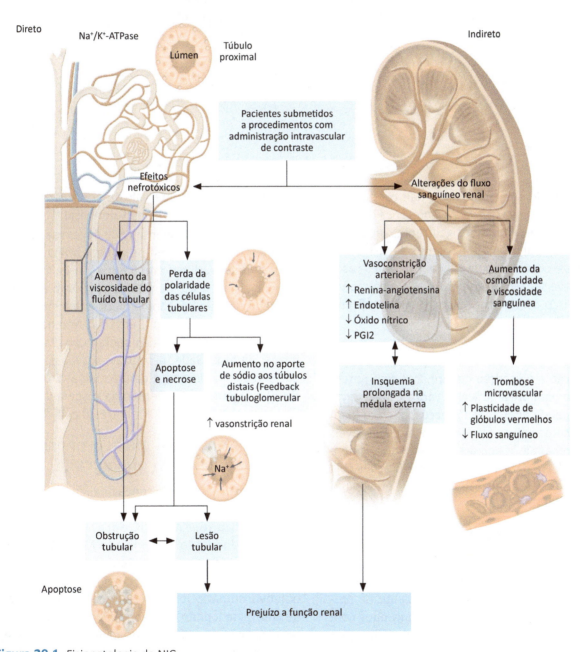

Figura 29.1 Fisiopatologia de NIC.
NIC: nefropatia induzida por contraste, Na: sódio, K: potássio, Na/K ATPase: bomba sódio potássio.
Fonte: Adaptada de Mehran *et al.* (2019).[26]

Tabela 29.3 Tipos, osmolaridade e estrutura molecular dos contrastes iodados.

Tipo de contraste	Alta osmolaridade (> 1400 mOsm/kg)	Baixa osmolaridade (500-850 mOsm/kg)		Iso-osmolar (290-300 mOsm/kg)
Estrutura molecular	Iônico/Monômero	Iônico/Dímero	Não-iônico/Monômero	Não-iônico/Dímero
Nome da molécula	Diatrizoato (Hypaque®)	Ioxaglato (Hexabrix®)	Iohexol (Omnipaque®) Iopamidol (Isovue®) Ioversol (Optiray®) Iopromida (Ultravist®) Iopentol (Imagopaque®) Iomeprol (Iomeron®)	Iodixanol (Visipaque®)
Concentração de iodo (mg/mL)	370	320	200-370	270-320
Osmolaridade (mOsm/kg H_2O)	1551	< 600	413-796	290
Viscosidade (mPa.seg a 37 °C)	10,5	7,5	2,0-9,4	6,3-11,8

Fonte: Mehran R, Aymong ED, Nikolsky E, et al., 2004.[14]

Outra situação que a cada dia é mais comum nos Serviços de Cardiologia Invasiva é a presença de estenose aórtica valvar adquirida significante, valvopatia grave que em geral acomete pacientes de faixas etárias maiores e com mais comorbidades; nestes casos a infusão deve ser feita com parcimônia e na menor dose, pelo risco de precipitar ou agravar a insuficiência cardíaca.[28]

Profilaxia farmacológica

Em relação à prescrição de fármacos com potencial benéfico para prevenir a NIC, vários estudos avaliaram o papel de diferentes fármacos, que atuariam nos mecanismos que se acredita serem responsáveis pela lesão renal associada ao contraste. Infelizmente, até a presente data, não existem medicações cuja prescrição seja efetivamente capaz de prevenir a ocorrência de NIC.[28,29]

Suspensão de medicamentos antes do procedimento

Em pacientes com função renal pouco comprometida, a hidratação adequada é suficiente na prevenção de NIC. Entretanto, naqueles indivíduos com risco maior de NIC, deve-se suspender qualquer medicação nefrotóxica (como os anti-inflamatórios) antes do uso do contraste. Além disso, a orientação pré-procedimento é também evitar uma segunda dose de contraste no intervalo de 72 horas ou até que a creatinina sérica retorne ao valor basal.[28]

Dentre os medicamentos que devem ser suspensos antes dos procedimentos, a metformina é um dos mais utilizados utilizado na prática clínica. Evidências disponíveis até o momento não suportam um efeito deletério da manutenção da metformina em diabéticos com disfunção leve ou sem DRC. Não há estudos conclusivos com as formas moderada ou grave. Desta forma, na atualidade, a contraindicação é clara em pacientes com *clearance* de creatinina (ClCr) abaixo de 30 e sugere-se a suspensão na véspera dos procedimentos naqueles com ClCr entre 30 e 45.[28,30]

Uso do ultrassom intracoronário (USIC) ao invés da angiografia

Alternativa aventada com a finalidade de minimizar o uso de contraste iodado em casos de ICP, prevenindo a ocorrência de NIC. Foi avaliada em ensaio clínico randomizado denominado MOZART, no qual 83 pacientes foram randomizados para terem seus procedimentos guiados por angiografia ou USIC. O objetivo primário foi à mensuração da quantidade de contraste iodado utilizado em cada grupo, sendo os pacientes acompanhados clinicamente por em média quatro meses. No grupo guiado pelo USIC a utilização de contraste foi significativamente menor (20,0 mL *versus* 65,4 mL; p < 0,001). A despeito de não haver diferença significante entre os grupos, o número de casos de NIC aferido foi claramente inferior no grupo USIC (7,3% versus 19,0%; p = 0,20). Eventos cardíacos maiores não difereriram entre os grupos nos quatro meses de evolução. Desta forma, essa alternativa aparenta ser clinicamente útil e relevante em centros que praticam ICP, embora restrita a hospitais terciários que disponham desta tecnologia.[31]

TRATAMENTO

O tratamento de NIC compreende medidas conservadoras e diálise, dependendo da gravidade da disfunção renal e das complicações resultantes. O manejo conservador é feito com monitorização diária do peso do paciente, com a avaliação cuidadosa do balanço hídrico, infusão de solução salina e aferiação periódica da creatinina e da ureia, mantendo-se a suspensão dos medicamentos que interfiram negativamente na função renal.[28]

As indicações para terapia de substituição renal em pacientes com IRA geralmente incluem: sobrecarga de volume, hipercalemia grave (potássio sérico > 6,5 mEq/L) ou sinais de uremia e acidose metabólica grave (pH < 7,1). Em comparação com pacientes com TFG basal estimada > 60 mL/min/1,73 m², o risco de desenvolver lesão renal aguda exigindo diálise aumenta progressiva e significativamente de acordo com a gravidade da DRC subjacente. As probabilidades ajustadas (odds ratios) citadas na literatura são: 1,7, 4,6 e 20,4 para pacientes com estágio 3 (eTFG de 30 a 59 mL/min/1,73 m²), 4 (eTFG de 15 a 29 mL/min/1,73 m²) e 5 CKD (eTFG < 15 mL/min/1,73 m²), respectivamente.[32]

CONCLUSÃO

Apesar dos intensos avanços na cardiologia intervencionista nos últimos anos, envolvendo dispositivos, técnicas e medicamentos, a NIC é uma complicação na qual ocorre comprometimento da função renal após o uso de meios de contraste, com capacidade de ensombrecer o prognóstico em curto e médio prazos dos casos acometidos. Sua incidência após coronariografia ou ICP tem grande variação na dependência de variáveis demográficas e clínicas dos pacientes, tendo igualmente influência das características do procedimento, em especial do volume do contraste utilizado. O emprego de medidas preventivas adequadas é essencial nos mais predispostos a desenvolver a complicação.

REFERÊNCIAS BIBLIOGRÁFICAS

1. Glassock RJ, Rule AD. The implications of anatomical and functional changes of the aging kidney: with an emphasis on the glomeruli. Kidney Int. 2012; 82(3):270-277.
2. Stevens LA, Coresh J, Greene T, Levey AS. Assessing kidney function-measured and estimated glomerular filtration rate. N Engl J Med. 2006; 354(23):2473-2483.
3. Ebert N, Jakob O, Gaedeke J, van der Giet M, Kuhlmann MK, Martus P, et al. Prevalence of reduced kidney function and albuminuria in older adults: the Berlin Initiative Study. Nephrol Dial Transplant. 2017; 32(6):997-1005.
4. Aguiar LK, Ladeira RM, Machado ÍE, Bernal RTI, Moura L, Malta DC. Factors associated with chronic kidney disease, according to laboratory criteria of the National Health Survey. Rev Bras Epidemiol. 2020; 23:e200101.
5. Carlström M, Wilcox CS, Arendshorst WJ. Renal autoregulation in health and disease. Physiol Rev. 2015; 95(2):405-511.
6. Inker LA, Eneanya ND, Coresh J, Tighiouart H, Wang D, Sang Y, et al Chronic Kidney Disease Epidemiology Collaboration. New Creatinine- and Cystatin C-Based Equations to Estimate GFR without Race. N Engl J Med. 2021; 385(19):1737-1749.
7. Instituto Brasileiro de Geografia e Estatística - IBGE (online) Projeção da população do Brasil por sexo e idade 1980-2050. Rio de Janeiro; Revisão 2010.
8. Gaziano TA, Prabhakaran D, Gaziano M. Impacto global da doença cardiovascular. In: Braunwald E. Tratado de Doenças Cardiovasculares. 10a ed. Rio de Janeiro: Elsevier; 2018. p.1-22.
9. Organization WH. Health topic about cardiovascular diseases 2017. [Internet]. [Citado 25 set. 2019]. Disponível em http://www.who.int/topics/cardiovascular_diseases]. In.
10. Benjamin EJ, Blaha MJ, Chiuve SE, Cushman M, Das SR, Deo R, et al. Heart Disease and Stroke Statistics-2017 Update: a report from the American Heart Association. Circulation. 2017; 135(10):e146-e603.
11. Brasil. Ministério da Saúde. DATASUS. Estatísticas vitais de 2017 - capitulo IX CID 10 de I20 a I25 2017. [Internet]. [Citado 25 set. 2019]. Disponível em http:www.datasus.gov.br]. In.
12. Feres F, Costa R, Siqueira D, Costa Jr J, Chamié D, Staico R, et al. Diretriz da Sociedade Brasileira de Cardiologia e da Sociedade Brasileira de Hemodinâmica e Cardiologia Intervencionista sobre intervenção coronária percutânea. Arq. Bras. Cardiol. 2017; 109(1 Suppl 1):1-81.
13. Levine GN, Bates ER, Blankenship JC, Bailey SR, Bittl JA, Cercek B, et al. 2011 ACCF/AHA/SCAI Guideline for percutaneous coronary intervention: executive summary: a report of the American College of Cardiology Foundation/American

Heart Association Task Force on Practice Guidelines and the Society for Cardiovascular Angiography and Interventions. Circulation. 2011; 124(23):2574-2609.

14. Mehran R, Aymong ED, Nikolsky E, Lasic Z, Iakovou I, Fahy M, et al. A simple risk score for prediction of contrast-induced nephropathy after percutaneous coronary intervention: development and initial validation. J Am Coll Cardiol. 2004; 44(7):1393-1399.

15. Seeliger E, Sendeski M, Rihal CS, Persson PB. Contrast-induced kidney injury: mechanisms, risk factors, and prevention. Eur Heart J. 2012; 33(16):2007-2015.

16. Budano C, Levis M, D'Amico M, Usmiani T, Fava A, Sbarra P, et al. Impact of contrast-induced acute kidney injury definition on clinical outcomes. Am Heart J. 2011; 161(5):963-971.

17. Azzalini L, Kalra S. Contrast-Induced Acute Kidney Injury-Definitions, Epidemiology, and Implications. Interv Cardiol Clin. 2020; 9(3):299-309.

18. Kidney Disease: Improving Global Outcomes KDIGO. Acute Kidney Injury Work Group. KDIGO clinical practice guideline for acute kidney injury. Kidney Int Suppl. 2012; 2(1):1-38. In.

19. Bellomo R, Ronco C, Kellum JA, Mehta RL, Palevsky P. Acute Dialysis Quality Initiative workgroup. Acute renal failure - definition, outcome measures, animal models, fluid therapy and information technology needs: the Second International Consensus Conference of the Acute Dialysis Quality Initiative (ADQI) Group. Crit Care. 2004; 8(4):R204-R212.

20. Mehta RL, Kellum JA, Shah SV, Molitoris BA, Ronco C, Warnock DG, et al. Acute Kidney Injury Network. Acute Kidney Injury Network: report of an initiative to improve outcomes in acute kidney injury. Crit Care. 2007; 11(2):R31.

21. Li Z, Cai L, Liang X, Du Z, Chen Y, An S, et al. Identification and predicting short-term prognosis of early cardiorenal syndrome type 1: KDIGO is superior to RIFLE or AKIN. PLoS One. 2014; 9(12):e114369.

22. Seeliger E, Sendeski M, Rihal CS, Persson PB. Contrast-induced kidney injury: mechanisms, risk factors, and prevention. Eur Heart J. 2012; 33(16):2007-2015.

23. Bartels ED, Brun GC, Gammeltoft A, Gjørup PA. Acute anuria following intravenous pyelography in a patient with myelomatosis. Acta Med Scand. 1954; 150(4):297-302.

24. Aspelin P, Aubry P, Fransson SG, Strasser R, Willenbrock R, Berg KJ. Nephrotoxicity in High-Risk Patients Study of Iso-Osmolar and Low-Osmolar Non-Ionic Contrast Media Study Investigators. Nephrotoxic effects in high-risk patients undergoing angiography. N Engl J Med. 2003; 348(6):491-499.

25. Costa JR, Penalva R, Valente B, Tanajura LF, Centemero M, Abizaid A, et al. Randomized comparison between low (IOXIGLATO) and ISO (IODIXANOL) OSMOLARITY IODINE contrast for prevention of contrat-induced nephropaty among high-risk patients submitted to percutaneous coronary diagnostic or therapeutic procedures (THE IDPC TRIAL). J Am Coll Cardiol. 2020; 75 (11_Supplement_1):1508.

26. Mehran R, Dangas GD, Weisbord SD. Contrast-Associated Acute Kidney Injury. N Engl J Med. 2019; 380(22):2146-2155.

27. Weisbord SD, Palevsky PM. Prevention of Contrast-Associated Acute Kidney Injury: What Should We Do? Am J Kidney Dis. 2016; 68(4):518-521.

28. Freitas RAP. Ioxaglato versus Iodixanol na prevenção de nefropatia induzida por contraste - Estudo randomizado IDPC. – São Paulo, 2021. Tese (doutorado) - Universidade de São Paulo. Instituto Dante Pazzanese de Cardiologia.

29. Subramaniam RM, Suarez-Cuervo C, Wilson RF, Turban S, Zhang A, Sherrod C, et al. Effectiveness of Prevention Strategies for Contrast-Induced Nephropathy: A Systematic Review and Meta-analysis. Ann Intern Med. 2016; 164(6):406-416.

30. Bangalore S, Barsness GW, Dangas GD, Kern MJ, Rao SV, Shore-Lesserson L, et al. Evidence-Based Practices in the Cardiac Catheterization Laboratory: A Scientific Statement From the American Heart Association. Circulation. 2021; 144(5):e107-e119.

31. Mariani J Jr, Guedes C, Soares P, Zalc S, Campos CM, Lopes AC, et al. Intravascular ultrasound guidance to minimize the use of iodine contrast in percutaneous coronary intervention: the MOZART (Minimizing contrast utilization With IVUS Guidance in coronary angioplasty) randomized controlled trial. JACC Cardiovasc Interv. 2014; 7(11):1287-1293.

32. Hsu CY, Ordoñez JD, Chertow GM, Fan D, McCulloch CE, Go AS. The risk of acute renal failure in patients with chronic kidney disease. Kidney Int. 2008; 74(1):101-107.

30

Roberto A. Franken ▸ Ronaldo F. Rosa

A Arte da Desprescrição

INTRODUÇÃO

O curso médico privilegia o treinamento dos alunos no diagnóstico e no tratamento (prescrição) das doenças, passando pelas fases de anamnese, (comunicação),[1] do exame físico (o toque) e dos exames subsidiários. O diagnóstico de saúde e a desprescrição quer de fármacos, de procedimentos e de exames são deixados de lado ou têm menor ênfase.

Saúde, conceito estudado nas cadeiras de higiene e medicina sanitária dos séculos XVI e XVII, teve seus conceitos bem descritos no título *Handbuch der Salutogenese* (Manual da salutogênese) baseados em Aaron Antonovsky.

O trabalho médico é guiado por avaliações seguidas de tomadas de decisões. Nos primeiros tempos, os médicos decidiam baseados em suas experiências individuais, decisões que vinham carregadas de vieses, falsas verdades e impressões subjetivas. Na evolução do conhecimento, as tomadas de decisões foram se aperfeiçoando e, mais recentemente, as decisões passaram a ser tomadas com base nos trabalhos científicos e nas diretrizes a partir dos grandes estudos clínicos. Críticas aos grandes estudos, tais como os critérios de inclusão e exclusão que selecionavam os pacientes, não consideravam, portanto, a população geral e com isso fizeram aparecer os registros (evidências do mundo real) e em seguida, o conceito de escolhas com sabedoria (*Choosing Wisely*). Atualmente, com todas essas informações, as decisões são guiadas por protocolos que restringiram, muitas vezes, a liberdade do médico nas escolhas das condutas.

Nós raciocinamos sobre procedimentos e tratamentos claramente efetivos e outros claramente inefetivos e até maléficos. Entre os dois estão as decisões mais difíceis. Cabe lembrar que a proporção de recomendações baseadas em estudos randomizados multicêntricos (classe A) em cardiologia foi de 8,5% nas diretrizes das ACC/AHA e de 14,3% para os europeus entre os anos 2008 e 2018.[2]

Daniel Kahneman em seu livro a respeito da tomada de decisão analisa os dois sistemas de pensamento: o Sistema 1 (intuitivo, rápido, fácil) baseado nas crenças, na heurística, nos julgamentos e nas preferências e o Sistema 2 (analítico, lento) que exige esforço baseado no racional e na ciência.[3] Geralmente usamos os modelos do Sistema 1 que apresenta vários vícios. Apesar dessas considerações e conhecimentos, o erro médico ainda aparece como a terceira causa de morte nos Estados Unidos.[4]

As decisões são tomadas muitas vezes sobre preconceitos (*bias*) cognitivos que predispõem a escolhas com baixo valor que limitam o reconhecimento de movimentos como o *Choosing Wisely*. Nós superestimamos os benefícios e subestimamos os malefícios. Impressões inicialmente favoráveis de uma intervenção geram julgamentos persistentes de altos benefícios (e baixos riscos), apesar de evidências claras em contrário.

Parte da dificuldade de o médico mudar suas convicções decorre do pensamento do "ser tanatolítico", conceituado como ser onipotente, com capacidade de impedir ou mudar o curso terminal frente às doenças.[5] E muitos médicos, ao incorporar (mesmo que inconsciente) esse conceito, passam a ter no seu ponto de vista a conduta verdadeira.

Avaliações de benefícios enquadrados (e expressos) usando medidas relativas são mais atraentes em comparação com medidas absolutas, mais moderadas. O excesso de confiança no raciocínio fisiopatológico, anatômico ou substituto não necessariamente se traduz em benefícios importantes para o paciente.[6]

É fundamental que se conheçam os vieses (*bias*) cognitivos e que se estimulem estudos de estratégia para o *desbias* (*despreconceituar*). Essas estratégias têm forte impacto, porém nessa área foram desenvolvidos poucos estudos.

Os objetivos do trabalho médico devem focar no tripé: segurança do paciente, medicina de precisão e custos. Para tanto, a medicina e suas decisões, em futuro breve, serão tomadas pelo médico e pela inteligência artificial como chama atenção Eric Topolem em seu livro *Deep Medicin*.

Os Conselhos de Medicina estabelecem que as decisões devem ser tomadas baseadas em autonomia, beneficência, não maleficência (*primum non nocere*) e justiça. Entretanto, o que observamos no nosso dia a dia são exames sem critério e consequente **sobrediagnóstico** e **sobretratamento**. Pratica-se a medicina defensiva sem base técnica ou científica, guiada pelo raciocínio tipo 1.[7] Justificam-se então as recomendações desde 2009 da Associação Brasileira de Medicina Intensiva (ABIM) para a escolhas e as decisões com sabedoria (*Choosing Wisely*).

Nesse contexto, convém avaliar alguns conceitos para que se entenda as questões de prescrição e desprescrição. A clássica definição de **saúde** da Organização Mundial de Saúde (WHO): "completo bem-estar físico, psicológico e social":

- **A doença** é definida como a combinação de sintomas e sinais associados à desordem estrutural ou funcional ou à pessoa que esteja há mais que dois desvios padrões da média de qualquer coisa que seja medida.
- **Não doença** é condição humana que alguns definem como condição médica, porém cuja evolução seria melhor se não considerada como doença. Deve ficar claro que não se deve ignorar o sofrimento dessas pessoas "não doentes".[8] Por exemplo, sofrimentos devido à solidão, luto, calvície, orelha em abano etc.
- **Pré-doença** é a condição de risco, indicando a possibilidade do aparecimento da doença por exemplo pré-diabetes, pré-hipertensão, PCR elevado e colesterol normal etc. Essas novas situações tornaram "doentes" milhões de pessoas até então saudáveis.
- **Diagnóstico correto** é aquele que é aceito pela comunidade científica (diretrizes). Todavia, esses parâmetros se modificam com o tempo e para diferentes associações científicas.
- **Sobrediagnóstico** é o problema de saúde corretamente identificado e rotulado em que qualquer intervenção aplicada não trará benefício e eventualmente virá acompanhado de malefício físico, psicológico, social, profissional e econômico. Esse conceito é discutido especialmente na área de oncologia.[9] Não se deve confundir sobrediagnóstico com testes falsos positivos e erros diagnósticos. As causas de sobrediagnóstico estão listadas no **Quadro 30.1**.

Quadro 30.1	Razões por que fazemos sobretratamento.
Insegurança e medicina defensiva	
Definições expandidas de doença (pré-doença)	
Ignorância, desconhecimento, mitos e crendices	
Maior sensibilidade dos testes diagnósticos	
Achados incidentais	
Pressão dos doentes e da indústria	
Interesses comerciais e pessoais	
O conceito de risco da doença futura	
Aceite de que a redução de risco indica efetividade da intervenção	
Medo do subdiagnóstico	
Cultura que indica quanto mais melhor	
Super-expectativas da ação de fármacos e procedimentos	

Fonte: Carter SM, Degeling C, Doust J, *et al.*, 2016.[9]

Todas essas definições estão relacionadas a indicações terapêuticas e intervencionistas adequadas ou não (prescrições/desprescrições). O que entendemos até aqui é que quanto mais testes fazemos, mais doentes ficamos e mais medicamentos são prescritos, o que nos levou à prática da medicina da insegurança, da imprecisão e de altos custos. Estima-se que 30% dos tratamentos com antibióticos, 20,6% dos cuidados médicos em geral, 22% das prescrições, 24,9% dos testes diagnósticos, 12% das intervenções percutâneas em cardiologia e 11,1% em procedimentos não trazem qualquer benefício aos pacientes. Insere-se aqui o conceito de "ilusão terapêutica".[10]

Vivemos um momento de mudanças em critérios diagnósticos de doenças e diferentes critérios de diagnósticos por diferentes entidades científicas, além das hipersolicitação de exames diagnósticos e, consequentemente, sobrediagnóstico e sobretratamento. Soma-se ainda, o agravo do habitual uso de medicamentos com indicações duvidosas e *off label*[10] em que o risco de efeitos colaterais são ainda maiores.[11]

A dificuldade em se prescrever está, muitas vezes, na complexidade de se inserir em diretrizes um paciente com múltiplas comorbidades, como ocorre habitualmente no idoso.[12] Espera-se que técnicas de inteligência artificial venham minimizar estes erros habituais e contribuir na melhora do entendimento das queixas, da solicitação de exames e dos tratamentos e, consequentemente, diminuir o risco de iatrogenia quer de ação ou de omissão. E, acrescentaria aqui, iatrogenia de omissão diante de uma ação prévia, isto é, omitir-se de desprescrever.[13]

As diretrizes sugerem os medicamentos que estão indicados para os diversos tratamentos de diferentes doenças. Entretanto, não mencionam quando, por que e como suspendê-los (desprescrever), assim como não levam em consideração custos e preferências dos pacientes.

Desprescrever é o processo de retirada de medicações, redução da dose do fármaco ou suspensão de procedimentos, sob supervisão médica, com o objetivo de reduzir fármacos desnecessários e procedimentos potencialmente de maior risco que benefícios, com objetivo final de melhorar o prognóstico e a qualidade de vida assim como evitar gastos desnecessários. Esse tipo de raciocínio torna-se ainda mais importante em nosso sistema de saúde (SUS), pois os gastos crescentes (inflação médica) têm gerado enormes desafios em custear a assistência à toda a população. O próprio Ministério da Saúde[14] editou em 2021 o documento intitulado "Contribuições para a promoção do uso racional de medicamentos", com o objetivo de chamar a atenção e pautar ações específicas no uso de medicamentos em nosso país.

Desprescrição reduz o número de medicamentos usados (polifarmácia), reduz mortalidade (50%) reduz encaminhamento para emergência (50%) e custos (até 90%). As regras recomendadas são: buscar e filtrar, substituir, suspender e supervisionar.[15] Lucchetti e colaboradores[16] já haviam chamado a atenção para polifarmácia em idosos institucionalizados com mais que cinco medicamentos em 46% dos pacientes. Os fármacos de indicação para as doenças cardiovasculares foram os mais frequentes.

Estudos indicam que até 30% das admissões em pronto socorro, especialmente em idosos, se devam ao uso inapropriado de medicamentos.[17] Fármacos habituais são causas de internação, especialmente quedas. Os erros ocorrem especialmente nos pacientes que usam mais do que quatro medicamentos.[18] Em 2008 Iyer e colaboradores em revisão sistemática indicaram o sucesso na desprescrição em idosos com benefícios superando eventuais riscos. Foram analisados estudos com diuréticos, psicotrópicos, hipotensores, nitrato e digoxina.[19] Em nosso país foi demonstrado que mesmo em hospitais universitários, o risco de medicamentos inapropriados prescritos para pacientes muito idosos persiste e é elevado.[20] Desprescrever é um componente da boa prescrição.[21]

A desprescrição deve ser considerada especialmente no paciente idoso com comorbidades com vários médicos envolvidos, assim como no paciente com alterações funcionais que modificam a farmacocinética e a farmacodinâmica dos medicamentos. A inclusão dos pacientes com múltiplas doenças em todas as correspondentes diretrizes torna o risco da polifármácia maior que os supostos benefícios.

Estudos indicam a segurança em desprescrição. Krishnaswami e colaboradores, em extensa revisão do tema em doenças cardiovasculares, mostram estudos sobre a segurança da desprescrição.[22] Suspensão de estatinas e hipotensores trouxeram melhora na qualidade de vida sem aumento de risco para os pacientes. Page e colaboradores chegam a indicar queda da mortalidade com a desprescrição, além de melhora na qualidade de vida.[23]

Desprescrição justifica a discussão dessas diferentes situações com um time composto por clínicos, cardiologistas, geriatras, farmacêuticos, enfermeiros e outros especialistas para que se atinjam os benefícios desejados. Devemos considerar desprescrição em situações descritas no Quadro 30.2.

Quadro 30.2 Quando a desprescrição deve ser considerada.
Polifarmácia no muito idoso
Sintomas e sinais de eventos adversos
Doença terminal, demência, fragilidade extrema, dependência extrema
Fármacos de alto risco e combinações
Medicamentos preventivos em uso há muito tempo sem expectativa de benefício (estatinas, bifosfonados)
Fármacos de ação terapêutica duvidosa ou sem qualquer ação, como alguns fitoterápicos e medicamentos ditos "naturais"
Fármacos classe III nas diretrizes
Competição terapêutica (hipotensores e anti-inflamatórios)
Prescrição em cascata (tratar efeitos colaterais de fármacos, por exemplo edema de bloqueadores de canal de cálcio)
Medicação provavelmente não mais necessária: nitrato pós-revascularização miocárdica, inibidores da bomba de prótons iniciado em UTI e mantido após alta, antibióticos por longo tempo etc.
Sobredosagem: correção de dose em insuficiência renal

Fonte: Farrel B, Mangin D. 2019.[22] Krishnaswami A, Steinman MA, Goyal P, et al., 2019.[23]

O jornal *The New York Times* de 6 de novembro de 2015 chama a atenção para o fato de idosos não estarem sendo tratados com sabedoria (*wisely*), mas sim sobretratados, possivelmente estimulados pelos pacientes que imaginam que muito tratamento é o melhor tratamento. Vivemos a medicina de excessos **(Quadro 30.3)** com consequente medicina da insegurança, imprecisão e desperdício em gastos.

Desprescrever passa por mudança de comportamento que pode ser conseguida através de discussão em grupo, educação continuada, seminários e outras formas educacionais com a participação de diversos grupos profissionais, aplicando os conceitos de transdisciplinaridade.

O médico deve encarar esse desafio. Essa mudança cultural deve ser de toda a comunidade médica, mas também dos pacientes, pois a maioria quando sugerimos mudança de estilo de vida como reduzir o sal na alimentação, bem como praticar atividade física, prefere fazer uso da "pílula milagrosa" que, uma vez ingerida, vai resolver todos os problemas sem que o paciente faça nenhum esforço.

Desprescrever é possível, é seguro, é honesto, é benéfico e é ético.

Quadro 30.3 Vivemos a medicina de excessos.
Muita triagem em assintomáticos
Muita investigação em sintomáticos
Muita confiança em biomarcadores
Muitas "quase" doenças
Muitos diagnósticos
Muitos tratamentos
Muitos gastos pouco efetivos
Muitos efeitos colaterais
Muito monitoramento
Muito pouco efetividade

Fonte: Acervo do autor.

REFERÊNCIAS BIBLIOGRÁFICAS

1. Franken RA, Franken M. Comunicação médica: um atributo em extinção. Rev Soc Bras Clin Med. 2010;8(4):373-375.
2. Fanaroff AC, Califf RM, Windecker S, Smith SC Jr, Lopes RD. Levels of Evidence Supporting American College of Cardiology/American Heart Association and European Society of Cardiology Guidelines, 2008-2018. JAMA. 2019; 321(11):1069-1080.
3. Kahneman D. Rápido e Devagar Duas Formas de Pensar. Rio de Janeiro: Objetiva, 2012.
4. Makary MA, Daniel M. Medical error-the third leading cause of death in the US. BMJ. 2016; 353:i2139.
5. Simon R. "O complexo tanatolítico" justificando medidas da psicologia preventiva para estudantes de medicina. BolPsiq. 1971; 4(4):113-115.
6. Prior MT. Elephants in the Room: An "Affective Turn," Or Just Feeling Our Way? The Modern Language Journal. 2019. 103(Issue 2): 516-527.
7. The ABIM Foundation, Perry Undem Research/Communication. Unnecessary Tests and Procedures In the Health Care System What Physicians Say About The Problem, the Causes, and the Solutions Results from a National Survey of Physicians. 2014. Sponsored by the Robert Wood Johnson Foundation.
8. Smith R. In search of "non-disease". BMJ. 2002; 324(7342):883-885.
9. Carter SM, Degeling C, Doust J, Barratt A. A definition and ethical evaluation of overdiagnosis. J Med Ethics. 2016; 42(11):705-714
10. Thomas KB. The consultation and the therapeutic illusion. Br Med J. 1978; 1(6123):1327-1328.
11. Radley DC, Finkelstein SN, Stafford RS. Off-label prescribing among office-based physicians. Arch Intern Med. 2006; 166(9):1021-1026.
12. Eguale T, Buckeridge DL, Verma A, Winslade NE, Benedetti A, Hanley JA, Tamblyn R. Association of Off-label Drug Use and Adverse Drug Events in an Adult Population JAMA Intern Med. 2016; 176(1):55-63.
13. Boyd CM, Darer J, Boult C, Fried LP, Boult L, Wu AW. Clinical practice guidelines and quality of care for older patients with multiple comorbid diseases: implications for pay for performance. JAMA. 2005; 294(6):716-724.
14. Pereira AC, Franken RA, Sprovieri SR, Golin V. Iatrogenia em cardiologia [Iatrogeny in cardiology]. Arq Bras Cardiol. 2000; 75(1):75-8. Portuguese.
15. Ministério da Saúde. Secretaria de Ciência, Tecnologia, Inovação e Insumos Estratégicos em Saúde. Departamento de Assistência Farmacêutica e Insumos Estratégicos. Contribuições para o Uso Racional de Medicamentos. Vol. 1. Brasília: Ministério da Saúde, 2021. [Recurso eletrônico]. Disponível em https://bvsms.saude.gov.br/bvs/publicacoes/contribuicoes_promocao_uso_racional_medicamentos.pdf
16. Sivagnanam G. Deprescription: The prescription metabolism. J Pharmacol Pharmacother. 2016; 7(3):133-137.
17. Lucchetti G; Granero AL, Pires SL, Gorzoni ML. Fatores associados à polifarmácia em idosos institucionalizados. Rev Bras Geriatr Gerontol. 2010; 13(1): 51-58.
18. Chan M, Nicklason F, Vial JH. Adverse drug events as a cause of hospital admission in the elderly. Intern Med J. 2001; 31(4):199-205.
19. Hulka BS, Kupper LL, Cassel JC, Efird RL, Burdette JA. Medication use and misuse: physician-patient discrepancies. J Chronic Disease. 1975; 28(1):7-21.
20. Iyer S, Naganathan V, McLachlan AJ, Le Couteur DG. Medication withdrawal trials in people aged 65 years and older: a systematic review. Drugs Aging. 2008; 25(12):1021-1031.
21. Gorzoni ML, Rosa RF. Beers AGS 2019 criteria in very old hospitalized patients. Rev Assoc Med Bras (1992). 2020; 66(7):918-923.
22. Farrel B, Mangin D. Deprescribing Is an Essential Part of Good Prescribing. Am Fam Physician. 2019; 99(1):7-9.
23. Krishnaswami A, Steinman MA, Goyal P, Zullo AR, Geriatric Cardiology Section Leadership Council, American College of Cardiology. Deprescribing in Older Adults With Cardiovascular Disease. J Am Coll Cardiol. 2019; 73(20):2584-2595.
24. Page AT, Clifford RM, Potter K, Schwartz D, Etherton-Beer CD. The feasibility and effect of deprescribing in older adults on mortality and health: a systematic review and meta-analysis. Br J Clin Pharmacol. 2016; 82(3):583-623.

31

Edileide de Barros Correia ▸ Larissa Ventura Ribeiro Bruscky ▸ Ana Cristina de Souza Murta

Amiloidose Cardíaca no Idoso

INTRODUÇÃO

A amiloidose é uma doença infiltrativa, localizada ou sistêmica, que ocorre predominantemente em pacientes idosos. Ocorre por depósito progressivo de proteínas que se dobram sobre si mesmas tornando-se insolúveis e depositam-se no interstício de vários órgãos e tecidos após se agregarem a outras proteínas, na forma de fibrilas amiloides.

O acúmulo de fibrilas amiloides no interstício cardíaco determina o fenótipo de uma cardiomiopatia infiltrativa.[1,2] O depósito continuado ao longo do tempo leva à disfunção progressiva do músculo cardíaco, paralelamente ao acometimento do sistema de condução.[3]

A cardiomiopatia infiltrativa expressa-se, clinicamente, mimetizando várias outras cardiopatias, mas principalmente, como insuficiência cardíaca de fração de ejeção preservada (ICFEP) ou reduzida, arritmias supraventriculares e/ou ventriculares, bloqueios atrioventriculares e disautonomia e valvopatias. Costuma ser subdiagnosticada e potencialmente fatal em pacientes idosos. Atualmente dispõe-se de métodos diagnósticos não invasivos e de tratamento modificador da evolução da doença, reforçando a necessidade de atenção constante aos sinais de alerta dessa doença para possibilitar seu diagnóstico precoce.

EPIDEMIOLOGIA

A amiloidose foi descrita pela primeira vez em 1854 por Rudolph Virchow, porém as primeiras publicações sobre o quadro de amiloidose cardíaca datam de 1948, segundo dados obtidos no Medline.

Dados epidemiológicos contemporâneos não estão disponíveis, porém estima-se que a prevalência de amiloidose cardíaca atinja 55,2 a cada 100.000 pessoas-ano e vem aumentando devido à drástica melhora da sobrevida da população em geral.[4] Estudos de autópsia revelaram amiloidose por transtirretina (ATTR) em 25% dos indivíduos acima de 85 anos de idade[5] e a prevalência da ATTR em pacientes com mais de 75 anos, sem suspeita clínica, quase dobra em cada cinco anos por cintilografia com pirofosfato **(Figura 31.1)**.[6]

Algumas publicações descrevem cardiopatia por ATTR encontrada em 13% de 120 pacientes admitidos com ICFEP[7] e em 16% de 151 pacientes com estenose aórtica calcificada grave submetidos a troca valvar transcateter.[8]

Observa-se, sobretudo nos últimos cinco anos, um crescente aumento no número de estudos que avaliam os diversos aspectos da doença, em especial no que se refere às inovações quanto aos métodos diagnósticos e às novas terapias.

313

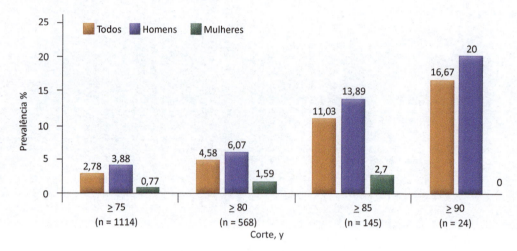

Figura 31.1 Prevalência de amiloidose por transtirretina *wild type* (ATTRwt) em pessoas com mais de 75 anos sem suspeita clínica.
Fonte: Mohamed-Salem *et al.* (2018).[6]

FISIOPATOLOGIA

Os depósitos amiloides podem ocorrer em uma variedade de órgãos, sendo o envolvimento do coração, rins, fígado e sistema nervoso autônomo os mais frequentemente responsáveis pela morbidade e mortalidade observadas. Os fatores de risco que aumentam o risco de amiloidose incluem idade avançada, sexo masculino, raça negra, doenças crônicas ou infecciosas coexistentes e história familiar (visto que alguns tipos de amiloidose são hereditários).[9]

Mais de 30 proteínas que podem sofrer o processo de formação de fibrilas amiloides já foram identificadas no homem, mas o uso da técnica de espectrometria de massa, usada para identificar o tipo do depósito amiloide no material de biópsia, sugere que muitas outras mais podem ser amiloidogênicas.[10] Cada proteína precursora depositada na forma de miofibrila determina um tipo específico de amiloidose, com expressão clínica diferente.

No que diz respeito ao comprometimento cardiológico, duas proteínas precursoras são responsáveis por cerca de 95% desse envolvimento: as cadeias leves da imunoglobina, tanto kappa como lambda (amiloidose de cadeia leve – AL) e a transtirretina, proteína transportadora de tiroxina e ácido retinóico produzida principalmente (mais de 95%) pelo fígado, mas também pelo plexo coroide e pelas células epiteliais da retina (amiloidose por transtirretina – ATTR). Ambas as proteínas determinam um fenótipo similar e se apresentam clinicamente como doenças cardiovasculares comuns, o que resulta em grande desafio para o diagnóstico. A ATTR pode ocorrer por uma mutação genética, quando é chamada de hereditária (ATTRh) e pode ocorrer sem mutação reconhecida, atribuindo-se a causa ao envelhecimento, quando é chamada de *wild type*, senil ou selvagem (ATTRwt). No entanto, algumas outras proteínas (AApoAI, AApoAII, AApoAIV, Aβ2M, AFib, AGel) também podem ser a causa da amiloidose cardíaca, mas são muito raras. Há um outro tipo de amiloidose, atualmente muito menos frequente que é secundária a doenças inflamatórias crônicas e infecciosas (AA).[11]

Vários fatores podem desencadear o dobramento incorreto e a agregação de proteínas, como proteólise anormal, mutações pontuais e modificações pós-tradução, como fosforilação, oxidação e glicação. A proteína ou peptídeo mal dobrado, então, se reúne com proteínas ou peptídeos semelhantes para formar oligômeros, que circulam no sangue e se depositam como fibrilas altamente ordenadas no espaço intersticial dos órgãos-alvo. Na amiloidose cardíaca, os mecanismos de disfunção orgânica são provavelmente multifatoriais, resultantes de uma combinação de fatores, incluindo a deposição extracelular de amiloide no tecido miocárdico, levando à ruptura mecânica da estrutura do tecido, bem como a toxicidade das fibrilas ou proteínas pré-fibrilares levando à inflamação, reativando geração de espécies de oxigênio, apoptose e autofagia, que podem ser observadas mesmo antes da deposição de fibrilas.[12,13] Isso leva a uma fisiologia restritiva, disfunção diastólica e, eventualmente, se manifesta clinicamente como insuficiência cardíaca.

Essas proteínas, em sua maioria, inicialmente solúveis e com configuração em alfa-hélice, assumem a forma beta pregueada através do fenômeno de dobradura incorreta, com precipitação nos tecidos na forma de agregados fibrilares amiloides. Estes agregados apresentam a característica de se corarem pelo vermelho-congo, adquirindo uma tonalidade descrita como «maçã-verde» à luz polarizada.

ALTERAÇÕES E MECANISMOS ESPECÍFICOS

O diagnóstico de amiloidose é frequentemente reconhecido por três cenários clínicos: estenose aórtica (EAo), ICFEP e cardiomiopatia hipertrófica (CMH).

Segundo estudo de Nitsche e colaboradores, a coexistência de EAo e cardiomiopatia amiloide em pacientes encaminhados para implante transcateter de valva aórtica (TAVR), varia de 9% a 16%. As implicações prognósticas dos pacientes com EAo e amiloidose cardíaca simultâneas permanecem obscuras. Três recentes estudos relataram não haver a diferença de mortalidade em comparação com EAo isolada em coortes de aproximadamente 200 pacientes.[13,14] Apesar de dados limitados sobre a prevalência de amiloide no envelhecimento da população em geral, ATTR tem uma prevalência mais baixa em pacientes não cardíacos (< 1%) e afeta predominantemente homens idosos. EAo associada a amiloidose cardíaca parece ser diferente, não apenas com uma prevalência geral 10 vezes maior, mas também uma distribuição similar por sexo e predileção por captação de traçador grau 2/3 em EAo (em vez de uma distribuição igual entre as classes). A pós-carga aumentada pela EAo foi aventada como hipótese em predispor o ventrículo esquerdo à deposição de fibrilas amiloides.[14,15] Isso pode ser impulsionado pelo aumento da renovação da matriz extracelular, inflamação de baixo grau, isquemia subendocárdica crônica e morte celular, resultante ambos de fibrose e deposição de amilóide. Em particular, as tensões significativas de cisalhamento na EAo podem causar um aumento da deposição de TTR.[14,15] Intervenção na válvula, por si só, pode estabilizar a ATTR, reduzindo o estresse do cisalhamento e, portanto o referido processo de clivagem mecânico enzimático.

A ATTRwt parece ser o mecanismo causal de uma proporção significativa de casos de ICFEP, principalmente em homens.[7] Estudos realizados ao longo dos últimos anos demonstraram que usando a cintilografia com marcador ósseo em pacientes internados com ICFEP, 13% podem ter ATTRwt e estudos de autopsia com pacientes com este mesmo perfil têm demonstrado depósitos de amiloide em 32% entre os com mais de 75 anos e de 8% entre os com menos de 75 anos. Com base no envelhecimento populacional, aumento da conscientização e melhor diagnóstico dessa doença, a ATTRwt pode se transformar no tipo mais comum de amiloidose cardíaca em um futuro próximo.[7]

CMH é um outro cenário em que se deve pensar na possibilidade de amiloidose como diagnóstico diferencial, sendo observado que cerca de 5% dos pacientes com diagnóstico de CMH são na realidade portadores de cardiopatia amiloidótica.[2]

A amiloidose cardíaca tem sido diagnosticada nesses três cenários, mas pode ser a causa de muitas outras apresentações clínicas, como quadros de insuficiência cardíaca com fração de ejeção reduzida, síncopes de repetição que podem ocorrer por disautonomia como também por bloqueios atrioventriculares e arritmias supraventriculares e ventriculares.

DIAGNÓSTICO

Primeiro passo diagnóstico – Suspeita clínica de amiloidose cardíaca (Tabela 31.1)

Tabela 31.1 Primeiro passo diagnóstico: suspeita clínica de amiloidose cardíaca.

1º passo	Suspeita diagnóstica
	Idoso com aumento de espessura da parede ventricular
	ICFEP, CMH, Estenose aórtica
	Alterações do ECG, ECO, RNM

ICFEP: insuficiência cardíaca com fração de ejeção preservada, CMH: cardiomiopatia hipertrófica, ECG: eletrocardiograma, ECO: ecocardiograma, RNM: ressonância nuclear magnética.
Fonte: Simões MV, Fernandes F, Marcondes-Braga FG, et al., 2021.[16]

O primeiro passo para o diagnóstico é a suspeita clínica. Estar atento à possibilidade de estarmos diante de um paciente com amiloidose, principalmente se idoso com aumento de espessura de parede ventricular.

APRESENTAÇÃO CLÍNICA

Manifestações sistêmicas como disfunção autonômica, alterações gastrointestinais, perda de peso inexplicada, retenção ou incontinência urinária, disfunção erétil, hipotensão ortostática, manifestações da polineuropatia como dores e parestesias associadas a diminuição de força distal em membros inferiores são sinais de alerta que levam à suspeita diagnóstica.[16] Porém, dependendo da presença ou não de mutação, do tipo de mutação presente e do tipo da proteína precursora a apresentação clínica e a evolução da amiloidose cardíaca se apresenta de forma diferente.

Os fenótipos que ocorrem com maior frequência são o da polineuropatia amiloidótica familiar (PAF), o da cardiomiopatia amiloidótica (CA) e os quadros mistos. A mutação Val50Met (historicamente conhecida como Val30Met) costuma correlacionar-se com maior frequência a quadros de PAF; já quando a mutação é a Val142Ile e no tipo *wild type*, o fenótipo predominante é a CA e quadros mistos, quando o quadro neurológico costuma ser de menor intensidade. Na AL, quadros mistos de grande intensidade com manifestações sistêmicas e pouco tempo de evolução são mais comuns.

EXAMES COMPLEMENTARES NÃO ESPECÍFICOS

Os exames habitualmente realizados na prática clínica, eletrocardiograma, ecocardiograma, ressonância magnética, exames laboratoriais, como peptídeos natriuréticos e troponina podem apresentar características que chamam a atenção para a possibilidade do diagnóstico, como pode ser visto na **Tabela 31.2**.

Segundo passo diagnóstico – Afastar Amiloidose de cadeias leves (Tabela 31.3)

EXAMES COMPLEMENTARES ESPECÍFICOS

Após a suspeita de amiloidose, faz-se necessário a solicitação de exames complementares específicos para a confirmação da doença. A pesquisa de amiloidose de cadeias leves começa com a realização de imunofixação de soro e urina e relação kappa/lambda (*freelite*). Essa pesquisa se configura como emergência médica pelo prognóstico reservado com mortalidade alta em curto período de tempo da AL.

Quando esses exames se encontram anormais (pico monoclonal na imunofixação do soro e/ou urina e, principalmente, uma relação kappa/lambda anormal (menor que 0,26 ou maior que 1,65), deve-se então seguir a rota hematológica. Pacientes com insuficiência renal crônica frequentemente têm níveis elevados de cadeias leves, porém costumam ter a relação preservada, ou discretamente elevada na ausência de discrasia plasmática **(Tabela 31.4)**.

Tabela 31.2 Principais exames diagnósticos e suas alterações na amiloidose cardíaca.

Laboratório	ECG	ECO	RT-RNM
Aumento desproporcional da troponina	Sokolov < 15	VE não dilatado	Circunferencial
Aumento desproporcional do NT-proBNP	Baixa voltagem	Disfunção diastólica	Subendocárdico
	Padrão pseudo-infarto	HVE simétrica	Transmural
	Baixa progressão de R de V1-V3	*Strain* com *apical sparing*	

ECG: eletreocardiograma, ECO: ecocardiograma, RT-RNM: ressonância nuclear magnética, VE: ventrículo esquerdo, NT-proBNP = Terminal N do peptídeo natriurético tipo B, HVE: Hipertrofia ventricular esquerda.
Fonte: Simões MV, Fernandes F, Marcondes-Braga FG, et al., 2021.[16]

Tabela 31.3 Segundo passo: afastar amiloidose de cadeias leves.

2º passo	Dosar imunofixação de soro e urina e relação kappa/lambda	Normal: 0,26-1,65
		Anormal: < 0,26 e > 1,65
	Imunofixação soro e urina com pico monoclonal e relação kappa/lambda anormal	Rota hematológica
	Imunofixação soro e urina com pico monoclonal e relação kappa/lambda normal	Rota cardiológica

Fonte: Simões MV, Fernandes F, Marcondes-Braga FG, et al., 2021.[16]

Tabela 31.4	Rota hematológica no diagnóstico de amiloidose.
3º passo	Rota hematológica
Exames alterados	Biopsia tecidual
	Coloração com vermelho Congo
	Tipificação da proteína com imuno-histoquímica ou espectrometria de massa

Fonte: Simões MV, Fernandes F, Marcondes-Braga FG, et al., 2021.[16]

A rota hematológica começa com o rápido encaminhamento ao hematologista e com a realização de uma biópsia tecidual. O objetivo da biópsia é o diagnóstico diferencial da discrasia sanguínea de uma gamopatia monoclonal de significado incerto, frequentemente encontrada em pacientes idosos com ATTR. A biópsia deve ser solicitada com a coloração de vermelho Congo e, se for positiva, deve ser seguida de tipagem da proteína precursora com imuno-histoquímica ou, preferencialmente, de espectrometria de massa. Confirmando-se o diagnóstico de amiloidose de cadeias leves, o paciente seguirá o acompanhamento com o hematologista, mas deve manter em paralelo o acompanhamento com o cardiologista que orientará o tratamento da cardiopatia.[16]

Quando o diagnóstico de AL é descartado, deve-se seguir pela rota cardiológica e a cintilografia cardíaca com marcadores ósseos é o exame a ser solicitado **(Tabela 31.5)**. Se não estiver disponível, deve-se optar nesse momento pela biópsia. O procedimento pode ser feito no órgão acometido, com alta sensibilidade/especificidade, mas pode-se realizar em outros locais com alta acurácia na detecção da fibra amiloide. Portanto, pode-se utilizar a biópsia de gordura abdominal, mucosa do reto, cavidade oral (gengiva e língua) como também endomiocárdica e subtipagem subsequente. Se a cintilografia for positiva grau 2 e/ou 3 ou uma relação entre o coração e o pulmão contralateral > 1,5, o diagnóstico de AC por TTR pode ser feito sem a necessidade de biópsias e torna-se necessária a realização de estudo genético para determinação se ATTR hereditária ou *wild type*. Se a cintilografia for grau 1 ou 0 e os exames não forem muito sugestivos do diagnóstico, descarta-se a possibilidade do diagnóstico de amiloidose. Caso a cintilografia for grau 1 ou 0 e os exames complementares forem muito sugestivos do diagnóstico de amiloidose, está indicada a realização de biópsia tanto de tecidos periféricos quanto endomiocárdica, se suspeita for elevada a ainda não ter sido encontrada a fibra amiloide, com posterior subtipagem com imuno-histoquímica ou espectrometria de massa.

O sexto e último passo do diagnóstico, seja quando o diagnóstico foi feito pela cintilografia com marcador ósseo grau 2/3 ou quando o diagnóstico foi feito com a biópsia tecidual, é a realização do estudo genético que se torna necessário para definir se a ATTR é hereditária ou *wild type*, apesar do tratamento específico ser igual **(Tabela 31.6)**.

Tabela 31.5	Rota cardiológica no diagnóstico de amiloidose.
4º passo	Rota cardiológica
Exames normais	Cintilografia cardíaca com marcador ósseo se disponível ou
	Biopsia endomiocárdica se cintilografia não disponível

Fonte: Simões MV, Fernandes F, Marcondes-Braga FG, et al., 2021.[16]

Tabela 31.6	Quinto e sexto passos: cintilografia e estudo genético no diagnóstico de amiloidose.
5º passo: cintilografia disponível	
Cintilografia positiva grau 2/3 ou relação HTE/HTD > 1,5 confirma ATTR	
Cintilografia grau 0/1 se exames muito sugestivos – biópsia	
Cintilografia grau 0/1 se exames pouco sugestivos – descarta ATTR	
6º passo: Estudo genético – ATTRv x ATTRwt	

Fonte: Simões MV, Fernandes F, Marcondes-Braga FG, et al., 2021.[16]

TRATAMENTO

O tratamento da amiloidose, independente do subtipo, exige um manejo adequado da insuficiência cardíaca. Diferente do tratamento padrão para outras etiologias, observam-se algumas particularidades em relação à IC causada por amiloidose, como observado na Tabela 31.7.

Em relação ao tratamento específico para a doença, a primeira opção disponibilizada foi o transplante ortotópico de fígado (TOF) já que a maior parte da transtirretina é produzida por ele. A experiência com TOF foi descrita em pacientes com a mutação Val-30Met, onde o transplante precoce pode prevenir o desenvolvimento de neuropatia periférica e interromper a progressão da deposição no sistema nervoso periférico com sobrevida global de 75% em cinco anos.[1,16,17] No entanto, a adoção generalizada desse tratamento tem sido limitada por relatos de cardiomiopatia amiloide progressiva mesmo após o procedimento, não sendo oferecido a pacientes com a mutação V142I e àqueles com ATTR de tipo selvagem, pois esses pacientes costumam ter envolvimento cardíaco isolado e tendem a não responder ao transplante de fígado.[1,16,17]

Novos tratamentos direcionados para alvos específicos da doença já foram incorporados à prática clínica e outros ainda estão sendo testados, gradativamente melhorando a sobrevida e a qualidade de vida dos pacientes. Essas terapias modificadoras da doença incluem silenciamento de TTR, estabilização de TTR e degradação e reabsorção das fibrilas amiloides depositadas. Os estabilizadores de TTR se ligam ao tetrâmero de TTR e evitam o dobramento incorreto e, portanto a deposição de fibrilas amiloides. Os silenciadores de TTR têm como alvo a síntese hepática de TTR. Os degradadores do depósito amiloide visam a eliminação de fibrilas amiloides dos tecidos. Essas terapias estão resumidas na Tabela 31.8.

Tabela 31.7 Tratamento da amiloidose.

Evitar	Recomendado
Betabloqueadores	Diurético de alça
IECA/BRA/ARNI	Antagonista da aldosterona
Verapamil/ivabradina	Amiodarona
Ablação FA	Cardioversão (ECOTE prévio, mesmo com uso de ACO)
CDI	Varfarina e NOAC
TRC	Marca-passo

IECA: inibidor da enzima conversora da angiotensina, BRA: bloqueador do receptor da angiotensina, ARNI: inibidor da neprilesina receptor da angiotensina, FA: fibrilação atrial, ECOTE: ecocardiograma transesofágico, ACO: anticoagulante, CDI: cardioversor-desfibrilador implantável, NOAC: novos anticoagulantes orais, TRC: terapia de ressincronização cardíaca.
Fonte: Garcia-Pavia P, Rapezzi C, Adler Y, et al. 2021.[17]

Tabela 31.8 Tratamento da amiloidose.

ATTR		
TTR silenciadores	RNAi	Patisiran*#
	Oligonucleótidos antisense	Inotersen * (IONIS-TTR$_{rx}$)
TTR estabilizadores	Diflunisal	
	Tafamidis	
	Tolcapona	
	AG10	
Degradadores das fibras	Doxiciclina + TUDCA	
	Extracto de chá verde	
	Curcumina	
	Anticorpo anti-amiloide	PRX004

Fonte: Garcia-Pavia P, Rapezzi C, Adler Y, et al. 2021.[17]

No Brasil, o tafamidis encontra-se aprovado desde 2016 pela ANVISA para tratamento da polineuropatia amiloidótica familiar na dose de 20 mg/dia, e também para cardiomiopatia amiloidótica na dose de 80 mg/dia, porém ainda não liberada para dispensação pelo Sistema Único de Saúde (SUS) para o tratamento do comprometimento cardíaco. Dados publicado em setembro de 2018, o Tafamidis Treatment For Patients With Transthyretin Amyloid Cardiomyopathy (ATTR-ACT), um estudo de fase 3 que tinha por objetivo determinar a eficácia, segurança e tolerabilidade do tafamidis nos pacientes com ATTRwt ou ATTRh cardíaca mostrou uma redução da morbimortalidade nos pacientes em uso da medicação. Previamente, o tafamidis já tinha mostrado ser capaz de retardar o comprometimento neurológico em pacientes com polineuropatia amiloidótica familiar, porém em uma dose quatro vezes menor que a com benefício cardíaco. O tafamidis é um medicamento que se liga aos sítios da transtirretina tiroxina e inibe a dissociação de tetrâmeros em monômeros, etapa limitante da velocidade na formação de proteína amiloide TTR.

CONCLUSÃO

A cardiomiopatia amiloidótica tem sua incidência aumentada em pacientes idosos e pode mimetizar quadros clínicos cardíacos comuns dessa população. A atenção aos sinais de alerta e investigação precoce são essenciais para o diagnóstico correto e o início do tratamento específico, melhorando a morbimortalidade dos pacientes.

REFERÊNCIAS BIBLIOGRÁFICAS

1. Maurer MS, Elliott P, Comenzo R, Semigran M, Rapezzi C. Addressing common questions encountered in the diagnosis and management of cardiac amyloidosis. Circulation. 2017; 135(14):1357-1377.
2. Fontana M, Ćorović A, Scully P, Moon JC. Myocardial Amyloidosis: The Exemplar Interstitial Disease. JACC Cardiovasc Imaging. 2019; 12(11 Pt 2):2345-2356.
3. Barbhaiya CR, Kumar S, Baldinger SH, Michaud GF, Stevenson WG, Falk R, et al. Electrophysiologic assessment of conduction abnormalities and atrial arrhythmias associated with amyloid cardiomyopathy. Heart Rhythm. 2016; 13(2):383-390.
4. Gilstrap LG, Dominici F, Wang Y, El-Sady MS, Singh A, Di Carli MF, et al. Epidemiology of cardiacamyloidosis – associated heart failure hospitalizations among fee-for-service medicare beneficiaries in the United States. Circulation: Heart Failure, 12(6); 12(6):e005407.
5. Tanskanen M, Peuralinna T, Polvikoski T, Notkola IL, Sulkava R, Hardy J, et al. Senile systemic amyloidosis affects 25% of the very aged and associates with genetic variation in alpha2-macroglobulin and tau: a population-based autopsy study. Ann Med. 2008; 40(3):232-239.
6. Mohamed-Salem L, Santos-Mateo JJ, Sanchez-Serna J, Hernández-Vicente Á, Reyes-Marle R, Castellón Sánchez MI, et al. Prevalence of wild type ATTR assessed as myocardial uptake in bone scan in the elderly population. Int J Cardiol. 2018; 270:192-196..
7. González-López E, Gallego-Delgado M, Guzzo-Merello G, de Haro-Del Moral FJ, Cobo-Marcos M, Robles C, et al. Wild-type transthyretin amyloidosis as a cause of heart failure with preserved ejection fraction. Eur. Heart J. 2015; 36(38):2585-2594.
8. Castaño A, Narotsky DL, Hamid N, Khalique OK, Morgenstern R, DeLuca A, et al. Unveiling transthyretin cardiac amyloidosis and its predictors among elderly patients with severe aortic stenosis undergoing transcatheter aortic valve replacement. Eur Heart J. 2017; 38(38):2879-2887.
9. Papingiotis G, Basmpana L, Farmakis D. Cardiac amyloidosis: epidemiology, diagnosis and therapy 2021; European Society of Cardioloy. 19(19).
10. Esplin BL, Gertz MA. Current trends in diagnosis and management of cardiac amyloidosis. Curr Probl Cardiol. 2013; 38(2):53-96.
11. Garcia-Pavia P, Rapezzi C, Adler Y, Arad M, Basso C, Brucato A, et al. Diagnosis and treatment of cardiac amyloidosis. A position statement of the European Society of Cardiology Working Group on Myocardial and Pericardial Diseases. Eur J Heart Fail. 2021; 23(4):512-526.
12. Manral P, Reixach N. Amyloidogenic and non-amyloidogenic transthyretin variants interact differently with human cardiomyocytes: insights into early events of non-fibrillar tissue damage. Biosci Rep. 2015; 35(1):e00172.
13. Imperlini E, Gnecchi M, Rognoni P, Sabidò E, Ciuffreda MC, Palladini G, et al. Proteotoxicity in cardiac amyloidosis: amyloidogenic light chains affect the levels of intracellular proteins in human heart cells. Sci Rep. 2017; 7(1):15661.
14. Castaño A, Narotsky DL, Hamid N, Khalique OK, Morgenstern R, DeLuca A, et al. Unveiling transthyretin cardiac amyloidosis and its predictors among elderly patients with severe aortic stenosis undergoing transcatheter aortic valve replacement. Eur. Heart J. 2017; 38(38):2879-2887.
15. Nitsche C, Aschauer S, Kammerlander AA, Schneider M, Poschner T, Duca F, et al. Light-chain and transthyretin cardiac amyloidosis in severe aortic stenosis: prevalence, screening possibilities, and outcome. Eur J Heart Fail. 2020; 22(10):1852-1862.
16. Simões MV, Fernandes F, Marcondes-Braga FG, Scheinberg P, Correia EB, Rohde LEP, et al. Posicionamento sobre Diagnóstico e Tratamento da Amiloidose Cardíaca – 2021. Arq Bras Cardiol. 2021; 117(3):561-598.
17. Garcia-Pavia P, Rapezzi C, Adler Y, Arad M, Basso C, Brucato A, et al. Diagnosis and treatment of cardiac amyloidosis. A position statement of the European Society of Cardiology Working Group on Myocardial and Pericardial Diseases. Eur J Heart Fail. 2021; 23(4):512-526.

Fibrilação Atrial no Idoso

Dalmo Antonio Moreira

INTRODUÇÃO

A fibrilação atrial (FA) é uma taquiarritmia supraventricular que se caracteriza pela ausência de atividades elétrica e contrátil atriais, rítmica e sincronizada. Como consequência dessa condição os impulsos são conduzidos aos ventrículos de maneira rápida e irregular na grande maioria dos casos. É uma arritmia mais comum na idade avançada, particularmente dentre aqueles que acumularam diversos fatores de risco ao longo da vida. Causa preocupação na prática clínica devido às complicações que acarreta, aumentando a taxa de hospitalizações e o risco de morte nos indivíduos acometidos. Além disso, idosos são mais propensos às complicações relacionadas ao tratamento, farmacológico ou não, o que traz muita discussão sobre a melhor forma de tratar essa população. Existe extensa literatura baseada em evidências que orienta o manejo clínico de pacientes com FA, mas os idosos estão sub-representados na grande maioria dos estudos clínicos que lidam com esse tema. Portanto, até que ponto as evidências clínicas e as diretrizes podem ser aplicadas ao tratamento de idosos com FA ainda não parece claro. Nesse capítulo serão abordados os principais tópicos relacionados à abordagem da FA nos indivíduos com idade avançada.

ASPECTOS EPIDEMIOLÓGICOS

É a taquiarritmia supraventricular mais comum na prática clínica, cuja incidência aumenta com a idade, ocorrendo em 0,2% a 0,3% da população adulta entre 25 e 35 anos, 3% a 4% entre 55 e 64 anos e 5% a 9% entre 62 e 90 anos.[1,2] No estudo de Framingham envolvendo homens e mulheres na faixa etária entre 30 e 62 anos, a incidência global de FA foi de 2% durante um período de seguimento de 22 anos, e confirmou a tendência de aumentar com o avançar da idade.[3] A incidência de FA aumenta de três a cinco vezes quando há doença cardiovascular. A maioria dos casos em mulheres está associada à hipertensão arterial (15%) e doença reumática (28%), enquanto nos homens, esses mesmos fatores são responsáveis pela arritmia em 13% e 8% respectivamente.[3] A cardiopatia reumática aumenta em oito vezes a probabilidade de surgimento de FA no homem e de 27 vezes na mulher.[3] Em indivíduos que não desenvolveram cardiopatia, alguns fatores como hipertrofia ventricular esquerda e alterações inespecíficas da repolarização ventricular ao eletrocardiograma, diabetes *mellitus* e hipertensão arterial, são condições que estão associadas a 70% dos casos de FA.[3] Em estudo populacional que incluiu indivíduos com idade variando entre 59 e 90 anos, as variáveis ecocardiográficas que mais estiveram associadas ao maior risco de FA durante um seguimento de 7,2 anos, foram: átrio esquerdo aumentado, redução da fração de encurtamento e aumento na espessura da musculatura ventricular.[4,5]

O risco de FA aumenta com a presença de vários fatores de risco. Um estudo epidemiológico demonstrou que em indivíduos de mesma idade, a incidência de FA aumenta de um para três indivíduos quando mais de um fator de risco (hipertensão, diabetes, dislipidemia, tabagismo etc.) está presente.[4] A implicação prática desse achado é que o tratamento desses fatores pode reduzir a incidência da FA, particularmente em idosos.

Com o aumento da sobrevida da população, houve um aumento significativo das arritmias próprias da idade avançada e, dentre estas, a FA é a mais importante. A incidência desta arritmia salta de cerca de 1%, na faixa etária dos 60 anos, para 11%, naqueles com idade acima de 80 anos.[6] Na experiência do setor de Tele-eletrocardiografia do Instituto Dante Pazzanese de Cardiologia, numa análise de 2.230.812 exames realizados entre os anos de 2011 e 2022, a prevalência de FA saltou de 0,94%, na faixa etária dos 50 a 55 anos, para 9,87% para aqueles na faixa etária acima de 90 anos **(Figura 32.1)**.

ASPECTOS CLÍNICOS RELACIONADOS À FA

Os sintomas que surgem em pacientes com FA auxiliam o clínico a estabelecer a suspeita diagnóstica da arritmia. A queda do estado geral com limitação às atividades rotineiras, é um achado frequente particularmente em idosos. As palpitações, dispneia desproporcional ao grau de esforço físico e dor torácica são outros relatos não raros nessa população. Os sintomas são causados pela frequência cardíaca rápida e irregular, ausência da contração atrial (que reduz o débito cardíaco em cerca de 30%), perda do sincronismo atrioventricular e por episódios de taquicardias ou bradicardias.[7] Apenas cerca de 20% de pacientes com FA são assintomáticos, seja nas formas paroxística, persistente ou permanente. A Sociedade Europeia de Cardiologia estabeleceu uma graduação na intensidade dos sintomas que auxilia o clínico na categorização do paciente de maior risco e a melhor forma de tratá-lo **(Tabela 32.1)**.[8]

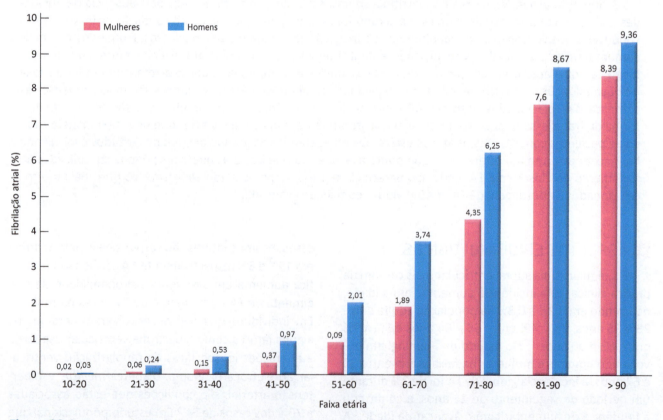

Figura 32.1 Registro de FA de acordo com a faixa etária numa população de indivíduos atendida em postos de saúde do Estado de São Paulo pelo serviço de Tele-Eletrocardiografia do Instituto Dante Pazzanese de Cardiologia de São Paulo. Foram avaliados 2.230.812 pacientes com 45.692 pacientes com FA (2,05%). Há nítido aumento da incidência da FA com o envelhecimento (Dados da Seção de Tele-Eletrocardiografia do Instituto Dante Pazzanese de Cardiologia, ainda não publicados).
Fonte: Acervo do autor.

FIBRILAÇÃO ATRIAL NO IDOSO

Tabela 32.1	Escala de sintomas modificado segundo a Sociedade Europeia de Cardiologia.	
Escore EHRA Modificado	**Sintomas**	**Descrição**
I	Nenhum	FA assintomática
2A	Leves	Atividade diária não afetada por sintomas da FA
2B	Moderados	Atividade diária não afetada por sintomas da FA, mas paciente incomodado por sintomas
3	Graves	Atividade diária afetada por sintomas da FA
4	Incapacitantes	Atividades diárias interrompidas

Fonte: Adaptada de Hindricks et al. (2020).[8]

COMPLICAÇÕES DA FIBRILAÇÃO ATRIAL

A fibrilação atrial (FA) é causa do aumento das taxas de hospitalizações, sejam por conta da própria arritmia ou secundariamente à doença que a causou.[9] Há aumento progressivo das internações a partir dos 65 anos devido ao risco maior de complicações, tais como insuficiência cardíaca e acidente vascular cerebral (AVC). Pacientes com FA têm maior risco de tromboembolismo sistêmico, sendo responsável por cerca de 45% de causas embólicas de origem cardíaca.[10] Nessa última condição, infelizmente, o cérebro é a região mais afetada em 70% dos casos. O risco de tromboembolismo aumenta com a idade, sendo 7% na faixa etária entre 50 e 59 anos e de 36% naqueles entre 80 e 89 anos.[11,12] O AVC causado pela FA é mais grave, com maiores sequelas e maior risco de óbito em comparação aos casos de AVC secundário a outras causas, como a hipertensão arterial. O risco de morrer quando a FA se instala é duas vezes maior, por qualquer causa ou por causa cardiovascular,[11,12] tanto em homens como em mulheres.[13]

CLASSIFICAÇÃO DA FIBRILAÇÃO ATRIAL

De acordo com a forma de apresentação e segundo as novas diretrizes europeias para o tratamento,[8] a FA pode se manifestar das seguintes maneiras:

- Forma paroxística;
- Forma persistente;
- Forma persistente de longa duração;
- Forma permanente **(Figura 32.2)**.

A forma paroxística se caracteriza por episódios recorrentes (portanto, apresenta reversão espontânea), com duração variável (poucos minutos a 48 horas). A forma persistente apresenta duração maior que sete dias e menor que um ano, e é a mais comum na prática clínica; é aquela na qual nunca se tentou qualquer processo de reversão química ou elétrica e que, depois de restabelecido o ritmo sinusal por qualquer técnica, a prevenção das recorrências torna-se necessária com fármacos antiarrítmicos ou por meio da ablação das veias pulmonares. A forma persistente de longa duração é similar à anterior, entretanto, tem duração acima de um ano. A prevenção de recorrências nessa condição é eletivamente a ablação das veias pulmonares. A forma permanente é refratária às tentativas de reversão ou, o indivíduo sabe que tem, mas não deseja restabelecer o ritmo sinusal. O objetivo do tratamento nessa condição é apenas o controle da resposta ventricular, acompanhado ou não de anticoagulação. A importância dessa classificação, portanto, está relacionada à escolha da forma de tratar os pacientes.

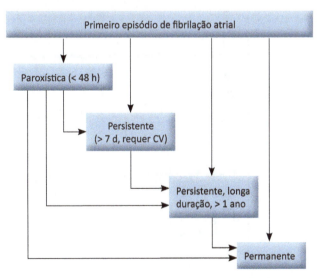

Figura 32.2 Classificação da FA de acordo com as Diretrizes da Sociedade Europeia de Cardiologia.
d: dia, CV: cardioversão.
Fonte: Adaptada de Hindricks et al. (2020).[8]

DIAGNÓSTICO ELETROCARDIOGRÁFICO

O eletrocardiograma se caracteriza pela ausência de ondas P que são substituídas por ondulações irregulares da linha de base, conhecidas como ondas "*f*", com frequência variando entre 450 e 700 bpm **(Figura 32.3)**.[14] As ondulações podem ser do tipo grosseiras ou finas, cujas implicações clínicas de suas formas de manifestação ainda são muito debatidas, particularmente com relação à duração da arritmia, função atrial esquerda, função do apêndice atrial esquerdo e sua associação ou não a riscos de tromboembolismo sistêmico.[15] Em outras palavras, a amplitude das ondas *f* não define a forma de tratar, não caracteriza o risco nem mesmo o prognóstico dos pacientes afetados. Os intervalos RR são irregulares, com complexos QRS normais ou com padrão de bloqueio de ramo (do tipo ramo direito é o mais frequente). Observam-se alterações da repolarização ventricular causadas pela frequência ventricular irregular e pela presença de ondas *f* sobre o segmento ST e as ondas T.

A análise das características das ondas fibrilatórias atriais, particularmente no que concerne ao seu espectro de frequência (análise realizada pela Transformada Rápida de Fourier), tem permitido o conhecimento de diversas peculiaridades da FA, como a resposta aos fármacos antiarrítmicos, predição de maior probabilidade de reversão ao ritmo sinusal após cardioversão elétrica, predição de recorrências, além de se poder estimar os mecanismos eletrofisiológicos envolvidos na origem e manutenção da arritmia.[16] Esse é um campo de investigação ainda incipiente, mas destaca a importância do eletrocardiograma, muito além do simples diagnóstico da FA, sendo empregado até mesmo para a decisão clínica da forma de tratar.

O eletrocardiograma pode ser empregado com objetivo de identificar pacientes com risco para FA ou até mesmo para sugerir a FA como causa de um AVC criptogênico. As principais variáveis analisadas são: a dispersão da duração da onda P (diferença entre a maior duração e a menor duração da onda P); o índice de onda P (correspondente ao desvio padrão das ondas P nas 12 derivações eletrocardiográficas); o coeficiente de variação das ondas P (desvio padrão da média da duração das ondas dividido pela média

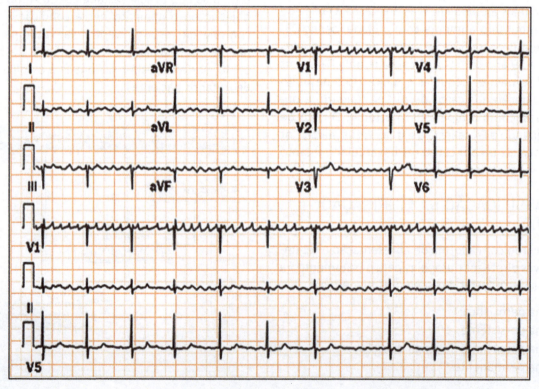

Figura 32.3 Eletrocardiograma de 12 derivações apresentando FA. Observar a ausência de ondas P que são substituídas por ondulações grosseiras e irregulares da linha de base. Além disso, há irregularidade dos intervalos RR e variações do segmento ST e das ondas T.
Fonte: Acervo do autor.

da duração de P); a máxima duração de P nas 12 derivações; a presença do sinal de Morris em V1, ou seja, a onda P do tipo *plus-minus* (porção *minus* com duração > 0,04 segundos e amplitude ≥ 1 mm); a presença de bloqueio interatrial de segundo ou terceiro graus, com ondas P *plus-minus* nas derivações inferiores; a baixa amplitude da onda P na derivação D1.[17-20]

FATORES DE RISCO PARA FIBRILAÇÃO ATRIAL

Os principais fatores de risco relacionados à origem e à manutenção da FA estão relacionados com comprometimentos cardíacos e não cardíacos. Estudos clínicos têm validado a importância deles como causa da arritmia e podem ser observados na **Tabela 32.2**. A importância de se identificar e remover tais fatores está relacionada à melhora dos resultados do tratamento e do prognóstico dos pacientes, qualquer que seja a forma de tratar. Na atualidade, a intervenção sobre esses fatores tem sido considerada um dos pilares do tratamento da FA.

IMPORTÂNCIA DOS FATORES DE RISCO NO DESENCADEAMENTO DA FIBRILAÇÃO ATRIAL NO IDOSO

A incidência da FA aumenta com a idade, dobrando a cada década.[1,8,22] Alguns autores, entretanto, questionam essa relação, afirmando que devido à maior longevidade populacional observada na atualidade, seria mais provável a detecção dessa arritmia nos indivíduos mais idosos. Além disso, a maior procura por atendimento médico devido à preocupação com a saúde, a popularização dos métodos de detecção de uma arritmia de caráter intermitente, seriam outros fatores a serem considerados.[23] A maioria dos estudos epidemiológicos sobre a FA se baseia em informações obtidas de bases de dados hospitalares ou de banco de dados eletrônicos de serviços de seguro médico, sujeitas a vieses, levando a uma ampla variação nas estimativas de incidência e prevalência dessa arritmia. Falta um estudo comunitário com seguimento por tempo prolongado para se confirmar a relação entre idade avançada e FA.[23] Conceitos epidemiológicos à parte, há dados clínicos que sugerem realmente associação do envelhecimento e FA. O sexo masculino é 1,5 vezes mais propenso a apresentar FA. Depois dos 60 anos, entretanto, homens e mulheres apresentam a mesma incidência.[1,8,23] Vários fatores de risco estão presentes ao longo da vida e sua sobreposição pode explicar o surgimento dessa arritmia na idade mais avançada. Ao mesmo tempo a documentação dos fatores de risco potencialmente modificáveis, pode auxiliar o tratamento da FA e melhorar o prognóstico desses pacientes.[24]

A maior prevalência de FA após os 60-70 anos pode ser explicada pelo maior tempo que tais indivíduos tiveram para acumular tantos eventos adversos, que modificam as características elétricas e estruturais atriais. A **Figura 32.4** sintetiza essa situação, tornando clara a influência de diferentes condições clínicas e seus respectivos efeitos sobre a anatomia e a eletrofisiologia atriais. Verifica-se também que essas alterações podem ser documentadas precocemente, não apenas pelo histórico clínico do paciente, que confirma a presença de diferentes tipos de acometimentos sistêmicos, mas também, pelo exame físico e pelos exames complementares, como o eletrocardiograma.

Tabela 32.2 Causas de FA em idosos e o risco correspondente.

Fatores de risco validados	Razão de risco
Idade	1,03-5,9 (por ano)
Sexo masculino	1,5-2,7
HAS	1,1-2,7
Doença valvar	1,8-3,2
Diabetes	1,4-2,2
Insuficiência cardíaca	1,4-7,7
Infarto do miocárdio	1,4-2,6
Fatores genéticos	1,1-1,9
Fatores de risco menos validados	
Obesidade	1,03-2,0
Apneia do sono	2,2-3,0
Hipertireoidismo subclínico	1,9-3,1
DPOC	1,5-2,0
Doença renal crônica	1,4-1,9
Tabagismo	1,3-1,5
Àlcool	1,3-1,5
Peptídeo natriurético atrial	1,2-4,0
PCR, interleucinas, FNT-alfa	0,9-2,2
Troponina-T	1,2

HAS: hipertensão arterial sistêmica, DPOC: doença pulmonar obstrutiva crônica, PCR: proteína C reativa, FNT: fator de necrose tumoral.
Fonte: Adaptada de Hakim et al. (2014).[21]

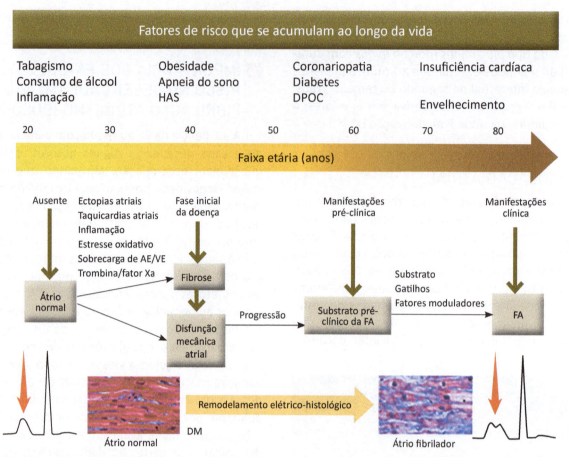

Figura 32.4 Mecanismos envolvidos na formação do substrato arritmogênico que gera e mantém a FA. A faixa amarela representa a linha da vida com idades variando entre os 20 e 80 anos ou mais. Fatores de risco sistêmicos, bem como doenças, surgem e se sobrepõem ao longo da vida. Essas condições modificam a estrutura tecidual atrial, particularmente pela deposição de tecido fibrótico, que culmina no circuito apropriado para o surgimento da FA. Observe a modificação da onda P traduzindo o remodelamento elétrico atrial. Ver discussão no texto.

HAS: hipertensão arterial sistêmica, DPOC: doença pulmonar obstrutiva crônica, AE: átrio esquerdo, VE: ventrículo esquerdo, DM: diabetes melito, FA: fibrilação atrial.
Fonte: Acervo do autor.

MECANISMOS DE ORIGEM E MANUTENÇÃO DA FIBRILAÇÃO ATRIAL

Houve grande avanço no entendimento dos mecanismos envolvidos na gênese da FA nos últimos anos e isso permitiu o entendimento da forma mais racional de tratar os pacientes, diminuindo o empiricismo terapêutico e, consequentemente, trazendo melhoria de seus resultados. Três fatores são fundamentais na gênese da fibrilação atrial:

- Presença de um substrato arritmogênico;
- Presença de gatilhos ou deflagradores da arritmia;
- Presença de fatores que instabilizam o substrato e aumentam a chance dos gatilhos deflagrarem a arritmia **(Figura 32.5)**.[25,26]

GATILHOS DEFLAGRADORES

As ectopias atriais são um fator comum precedendo episódios de FA e sua incidência aumenta com a idade **(Figura 32.6)**.[27] Acredita-se que o tecido cardíaco próximo das veias pulmonares ou das cavas, tenha a propriedade de se autoexcitar gerando respostas ectópicas ativamente, principalmente quando submetido ao estiramento causado pelo fluxo sanguíneo pulsátil ou, até mesmo, secundariamente à estimulação adrenérgica.[28] De maneira curiosa, tais ectopias estão localizadas estrategicamente na desembocadura de veias pulmonares e das veias cavas ou do seio coronário que drenam sangue dos pulmões para a cavidade atrial esquerda e átrio direito, respectivamente.

FIBRILAÇÃO ATRIAL NO IDOSO

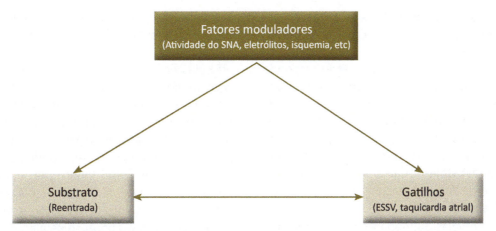

Figura 32.5 Mecanismo proposto para origem e manutenção da FA. Os gatilhos seriam as ectopias atriais ou episódios de taquicardia atrial responsáveis, juntamente com fatores de risco cardiovascular, para a formação do substrato arritmogênico. A arritmia seria deflagrada quando fatores instabilizadores do substrato (fatores moduladores) atuassem em conjunto. A interação entre essas três variáveis seria fundamental para o surgimento da FA (ver discussão no texto; Modificado de Coumel P).
SNA: sistema nervoso autônomo, ESSV: extrassístoles supraventriculares.
Fonte: Adaptada de Coumel (1993).[25]

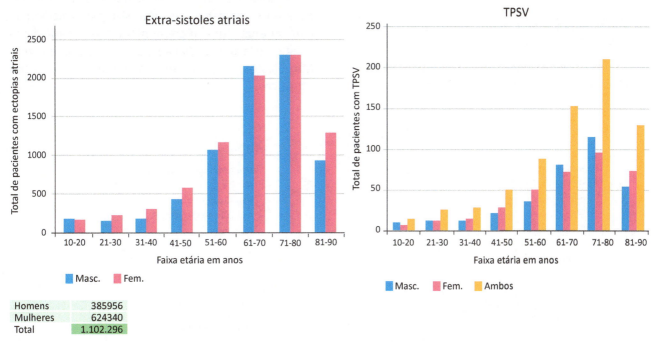

Figura 32.6 Prevalência de ectopias atriais e taquicardia atrial (TPSV) de acordo com a faixa etária, em pacientes submetidos ao eletrocardiograma pelo sistema de tele-eletrocardiografia do Instituto Dante Pazzanese de Cardiologia (dados obtidos entre os anos de 2012 e 2018 de um total de 1.010.296 eletrocardiogramas realizados no período). É nítido o aumento do registro de ectopias atriais com o envelhecimento (Moreira DAR, dados não publicados).
Fonte: Acervo do autor.

Quando há dificuldade dessa drenagem por alguma razão (aumento da pressão diastólica final ventricular que repercute retrogradamente nos átrios, por exemplo), o aumento da frequência cardíaca, propiciado pelas ectopias, poderia ser um mecanismo de defesa para facilitar o escoamento do sangue retido no interior das veias e assim, aliviar a pressão intravascular. É conhecido de longa data que receptores de estiramento estão localizados na camada média das veias pulmonares e das cavas, entremeados com a musculatura lisa, que entram em atividade toda vez que ocorrem distensões de suas paredes.[29] A deflagração frequente de tais focos altera as correntes elétricas transmembrana celular e encurtam a duração do potencial de ação. Do ponto de vista eletrofisiológico esse fenômeno permite que o átrio responda de maneira sincronizada com frequências elevadas quando estimulados pelas ectopias. Quando elas ocorrem depois de algum tempo ou excedem um certo limite podem instabilizar os átrios e gerar FA em condições apropriadas. Estudos clínicos apontam que mais de 30 extrassístoles atriais por hora aumentam o risco de FA e de AVC em pacientes na faixa etária entre 55 e 75 anos.[30]

A ablação de veias pulmonares tem como objetivo o isolamento desses focos ectópicos dentro das veias, impedindo a ativação atrial rápida e desordenada[31] retardando a formação do substrato arritmogênico, reduzindo o risco de surgimento da FA ou então, em casos de FA de mais longa duração, facilitar o desremodelamento tecidual atrial.

PRESENÇA DO SUBSTRATO ARRITMOGÊNICO

O substrato arritmogênico é o conjunto de modificações elétricas e estruturais do miócito que pode ser formado pela cardiopatia (isquemia miocárdica, por exemplo), pelos fatores de risco que afetam o miócito atrial (hipertensão arterial, diabetes etc.) ou pelas ectopias atriais propriamente. O substrato corresponderia à quantidade de tecido atrial modificada, necessária para manter a FA.[32] As ectopias atriais frequentes causam redução do período refratário atrial.[28] Essas alterações são observadas logo no início de todo processo. As modificações estruturais do miócito, tais como hipertrofia, miólise, além de deposição de material fibrótico (colágeno) na matriz extracelular, aumento de receptores de angiotensina II que aceleram a apoptose celular, e intensificação da atividade inflamatória pela liberação de citocinas (interleucina, fator de necrose tumoral etc.) se estabelecem mais tardiamente.[33] Esses eventos podem ser compreendidos pelas informações apresentadas na **Figura 32.7**.

A fibrose tecidual é um achado histopatológico frequente em pacientes com FA e está relacionada com doenças que incrementam a atividade fibroblástica e a diferenciação de fibroblastos em miofibroblastos, que aumentam deposição de tecido fibrótico.

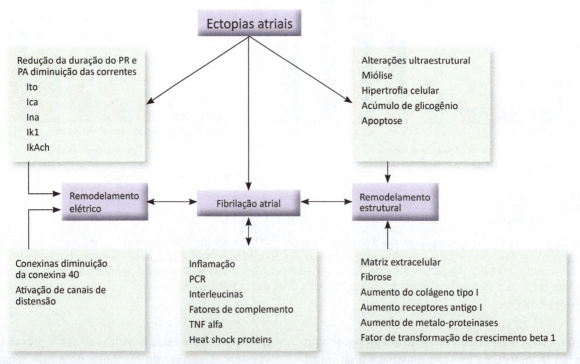

Figura 32.7 Formação do substrato arritmogênico para FA. Além do remodelamento elétrico caracterizado por alterações em correntes iônicas, a presença de ectopias, de cardiopatia ou de fator de risco subjacente, causa remodelamento na estrutura do miócito além da deflagração de intensa atividade inflamatória. Todas essas alterações no conjunto são responsáveis pelo desencadeamanto e manurtenção da FA.
Fonte: Adaptada de Kourliouros et al. (2099).[33]

A cardiopatia atrial fibrótica é uma condição clínica associada a maior risco de FA.[34-36] Hipertensão arterial, diabetes *mellitus*, apneia do sono, obesidade e outros, intensificam a ativação fibroblástica. Estudos recentes demonstram que pacientes com FA crônica apresentam maiores concentrações plasmáticas de fibrócitos (células mesenquimais com mínima quantidade de citoplasma e pouca quantidade de retículo endoplasmático), em comparação a indivíduos com a forma paroxística e naqueles em ritmo sinusal. Essas células têm maior capacidade de transformação em miofibroblastos, fato esse catalisado pela presença de fator de transformação de crescimento beta-1 (TGF-β1) e sua migração estimulada pelo fator 1 derivado do estroma celular.[37]

O estresse oxidativo produzido nos miócitos atriais, mais comum no envelhecimento, é outro mecanismo de deposição de fibrose responsável por um tipo de cardiopatia atrial fibrótica, diferentemente do modelo clássico já descrito, por não estar associado a doenças sistêmicas e a comprometimento ventricular concomitante.[38] O acúmulo de tecido conectivo entre células e a deposição de grandes quantidades de tecido colágeno e fibrose causam separação dos miócitos e, consequentemente, retardo da condução do impulso, fator importante na gênese do mecanismo reentrante. Átrios de pacientes idosos com FA apresentam maior quantidade de tecido fibroso em comparação com aqueles sem FA. Por outro lado, pacientes com FA paroxística apresentam menor densidade de fibrose em comparação com pacientes com FA crônica. Essas observações dão suporte ao conceito de que a própria FA intensifica a deposição de mais tecido fibrótico.[39]

FATORES INSTABILIZADORES DO SUBSTRATO

Após o estabelecimento do remodelamento elétrico e estrutural do átrio esquerdo, o surgimento de FA dependerá da influência dos fatores instabilizadores sobre aquele substrato. Esses fatores podem causar maiores retardos na condução do impulso elétrico, reduzir ainda mais o período refratário atrial ou, até mesmo, aumentar a frequência de ectopias atriais. A relação entre os três vértices do triângulo de Coumel descrito na **Figura 32.4**, pode ser explicada pela observação de que as ectopias atriais isoladamente podem não desencadear a arritmia, enquanto não houver uma interação crítica entre esses fatores instabilizadores e o substrato. Isso fica claro quando se observa que durante anos as ectopias estão presentes, e, no entanto, a FA surgirá em um momento de intenso estresse, como uma cirurgia ou uma emergência hipertensiva ou até mesmo em vigência de um quadro infeccioso grave. Desequilíbrios na atividade do sistema nervoso autônomo (hiperatividade simpática ou vagal),[40] alterações do pH tecidual; desequilíbrios eletrolíticos, alteração na vascularização atrial (aterosclerose ou processos isquêmicos) além de aumento da pressão atrial, dentre outros, são alguns dos fatores conhecidos que instabilizam o substrato arritmogênico.

TRATAMENTO DA FA

O tratamento da FA tem três objetivos:

- Prevenir tromboembolismo;
- Aliviar os sintomas;
- Tratar fatores de risco que instabilizam o átrio esquerdo e aumentam o risco de recorrências.

O tratamento deve ser seguido após a confirmação eletrocardiográfica da FA. A Sociedade Europeia de Cardiologia propõe o esquema A, B, C que ordena o tratamento e melhora a resposta clínica do paciente e pode ser dividido da seguinte maneira:[8,41]

A. Anticoagulação;
B. Controle de sintomas;
C. Redução de fatores de risco.

ANTICOAGULAÇÃO EM PACIENTES COM FA (LETRA A DO ESQUEMA ABC)

As principais complicações associadas à FA são a insuficiência cardíaca e o tromboembolismo sistêmico. Infelizmente, nessa última condição, o cérebro é a região mais afetada, em comparação com a taxa de embolia para membros e vísceras.[42] A situação anatômica dos vasos que saem do coração e o tamanho do êmbolo propiciam essa maior possibilidade de acometimento cerebral, particularmente para a artéria cerebral média.[43]

Do ponto de vista epidemiológico, a maior prevalência da FA com a progressão da idade, associa-se ao aumento da taxa de AVC.[44] Indivíduos com idade acima de 70 anos têm maior probabilidade de AVC secundariamente à FA em comparação com outras causas, como a hipertensão arterial. Isso tem implicações práticas importantes, pois indica que quando um idoso chega a uma sala de emergência com esse quadro neurológico, a investigação para determinar se a causa é FA se impõe, pois esta é uma condição que pode ser prevenida com medicação anticoagulante, evitando-se assim as recorrências.

A taxa de AVC isquêmico entre pacientes com FA não valvar é em média 5% ao ano, duas a sete vezes mais em comparação com indivíduos de mesma idade em ritmo sinusal, dependendo da pontuação dos escores de risco.[44] Os idosos são particularmente mais vulneráveis ao AVC quando a FA está presente. Em uma população de pacientes com FA, o risco atribuível de AVC aumenta com a idade, indo de 1,5% para aqueles entre 50 e 59 anos para 23,5% para aqueles entre 80 e 89 anos ($P < 0,01$).[45] No Brasil, a incidência de AVC está estimada em 86,6/100.000 habitantes (IC95%: 80,5-93,0), sendo pouco menor do que a registrada na América Latina (135-151/100.000habitantes).[46] Dados do SUS indicam que as internações por AVC no Brasil corresponderam a 172.642 casos no ano de 2009 com taxa de mortalidade observada de 17% (Consulta Pública N° 39 de 28/10/2010). Dados obtidos cinco anos depois confirmam números próximos a estes. Estima-se que 85% dos casos de AVC sejam de origem isquêmica e 15% de origem hemorrágica. Cerca de 20% ou mais de casos de AVC isquêmico estão associados à FA, sendo, deste modo, a causa isolada mais importante dessa complicação neurológica em nosso meio.[46]

Indivíduos idosos têm, portanto, maior risco de FA e sua principal complicação, o AVC. Embora a terapia anticoagulante possa diminuir o risco desse evento, os riscos e benefícios devem ser considerados e ponderados naqueles que se apresentam com problemas físicos e comorbidades, incluindo hipertensão arterial, cardiopatia isquêmica, insuficiência cardíaca, dentre outras. Um terço dos pacientes com FA tem doença renal crônica concomitante, que tem implicações importantes para o tratamento, não só por sua associação com risco aumentado de AVC e hemorragia, mas também porque muitos novos anticoagulantes são pelo menos parcialmente eliminados por via renal. Comorbidades como catarata e artrite são comuns entre pacientes idosos com FA e podem ter grande impacto na logística da anticoagulação. A coexistência de duas ou mais condições crônicas, complica a decisão de anticoagulação e a aplicação universal das diretrizes para anticoagulação nos idosos com FA. Qualquer discussão sobre os desafios associados à anticoagulação em pacientes idosos deve considerar, portanto, a análise do benefício clínico líquido dessa forma de tratar. Benefício clínico líquido pode ser avaliado pesando-se o benefício absoluto (a quantidade de AVC isquêmico evitado) contra o dano absoluto (hemorragias induzidas). Nesse caso, para redução do AVC emprega-se o escore CHA_2DS_2VASc e para hemorragia, o escore HAS-BLED.

FA E A FORMAÇÃO DE TROMBOS

O tromboembolismo na FA é causado pelo deslocamento de trombos formados nos átrios, especificamente no apêndice atrial esquerdo. As causas de formação do trombo obedecem ao conceito elaborado por Virchow e compreende as seguintes condições: estase sanguínea (devido a ausência de contração atrial), lesões endocárdicas atriais causadas pelo fluxo turbulento e ao estado de hipercoagulabilidade relacionado à FA propriamente **(Tabela 32.3)**.[47] A estase sanguínea é facilitada pela presença de fibrose atrial, cujos fatores desencadeantes são a própria dilatação atrial, secundária ao aumento do volume atrial pelo acúmulo de sangue intracavitário e pelo aumento da pressão intra-atrial.[46] Dilatação atrial e estase sanguí-

Tabela 32.3 Causa de formação de trombos na FA.
Estase sanguínea atrial
• Ausência de contração atrial
• Aumento da pressão atrial
• Dilatação atrial
• Fibrose atrial
Lesões endocárdicas atriais
• Fluxo turbulento atrial
• Fibrose atrial
• Hipertrofia do miócito
• Anormalidades da matriz extracelular
Estado de hipercoagulabilidade
• Hemoconcentração
• Aumento do hematócrito
• Intensificação da cascata da coagulação
• Citocinas inflamatórias, inflamação
• Hiperatividade plaquetária
• Aumento de beta-tromboglobulinas

Fonte: Adaptada de Watson et al. (2009).[47]

nea conjuntamente, favorecem a velocidade lenta de fluxo no apêndice atrial esquerdo que precipitam a formação dos trombos. O estado de hipercoagulabilidade, próprio da FA, está associado aos níveis plasmáticos elevados de fibrinogênio, presença de citocinas inflamatórias e fatores de crescimento, além de níveis elevados de fibrinogênio e do hematócrito.[47] Assim, parece claro que a tendência à formação de trombos na FA é complexa e de causa multifatorial, o que faz supor que a arritmia apenas não seria a causa primária da formação dos trombos, mas sim um acelerador dessa complicação em pacientes predispostos ou com outras doenças associadas. Um fator importante que sustenta esta afirmação é que pacientes sem fatores de risco para tromboembolismo (pacientes com escore $CHADS_2 < 1$) raramente têm AVC quando não têm FA. Por outro lado, pacientes que apresentam doenças associadas, como hipertensão arterial e diabetes, por exemplo, e têm FA, têm pior evolução clínica, maior risco de AVC e de morte.[48,49]

PACIENTES EM RISCO PARA TROMBOEMBOLISMO NA FIBRILAÇÃO ATRIAL

Estudos clínicos envolvendo o tratamento de pacientes com FA realizados na década de 90 e início dos anos 2000, demonstraram o perfil de pacientes mais propensos ao tromboembolismo, particularmente o AVC.[44,50] Foi observado que indivíduos com idade acima de 75 anos, com história de AVC, hipertensão arterial, diabetes *mellitus* e insuficiência cardíaca tinham maior risco de AVC em comparação com aqueles sem estes fatores de risco.[51] Esses dados são utilizados na clínica para estabelecer critérios seguros de indicação de anticoagulação, baseado no escore de risco conhecido como $CHADS_2$.[51] Sua composição inclui insuficiência cardíaca (C), hipertensão arterial (H), idade > 75 anos (A de *age* da língua inglesa), diabetes (D) e história prévia de AVC (S de *stroke*). Cada uma dessas letras recebe 1 ponto, exceto história de AVC que recebe 2 pontos. Quando o escore de risco é igual ou maior que 2 pontos, a anticoagulação está indicada. Na dependência da presença ou não de tais fatores de risco, a incidência de tromboembolismo cerebral varia entre 4% ao ano naqueles com escore de risco 2, aumentando para de 18% naqueles com $CHADS_2$ de 6.[51] Por esta razão, a identificação precoce dos pacientes com maior probabilidade de serem acometidos é a etapa inicial fundamental para tornar o tratamento anticoagulante preventivo menos empírico.

O escore CHA_2DS_2VASc, [C = insuficiência cardíaca; H = hipertensão arterial; A = idade (*age*); D = diabetes *mellitus*; S = AVC - (*stroke*); V = doença vascular periférica; S = sexo feminino] de implantação mais recente, incorpora mais algumas variáveis como: idade acima de 64 anos (1 ponto), sexo feminino (1 ponto) e doença vascular periférica (1 ponto), no perfil de risco.[52] Além disso, a idade acima de 75 anos torna-se mais valorizada como fator de risco importante, recebendo 2 pontos, já que as informações a respeito desse critério clínico indicam que a idade avançada, juntamente com histórico de AVC, são as variáveis com maior poder de identificação de pacientes de risco.[51]

Na atualidade esse escore é o mais frequentemente empregado devido ao seu maior poder para identificar pacientes de baixo risco e excluí-lo da necessidade de anticoagulação. Assim, quando esse escore é zero, o risco de AVC é praticamente nulo (ao contrário do escore $CHADS_2$ que indica risco ainda de 2% quando a pontuação é zero).

INDICAÇÃO DE ANTICOAGULAÇÃO EM PACIENTES COM FIBRILAÇÃO ATRIAL

É a primeira etapa no tratamento em pacientes com FA. Sua indicação se baseia principalmente no Escore CHA_2DS_2VASc. A **Figura 32.8** apresenta um diagrama mostrando a conduta atual para anticoagulação de pacientes com FA segundo a escola europeia.

Pacientes com próteses valvares mecânicas ou estenose mitral grave, devem receber apenas varfarina com controle periódico das taxas de INR. Pacientes com FA não valvar devem ser anticoagulados de acordo com o escore $CHA_2DS_2VASc \geq 2$ para homens e ≥ 3 para mulheres. Homens com escore CHA_2DS_2VASc 0 e mulheres com escore 1 não precisam ser anticoagulados. Existem dúvidas quando esse escore é < 2 em homens e < 3 em mulheres. A decisão deve ser individualizada.

Os anticoagulantes indicados são a varfarina, cujo controle de efeito é baseado na determinação das taxas de INR (índice internacional normalizado, entre 2 e 3) ou, então os anticoagulantes de nova geração: dabigatrana 110/150 mg; rivaroxabana 20 mg (ou 15 mg para aqueles com *clearance* de creatinina < 50 mL/min); apixabana 5 mg ou 2,5 mg (pelo menos dois critérios: para pacientes com taxas de creatinina > 1,5 mg; idade acima de 80 anos; peso abaixo de 60 kg); edoxabana 60 mg ou 30 mg (se pelo menos um desses critérios: pacientes com *clearance* de creatinina

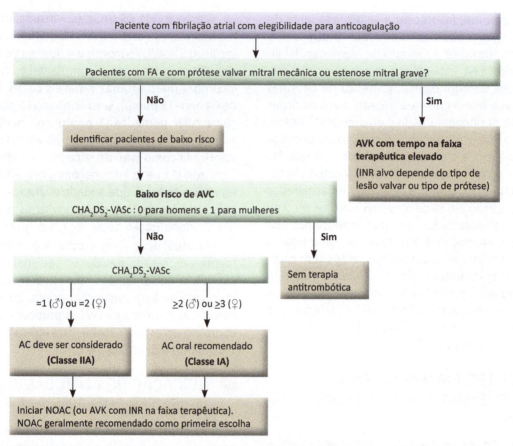

Figura 32.8 Indicação de anticoagulação em pacientes com FA segundo orientações da Sociedade Europeia de Cardiologia (ver discussão no texto).

AVK: anticoagulante anti-vitamina K (varfarina), AVC: acidente vascular cerebral, AC: anticoagulação, NOAC: novos anticoagulantes orais, INR: índice internacional normalizado.
Fonte: Adaptada de Hindricks et al. (2020).[8]

< 50 mL/min; peso < 60 kg; uso concomitante de inibidores da glicoproteína P [ciclosporina, eritromicina ou cetoconazol]).[53] São fármacos com eficácia comprovada, mais seguros que a varfarina, não necessitando de dosagens das taxas de anticoagulação. Essa classe de fármacos reduziu o risco relativo de AVC em 19% quando comparada com varfarina.[54]

PACIENTES COM RISCO DE HEMORRAGIA PELO ANTICOAGULANTE

Idosos têm maior tendência para sangramento, são sensíveis à varfarina e por essa razão, estão mais propensos a estarem em uso de agentes antiplaquetários como forma de proteção contra o tromboembolismo. Além disso, alguns têm fragilidade e apresentam maior risco de queda, fatores extras que complicam o tratamento. A incidência cumulativa de hemorragia grave durante a anticoagulação com varfarina para pacientes ≥ 80 anos de idade é de 13,1 por 100 pacientes-ano em comparação com 4,7 para aqueles com idade abaixo de 80 anos (p = 0,009).[55] A consequência desses achados é a maior tendência de subutilização de anticoagulantes nessa população.

O escore HAS-BLED é uma ferramenta clínica útil para identificar pacientes com risco de sangramento com anticoagulantes. É um sistema de pontuação que considera os seguintes fatores de risco para sangramento: **h**ipertensão arterial [descontrolada], função renal e função hepática **a**normais, histórico de AVC (**s** de *stroke*), tendência ou predisposição a sangramento, (**b** de *bleeding*) taxas de INR instáveis (**l** de labilidade), idade > 65 anos (**e** de *elder*), fármacos (aspirina/anti-inflamatório não hormonal; consumo de álcool [**d** de *drugs*]) **(Tabela 32.4)**.[56] Cada um dos fatores recebe 1 ponto e quando essa pontuação é ≥ 3 os indivíduos são considerados de maior risco

FIBRILAÇÃO ATRIAL NO IDOSO

Tabela 32.4 Características clínicas que compõem o escore HAS-BLED para estimativa de sangramento com anticoagulantes.

Letra	Fator de risco	Pontuação
H	Hipertensão	1
A	Disfunção renal/hepática	1 ou 2
S	AVC	1
B	Sangramento	1
L	Labilidade do INR	1
E	Idade > 65 anos	1
D	Analgésicos/anti-inflamatórios	1 ou 2
	Álcool	

Fonte: Adaptada de Pisters et al. (2020).[56]

para sangrar (Figura 32.9). No entanto, esse escore não deve ser empregado isoladamente para excluir pacientes da anticoagulação, mas permite que se faça um julgamento quanto ao risco de sangramento e ao mesmo tempo identificar o fator de risco potencialmente modificável (hipertensão arterial, consumo de analgésicos, anti-inflamatórios e álcool, labilidade do INR), para aumentar a segurança do tratamento.

FRAGILIDADE

A fragilidade é uma condição clínica típica da população geriátrica, embora a idade em si não seja um fator que determine esse quadro clínico. Compromete cerca de 10% dos indivíduos com idade acima de 65 anos, ultrapassando 30% daqueles com 85 anos ou mais.[57] A caracterização do indivíduo frágil pode ser feita pela escala de Fried baseada nas seguintes variáveis: perda de mais de 5% do peso em um ano; redução da força de apreensão palmar; marcha em baixa velocidade; redução semanal do gasto calórico e sensação de exaustão.[57] Por conta desse quadro o idoso frágil é mais vulnerável às doenças, ao declínio do estado cognitivo, ao maior risco de hospitalizações e à morte.[58]

A idade avançada por si só não deve ser considerada uma razão para a não indicação de anticoagulantes. Entretanto, algumas condições desequilibram o benefício líquido dessa forma de tratar, ou seja, aumenta a insegurança do tratamento com aumento do risco de hemorragia em relação à redução das taxas de AVC. O idoso frágil deve ser cuidadosamente avaliado antes de se tomar decisões sobre a anticoagulação e os fatores que parecem ser relevantes incluem: comorbidades, polifarmácia, aderência ao tratamento, estado cognitivo, mobilidade, estado nutritivo, distúrbios da deglutição, risco de quedas e redução de expectativa de vida.

Um estudo clínico realizado por Wilkinson e colaboradores incluiu pouco mais de 308.000 pacientes veteranos de guerra, portadores de FA e escore $CHA_2DS_2VASc \geq 2$.[59] Os autores avaliaram a prevalência de fragilidade nessa população, além da anticoagulação e qual anticoagulante mais indicado, se a varfarina ou os anticoagulantes orais de ação direta (DOAC). Um total de 121.839 (39%) pacientes rece-

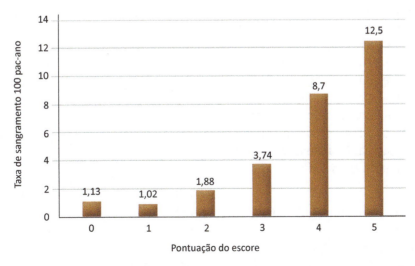

Figura 32.9 Relação entre pontuação do escore HAS-BLED e o risco de sangramento com a terapia anticoagulante. O risco é maior quando se considera pontuação ≥ 3.
Fonte: Adaptada de Pisters et al. (2020).[56]

beram anticoagulantes (73% receberam varfarina). A média de idade foi de 78 anos. Os escores CHA$_2$DS$_2$VASC e ATRIA (escore para avaliar sangramento) foram 4,6 (1,6) e 5,0 (2,9), respectivamente. A condição de fragilidade foi avaliada pelo índice eletrônico de fragilidade. Aproximadamente um terço (38%) dos pacientes era considerado frágil, 32% eram considerados pré-frágeis e o restante não tinha critério para fragilidade. Os veteranos que receberam anticoagulantes eram mais jovens, tinham maior risco de sangramento e eram menos propensos a serem frágeis do que os participantes não anticoagulados (p < 0,001). Após o ajuste para fatores associados ao uso de anticoagulantes, veteranos pré-frágeis (OR: 0,89, IC95%: 0,87-0,91) e frágeis (OR: 0,66, IC95%: 0,64-0,68) tiveram significativamente menor probabilidade de receber prescrição de anticoagulante do que veteranos não frágeis. Com relação ao tipo de anticoagulante prescrito, os veteranos pré-frágeis (OR: 1,27, IC95%: 1,22-1,31) e frágeis (OR: 1,75, IC95%: 1,67-1,83) eram significativamente mais propensos do que os veteranos não frágeis a receberem um DOAC do que varfarina. Os autores concluíram que nessa população a taxa de fragilidade em pacientes com FA é elevada e existe, por essa razão, menor probabilidade de receberem anticoagulação oral.

Sanghai e colaboradores realizaram um estudo clínico retrospectivo, avaliando o prontuário eletrônico de 89.996 adultos com FA e escore CHA$_2$DS$_2$-Vasc ≥ 2.[60] O objetivo foi determinar o impacto da anticoagulação em pacientes considerados frágeis. O desfecho primário foi composto de morte, AVC, embolia sistêmica ou sangramento maior. Os desfechos secundários foram AVC, sangramento maior, mortalidade por todas as causas, ataque isquêmico transitório e quedas. Dentre os participantes, 71.256 (79,2%) eram considerados frágeis. A prescrição de anticoagulante aumentou com o grau de fragilidade. Para pacientes não anticoagulados as taxas do desfecho primário aumentaram juntamente com a categoria de fragilidade. A anticoagulação foi associada à redução do desfecho primário para cada categoria de fragilidade:

- **Pacientes não frágeis:** varfarina 0,69 [0,64-0,75], DOAC 0,42, [0,33-0,53];
- **Fragilidade leve:** varfarina 0,52, [0,50-0,54], DOAC 0,57 [0,52-0,63];
- **Fragilidade moderada:** varfarina 0,54 [0,52-0,56], DOAC 0,57 [0,52-0,63];
- **Fragilidade grave:** varfarina 0,48 [0,45-0,51]; DOAC 0,58 [0,52-0,65], com efeitos maiores para DOAC do que para varfarina.

Os autores concluíram que a fragilidade entre os pacientes com FA é comum e a anticoagulação oral se associou à redução dos desfechos primários em todos os graus de fragilidade.[60]

Deve-se destacar que os grandes estudos com os DOAC não incluíram pacientes frágeis com FA na avaliação da eficácia e segurança em comparação à varfarina e, portanto, a extrapolação desses dados para essa população deve ser feita com cautela. Por essa razão a decisão do tratamento deve ser individualizada levando-se em considerações as condições clínicas do paciente. Os estudos publicados até agora apenas oferecem hipóteses para que um ensaio clínico randomizado seja realizado para definir os efeitos da anticoagulação nessa classe de pacientes.

O IDOSO COM RISCO DE QUEDA E A ANTICOAGULAÇÃO

Além da fragilidade, o risco de queda é outro fator importante que deve ser considerado quando da indicação de anticoagulação no idoso. O receio da queda é baseado no conceito de maior risco de hemorragia intracraniana quando o paciente está anticoagulado. Um estudo clínico que avaliou 7.156 pacientes com FA demonstrou que a taxa de quedas nessa população foi de 1,1% e que em comparação com pacientes sem histórico de quedas, esses pacientes eram mais velhos e menos propensos a usar anticoagulante oral, tinham escores de risco para AVC/embolia sistêmica mais altos (escore CHA$_2$DS$_2$VASc 4,3 *versus* 3,1; p = 0,023 ajustado para idade), mas não para sangramento (escore HAS-BLED 2,07 *versus* 1,05 p = 0,19, ajustado para idade). Foi observado também que histórico de quedas se associou de forma independente com o aumento do risco de eventos isquêmicos, sangramento e mortalidade, mas não de AVC hemorrágico, em pacientes tratados com anticoagulantes orais.[61] Segundo Gage e colaboradores o risco de sangramento intracraniano em pacientes com risco de quedas e anticoagulados é elevado. No entanto, por causa do risco elevado de AVC isquêmico (escore CHA$_2$DS$_2$VASC elevado), eles parecem se beneficiar da terapia anticoagulante. Por essa razão é importante ressaltar que a prevenção de AVC com anticoagulantes supera o risco de hemorragia intracraniana mesmo em pacientes frágeis sujeitos a quedas.[62] De fato, pacientes com FA tratados com varfarina precisariam cair quase 300 vezes por ano para que o risco de complicações hemorrágicas exceda a do AVC embólico.[63]

O estudo ENGAGE, que avaliou a edoxabana, um anticoagulante que bloqueia o fator Xa, foi o único que pré-especificou o risco de queda e o eventual maior risco de hemorragia intracraniana. Os pacientes que preenchiam o critério de risco de queda apresentavam as seguintes características:

- Histórico de quedas;
- Fraqueza dos membros inferiores;
- Falta de equilíbrio;
- Déficit cognitivo;
- Hipotensão ortostática;
- Uso de fármacos psicotrópicos;
- Artrite grave;
- Tontura.

Dentre os 900 pacientes com maior risco de queda, não houve aumento do risco de AVC/embolia sistêmica em relação aos pacientes sem risco de queda (HR 1,16 [0,89-1,51]). No entanto, um alto risco para quedas foi um fator de risco independente para sangramento maior e mortalidade (HR 1,30 [1,04, 1,64] e HR 1,45 [1,23, 1,70], respectivamente).[64] O perfil de eficácia e segurança de edoxabana em comparação com varfarina não foi alterado pelo risco de queda. Além disso, uma vez que esses pacientes têm eventos mais frequentes, os benefícios absolutos com edoxabana *versus* varfarina foram maiores nesse subgrupo mais vulnerável.

No estudo ARISTOTLE, que avaliou o uso de apixabana em pacientes com FA, aqueles com histórico de quedas antes de participarem no estudo tiveram taxas ajustadas de AVC ou embolia sistêmica semelhantes em comparação com aqueles sem histórico de quedas (HR 1,21 [0,80, 1,82]). No entanto, um histórico de quedas foi associado a taxas ajustadas mais altas de sangramento (HR 1,39 [1,05, 1,84]) e de mortalidade (HR 1,70 [1,36, 2,14].[65] A taxa de sangramento maior foi menor com apixabana em comparação com a varfarina (4,35% *versus* 5,38%). Desse modo, os resultados favoráveis da apixabana em comparação à varfarina na prevenção do AVC/embolia sistêmica e de sangramento maior, foram preservados independentemente da história de queda dos pacientes envolvidos no estudo.

Com base nas evidências disponíveis, tanto para edoxabana como para apixabana, parece que o risco de sangramento grave é contrabalançado por uma redução no risco de AVC nos pacientes de alto risco, desde que os tratamentos e as doses sejam corretamente selecionados. Nem o alto risco de queda nem a idade avançada devem representar razões para suspender a terapia anticoagulante. Reavaliações periódicas desses pacientes, para se detectar fatores que aumentem o risco de quedas (medicações psiquiátricas, associações de fármacos com potencial de causar hipotensão arterial, avaliação de marcha e equilíbrio etc.) são recomendadas, seguidas de instituição de medidas para evitar quedas nessa população.

CONTROLE DOS SINTOMAS (LETRA B DO ESQUEMA ABC)

Na FA aguda a cardioversão elétrica deve ser considerada em pacientes com distúrbios hemodinâmicos potencialmente graves (por exemplo, pressão sistólica abaixo de 90 mmHg).[8] A chance de reversão nesses casos oscila ao redor de 90% após aplicação de choques transtorácicos. Em casos de sintomas de menor repercussão clínica, mas perturbadores da rotina do paciente pode-se considerar o controle da frequência ventricular como medida inicial.

CONTROLE DA FREQUÊNCIA CARDÍACA

Com certa frequência, os sintomas podem estar associados a elevado grau de estresse, com aumento da atividade autonômica simpática.[66] Estudos clínicos demonstram que, nessa condição, a chance de restabelecimento do ritmo sinusal é menor, além de estar associado a aumento das taxas de recorrência após a reversão.[67] O controle da frequência cardíaca, portanto, pode ser realizado com sucesso; restabelece as condições hemodinâmicas adequadas (redução da pressão pulmonar, maior tempo de diástole propiciando melhora da fração de ejeção e do débito cardíaco), o que pode contribuir para o restabelecimento espontâneo do ritmo sinusal em até 70% dos casos.[68] A Tabela 32.5 apresenta os fármacos mais empregados para o controle da frequência cardíaca.

Os idosos são mais vulneráveis a efeitos colaterais de fármacos, particularmente antiarrítmicos e, por essa razão, a prescrição desses medicamentos pode prejudicar sua evolução clínica. Uma metanálise que incluiu mais de 85.000 pacientes idosos demonstrou que não houve diferença estatisticamente significativa entre apenas controlar a frequência cardíaca ou man-

Tabela 32.5 Fármacos para controle da frequência cardíaca em pacientes com FA.

Infusão venosa – efeito agudo	
Metoprolol, tartarato	2,5-10 mg
Esmolol	0,5 mg em 1 minuto; 0,05-0,25 mcg/kg/min
Amiodarona	300 mg em 250 ml SG 5% em 30 a 60 minutos (veia central)
Manutenção (via oral)	
Bisoprolol	1,25 a 20 mg 1 x ao dia
Metoprolol, succinato	50 a 400 mg ao dia
Carvedilol	3,125 a 50 mg 2 x ao dia
Atenolol	100 a 200 mg ao dia
Diltiazem	180 a 360 mg (dose total ao dia)
Verapamil	40 a 120 mg até 3 x ao dia
Digoxina	0,25 mg ao dia
Amiodarona	200 mg ao dia

Fonte: Adaptada de Hindricks et al. (2020).[8]

ter o ritmo sinusal em relação a todas as causas de morte.[69] Resultados similares foram observados em estudo observacional italiano que avaliou pacientes internados por um período de 6 anos. Pacientes sob controle de ritmo apresentavam maior quantidade de quedas, de fatores de risco e eram mais idosos em relação àqueles que fizeram controle de frequência. Do mesmo modo a sobrevida foi similar em ambos os grupos.[70] Já um estudo escandinavo que avaliou o risco do tratamento com antiarrítmicos para manter o ritmo sinusal, em comparação aos pacientes que apenas fizeram controle a da frequência cardíaca, a taxa de quedas e de quadros sincopais foi maior no grupo de controle do ritmo, confirmando que a tolerância desses pacientes a essa classe de fármacos é menor, limitando sua utilização para manter o ritmo sinusal. Portanto, esses achados devem ser considerados quando da decisão da forma de tratar idoso com FA.[71]

CONTROLE DO RITMO CARDÍACO

O restabelecimento do ritmo sinusal deverá ser decidido individualmente, na dependência de outras variáveis clínicas, como tempo de duração da arritmia, gravidade dos sintomas e probabilidade de manutenção do ritmo cardíaco normal, além da tolerabilidade ao uso de fármacos para manter o ritmo sinusal. A obtenção do ritmo sinusal nos pacientes com FA com duração menor que 1 ano se associa à redução significativa de complicações, tais como morte cardiovascular, hospitalização e AVC em comparação àqueles tratados conservadoramente. Pacientes em ritmo sinusal têm maior sobrevida em relação àqueles que permanecem em FA.[72] Esse estudo incluiu além de pacientes com fatores de risco, aqueles com idade de 75 anos ou mais.

Se a opção for pela reversão química da FA, a propafenona é uma opção segura e eficaz, na dose de 600 mg via oral (pacientes com peso acima de 70 kg) ou 450 mg (pacientes com peso abaixo de 70 kg).[73] Taxas de reversão próximas de 94% são obtidas com essa abordagem quando indicada de maneira correta (pacientes com fração de ejeção > 50%, ausência de hipertrofia ventricular esquerda, doença coronária, bloqueio atrioventricular de primeiro ou segundo grau, complexos QRS com duração ≥ 120 ms, bradicardia sinusal e hipotensão arterial. O estudo clínico inicial, que preconizou essa conduta, incluiu pacientes na faixa etária entre 18 e 75 anos.[73] Devido à idade avançada é fundamental que os pacientes estejam anticoagulados (pois são indivíduos com escores CHA_2DS_2VASc mais elevados) e devem fazer uso do medicamento quando reconhecerem que estão em FA.

A administração ambulatorial em doses terapêuticas também pode ser realizada com a propafenona com restabelecimento do ritmo sinusal em média em 5 dias (Figura 32.10). Amiodarona venosa raramente está indicada como primeira opção nessa condição, particularmente quando existe a possibilidade de reversão espontânea, tipicamente aqueles FA com duração de até 48 horas e sem cardiopatia. A taxa de reversão com este fármaco é semelhante ao da propafenona, mas com o inconveniente de que demora de 12 a 24 horas para o ritmo cardíaco se normalizar.[74]

Depois de restabelecido o ritmo sinusal a prescrição de antiarrítmicos é fundamental. Para reduzir a morbidade relacionada à FA, tais fármacos são regularmente prescritos para controle do ritmo, assumindo que o aumento do tempo em ritmo sinusal deverá reduzir não apenas as complicações dessa arritmia, mas também a taxa de recorrências. No entanto, se esses fármacos trazem esses benefícios ainda não está claro devido ao aumento do risco de eventos adversos. Em idosos, o uso indiscriminado de fármacos pode complicar a evolução clínica causando bradicardias, insuficiência cardíaca, broncoespasmo, prolongamentos do intervalo QT etc. (Tabela 32.6).

FIBRILAÇÃO ATRIAL NO IDOSO

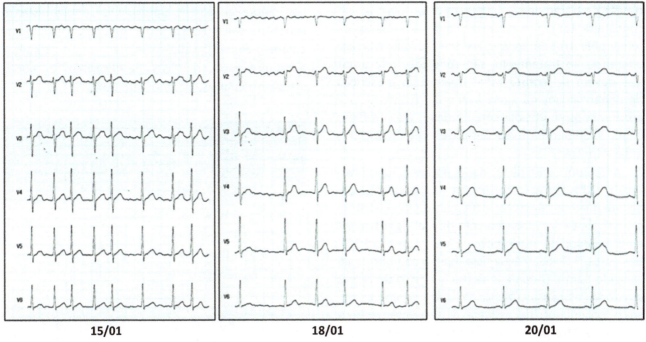

Figura 32.10 Paciente de 65 com história de FA de início há menos de 7 dias. Foi tratada com propafenona 300 mg a cada 12 horas para reversão da arritmia. Note que com 3 dias houve redução da frequência ventricular. Entre o terceiro e o quinto dias houve restabelecimento do ritmo sinusal (experiência do autor).
Fonte: Acervo do autor.

Tabela 32.6 Efeitos adversos dos fármacos de acordo com diferentes comorbidades presentes em idosos.

Comorbidade	Fármaco	Efeito adverso
Insuficiência cardíaca	Sotalol	Insuficiência cardíaca
	Betabloqueadorees	
Doença sistema condução	Propafenona	Bloqueio AV
	Betabloqueadores	Bradicardia, Bloqueio AV
	Bloqueadores canais de cálcio	
Hipotensão postural	Betabloqueadores	Quedas
	Bloqueadores canais de cálcio	
Prolongamento intervalo QT	Sotalol	Taquicardia ventricular
	Amiodarona	
Doença coronária	Propafenona	Arritmias ventriculares
Hipocalemia	Propafenona	*Torsades de pointes*
	Sotalol	
	Amiodarona	
	Digoxina	Intoxicação digitálica
DPOC	Betabloqueadores	Broncoespasmo
	Sotalol	
	Propafenona	

DPOC: doença pulmonar obstrutiva crônica.
Fonte: Adaptada de Hakim *et al.* (2014).[21]

Tais eventos adversos não raramente obrigam a interrupção do tratamento. A presença de outras doenças concomitantes como disfunção cardíaca, hepática ou renal; polifarmácia; interações entre fármacos; baixa aderência ao tratamento, são condições relevantes que devem ser consideradas quando da prescrição de antiarrítmicos na idade avançada. A Tabela 32.6 apresenta os efeitos das comorbidades e sua relação com o surgimento de reações adversas de diferentes antiarrítmicos.

A não utilização de fármacos antiarrítmicos favorece o aumento de recorrências. A amiodarona é o agente que mantém o paciente mais tempo em ritmo sinusal, mas com inconveniente de efeitos colaterais e necessidade de interrupção de seu uso em até 20% dos casos.[75] O maior benefício líquido contudo, é alcançado com a propafenona (menor risco de morte por todas as causas, menor taxa de eventos adversos e consequente necessidade de suspensão, menor taxa de eventos pró-arrítmicos em comparação com a amiodarona).[73,76] O Quadro 32.1 resume os dados de uma metanálise que avaliou a eficácia e a segurança da propafenona, do sotalol e da amiodarona na manutenção do ritmo sinusal.[76] Os resultados indicam que o benefício líquido com a utilização da propafenona (menor taxa de mortalidade, descontinuação por eventos adversos, menor efeito pró-arrítmico e redução satisfatória das recorrências de FA) é mais favorável em comparação com amiodarona e sotalol.

Para evitar efeitos pró-arrítmicos da medicação deve-se ter cautela na sua administração. Idosos não raramente fazem uso de vários medicamentos, têm metabolismo mais lento e excreção retardada. De acordo com as diretrizes da Sociedade Europeia de Cardiologia para o tratamento da FA[8] a propafenona e o sotalol podem ser utilizados em pacientes sem cardiopatia; sotalol e amiodarona são indicados nos pacientes com algum grau de cardiopatia (insuficiência cardíaca com fração de ejeção preservada, doença coronariana, valvopatias graves) e nos pacientes com insuficiência cardíaca com baixa fração de ejeção, apenas a amiodarona. Vale ressaltar que essas diretrizes não são elaboradas especificamente para idosos, devendo-se considerar essa situação em particular. Os principais efeitos colaterais dos antiarrítmicos e que podem complicar sua evolução clínica estão descritos na Tabela 32.7.[77] Não raramente quando surgem, necessitam ser suspensos. O risco de complicação aumenta quando outros fármacos interagem com os antiarrítmicos, tais como diuréticos (hipomagnesemia, hipocalemia), antagonistas de canais de cálcio (bradicardia, bloqueios atrioventriculares); digital (bradicardias, intoxicação digitálica); antidepressivos tricíclicos (bradicardias, bloqueios atrioventriculares, alargamento do QRS).

Tabela 32.7   Principais efeitos colaterais de antiarrítmicos para manutenção de ritmo sinusal em pacientes idosos.

Amiodarona
- Hipotireoidismo/hipertireoidismo
- Pneumonite intersticial
- Neuropatia periférica
- Depósito de cristais na córnea
- Alterações de enzimas hepáticas

Sotalol
- Insuficiência cardíaca
- Bradicardia/bloqueio AV
- *Torsades de pointes*
- Asma

Propafenona
- Gosto amargo
- Tontura
- Tremores
- Bradicardia/bloqueio AV
- Alargamento do QRS
- Síncope
- Falta de ar

Fonte: Adaptada de Ehrlich et al. (2015).[77]

São fatores de risco para pró-arritmia: bradicardias, fração de ejeção reduzida, arritmias ventriculares complexas (eleva densidade de ectopias ventriculares ou taquicardia ventricular não sustentada), isquemia miocárdica, intervalo QT prolongado, hipocalemia e/ou hipomagnesemia, sexo feminino, associação de mais de dois fármacos que prolongam o intervalo QT.[78] A Figura 32.11 apresenta as indicações dos fármacos mais apropriados para prevenção de recorrências de FA (adaptada para os fármacos disponíveis no Brasil), mas não necessariamente se aplicam à população idosa.

FIBRILAÇÃO ATRIAL NO IDOSO

Quadro 32.1 Resultados dos principais efeitos da propafenona, do sotalol e da amiodarona na prevenção de recorrências de FA. Foram avaliadas as razões de chance para a mortalidade por todas as causas, descontinuação do medicamento por efeito adverso (EA), efeitos pró-arrítmicos e prevenção de FA.

Fármaco	Mortalidade por todas as causas	Descontinuação por EA	Efeito pró-arrítmico	Recorrência de FA
Propafenona	0,05 (0,00-1,02)	1,69 (1,09-2,62)	1,52 (0,33-7,02)	0,37 (0,28-0,48)
Sotalol	2,23 (1,10-4,50)	1,64 (1,28-2,09)	3,26 (2,13-4,98)	0,51 (0,43-0,60)
Amiodarona	1,64 (0,59-4,56)	5,64 (2,34-13,63)	2,65 (0,88-8,00)	0,19 (0,14-0,26)

Fonte: Lafuente et al. (2015).[76]

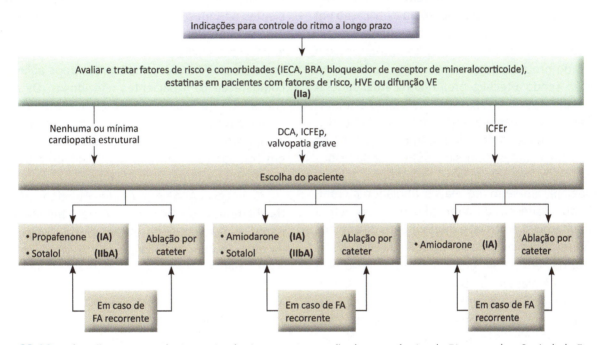

Figura 32.11 Indicação para terapêutica antiarrítmica para prevenção de recorrências de FA, segundo a Sociedade Europeia de Cardiologia.

IECA: inibidor da enzima conversora da angiotensina, BRA: bloqueador do receptor da angiotensina, HVE: hipertrofia ventricular esquerda, VE: ventrículo esquerdo, DAC: doença arterial coronária, ICFEp: insuficiência cardíaca com fração de ejeção preservada, ICFEr: insuficiência cardíaca com fração de ejeção reduzida.
Fonte: Adaptada de Hindricks et al. (2020).[8]

Na forma persistente da FA, quando se opta pela tentativa de reversão, após se certificar da anticoagulação plena, o paciente pode receber antiarrítmico, cuja escolha deve ser baseada em critérios clínicos (propafenona, sotalol ou amiodarona). Se, após um período de ação do fármaco (cerca de 3 a 5 dias para a propafenona ou sotalol) ou de, pelo menos, 15 dias para a amiodarona, a reversão não ocorreu, o paciente pode se submeter à cardioversão elétrica eletiva. Se a conduta for bem-sucedida, o paciente deve fazer uso contínuo do medicamento para a prevenção de recorrências. Vale ressaltar que as recorrências podem ser assintomáticas, devido à frequência cardíaca mais baixa proporcionada pelo antiarrítmico. Por esta razão, aconselha-se a anticoagulação por tempo indeterminado nessa população, mesmo que estejam aparentemente bem controlados com medicamentos, particularmente para os pacientes com $CHA_2D_{S2}VASc$ elevado (≥ 3). O tratamento definitivo pode ser indicado por meio da ablação circunferencial das veias pulmonares

TRATAMENTO DA FIBRILAÇÃO ATRIAL ATRAVÉS DA ABLAÇÃO COM CATETERES E RADIOFREQUÊNCIA

A ablação da FA com cateteres tem sua indicação baseada no princípio de que essa arritmia é deflagrada por ectopias atriais, geralmente localizadas no território de veias pulmonares.[79] Com a evolução da técnica, percebeu-se que os focos ectópicos originados no interior das veias pulmonares instabilizavam os átrios e desencadeavam a FA. A abolição desses focos com a aplicação de energia dentro ou no óstio das veias acompanhava-se de alto risco de estenose venosa e consequentemente de hipertensão pulmonar e, por essa razão, a técnica foi abandonada. Posteriormente, a aplicação de radiofrequência em torno das veias causando seu isolamento ou a aplicação em áreas mais extensas utilizando-se de sistema de mapeamento endocárdico mais sofisticado, aumentou o sucesso do procedimento e reduziu o risco de complicações, sendo a técnica preferida na atualidade. A ablação de áreas mais extensas utilizando sistemas especiais de mapeamento ou então o substrato arritmogênico, caracterizado pela presença de potenciais elétricos fracionados, têm sido outras modalidades utilizadas com elevado sucesso terapêutico. Tais resultados aplicam-se muito mais a fibriladores crônicos, já que padecem de alterações do tecido atrial para manterem a arritmia, e muito menos de gatilhos que são responsáveis pela deflagração da FA.

Uma das críticas ao procedimento ablativo está relacionada à maneira de se identificar o sucesso do procedimento, já que muitos pacientes se tornam assintomáticos após a ablação e não procuram assistência médica por não mais sentirem a arritmia. Nesses casos, a detecção não seria possível. Por outro lado, as crises podem ficar menos frequentes dificultando ainda mais as técnicas de registro eletrocardiográfico que documentem a recorrência.

A predição de recorrências de FA após a ablação pode ser facilitada pela aplicação do escore APPLE que inclui (1 ponto para cada variável): idade acima de 65 anos; FA persistente; *clearance* de creatinina ≤ 60 ml/min/1,73m^2 de superfície corpórea; diâmetro atrial esquerdo ≥ 43 mm e fração de ejeção < 50%. A razão de chances comparativamente ao valor zero para esse escore foi de 1,73, 2,79 e 4,70 para escores 1, 2 ou ≥ 3 (área sob a curva ROC de 0,624 IC95% variando entre 0,562 e 0,687).[80]

Os resultados da ablação com radiofrequência para o tratamento da FA em pacientes com idade avançada parecem promissores, entretanto o risco de complicações parece ser maior em relação aos indivíduos mais jovens. Uma metanálise recente avaliou os resultados de 18 estudos observacionais com 21.039 pacientes.[81] Foram analisadas informações relacionadas à taxa de recorrência de FA ou de taquiarritmia atrial (TA), complicações, tempo de procedimento e tempo de fluoroscopia entre idosos e grupos de não idosos (idade < 60 anos). Os pacientes idosos tiveram incidências significativamente maiores de FA recorrente ou TA após ablação em comparação com pacientes não idosos (OR 1,21; IC95% variando entre 1,11 e 1,33). Além disso, tiveram maior incidência de complicações da ablação em comparação com os pacientes não idosos (OR, 1,37; IC95%, variando entre 1,14 e 1,64). No entanto, pacientes com idade de 75 anos ou mais tiveram incidência semelhante de FA recorrente ou TA e de complicações após ablação em comparação com pacientes não idosos. Os autores concluíram que pacientes idosos tiveram incidências significativamente maiores de FA recorrente ou TA e complicações após ablação para FA não paroxística em comparação com não idosos (idade < 60 anos), exceto em pacientes com 75 anos.

O estudo CABANA (Catheter Ablation *versus* Antiarrhythmic Drug Therapy for Atrial Fibrillation) comparou os resultados do tratamento da FA por meio da ablação com radiofrequência com os resultados da terapia farmacológica.[82] Foi realizada uma subanálise considerando-se a idade como fator determinante dos resultados.[83] Pacientes com FA com idade ≥ 65 anos de idade, ou < 65 e com um ou mais fatores de risco para AVC foram aleatoriamente divididos em dois grupos: um para ablação por cateter e outro para terapia medicamentosa. O resultado primário foi um composto de morte, AVC incapacitante, sangramento grave ou parada cardíaca. Os desfechos secundários incluíram mortalidade por todas as causas, o composto de mortalidade ou hospitalização cardiovascular e recorrência de FA. As estimativas do efeito do tratamento foram ajustadas para covariáveis usando modelos de regressão de riscos proporcionais. Dos 2.204 pacientes distribuídos aleatoriamente, 766 (34,8%) tinham < 65 anos de idade, 1.130 (51,3%) tinham entre 65 e 74 anos e 308 (14,0%) tinham ≥ 75 anos. A ablação por cateter foi associada a redução de 43% no desfecho primário para pacientes < 65 anos (taxa de risco ajustada [aHR], 0,57 [IC95%, variando entre 0,30 e 1,09]), redução de 21% para 65 a 74 anos (aHR, 0,79 [IC95%, variando entre 0,54 e 1,16]) e um efeito indeterminado para idade ≥ 75 anos (aHR, 1,39 [IC95%, variando entre 0,75 e 2,58]). As taxas de eventos de 4 anos para ablação *versus* terapia medicamentosa em todas as faixas etárias, respectivamente, foram de 3,2% *versus* 7,8%, 7,8% *versus* 9,6% e 14,8% *versus* 9,0%. Para cada aumento de 10 anos na idade, o desfecho primário pela taxa de risco ajustada aumentou (isto é, menos favorável à ablação) em média 27% ($P_{de\ interação}$ = 0,215). Um padrão semelhante foi observado com mortalidade por todas as causas: para cada aumento de 10 anos na idade, a taxa de risco aumentou em média 46% ($P_{de\ interação}$ = 0,111). As taxas de recorrência de FA foram menores com ablação do que com terapia farmacológica em todos os subgrupos de idade (taxa de risco ajustada 0,47, 0,58 e 0,49, respectivamente). As complicações relacionadas ao tratamento foram infrequentes em ambos os braços (< 3%), independentemente da idade. Os autores concluíram que foram encontradas variações, com base na idade, nos resultados clínicos da ablação em comparação com a terapia farmacológica, com os maiores benefícios relativos e absolutos da ablação em pacientes mais jovens. Nenhum benefício prognóstico para a ablação foi observado nos pacientes mais idosos. Não foram encontradas diferenças por idade nas complicações relacionadas ao tratamento ou na eficácia relativa da ablação por cateter na prevenção de arritmias atriais recorrentes.[83]

A ablação propicia melhores resultados para pacientes com FA paroxística, com átrio esquerdo com tamanho menor que 50 mm e que não tenham outras comorbidades que possam favorecer a recorrência da FA, tais como hipertensão arterial de difícil controle, insuficiência cardíaca, apneia do sono, tabagismo etc. O paciente deve saber dos riscos do procedimento que incluem: AVC, fístula atrioesofágica, perfuração cardíaca, tamponamento cardíaco e até óbito. Em centros experientes, a incidência dessas complicações varia entre 2% e 4%. Além disso, deve-se esclarecer que a taxa de recorrência está ao redor de 40% a 50%, o que poderia indicar a necessidade de um segundo procedimento. A taxa de recorrência em até 5 anos pode chegar a 60%, indicando não o insucesso da ablação, mas a progressão da doença que gerou a FA.

CONTROLE DOS FATORES DE RISCO (LETRA C DO ESQUEMA ABC)

O tratamento da FA é pouco eficaz quando não se considera o controle dos fatores de risco que aumentam a probabilidade de recorrências.[84-86] Vários desses fatores atuam de maneira direta ou indireta, agravando o remodelamento atrial, e também instabilizando o substrato arritmogênico. Mudanças no estilo de vida, atividade física, perda de peso, tratamento da apneia do sono, abandono do cigarro e do consumo de álcool dentre outras medidas são fundamentais para o sucesso terapêutico. Assim, não apenas deve-se pensar no antiarrítmico, mas também, no controle desses fatores, conforme listado na Tabela 32.8. Essa orientação baseia-se no fato de que cada um deles exerce papel importante na formação dos gatilhos, do substrato arritmogênico, e também nos fatores instabilizadores do sistema, gerando e mantendo a FA.

Tabela 32.8 Principais fatores de risco que devem ser abordados para a prevenção de recorrências de FA.

Obesidade	Sedentarismo
Distúrbios da tireoide	Hiperatividade física
Hipertensão arterial	Hiperuricemia
Diabetes mellitus	Insuficiência cardíaca
Consumo de álcool	DPOC
Tabagismo	Apneia obstrutiva do sono
Estresse psicológico	Doenças inflamatórias (RFGE)
Insuficiência cardíaca	Doença vascular
Insuficiência coronariana	Dislipidemia
Doença valvar	Doença renal

DPOC: doença pulmonar obstrutiva crônica, RFGE: refluxo gastroesofágico.
Fonte: Adaptada de Hindricks *et al.* (2020),[8] Lau *et al.* (2017),[84] Menezes *et al.* (2015),[85] Pathak *et al.* (2014).[86]

CONCLUSÕES

A FA é a taquiarritmia atrial mais frequente da prática clínica. Ocorre secundariamente a vários fatores de risco que devem ser sempre considerados antes de qualquer forma de tratá-la. Ocorre com maior frequência em idosos porque essa população teve maior chance de conviver com tantos fatores de risco. As complicações são o tromboembolismo sistêmico e a insuficiência cardíaca. Causa sintomas que alteram a qualidade de vida das pessoas acometidas. Seu tratamento visa a prevenção da embolia sistêmica por meio da anticoagulação e abolição de sintomas, principalmente. Essa última abordagem pode ser feita pelo controle da frequência cardíaca ou restabelecimento do ritmo sinusal, com fármacos ou com ablação das veias pulmonares. Nem sempre as regras indicadas para tratamento daqueles com idade abaixo de 60 anos se aplicam aos mais idosos, devido às peculiaridades dessas faixas etárias. Por essa razão o controle da frequência ventricular pode ser a primeira conduta reservando o restabelecimento do ritmo sinusal para aqueles nos quais os sintomas persistem. A escolha da forma de tratar deve ser individualizada e judiciosa para evitar que a terapia cause mais risco do que a própria arritmia.

REFERÊNCIAS BIBLIOGRÁFICAS

1. Staerk L, Sherer JÁ, Ko D, Benjamin EJ, Helm RH. Atrial Fibrillation: epidemiology, pathophysiology, and clinical outcomes. Cir Res. 2017; 120(9):1501-1517.
2. Ostrander LD Jr, Brandt RL, Kjelsberg MO, Epstein FH. Electrocardiographic findings among the adult population of a total natural community. Tecumseh, Michigan. Circulation. 1965; 31:888-898.
3. Kannel WB, Abbott RD, Savage DD, McNamara PM. Epidemiologic features of chronic atrial fibrillation. the Framinghan study. N Eng J Med. 1982; 306(17):1018-1022.
4. Vaziri SM, Larson MG, Benjamin EJ, Levy D. Echocardiographic predictors of nonrheumatic atrial fibrillation. The Framingham Heart Study. Circulation. 1994; 89(2):724-730.
5. Staerk L, Wang B, Preis SR, Larson MG, Lubitz SA, Ellinor PT, et al. Lifetime risk of atrial fibrillation according to optimal, borderline, or elevated levels of risk factors: cohort study based on longitudinal data from the Framingham Heart Study. BMJ. 2018; 361:k1453.
6. Feinberg WM, Blackshear J, Laupacis A, Kronmal R, Hart RG, et al. Prevalence, age distribution, and gender of patients with atrial fibrillation. Arch Intern Med. 1995; 155(5):469-473.
7. Rienstra M, Lubitz SA, Mahida S, Magnani JW, Fontes JD, Sinner MF, et al. Symptoms and functional status of patients with atrial fibrillation: state of the art and future research opportunities. Circulation. 2012; 125(23):2933-2943.
8. Hindricks G, Potpara T, Dagres N, Arbelo E, Bax JJ, ESC Scientific Document Group, et al. 2020 ESC Guidelines for the diagnosis and management of atrial fibrillation developed in collaboration with the European Association for Cardio-Thoracic Surgery (EACTS): The Task Force for the diagnosis and management of atrial fibrillation of the European Society of Cardiology (ESC) Developed with the special contribution of the European Heart Rhythm Association (EHRA) of the ESC. Eur Heart J. 2021; 42(5):373-498. Erratum in: Eur Heart J. 2021; 42(5):507. Erratum in: Eur Heart J. 2021; 42(5):546-547. Erratum in: Eur Heart J. 2021; 42(40):4194.
9. Wattigney WA, Mensah GA, Croft JB. Increasing trends in hospitalization for atrial fibrillation in the United States, 1985 through 1999: implications for primary prevention. Circulation. 2003;108(6):711-716.
10. Cardiogenic brain embolism. Cerebral Embolism Task Force. Arch Neurol. 1986; 43(1):71-84.
11. Benjamin EJ, Wolf PA, D'Agostino RB, Silbershatz H, Kannel WB, Levy D. Impact of atrial fibrillation on the risk of death:the Framinghan Heart Styudy. Circulation. 1998; 98(10):946-952.
12. Wolf PA, Mitchell JB, Baker CS, Kannel WB, D'Agostino RB. Impact of atrial fibrillation on mortality, stroke, and medical costs. Arch Intern Med. 1998; 158(3):229-234.
13. Stewart S, Hart CL, Hole DJ, McMurray JJ. A population-based study of the long-term risks associated with atrial fibrillation: 20-year follow-up of the Renfrew/Paisley study. Am J Med. 2002;113(5):359-364.
14. Samesima N, God EG, Kruse JCL, Leal MG, França FFAC, Pinho C, et al. Diretriz da Sociedade Brasileira de Cardiologia sobre a Análise e Emissão de Laudos Eletrocardiográficos – 2022. Arq Bras Cardiol. 2022; 119(4):638-680.
15. Campelo RT, Armaganijan L, Moreira DAR, Scheffer MK, Carvalho GD, França JID. F Wave Amplitude as a Predictor of Thromboembolism and Success of Electrical Cardioversion in Patients with Persistent Atrial Fibrillation. Arq Bras Cardiol. 2022; 119(5):778-788. Portuguese, English.
16. Bollmann A, Husser D, Mainardi L, Lombardi F, Langley P, Murray A, et al. Analysis of surface electrocardiograms in atrial fibrillation: techniques, research, and clinical applications. Europace. 2006; 8(11):911-926.
17. Perez MA, Dewey FE, Marcus R, Ashley EA, Al-Ahmad AA, Wang PJ, et al. Electrocardiographic predictors of atrial fibrillation. Am Heart J. 2009; 158(4):622-628.
18. German DM, Kabir MM, Dewland TA, Henrikson CA, Tereshchenko LG. Atrial Fibrillation Predictors: Importance of the Electrocardiogram. Ann Noninvasive Electrocardiol. 2016; 21(1):20-29.
19. Park JK, Park J, Uhm JS, Joung B, Lee MH, Pak HN. Low P-wave amplitude (<0.1 mV) in lead I is associated with displaced inter-atrial conduction and clinical recurrence of paroxysmal atrial fibrillation after radiofrequency catheter ablation. Europace. 2016; 18(3):384-391.
20. Bayés de Luna A, Platonov P, Cosio FG, Cygankiewicz I, Pastore C, Baranowski R, et al. Interatrial blocks. A separate entity from left atrial enlargement: a consensus report. J Electrocardiol. 2012; 45(5):445-451.
21. Hakim FA, Shen WK. Atrial fibrillation in the elderly: a review. Future Cardiol. 2014;10(6):745-58.
22. Andrade J, Khairy P, Dobrev D, Nattel S. The clinical profile and pathophysiology of atrial fibrillation: relationships among clinical features, epidemiology, and mechanisms. Circ Res. 2014; 114(9):1453-1468.
23. Schnabel RB, Yin X, Gona P, Larson MG, Beiser AS, McManus DD, et al. 50 year trends in atrial fibrillation prevalence, incidence, risk factors, and mortality in the Framingham Heart Study: a cohort study. Lancet. 2015; 386(9989):154-162.
24. Kirchhof P, Lip GY, Van Gelder IC, Bax J, Hylek E, Kaab S, et al. Comprehensive risk reduction in patients with atrial fibrillation: emerging diagnostic and therapeutic options--a report from the 3rd Atrial Fibrillation Competence NETwork/European Heart Rhythm Association consensus conference. Europace. 2012; 14(1):8-27.
25. Coumel P. Cardiac arrhythmias and the autonomic nervous system. J Cardiovasc Electrophysiol. 1993; 4(3):338-355.
26. Iwasaki YK, Nishida K, Kato T, Nattel S. Atrial fibrillation pathophysiology: implications for management. Circulation. 2011; 124(20):2264-2274.

27. Conen D, Adam M, Roche F, Barthelemy JC, Felber Dietrich D, Imboden M, et al. Premature atrial contractions in the general population: frequency and risk factors. Circulation. 2012; 126(19):2302-2308.
28. Nattel S. New ideas about atrial fibrillation 50 years on. Nature 2002; 415(6868):219-226.
29. Nonidez JF. Identification of the receptor areas in the vena cavae and pulmonary veins which initiate reflex cardiac acceleration (Bainbridge reflex). Am J Anat. 1937; 61(2):203-223.
30. Binici Z, Intzilakis T, Nielsen OW, Køber L, Sajadieh A. Excessive supraventricular ectopic activity and increased risk of atrial fibrillation and stroke. Circulation. 2010; 121(17):1904-1911.
31. Cheniti G, Vlachos K, Pambrun T, Hooks D, Frontera A, Takigawa M, et al. Atrial Fibrillation Mechanisms and implications for catheter ablation. Front Physiol. 2018; 9:1458.
32. West TC, Landa JF. Minimal mass required for induction of a sustained arrhythmia in isolated atrial segments. Am J Physiol. 1962; 202:232-236.
33. Kourliouros A, Savelieva I, Kiotsekoglou A, Jahangiri M, Camm J. Current concepts in the pathogenesis of atrial fibrillation. Am Heart J. 2009; 157(2):243-252.
34. Kottkamp H. Fibrotic atrial cardiomyopathy: a specific disease/syndrome supplying substrates for atrial fibrillation, atrial tachycardia, sinus node disease, AV node disease, and thromboembolic complications. J Cardiovasc Electrophysiol. 2012; 23(7):797-799.
35. Goette AJ, Kalman M, Aguinaga L, Akar J, Cabrera JA, Chen SA, et al., EHRA/HRS/ APHRS/SOLAECE expert consensus on atrial cardiomyopathies: definition, characterization, and clinical implication, Heart Rhythm. 2017; 14(1):e3-e40.
36. Hirsh BJ, Copeland-Halperin RS, Halperin JL. Fibrotic atrial cardiomyopathy, atrial fibrillation, and thromboembolism: mechanistic links and clinical inferences. J Am Coll Cardiol. 2015; 65(20):2239-2251.
37. Liu Y, Niu XH, Yin X, Liu YJ, Han C, Yang J, et al. Elevated circulating fibrocytes is a marker of left atrial fbrosis and recurrence of persistent atrial fbrillation. J Am Heart Assoc. 2018;7(6). pii: e008083.
38. Cui C, Jiang X, Ju W, Wang J, Wang D, Sun Z, et al. Atrial remodeling and metabolic dysfunction in idiopathic isolated fibrotic atrial cardiomyopathy. Int J Cardiol. 2018; 265:155-161.
39. Platonov PG. Atrial fibrosis: an obligatory component of arrhythmia mechanisms in atrial fibrillation? J Geriatr Cardiol. 2017; 14(4):233-237.
40. Oliveira M, da Silva N, Cunha P, Ramos R, Marques F, Santos S, et al. Effects of acute autonomic modulation on atrial conduction delay and local electrograms duration in paroxysmal atrial fibrillation. Int J Cardiol. 2011;149(3):290-295.
41. Stevens D, Harrison SL, Kolamunnage-Dona R, Lip GYH, Lane DA. The Atrial Fibrillation Better Care pathway for managing atrial fibrillation: a review. Europace. 2021; 23(10):1511-1527.
42. Roy D, Marchand E, Gagné P, Chabot M, Cartier R. Usefulness of anticoagulant therapy in the prevention of embolic complications of atrial fibrillation. Am Heart J. 1986; 112(5):1039-1043.
43. Carr IA, Nemoto N, Schwartz RS, Shadden SC. Size-dependent predilections of cardiogenic embolic transport. Am J Physiol Heart Circ Physiol. 2013; 305(5):H732-H739.
44. Atrial Fibrillation Investigators Risk factors for stroke and efficacy of antithrombotic therapy in atrial fibrillation. Analysis of pooled data from five randomized controlled trials. Arch Intern Med. 1994;154(13):1449-1457.
45. Wolf PA, Abbott RD, Kannel WB. Atrial fibrillation as an independent risk factor for stroke: the Framingham Study. Stroke. 1991;22(8):983-988.
46. Abe ILM. Prevalência de acidente vascular cerebral em uma área de exclusão social na cidade de São Paulo [tese]. São Paulo: Faculdade de Medicina/USP; 2010. 182 p.
47. Watson T, Shantsila E, Lyp GY. Mechanisms of thrombogenesis in atrial fibrillatio: Virchow's triad revisited. Lancet. 2009; 373(9658):155-166.
48. Mitchell LB, Southern DA, Galbraith D, Ghali WA, Knudtson M, APPROACH investigators, et al. Prediction of stroke or TIA in patients without atrial fibrillation using CHADS2 and CHA2DS2-VASc scores. BMJ. 2014; 100(19):1524-1530.
49. Welles CC, Whooley MA, Na B, Ganz P, Schiller NB, Turakhia MP. The CHADS2 score predicts ischemic stroke in the absence of atrial fibrillation among patients with coronary heart disease: data from the Heart and Soul Study. Am Heart J. 2011; 162(3):555-561.
50. Stroke Prevention in Atrial Fibrillation Investigators. Risk factors for thromboembolism during aspirin therapy in patients with atrial fibrillation: The stroke prevention in atrial fibrillation study. J J Stroke Cerebrovasc Dis. 1995; 5(3):147-157.
51. Gage BF, Waterman AD, Shannon W, Boechler M, Rich MW, Radford MJ. Validation of clinical classification schemes for predicting stroke: results from the National Registry of Atrial Fibrillation. JAMA. 2001; 285(22):2864-2870.
52. Lip GY, Nieuwlaat R, Pisters R ,Lane DA, Crijns HJ. Refining clinical risk stratification for predicting stroke and thromboembolism in atrial fibrillation using a novel risk factor-based approach: the Euro heart survey on atrial fibrillation. Chest. 2010; 137(2):263-272.
53. Carnicelli AP, Hong H, Connolly SJ, Eikelboom J, Giugliano RP, Morrow DA, COMBINE AF (A Collaboration Between Multiple Institutions to Better Investigate Non-Vitamin K Antagonist Oral Anticoagulant Use in Atrial Fibrillation) Investigators. Direct Oral Anticoagulants Versus Warfarin in Patients With Atrial Fibrillation: Patient-Level Network Meta-Analyses of Randomized Clinical Trials With Interaction Testing by Age and Sex. Circulation. 2022; 145(4):242-255.
54. Ruff CT, Giugliano RP, Braunwald E, Hoffman EB, Deenadayalu N, Ezekowitz MD, et al. Comparison of the efficacy and safety of new oral anticoagulants with warfarin in patients with atrial 55 - fibrillation: a meta-analysis of randomised trials. Lancet. 2014; 383(9921):955-962.
55. Hylek EM, Evans-Molina C, Shea C, Henault LE, Regan S. Major hemorrhage and tolerability of warfarin in the first year of therapy among elderly patients with atrial fibrillation. Circulation. 2007; 115(21):2689-2696.
56. Pisters R, Lane DA, Nieuwlaat R, de Vos CB, Crijns HJ, Lip GY. A novel user-friendly score (HAS-BLED) to assess 1-year risk of major bleeding in patients with atrial fibrillation: the Euro Heart Survey. Chest. 2010; 138(5):1093–1100.
57. Fried LP, Tangen CM, Walston J, Newman AB, Hirsch C, Gottdiener J, et al. Cardiovascular Health Study Collaborative Research Group. Frailty in older adults: evidence for a phenotype. J Gerontol A Biol Sci Med Sci. 2001; 56(3):M146-M156
58. Stöllberger C, Finsterer J. Concerns about the use of new oral anticoagulants for stroke prevention in elderly patients with atrial fibrillation. Drugs Aging. 2013; 30(12):949-958.
59. Wilkinson C, Wu J, Clegg A, Nadarajah R, Rockwood K, Todd O, et al. Impact of oral anticoagulation on the association between frailty and clinical outcomes in people with atrial

59. fibrillation: nationwide primary care records on treatment analysis. Europace. 2022; 24(7):1065-1075.
60. Sanghai SR, Liu W, Wang W, Rongali S, Orkaby AR, Saczynski JS, et al. Prevalence of Frailty and Associations with Oral Anticoagulant Prescribing in Atrial Fibrillation. J Gen Intern Med. 2022; 37(4):730-736.
60. Banerjee A, Clementy N, Haguenoer K, Fauchier L, Lip GY. Prior history of falls and risk of outcomes in atrial fibrillation: the Loire Valley Atrial Fibrillation Project. Am J Med. 2014; 127(10):972-978.
62. Gage BF, Birman-Deych E, Kerzner R, Radford MJ, Nilasena DS, Rich MW. Incidence of intracranial hemorrhage in patients with atrial fibrillation who are prone to fall. Am J Med. 2005; 118(6):612-617.
63. Man-Son-Hing M, Nichol G, Lau A, Laupacis A. Choosing antithrombotic therapy for elderly patients with atrial fibrillation who are at risk for falls. Arch Intern Med. 1999; 159(7):677-685.
64. Steffel J, Giugliano RP, Braunwald E, Murphy SA, Mercuri M, Choi Y, et al. Edoxaban Versus Warfarin in Atrial Fibrillation Patients at Risk of Falling: ENGAGE AF-TIMI 48 Analysis. J Am Coll Cardiol. 2016; 68(11):1169-1178.
65. Rao MP, Vinereanu D, Wojdyla DM, Alexander JH, Atar D, Apixaban for Reduction in Stroke Other Thromboembolic Events in Atrial Fibrillation (ARISTOTLE) Investigators, et al. Clinical Outcomes and History of Fall in Patients with Atrial Fibrillation Treated with Oral Anticoagulation: Insights From the ARISTOTLE Trial. Am J Med. 2018; 131(3):269-275.
66. Lombardi F, Colombo A, Basilico B, Ravaglia R, Garbin M, Vergani D, et al. Heart rate variability and early recurrence of atrial fibrillation after electrical cardioversion. J Am Coll Cardiol. 2001; 37(1):157-162.
67. Simantirakis EN, Papakonstantinou PE, Chlouverakis GI, Kanoupakis EM, Mavrakis HE, Kallergis EM, et al. Asymptomatic versus symptomatic episodes in patients with paroxysmal atrial fibrillation via long-term monitoring with implantable loop recorders. Int J Cardiol. 2017; 231:125-130.
68. Lindberg S, Hansen S, Nielsen T. Spontaneous conversion of first onset atrial fibrillation. Intern Med J. 2012; 42(11):1195-1199.
69. Depoorter L, Sels L, Deschodt M, Van Grootven B, Van der Linden L, Tournoy J. Clinical outcomes of rate vs rhythm control for atrial fibrillation in older people: a systematic review and meta-analysis. Drugs Aging. 2020; 37(1):19-26.
70. Paciullo F, Proietti M, Bianconi V, Nobili A, Pirro M, Mannucci PM, et al. Choice and outcomes of rate control versus rhythm control in elderly patients with atrial fibrillation: a report from the REPOSI Study. Drugs Aging. 2018; 35(4):365-373.
71. Dalgaard F, Pallisgaard JL, Numé AK, Lindhardt TB, Gislason GH, Torp-Pedersen C, et al. Rate or rhythm control in older atrial fibrillation patients: risk of fall-related injuries and syncope. J Am Geriatr Soc. 2019; 67(10):2023-2030.
72. Kirchhof P, Camm AJ, Goette A, Brandes A, Eckardt L, EAST-AFNET 4 Trial Investigators, et al. Early Rhythm-Control Therapy in Patients with Atrial Fibrillation. N Engl J Med. 2020; 383(14):1305-1316.
73. Alboni P, Botto GL, Baldi N, Luzi M, Russo V, Gianfranchi L, et al. Outpatient treatment of recent-onset atrial fibrillation with the "pill-in-the-pocket" approach. N Engl J Med. 2004; 351(23):2384-2391.
74. Bianconi JJ, Voinov C, Maarek M. Comparison of oral loading dose of propafenone and amiodarone for converting recent-onset atrial fibrillation. PARSIFAL Study Group. Am J Cardiol. 1999; 84(9):1029-1032.
75. Roy D, Talajic M, Dorian P, Connolly S, Eisenberg MJ, Green M, et al. Amiodarone to prevent recurrence of atrial fibrillation. Canadian Trial of Atrial Fibrillation Investigators. N Engl J Med. 2000; 342(13):913-920.
76. Lafuente-Lafuente C, Valembois L, Bergmann JF, Belmin J. Antiarrhythmics for maintaining sinus rhythm after cardioversion of atrial fibrillation. Cochrane Database Syst Rev. 2015; (3):CD005049.
77. Ehrlich C, Tsu LV. Updates in antiarrhythmic therapy for atrial fibrillation in geriatric patients. Consult Pharm. 2015; 30(2):82-91.
78. Tisdale JE, Chung MK, Campbell KB, Hammadah M, Joglar JA, American Heart Association Clinical Pharmacology Committee of the Council on Clinical Cardiology and Council on Cardiovascular and Stroke Nursing, et al. Drug-Induced Arrhythmias: A Scientific Statement From the American Heart Association. Circulation. 2020; 142(15):e214-e233.
79. Jais P, Haissaguerre M, Shah D.C, Chouairi S, Gencel L, Hocini M, et al. A focal source of atrial fibrillation treated by discrete radiofrequency ablation. Circulation. 1997; 95(3):572-576.
80. Kornej J, Hindricks G, Shoemaker MB, Husser D, Arya A, Sommer P, Rolf S, et al. The APPLE score: a novel and simple score for the prediction of rhythm outcomes after catheter ablation of atrial fibrillation. Clin Res Cardiol. 2015; 104(10):871-876.
81. Lee WC, Wu PJ, Chen HC, Fang HY, Liu PY, Chen MC. Efficacy and Safety of Ablation for Symptomatic Atrial Fibrillation in Elderly Patients: A Meta-Analysis. Front Cardiovasc Med. 2021; 8:734204.
82. Tofield A. The CABANA trial: A first glance at an important study. Eur Heart J. 2018; 39(30):2767-2768.
83. Bahnson TD, Giczewska A, Mark DB, Russo AM, Monahan KH, CABANA Investigators, et al. Association between age and outcomes of catheter ablation versus medical therapy for atrial fibrillation: Results from the CABANA Trial. Circulation. 2022; 145(11):796-804.
84. Lau DH, Nattel S, Kalman JM, Sanders P. Modifiable Risk Factors and Atrial Fibrillation. Circulation. 2017; 136(6):583-596.
85. Menezes AR, Lavie CJ, De Schutter A, Milani RV, O'Keefe J, DiNicolantonio JJ, et al. Lifestyle modification in the prevention and treatment of atrial fibrillation. Prog Cardiovasc Dis. 2015; 58(2):117-125.
86. Pathak RK, Middeldorp ME, Lau DH, Mehta AB, Mahajan R, Twomey D, et al. Aggressive risk factor reduction study for atrial fibrillation and implications for the outcome of ablation: the ARREST-AF cohort study. J Am Coll Cardiol. 2014; 64(21):2222-2231.

33

Fabio H. Rossi ▸ Nilo M. Izukawa

Doença Arterial Obstrutiva Periférica no Idoso

INTRODUÇÃO

A doença arterial obstrutiva periférica (DAOP) é uma doença comum, sobretudo no idoso, causada por placas ateroscleróticas que se acumulam na parede das artérias responsáveis pela irrigação arterial dos membros inferiores.[1] O processo é sistêmico e associado à alta prevalência de obstruções nas artérias coronárias e carotídeas, e de desfechos cardiovasculares graves, como infarto agudo do miocárdio, acidente vascular cerebral, amputação e óbito.[2]

Estima-se que existam 200 milhões de portadores de DAOP no mundo, número provavelmente subestimado, uma vez que a maioria dos acometidos são assintomáticos.[3] No Brasil, sua prevalência populacional foi investigada no projeto Corações do Brasil, e foi verificado que, com uma média de idade de 44 ± 14,7 anos, ela estava presente em 10,5% dos indivíduos investigados. Em números atuais, existem cerca de 22 milhões de brasileiros acometidos por essa doença.[4]

Turrini e colaboradores avaliaram 101 pacientes idosos brasileiros com mais de 65 anos de idade e encontraram uma prevalência de DAOP (índice tornozelo-braquial- ITB ≤ 0,90) de 38,9%, sendo que em apenas 12,2% destes havia queixa de claudicação limitante.[5]

DIAGNÓSTICO

A avaliação inicial envolve a revisão da história e a busca por sinais clínicos da doença ao exame físico. Em geral, a primeira queixa é a presença de dor nos membros à deambulação e ao exercício físico, que cede com o repouso. Essa queixa é definida como claudicação intermitente (CI), que pode ser confundida com lombociatalgia ou até mesmo dor osteomuscular no idoso. Como esse sintoma depende do estilo de vida, nem sempre ele é notado, podendo passar despercebido. Não é incomum que o paciente e o médico não saibam de sua existência. Esses sintomas são também frequentemente atribuídos a outras causas, como artrose, cisto de Baker, claudicação venosa, síndrome compartimental e outras, o que pode atrasar seu diagnóstico e tratamento.

Alguns estudos indicam que muitas vezes os pacientes só tomam conhecimento de que são portadores de DAOP quando são acometidos por claudicação incapacitante ou isquemia crítica e, o que é pior, menos da metade dos clínicos faz o diagnóstico da doença em seus pacientes.[6] Na **Tabela 33.1** descrevem-se as duas classificações clínicas mais utilizadas.[7]

Tabela 33.1 Classificação clínica da doença arterial obstrutiva periférica.

Classificação de Fontaine	Classificação de Rutherford
Estágio I Assintomático	Categoria 0- Assintomático
Estágio II a) Claudicação intermitente limitante	Categoria 1- Claudicação leve
	Categoria 2- Claudicação moderada
Estágio II b) Claudicação intermitente incapacitante	Categoria 3- Claudicação grave
Estágio III Dor isquêmica em repouso	Categoria 4- Dor em repouso
Estágio IV Lesões tróficas	Categoria 5- Lesão trófica pequena
	Categoria 6- Necrose extensa

Fonte: Adaptada de Hardman et al. (2014).[7]

EXAME FÍSICO

Hipotermia, diminuição ou ausência de fâneros, hipotrofias musculares e alterações ungueais são sinais de déficit circulatório. O teste positivo de palidez à elevação do membro, o tempo de reenchimento venoso diminuído e a presença de hiperemia reativa podem indicar a presença de isquemia crítica. Na presença de lesões tróficas é importante avaliar o grau de comprometimento tecidual isquêmico e infecioso. Existe uma série de classificações de feridas descritas na literatura, como a de Wagner, mais utilizada na classificação do pé diabético.[8] A Sociedade Americana de Cirurgia Vascular desenvolveu a classificação WIFI, que é a mais utilizada atualmente. Nessa classificação, contemplam-se as características da ferida, o grau de isquemia e de infecção.[9] Apalpação dos pulsos e procura pela presença de frêmitos deve ser feita de maneira cuidadosa e sistemática, bem como a ausculta nos trajetos arteriais para detecção de sopros.

EXAMES COMPLEMENTARES

Índice Tornozelo-braquial

Índice tornozelo-braquial (ITB) é um método de fácil execução e de baixo custo. O índice é calculado pela razão da pressão arterial sistólica (PAS) da artéria braquial direita ou esquerda (a de maior valor) com a PAS das artérias maleolares tibial anterior ou tibial posterior (também de maior valor).[10] A presença de DAOP e suas complicações é mais frequente nos idosos (idade ≥ 65 anos), nos portadores de fatores de risco para aterosclerose (diabetes mellitus, tabagismo, hiperlipidemia, hipertensão arterial, história familiar de DAOP), nos portadores de insuficiência renal, de aneurismas e de obstrução arterial em outros territórios (coronárias, carótidas, renais, mesentéricas).[11] Nesses pacientes está sempre indicada a realização do ITB, mesmo nos pacientes assintomáticos. Para a execução do teste, que pode ser feito em consultório, as principais recomendações são: o paciente deve permanecer em repouso por 5 a 10 minutos e interromper o tabagismo por pelo menos 2 horas antes do teste. O manguito do esfigmomanômetro deve ter largura de pelo menos 40% da circunferência do membro, deve-se proceder a aferição da PAS nas duas artérias braquiais; o manguito deve ser colocado na perna com sua borda distal a 2 cm acima do maléolo medial. A PAS deve ser aferida nas artérias pediosa (no dorso do pé) e tibial posterior (posterior ao maléolo medial); o método de aferição do fluxo deve ser feito preferencialmente com Doppler, que deve ser o mesmo para os quatro membros. Ele serve como indicador de doença aterosclerótica em outros territórios e como marcardor prognóstico para eventos cardiovasculares. Quanto menor o índice, maior o risco de mortalidade e perda de membro. Nos valores > 1,4 deve se considerar a presença de calcificação da camada médiointimal, muito comum nos pacientes diabéticos e portadores de insuficiência renal (Monckberg). Estudos demonstram que pacientes com índice tornozelo-braquial < 0,9 possuem mortalidade de três a seis vezes maior em 5 anos quando comparados com controles.[12]

Eco-Doppler ultrassom colorido

Avalia a parede do vaso e o fluxo sanguíneo e vem sendo usado na avaliação inicial da DAOP. Apresenta as seguintes vantagens: é barato, não invasivo, sendo nulo o risco de complicações. A maior desvantagem é a dependência da habilidade e experiência técnica do examinador. Apesar de amplamente difundido, persistem dúvidas quanto à sua acurácia na presença de múltiplas obstruções. Além disso, a calcificação, muito comum em pacientes diabéticos e renais crônicos, pode impedir que as ondas ultrassônicas penetrem nos tecidos, interferindo negativamente em sua acurácia.[13] Em estudo realizado no Instituto Dante Pazzanese de Cardiologia, verificou-se que o método é capaz de prever a artéria-alvo e o prognóstico da revascularização do membro isquêmico.[14]

Angiotomografia computadorizada

Possui sua maior aplicação nas obstruções que envolvem a aorta e seus ramos principais. Mais recentemente, com o desenvolvimento das tomografias com múltiplos detectores, vem sendo aplicada também no estudo das obstruções mais distais em vasos de menor calibre.[15] O desenvolvimento de programas de *software* de reformatação de imagens e a experiência adquirida contribuíram muito para a melhoria de sua acurácia. O uso de radiação, a necessidade de uso de contraste iodado, a dificuldade de acesso, e a falta de evidência para o uso do método são fatores que ainda limitam sua aplicação clínica.

Angiorressonância nuclear magnética

Apesar das suas vantagens (não invasiva, não necessita contraste iodado, ausência de irradiação) e capacidade de fornecer imagens similares àquelas obtidas na arteriografia, é um método ainda muito pouco utilizado. Apresenta acurácia de 94% quando comparada a angiografia, mas apresenta a desvantagem de superestimar o grau de obstrução, sobretudo nos vasos menos calibrosos, de sofrer interferência do cálcio, e do sistema venoso e de não ser incomum o aparecimento de artefatos de imagem provocados pela movimentação do membro durante o exame.[16,17]

Angiografia digital

Ainda é considerada o método padrão na avaliação da obstrução arterial dos membros inferiores. Sua principal vantagem é o nível de detalhamento da árvore arterial e da capacidade de verificação do padrão hemodinâmico do fluxo, tanto nos segmentos obstruídos, como da circulação colateral.[18] Em pacientes com insuficiência renal crônica e alergia ao contraste, o método pode ser realizado com a infusão de gás carbônico. É programada apenas nos pacientes em que existe indicação de revascularização cirúrgica ou endovascular.[19]

TRATAMENTO

O tratamento da DAOP envolve a prevenção de sua progressão e a revascularização do membro isquêmico, evitando a amputação, e também a prevenção de eventos cardiovasculares (infarto do miocárdio [IAM] e acidente vascular cerebral [AVC]) e morte. É muito importante a interrupção do hábito do tabagismo e a realização de exercícios físicos. O tratamento medicamentoso envolve o uso de anti-hipertensivos, estatinas, terapia antitrombótica (antiagregantes plaquetários e anticoagulantes) e nos pacientes diabéticos, o controle adequado dos níveis glicêmicos.[20]

Orientações e programas de exercícios supervisionados

A interrupção do hábito do tabagismo deve ser estimulada em todas as consultas.[21,22] Uma revisão Cochrane mostrou que o exercício físico supervisionado é capaz de aumentar o tempo e a distância caminhada e pode proporcionar benefícios semelhantes àqueles trazidos pela revascularização percutânea.[23] Entretanto, esses benefícios se perdem quando o exercício é feito de forma não supervisionada, e não existem evidências de que traga melhora do ITB ou ainda diminuição na mortalidade.[24] Esses benefícios, sobretudo os exercícios intensos, parecem ser especialmente benéficos para os pacientes idosos.[25]

Estatinas

Devem ser utilizadas com os mesmos princípios e objetivos almejados nos portadores de doença coronariana; mesmo nos portadores de DAOP assintomática, existe risco de eventos cardiovasculares graves e fatais.[26,27] Além de reduzir desfechos cardiovasculares, podem reduzir os sintomas, aumentar a distância caminhada e reduzir o risco de perda de membros.[28-31] No estudo REACH, foi demonstrado que as estatinas reduzem em 18% o risco de amputação e de eventos cardiovasculares.[28]

Anti-hipertensivos

O controle dos níveis pressóricos reduz os índices de eventos cardiovasculares e de morte, e o objetivo deve ser manter a pressão arterial inferior a 140 x 90 mmHg. Podem ser utilizados diuréticos, betabloqueadores, antagonistas do canal do cálcio, inibidores da enzima conversora de angiotensina, bloqueadores dos receptores de angiotensina, em monoterapia ou em combinação.[32] É importante salientar que os betabloqueadores não são contraindicados, pois não alteram a distância caminhada ou pioram o grau de isquemia, mas devem ser administrados com cuidado.[33]

Antitrombóticos

A aspirina e o clopidogrel não aumentam a distância caminhada, mas podem reduzir o risco de IAM, AVC e a morte nos portadores de DAOP sintomáticos e no pós-operatório de revascularização do membro isquêmico. Nos assintomáticos (ITB < 0,95),[34] mesmo quando diabéticos (ITB < 1,0),[35] não há benefício em redução de riscos. A monoterapia com o clopidogrel em uso estendido é a estratégia mais recomendada na maioria das situações.[22,36] A antivitamina K deve ser considerada em pacientes submetidos a enxerto autólogo infra-inguinal.[37] Nos pacientes submetidos a revascularização endovascular devemos considerar o uso de dupla antiagregação plaquetária através da associação de ácido acetilsalicílico (AAS) com o clopidogrel por um período mínimo de 30 dias.[22]

Dupla Via de inibição aterotrombótica

Recentemente, a combinação da dose de 2,5 mg de rivaroxabana duas vezes ao dia, com dose única de 100 mg de aspirina, demonstrou ser capaz de maior redução no número de eventos cardiovasculares, amputação e óbito, quando comparado com a aspirina isolada, em pacientes com DOAP estável.[38] Os mesmos benefícios clínicos foram alcançados nos pacientes portadores de DAOP que foram submetidos a revascularização, cirúrgica ou endovascular.[39]

Melhora da distância máxima caminhada

A terapia medicamentosa pode ser utilizada como fator adjuvante para o aumento da distância máxima caminhada (DMC). A pentoxifilina e o cilostazol são os únicos fármacos especialmente indicados para pacientes claudicantes. Em recente metanálise, os benefícios do uso do fármaco pentoxifilina na claudicação intermitente foi bastante questionado.[24,40] O cilostazol, aprovado em 1999, foi o primeiro fármaco a demonstrar benefícios consistentes no tratamento de pacientes claudicantes.[41] É um inibidor da fosfodiesterase III que tem efeito na antiagregação plaquetária, sobre os lipídeos séricos, e também atua como vasodilatador, mas seu exato mecanismo de ação na claudicação ainda não é totalmente compreendido. Recentemente, foi publicada uma metanálise que avaliou o efeito do cilostazol na redução dos desfechos cardiovasculares e no salvamento de membro em pacientes portadores de DAOP, submetidos ou não à revascularização. Foi observado que o cilostazol tem um impacto positivo na melhora da DMC, na manutenção da perviedade da revascularização e na prevenção da amputação do membro, mas não é capaz de reduzir desfechos cardiovasculares e morte.[42] Outra metanálise recente investigou a eficácia e a segurança do uso de cilostazol no tratamento adjuvante em pacientes portadores de diabetes melito tipo 2 e DAOP sintomática quanto à melhora da DMC e a prevenção de eventos vasculares isquêmicos. Foi observado que o cilostazol pode diminuir o risco de eventos isquêmicos e melhorar os sintomas de claudicação intermitente, sem aumentar o risco de sangramento, em comparação com a monoterapia com clopidogrel.[43]

REVASCULARIZAÇÃO CIRÚRGICA E ENDOVASCULAR

Nos pacientes portadores de CI, na maioria dos casos, o tratamento clínico é o mais apropriado. Entretanto, nos pacientes claudicantes limitantes, cujos sintomas interferem na qualidade de vida ou em sua ocupação, a despeito da melhor terapêutica clínica instituída, a revascularização deve ser considerada como opção terapêutica de escolha. Nos pacientes portadores de isquemia crítica (dor isquêmica de repouso, úlcera trófica, gangrena), a intervenção, seja por via aberta ou endovascular, deve ser realizada o mais breve possível.[22,44]

A escolha do método de intervenção deve considerar os aspectos clínicos, anatômicos e técnicos, a disponibilidade de equipamentos e dispositivos e a experiênciada equipe **(Figura 33.1)**.

Nos pacientes claudicantes, é comum que as obstruções se restrinjam ao segmento aorto-ilíaco e fêmoro-poplíteo e que sejam curtas e isoladas, situações anatômicas que favorecem o tratamento endovascular.[45] Nas obstruções mais longas e difusas, sobretudo em pacientes mais jovens e com baixo risco cirúrgico, o enxerto cirúrgico convencional ainda é considerado a técnica mais adequada.[22]

Nos pacientes portadores de isquemia crítica, na maioria das vezes, as obstruções são difusas e envolvem também o segmento infra-poplíteo, sobretudo nos diabéticos, idosos, e renais crônicos, grupo de alto risco para perda de membro, desfechos cardiovasculares e morte. Nessa situação, o tratamento endovascular, na maioria das vezes, é a técnica escolhida na atualidade.[46] Um único ensaio clínico randomizado comparou diretamente a terapia endovascular com a cirurgia aberta em pacientes portadores de isquemia crítica. Em dois anos, não houve diferença significativa na taxa de preservação do membro.[47] Entretanto, no longo prazo, a cirurgia foi associada a melhores índices de sobrevida e de preservação do membro.[48] Novas técnicas e dispositivos, como aterótomos, balões e *stents* eluídos em medicamentos antiproliferativos estão sendo avaliados em ensaios clínicos randomizados.[49,50]

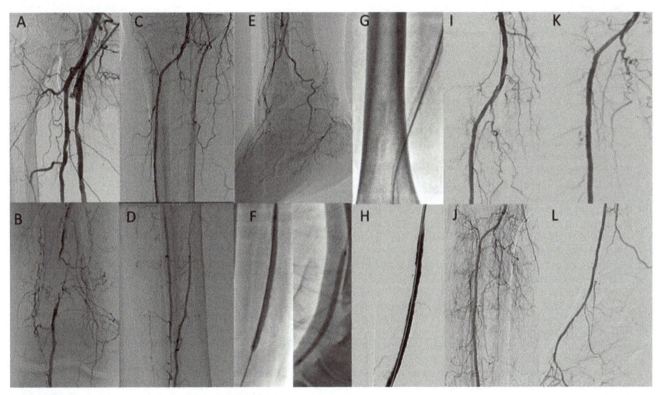

Figura 33.1 Angiografia por subtração digital em paciente portador de isquemia crítica de membro inferior direito demonstrando obstrução em território fêmoro-poplíteo **(A, B)** e infra-poplíteo **(C, D, E)**, submetido a angioplastia por cateter balão **(F)** e implante de *stent* **(G, H)**. Resultado final demonstrando recuperação total de luz de artéria femoral **(H)**, poplítea **(K)** e tibial anterior **(J, K, L)**.
Fonte: Acervo do autor.

REFERÊNCIAS BIBLIOGRÁFICAS

1. Bhatt DL, Eagle KA, Ohman EM, Hirsch AT, Goto S, Mahoney EM, et al. Comparative Determinants of 4-Year Cardiovascular Event Rates in Stable Outpatients at Risk of or With Atherothrombosis. Jama. 2010; 304(12):1350-1357.

2. Narula N, Dannenberg AJ, Olin JW, Bhatt DL, Johnson KW, Nadkarni G, et al. Pathology of Peripheral Artery Disease in Patients With Critical Limb Ischemia. J Am Coll Cardiol. 2018; 72(18):2152-21563.

3. Benjamin EJ, Blaha MJ, Chiuve SE, Cushman M, Das SR, Deo R, et al. Heart Disease and Stroke Statistics – 2017 Update: A Report From the American Heart Association. Circulation. 2017; 135(10):e146-603.
4. Makdisse M, Pereira A da C, Brasil D de P, Borges JL, Machado-Coelho GLL, Krieger JE, et al. Prevalência e fatores de risco associados à doença arterial periférica no projeto corações do Brasil. Arq Bras Cardiol. 2008; 91(6):402-414.
5. Fj T, AM V. Prevalência de Doença Arterial Periférica em Idosos Atendidos no Ambulatório de Geriatria e sua Correlação com Fatores de Risco Cardiovascular. Cient Cienc Biol Saude. 2011; 13(1):17-21.
6. Hirsch AT, Murphy TP, Lovell MB, Twillman G, Treat-Jacobson D, Harwood EM, et al. Gaps in Public Knowledge of Peripheral Arterial Disease. Circulation. 2007; 116(18):2086-2094.
7. Hardman R, Jazaeri O, Yi J, Smith M, Gupta R. Overview of Classification Systems in Peripheral Artery Disease. Semin Intervent Rad. 2014; 31(04):378-388.
8. Wagner FW. The Dysvascular Foot: A System for Diagnosis and Treatment. Foot Ankle Int. 1981; 2(2):64-122.
9. Mills JL, Conte MS, Armstrong DG, Pomposelli FB, Schanzer A, Sidawy AN, et al. The Society for Vascular Surgery Lower Extremity Threatened Limb Classification System: Risk stratification based on Wound, Ischemia, and foot Infection (WIfI). J Vasc Surg. 2014; 59(1):220-234.e2.
10. Yao ST, Hobbs JT, Irivne WT. Ankle systolic pressure measurements in arterial disease affecting the lower extremities. Brit J Surg. 1969; 56(9):676-679.
11. Criqui MH, Aboyans V. Epidemiology of Peripheral Artery Disease. Circ Res. 2015; 116(9):1509-1526.
12. Newman AB, Shemanski L, Manolio TA, Cushman M, Mittelmark M, Polak JF, et al. Ankle-Arm Index as a Predictor of Cardiovascular Disease and Mortality in the Cardiovascular Health Study. Arteriosclerosis Thrombosis Vasc Biology. 1999; 19(3):538-545.
13. Zierler RE. From Doppler to duplex: A personal early history of the vascular laboratory. Vasc Med. 2021; 26(3):338-345.
14. Rossi FH, Puech-Leão P, Izukawa NM, Junior SCP, Kambara AM, Barreto RBM, et al. Color-Flow Duplex Hemodynamic Assessment of Runoff in Ischemic Lower Limb Revascularization. Vascular. 2006; 14(3):149-155.
15. Rotzinger DC, Lu T-L, Kawkabani A, Marques-Vidal P-M, Fetz G, Qanadli SD. Computed Tomography Angiography in Peripheral Arterial Disease: Comparison of Three Image Acquisition Techniques to Optimize Vascular Enhancement – Randomized Controlled Trial. Frontiers Cardiovasc Medicine. 2020; 7:68.
16. Koelemay MJW, Lijmer JG, Stoker J, Legemate DA, Bossuyt PMM. Magnetic Resonance Angiography for the Evaluation of Lower Extremity Arterial Disease: A Meta-analysis. Jama. 2001; 285(10):1338-1345.
17. Mathew RC, Kramer CM. Recent advances in magnetic resonance imaging for peripheral artery disease. Vasc Med. 2018 ;23(2):143-152.
18. Rossi FH, Leão PP, Izukawa NM. Classificação angiográfica na revascularização do membro inferior isquêmico: pode a angiografia definir a resistência do leito receptor do enxerto? J Vasc Bras. 2009; 8(3):207-211.
19. Bui TD, Gelfand D, Whipple S, Wilson SE, Fujitani RM, Conroy R, et al. Comparison of CT and Catheter Arteriography for Evaluation of Peripheral Arterial Disease. Vasc Endovasc Surg. 2005; 39(6):481-490.
20. Members AF, Rydén L, Grant PJ, Anker SD, Berne C, Cosentino F, et al. ESC Guidelines on diabetes, pre-diabetes, and cardiovascular diseases developed in collaboration with the EASD The Task Force on diabetes, pre-diabetes, and cardiovascular diseases of the European Society of Cardiology (ESC) and developed in collaboration with the European Association for the Study of Diabetes (EASD). Eur Heart J. 2013; 34(39):3035-3087.
21. Girolami B, Bernardi E, Prins MH, Ten Cate JW, Hettiarachchi R, Prandoni P, et al. Treatment of Intermittent Claudication With Physical Training, Smoking Cessation, Pentoxifylline, or Nafronyl: A Meta-analysis. Arch Intern Med. 1999; 159(4):337-345.
22. Aboyans V, Ricco J-B, Bartelink M-LEL, Björck M, Brodmann M, Cohnert T, et al. 2017 ESC Guidelines on the Diagnosis and Treatment of Peripheral Arterial Diseases, in collaboration with the European Society for Vascular Surgery (ESVS) Document covering atherosclerotic disease of extracranial carotid and vertebral, mesenteric, renal, upper and lower extremity arteries Endorsed by: the European Stroke Organization (ESO)The Task Force for the Diagnosis and Treatment of Peripheral Arterial Diseases of the European Society of Cardiology (ESC) and of the European Society for Vascular Surgery (ESVS). Eur Heart J. 2017; 39(9):763-816.
23. Lane R, Harwood A, Watson L, Leng GC. Exercise for intermittent claudication. Cochrane Db Syst Rev. 2017; 12(12):CD000990.
24. Watson L, Ellis B, Leng GC. Exercise for intermittent claudication. Cochrane Db Syst Rev. 2008; (4):CD000990.
25. Parmenter BJ, Mavros Y, Dias RR, King S, Singh MF. Resistance training as a treatment for older persons with peripheral artery disease: a systematic review and meta-analysis. Brit J Sport Med. 2020; 54(8):452.
26. Hirsch AT, Haskal ZJ, Hertzer NR, Bakal CW, Creager MA, Halperin JL, et al. ACC/AHA 2005 Guidelines for the Management of Patients With Peripheral Arterial Disease (Lower Extremity, Renal, Mesenteric, and Abdominal Aortic): A Collaborative Report from the American Association for Vascular Surgery/Society for Vascular Surgery, Society for Cardiovascular Angiography and Interventions, Society for Vascular Medicine and Biology, Society of Interventional Radiology, and the ACC/AHA Task Force on Practice Guidelines (Writing Committee to Develop Guidelines for the Management of Patients With Peripheral Arterial Disease). Journal of the American College of Cardiology. 2006; 47(6):e1-192.
27. Belch JJF, Topol EJ, Agnelli G, Bertrand M, Califf RM, Clement DL, et al. Critical Issues in Peripheral Arterial Disease Detection and Management: A Call to Action. Arch Intern Med. 2003; 163(8):884-892.
28. Kumbhani DJ, Steg PG, Cannon CP, Eagle KA, Smith SC, Goto S, et al. Statin therapy and long-term adverse limb outcomes in patients with peripheral artery disease: insights from the REACH registry. Eur Heart J. 2014; 35(41):2864-2872.
29. Aung PP, Maxwell H, Jepson RG, Price J, Leng GC. Lipid-lowering for peripheral arterial disease of the lower limb. Cochrane Db Syst Rev. 2007; (4):CD000123.
30. Westin GG, Armstrong EJ, Bang H, Yeo K-K, Anderson D, Dawson DL, et al. Association Between Statin Medications and Mortality, Major Adverse Cardiovascular Event, and Amputation-Free Survival in Patients With Critical Limb Ischemia. J Am Coll Cardiol. 2014; 63(7):682-690.
31. Momsen AH, Jensen MB, Norager CB, Madsen MR, Vestersgaard-Andersen T, Lindholt JS. Drug Therapy for Improving Walking Distance in Intermittent Claudication: A Systematic Review and Meta-analysis of Robust Randomised Controlled Studies. Eur J Vasc Endovasc. 2009; 38(4):463-474.

32. Mancia G, Fagard R, Narkiewicz K, Redón J, Zanchetti A, Böhm M, et al. 2013 ESH/ESC Guidelines for the management of arterial hypertension. J Hypertens. 2013; 31(7):1281-1357.
33. Paravastu SCV, Mendonca DA, Silva AD. Beta blockers for peripheral arterial disease. Cochrane Db Syst Rev. 2013; 9(9):CD005508.
34. Fowkes FGR, Price JF, Stewart MCW, Butcher I, Leng GC, Pell ACH, et al. Aspirin for Prevention of Cardiovascular Events in a General Population Screened for a Low Ankle Brachial Index: A Randomized Controlled Trial. Jama. 2010; 303(9):841-848.
35. Belch J, MacCuish A, Campbell I, Cobbe S, Taylor R, Prescott R, et al. The prevention of progression of arterial disease and diabetes (POPADAD) trial: factorial randomised placebo controlled trial of aspirin and antioxidants in patients with diabetes and asymptomatic peripheral arterial disease. Bmj Br Medical J. 2008; 337(oct16 2):a1840.
36. Committee CS. A randomised, blinded, trial of clopidogrel versus aspirin in patients at risk of ischaemic events (CAPRIE). Lancet. 1996; 348(9038):1329-1339.
37. Efficacy of oral anticoagulants compared with aspirin after infrainguinal bypass surgery (The Dutch Bypass Oral Anticoagulants or Aspirin Study): a randomised trial. Lancet Lond Engl. 2000; 355(9201):346-351.
38. Eikelboom JW, Connolly SJ, Bosch J, Dagenais GR, Hart RG, Shestakovska O, et al. Rivaroxaban with or without Aspirin in Stable Cardiovascular Disease. New Engl J Medicine. 2017; 377(14):1319-1330.
39. Bonaca MP, Bauersachs RM, Anand SS, Debus ES, Nehler MR, Patel MR, et al. Rivaroxaban in Peripheral Artery Disease after Revascularization. New Engl J Med. 2020; 382(21):1994-2004.
40. Broderick C, Forster R, Abdel-Hadi M, Salhiyyah K. Pentoxifylline for intermittent claudication. Cochrane Db Syst Rev. 2020; 2020(10):CD005262.
41. Dawson DL, Cutler BS, Meissner MH, Jr DES. Cilostazol Has Beneficial Effects in Treatment of Intermittent Claudication. Circulation. 1998; 98(7):678-686.
42. Desai K, Han B, Kuziez L, Yan Y, Zayed MA. Literature Review and Meta-Analysis of the Efficacy of Cilostazol on Limb Salvage Rates after Infrainguinal Endovascular and Open Revascularization. J Vasc Surg. 2020; 73(2):711-721.e3.
43. Kalantzi K, Tentolouris N, Melidonis AJ, Papadaki S, Peroulis M, Amantos KA, et al. Efficacy and Safety of Adjunctive Cilostazol to Clopidogrel-Treated Diabetic Patients With Symptomatic Lower Extremity Artery Disease in the Prevention of Ischemic Vascular Events. J Am Heart Assoc. 2021; 10(1):e018184.
44. Mustapha JA, Anose BM, Martinsen BJ, Pliagas G, Ricotta J, Boyes CW, et al. Lower extremity revascularization via endovascular and surgical approaches: A systematic review with emphasis on combined inflow and outflow revascularization. Sage Open Medicine. 2020; 8:2050312120929239.
45. Jongkind V, Akkersdijk GJM, Yeung KK, Wisselink W. A systematic review of endovascular treatment of extensive aortoiliac occlusive disease. J Vasc Surg. 2010; 52(5):1376-1383.
46. Manzi M, Palena L, Cester G. Endovascular techniques for limb salvage in diabetics with crural and pedal disease. J Cardiovasc Surg. 2011; 52(4):485-492.
47. Adam DJ, Beard JD, Cleveland T, Bell J, Bradbury AW, Forbes JF, et al. Bypass versus angioplasty in severe ischaemia of the leg (BASIL): multicentre, randomised controlled trial. Lancet. 2005; 366(9501):1925-1934.
48. Conte MS. Bypass versus Angioplasty in Severe Ischaemia of the Leg (BASIL) and the (hoped for) dawn of evidence-based treatment for advanced limb ischemia. J Vasc Surg. 2010; 51(5):69S-75S.
49. Menard MT, Farber A. The BEST-CLI trial: a multidisciplinary effort to assess whether surgical or endovascular therapy is better for patients with critical limb ischemia. Semin Vasc Surg. 2014; 27(1):82-84.
50. Popplewell MA, Davies H, Jarrett H, Bate G, Grant M, Patel S, et al. Bypass versus angio plasty in severe ischaemia of the leg - 2 (BASIL-2) trial: study protocol for a randomised controlled trial. Trials. 2016; 17(1):11.